먹어서 약藥이 되는 산야초
산야초 동의보감

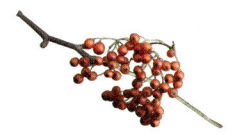

지은이 장준근

《山野草의 神秘》(한국일보), 《生活속의 藥草》(경향신문), 《몸에 좋은 山野草》(무등일보) 등을 신문에 연재하였다. 저서로는 《山野草 건강학》, 《몸에 좋은 山野草》, 《山野草 여행》, 《맛있는 산나물 100선》, 《병을 물리치는 山野草》 등이 있으며 수필집으로 《休息의 고향》이 있다. 산야초연구소장으로 활동했다.

산야초 동의보감

지은이 장준근
펴낸이 양동현
펴낸곳 도서출판 아카데미북
　　　출판등록 제13-493호
　　　주소 02832, 서울 성북구 동소문로13가길 27
　　　대표전화 02) 927-2345 팩스 02) 927-3199

초판 1쇄 발행 1997년 9월 20일
개정판 1쇄 발행 2011년 5월 20일
　　9쇄 발행 2021년 10월 20일

ISBN 978-89-5681-130-7 / 13570

ⓒ 아카데미북, 2011

＊잘못 만들어진 책은 구입한 곳에서 바꾸어 드립니다.

www.iacademybook.com

먹어서 약藥이 되는 산야초

산야초 동의보감

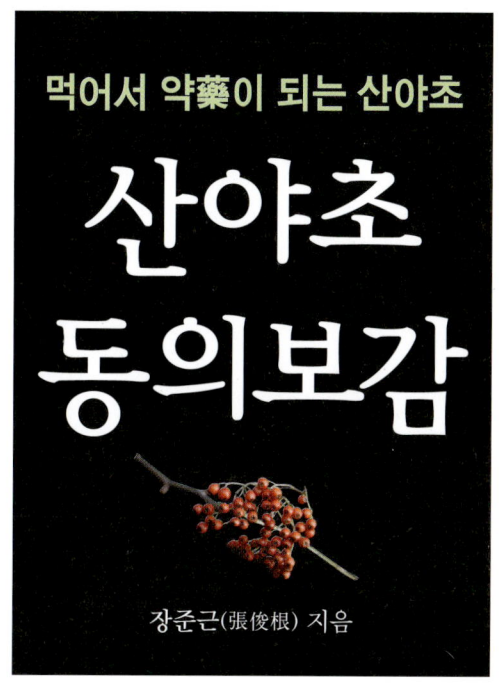

장준근(張俊根) 지음

아카데미북

| 저자의 말 |

《동의보감》은 해외에도 널리 알려져 있는 우리나라의 자랑스러운 한방 의학서이다. 그러나 지은이 허준(許浚, 1540~1615)이 살았던 시대는 신분과 계급의 차이가 철저한 시기였고 학문과 과학의 발전이 융성하지 못했던 환경이어서 그분의 약초(藥草)에 관한 해설에 대해서는 다소의 아쉬움을 가진다. 그래서 필자는 동의보감을 토대로 삼아 오늘날의 발전된 생약 연구와 식물생리학, 영양의학을 보태서 약초 분야를 새롭게 정립하고자 했다.

누구나 이해하기 쉽도록 풀어서 썼으며, 오랜 체험을 바탕으로 여러 문헌들을 참고하여 내용의 내실에 역점을 두고 관심 있는 분들에게 도움을 드리고자 노력했다.

이 책 《산야초 동의보감》을 보다 깊이 있게 이해하기 위해서는 책 전반을 꼼꼼히 살펴보기 바란다. 그리고 필요한 대목을 골라서 정독하면 건강 생활, 질병의 예방과 퇴치에 도움을 얻으리라 믿는다. 먼저 맛있게 생식할 수 있는 산야초를 선택하여 식용하고 다음에는 자양강장의 보약 구실을 하는 종류를 가려내어 항상 달여 마실 것을 권한다.

이 책에 수록한 약 200여 종의 약용 식물은 요긴한 것만 골라서 선택한 것이며, 항암 효과가 있는 식물을 많이 실었다. 그리고 배열은 가나다順으로 했다.

이 책의 집필에 정성을 다해 노력했으나 미흡한 구석이 있을 것이다. 많은 충고와 조언을 부탁드린다.

장준근

차례

저자의 말	5
산야초의 약효와 증세별 찾아보기	7
人間의 生命을 구하는 植物의 신비	20
山野草 특성과 食用·藥用 요령	23
약이 되는 산야초 191가지	41

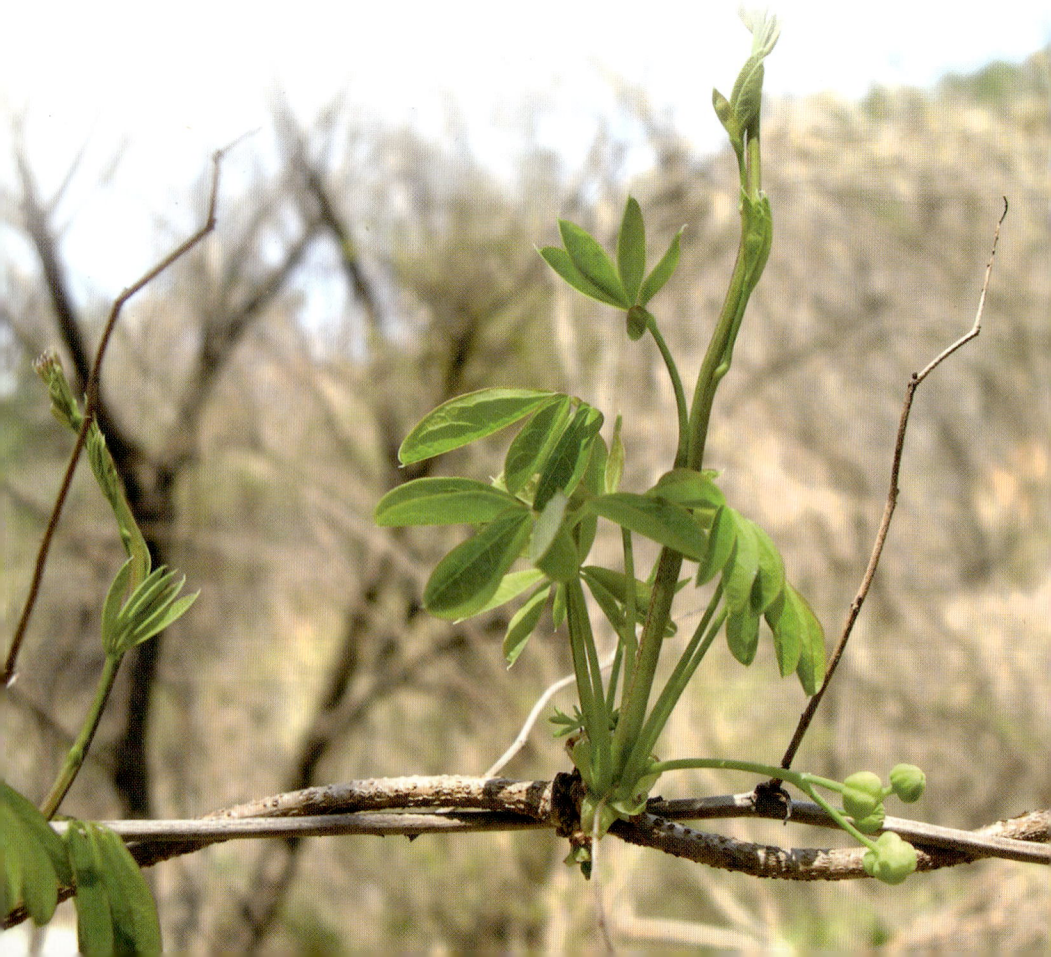

산야초의 약효와 증세별 찾아보기

산야초명	페이지	어디에 특효약인가
가막사리	42	폐를 맑게 하고 독을 풀어 주며, 치통 · 통풍 · 관절통을 다스린다.
갈퀴덩굴	45	식도암 · 유방암 · 자궁경부암 · 장암에 효험 있으며, 고혈압증에 뚜렷한 약효가 나타난다.
감국	49	현기증 · 눈의 충혈 · 폐렴 · 위염 치료에 사용. 몸속의 나쁜 기운을 몰아낸다.
강아지풀	52	흉년일 때 식량으로 보태 먹기도 했다. 피부 질환과 상처에 잎을 달여 씻어 낸다.
강활	55	팔다리가 쑤시고 온몸이 아플 때, 악성 감기 · 중풍 · 신경통에 약효가 있다.
개구리밥	57	해열 · 이뇨 · 해독 · 항암 작용이 있으며, 깨끗이 말려서 뭉근히 달여 마시면 허약했던 몸이 회복된다.
개망초	59	인체 활성에 약효를 발휘한다. 쉽게 구할 수 있는 자연 식품으로 아낄 만하다.
개미취	62	거담 · 진해 작용이 뚜렷하며, 숨이 차고 심한 기침에 효력이 있다. 확실한 항암성이 있다.
개비름	65	맛좋은 나물감으로 유명하며, 설사를 멈추게 하고 더위로 인한 병을 막으며 즐겨 먹을 영양식으로 좋다.
갯고들빼기	68	전혀 알려지지 않았던 식물의 약용 · 식용 가치가 새롭게 알려져 우리의 건강 생활에 혜택을 선사하며, 농촌의 큰 소득원이 되곤 한다.
겨우살이	71	태아를 안정시키고 젖을 잘 나오게 하며, 요통 · 관절염 · 고혈압 · 해산 후 출혈에 쓴다. 옛날에는 영묘한 약초로 신성하게 여겼다.
결명자	75	눈에 생긴 나쁜 증상을 고치고, 시력을 좋게 하며, 혈압과 콜레스테롤을 낮추는 약효가 있다.
고비	78	허리와 등이 굽고 다리에 힘이 없을 때 쓰이며, 지혈 작용이 뛰어나 각종 출혈에 효험이 있다. 지나치게 많이 먹으면 양기가 쇠약해진다.

산야초명	페이지	어디에 특효약인가
고사리	81	고사리 묵나물은 해롭지가 않다. 어린 순을 채취하여 조리하는 과정에서 유독 물질은 사라져 버리고 영양가가 늘어나며 좋은 약재 구실을 한다.
고삼	85	뿌리는 여성들의 성 기능을 높이고, 악성 종양·운동 신경 마비에 약용하며, 인삼과 같은 효험을 두루 나타낸다.
골담초	88	뿌리는 신경통의 특효약이 되며, 골절로 쑤시고 아플 때 약용한다. 꽃 음식으로 각광을 받기 시작했다.
골등골나물	91	동물 시험에서 항암 활성이 인정되었다. 강장 및 해산 촉진 효과가 있으며, 당뇨병 치료에 쓴다.
골무꽃	94	지혈 작용이 있으며, 다양한 피부 질환에 쓰고, 열이 날 때 약용한다.
골풀	97	사업 실패로 화병이 생긴 사람에게 좋은 약. 신장의 결석을 부풀려 녹여서 배설시킨다.
곰취	99	비타민C의 모든 결핍 증상에 효험이 크다. 기침·가래·감기·숨가쁜 데 효과가 있다.
괭이밥	102	위암·설암을 억제하고, 독성을 풀어 준다. 방부제·염증약으로 쓴다. 피부에 생기는 여러 가지 증세를 없앤다.
구기자나무	105	진시황이 불로장생약으로 찾던 구기자. 양기를 북돋워 주는 장수 식물이며, 동맥경화증·간 질환에 효험이 있다. 열매·잎·뿌리줄기·가지가 모두 보약이다.
구릿대	108	안면신경통 등 온갖 통증을 진정시킨다. 동물 시험에서 항암성이 밝혀졌으며, 피를 잘 돌게 하고, 새살이 돋아나게 한다.
구절초	110	주로 부인병을 다스리는 데 효과가 있으며, 꽃의 관상 가치가 뛰어나 키울 만하다. 몸속을 따뜻하게 하는 약성이 있다.
궁궁이	113	적은 양을 복용하면 흥분이 되고, 많은 양을 복용하면 피로 회복, 잠이 잘 온다. 보혈·강장약으로 부인병에 효과가 있다.
금불초	116	꽃이 가래를 삭이고, 구역질을 억제한다. 암 치료제·염증약으로 쓴다.
기름나물	119	감기로 인한 기침, 임산부의 기침을 멈추는 데 좋으며, 항암 및 해독 작용이 있다.
기린초	122	인삼과 비슷한 강장 효과가 있으며, 여러 가지 출혈 증상을 막아 주고 정신을 안정시키는 작용을 한다.

산야초명	페이지	어디에 특효약인가
까마중	125	난소암·폐암·소화기암의 보조 치료제이며, 여러 가지 피부 질환 치료에 효험 있다. 강장약으로서 피로 회복에 좋다.
깽깽이풀	128	신경 불안·신경과민으로 생기는 질환을 진정시키고, 위염·장염·구내염 등의 염증을 개선한다.
꼭두서니	131	결석을 소멸시키는 특별한 작용이 있으며, 정기를 보하고 강장약의 효험이 있다. 강한 지혈 작용으로 출혈을 막는다.
꽃다지	134	나물감으로만 여기던 풀이 약초가 되었다. 가슴이 답답하고 숨이 찬 데에 약용한다.
꿀풀	138	신장염·고혈압·간염·소화 불량·가래·기침 등 여러 질환의 치료를 위해서 뭉근히 달여 항시 음료로 마시도록 한다.
끈끈이주걱	141	폐결핵과 동맥경화증 치료에 효험 있는 약초. 기침 가래를 동반한 기관지 경련을 없앤다.
나팔꽃	143	간경변증으로 인한 복수, 극심한 변비에 효과 있다. 설사·이뇨 작용으로 몸속의 독성을 풀어 버리고, 회충·촌충 등의 해충을 몰아낸다.
냉이	146	맛이 뛰어난 건강식품. 씨앗을 씹으면 배고픔을 잊게 한다.
냉초	149	지나치게 땀을 많이 흘리는 증세와 부인들의 냉증, 월경 장애에 효험 있다.
노간주나무	151	소화액이 빨리 분비되어 위장을 보하고 신장과 관계되는 질병을 개선한다.
노루발풀	154	성 기능을 살리고 피임약으로 쓰이며, 혈관을 확장하고 혈압을 낮춘다. 풍습으로 인한 관절통·근육통에도 효험 있다.
노루오줌	157	십이지장궤양을 아물게 하면서 보호한다. 감기로 인한 열·기침·두통을 방지한다.
노박덩굴	160	성 기능을 높이고 월경이 없을 때 혈액 순환을 활발히 하고 해독 작용이 있다. 허리와 무릎의 아픔, 팔 다리 마비를 없앤다.
눈빛승마	163	고혈압증 초기에 뛰어난 효험이 있으며, 두통·현기증·불면증 해소에 효과 있다.
다닥냉이	166	강심 작용이 있으며, 몸이 퉁퉁 붓는 병, 뱃속에 물이 고인 증세에 효과 있다.

산야초명	페이지	어디에 특효약인가
달래	169	위암·불면증·보혈·정력약으로 식용한다. 소화를 돕고 가래를 삭여 준다.
달맞이꽃	172	감기로 인한 고통, 기관지염에 효력 있다. 씨앗의 기름은 고혈압·비만증에 쓰인다. 주로 어린 잎과 뿌리를 약으로 쓴다.
닭의장풀	175	당뇨병 민간요법이 입증되었다. 당뇨병을 치료하려면 소처럼 먹고, 소처럼 달리고, 소처럼 일하라.
담배풀	179	급성 간염·악성 종양·대장염에 효험 있고, 해독·해열·살균 작용이 있다.
대나물	182	가래기침약으로 쓰이는 중요한 약재이다. 강장 효과가 있어 몸이 쇠약한 데 쓴다. 몸 구석구석의 여러 잠병에 효험 있다.
대추나무	185	대추에 짚신나물을 섞어 달여 자주 마시면 위암으로 인한 통증을 누른다. 신경안정제·해독제로 뛰어나며, 간을 보호하고, 고혈압·신장병에도 좋다.
댑싸리	188	손상된 간세포를 보호하고, 간염·간경변증에 효험이 있다. 각종 피부 질환의 치료, 살균력이 강하다. 맛좋은 음식으로 강장 효과가 있다.
더덕	191	잎도 약이 되는 훌륭한 산나물감이다. 맛좋은 식품으로서 강장 효과가 나타난다.
더위지기	194	간염·간경변증·지방간에 확실한 치료약. 간의 해독 기능과 그 독의 배설 기능이 높다.
도꼬마리	196	팔다리가 쑤시고 저린 통증·두통·치통에 효험. 뱀독·충독을 해독하고 동맥경화를 예방한다.
도라지	198	뿌리의 진짜 약효를 보려면 될수록 오래 묵은 야생의 것이어야 한다. 어린 잎은 기막히게 맛있는 식재료다.
독말풀	202	경련성의 여러 질환에 쓰이며, 심장 박동을 빠르게, 눈동자를 크게 한다. 천식에 중요한 약재가 된다.
돌나물	205	고급 요리로 이용할 가치가 있으며, 신선한 즙을 계속 먹으면 전염성 간염에 좋다. 열을 내리고, 독을 풀며, 부기를 가라앉힌다.
동백나무	208	꽃을 달이면 자양 강장제가 되며, 여러 가지 출혈을 멈추어 준다. 항암·강심 작용이 있다.

산야초명	페이지	어디에 특효약인가
두릅나무	211	남자의 발기력 부족, 심신 피로에 쓰며, 위암·신경 쇠약·당뇨병에 효력이 있다. '봄철 산나물의 왕자'라고 부른다.
둥굴레	214	재난을 당했을 때 식량 대용이 되는 둥굴레 뿌리. 노화 방지·체력 증강·정신 허약·성 기능 강화 효과가 있다.
들깨풀	218	살충 작용이 있어 구충약으로 쓴다. 악성 종기·습진·두드러기에 바른다.
등대풀	221	식도암·전염성 간염·몸이 퉁퉁 부을 때·학질·골수염·대장염·숨이 찰 때 약용한다.
딱지꽃	224	급성 세균성 적리·아메바성 적리에 약용하며, 살균·항염증·모세혈관 강화 작용이 있다.
땅두릅나무	226	혈액 응고 촉진·혈압 강하·심장 운동 기능 강화 효과가 있으며, 중풍 후유증·풍습으로 인한 마비·수족 경련·류머티스즘성 관절염·열성 질병에 약용한다.
뚱딴지	229	자양 강장·진통의 효능이 있다. 감자처럼 쪄서 설탕에 찍어 먹으면 맛있다.
띠	232	몸을 보호하는 강력한 이뇨 작용이 있고, 월경 불순, 각종 출혈을 막는다.
마가목	235	신체 허약 개선·피로 회복 효과가 있다. 비타민 결핍증·괴혈병에 특효약이다.
마디풀	237	신장결석·방광염·신장염에 약용하며, 산부인과 계통에서 좋은 약으로 쓴다.
마름	240	식도암·자궁암·위암 예방 치료에 약용하며, 자양 강장 효과가 있어 허약한 사람의 영양제가 된다. 해독 작용이 있어 숙취·술독을 풀어 준다.
마타리	243	간세포의 재생 촉진, 간경변·간염을 치료한다. 피를 잘 돌게 하며 맺혀 있는 피를 풀어 준다.
맥문동	246	뛰어난 자양 강장 효과로 신체 허약을 회복하며, 목 타고 입이 마르는 기침 가래에 좋다.
머위	248	잎·줄기·꽃의 맛이 각각 다르며, 맛을 아는 사람만이 즐기는 산나물이다. 기침·감기·가래·폐 질환 등에 효험이 있다.

산야초명	페이지	어디에 특효약인가
멍석딸기	251	열매는 영양 물질이 많은 강장제. 오줌을 자주 누는 증세를 고쳐 준다.
메꽃	253	자양 강장 효과가 뛰어나다. 당뇨병·고혈압·피로 회복에 식용·약용한다. 폐농지에 심어 농가 소득을 높인다.
메밀	256	등산이나 험난한 여행에 긴요한 비상 식량. 동맥경화·간염에 이로운 자양 강장제
명아주	259	다량으로 오래 먹으면 일광 피부염이 생긴다. 고혈압·대장염·간장병·동맥경화에 쓴다.
모과나무	262	열매는 각종 염증과 통증, 경련을 제거하며, 향기가 그윽하여 식용으로서 으뜸이다.
무궁화	265	무궁화는 무좀 치료의 특효약이며, 몸속의 나쁜 독성 기운을 풀어 준다.
무릇	268	팔다리·허리가 쑤시고 아픈 데 약용한다. 알뿌리를 파·마늘의 대용으로 삼기도 한다.
물레나물	271	인체 조직의 재생 과정을 빠르게 하고, 심장 수축 작용을 힘차게 한다.
미나리	274	간경변증·간염에 매우 좋은데, 다양한 식용 산야초를 곁들이면 더 효과적이다.
미나리아재비	278	악성 종양의 세포가 분열하는 것을 억제한다. 곪은 상처와 고혈압 치료에 효과 있다.
민들레	280	만성 위장병·위궤양·간염에 탁월한 효험을 나타낸다.
민족도리풀	284	진통 작용이 강하여 온갖 통증에 효과 있다. 냉기를 가시게 하고 신진대사의 기능을 촉진한다.
바디나물	286	뿌리는 신진대사를 촉진, 오장을 통하게 하고, 구토·구역질·가래 기침에 유효하다.
바위솔	289	암 치료에 널리 쓰여 효과를 낸다. 요즘은 멸종 단계에 이르러 인위적으로 배양, 증식시켜야 약용 가능하다.
바위취	292	전염성 피부병과 고질적인 종기 부스럼에 약효가 있다. 해독·해열·염증약으로 쓰인다.
박새	294	피부 기생충과 농작물 해충을 박멸한다. 폐결핵 치료와 고혈압 완화에 효과가 있다.

산야초명	페이지	어디에 특효약인가
박주가리	296	남자의 성 기능을 뚜렷하게 높이며 허약한 몸을 튼튼하게 보강한다.
박하	299	박하 음료수는 건강 향상에 도움이 크며, 강심약·위장약·방부약의 효능이 있다. 각종 식품·의약품에 널리 쓰인다.
반하	302	반하와 생강을 섞어 바르면 탈모증 방지. 불면증·현기증을 물리치며, 구토를 멈추게 한다.
배초향	305	입냄새 제거, 메스꺼움·구토증 방지. 잎은 보신탕·추어탕 맛의 격을 높이며, 훌륭한 향신료가 된다.
백리향	308	입냄새·몸냄새를 없애는 향수 대용 식물. 기침·가래·기관지염·관절통·가려움증에 좋다. 향취가 그윽한 음료수의 원료가 된다.
백선	312	팔다리 운동이 불안한 증세와 중풍에 중요한 약. 달임물을 대머리에 바른다는 옛 기록이 있다.
백작약	315	진통 작용이 강하여 갖가지 통증에 효험이 있다. 보혈 강장약으로, 부인병에 약용한다.
뱀딸기	318	푸른 잎을 즙으로 내어 마시면 만성 질환에 효험을 보았다는 사례가 많다. 위암·자궁경부암·코암·인두암·폐암에 효험. 암 치료에는 좀 많은 양의 즙을 먹는다.
번행초	320	위암·식도암·자궁암의 치료 보조약이며, 화농균 침입·만성 위장병을 막는다. 재배하면 농가 소득을 올릴 것이다.
벗풀	323	잎의 즙은 해산을 쉽고 빠르게 하는 민간약. 당뇨병·고혈압·동맥경화 치료에 약용한다.
별꽃	325	산후 어혈로 인한 복통을 다스리고, 피멍과 어혈을 풀어 준다.
복수초	327	혈액 순환이 좋아져 심장 혈류의 장애를 막는다. 독성 식물이므로 소량씩 섭취한다.
부채마	329	방사선 피해에 대한 치료 효과가 있다. 동맥경화·심장 질환·뇌혈관 질환에 약용한다.
부처손	331	폐암·코암의 항암성 및 지혈 작용이 강하다. 몸이 나른해진 노인들의 힘을 돋운다.
붉은토끼풀	333	주로 동맥경화증을 가볍게 하는 효험이 있다. 잎을 생식하거나 녹즙으로 먹으면 건강을 증진시킨다.

산야초명	페이지	어디에 특효약인가
비비추	335	어디서나 발견되는 비비추 종류들. 초여름까지 쌈 싸 먹는 흥취가 있다.
뻐꾹채	338	낮에 약용하면 활동력을 높이는 흥분성, 밤에 복용하면 신경을 억제하여 피로 회복. 마비와 경련, 근육과 뼈의 통증을 멈춘다.
뽕나무	341	몸을 보호하는 자양 강장제, 영양식이 된다. 당뇨병에 탁월한 효과. 고혈압·중풍·근골통에 효험. 급히 다량 복용하면 설사와 복통을 일으킨다.
사상자	345	음부의 가려움증과 점액 분비물을 없앤다. 불임증·문둥병·발기력 부진에 약용.
사철쑥	347	사철쑥으로 빚은 인진약술을 오래 마시면 몸이 가벼워지고 노화를 막는다. 혈압과 혈당량을 낮추며 각종 질병 예방에 좋다.
산마늘	350	산마늘은 재배 마늘보다 효능 효험이 더 좋다. 방광암의 암세포 활동력을 56%나 저하시키며 비타민 결핍증 등 약용되는 범위가 넓다.
산초나무	353	열매가 썩 좋다고 하지만 집중적으로 다량 섭취하면 실명할 수 있고, 건망증·혈맥 손상이 생긴다. 허리와 무릎 시린 데·위장 장애·복통·기침에 효험이 있다.
삼지구엽초	356	강정 강장약으로 성 기능 부족을 회복시키며, 불임증과 월경 장애를 고친다. 기억력 저하·건망증 치료에 약용한다.
삽주	359	조절 작용이 뛰어나 빈혈에 특효. 당뇨병·폐결핵·온몸이 붓고 쑤실 때·소화 장애·야맹증·두발 보호에 좋다.
삿갓풀	362	신경 쇠약·불면증·염증 치료에 효과가 있다.
새모래덩굴	364	간암에 대한 항암 작용이 있으며, 기를 순환시키고 콜레스테롤을 낮춘다.
새삼	367	강정 강장약. 허약한 몸을 튼튼히 하며, 발기력이 부족하여 성교가 안 될 때 효험이 있다.
석곡	370	위장 장애와 위의 허열을 다스린다. 강정 강장약으로서 성 기능 장애를 없앤다.
석송	372	포자는 습진 같은 습윤성 피부병에 효험이 있다. 마비성·경련성의 각종 증세에 약용한다.

산야초명	페이지	어디에 특효약인가
석잠풀	374	불면증과 신경 쇠약에 효과를 나타내며, 고혈압 및 종양 치료에 약용한다.
석창포	377	정신 혼미·건망증·현기증에 약효가 크다. 심한 신경의 피로를 풀어 주므로 연구에 몰두하는 학자들이 꼭 복용해야 한다.
소나무	381	옛부터 장수 식품으로 유명한 '신선의 식사'. 모든 못된 질병들을 물리치는 신비한 효력을 발휘한다.
소리쟁이	386	굵은 뿌리는 건위제이며, 백혈병·피부 질환에 쓰인다. 봄가을의 탐스런 어린 잎은 영양 공급원이다.
속새	389	담즙을 잘 나오게 하고 간의 독을 푸는 작용이 있다. 눈을 밝게 하고 여러 눈병 치료에 효험이 있다. 위암·간암·설암에 효과가 있다.
속속이풀	392	피를 맑게 하고, 간·쓸개의 병을 고친다. 맛있게 생식할 수 있는 좋은 풀이다.
솔나물	395	솔나물 추출물에 먼 길을 걸어 피로해진 발을 씻는다. 자궁암 치료에 보조적으로 약용한다.
쇠뜨기	398	보존의 잘못으로 부작용이 발생하곤 했다. 지혈 작용이 있으며, 동맥경화·고혈압·염증·장 출혈에 효험이 있다.
쇠무릎	402	인삼 냄새를 그윽히 풍기는 쇠무릎 뿌리를 항상 달여 마시면 보약과 같은 효과를 체험한다.
쇠별꽃	405	봄부터 가을까지 식용하는 맛좋은 푸성귀. 복통·자궁 질환·각기병·심장병에 약용한다.
쇠비름	407	쇠비름은 장수 식품으로 유명하며, 몸속의 나쁜 기운을 청소해 준다.
수염가래꽃	410	위암·직장암·간암 치료에 효과 있으며, 몸속의 독 기운을 소변과 설사로 배출한다. 중국에서는 간경변의 복수에 효험 있다고 한다.
숫잔대	413	해독 작용이 있으며 만성 기관지염에 쓴다. 호흡이 미약하고 허탈 상태일 때 약용한다.
쉽싸리	415	폐경·월경통·산후 어혈로 인한 복통·몸이 붓는 데에 약용한다.
시호	417	만성 간염 비대증·만성 신장염에 효력이 크다. 콜레스테롤을 낮추며, 반표반리증을 고친다.

산야초명	페이지	어디에 특효약인가
쑥	420	가정 상비약으로 꼭 필요한 식물. 수십 가지 질병에 효험 있지만 만병통치약은 아니다.
쑥부쟁이	424	심장 기능 부전과 혈맥 장애에 중요한 약초. 위장 기능을 조화시켜 음식물 소화를 돕는다.
쓴풀	427	소화 불량·식욕 부진의 건위약으로 유명하다. 탈모증 개선에 76%의 효과가 있었다고 한다.
아까시나무	429	신장에서 생기는 여러 질환들을 완화. 신장염·방광염·신장결석에 약용한다.
앉은부채	432	지랄병·경련·히스테리 발작에 약효 있으며, 폐암 치료에 시험적으로 쓰고 있다.
애기똥풀	435	항암 활성이 있어 위암·피부암에 약용한다. 강한 살균 작용이 있으며, 온갖 피부병에 효험이 있다.
약모밀	438	차처럼 늘 마시면 동맥경화 예방하고 항생제에 의한 내성을 사라지게 한다.
양지꽃	441	뿌리째 뽑아 녹즙·생식·달여 마시면 허약한 몸을 튼튼히 보강해 준다.
어수리	443	고급 식당에서 생으로 또는 조리해 내놓으면 대단한 인기를 끌 수 있다.
얼레지	446	자양 강장의 건강약이 되며, 모든 질병을 쉽고 빠르게 물리친다.
엉겅퀴	449	여러 가지 출혈증에 뚜렷한 효험 있고 유방암 치료. 정(精)을 기르고 혈을 보한다. 태아를 안정시키고 어혈을 풀어 준다.
여뀌	453	눈을 밝게 하고 몸속을 덥게 한다. 오장의 사기(邪氣)를 덜고, 속아픔을 개선한다.
오갈피	456	신체 허약, 정신적·육체적 피로를 풀어 준다. 방사선병 예방 치료에 효험이 있다.
오이풀	459	오이와 같은 향미가 뛰어나고 영양 물질이 풍부하여 식용 가치가 높다.
왕고들빼기	462	산야에 흔한 야생 채소로 훌륭한 영양 식품. 인체의 신진대사에 활성을 일으킨다.
용담	465	소화 불량·위장병에 특효약이며, 여러 가지 통증·염증에 효험이 있다.

산야초명	페이지	어디에 특효약인가
원추리	468	여성의 생리에서 어려움이 생길 때 여러 귀찮은 증상들을 떨쳐 버린다.
으름덩굴	471	열매를 씹어 먹으면 울화증이 풀린다. 임산부의 부기, 산모의 모유 부족에 약용한다.
으아리	474	여러 가지 마비 증상을 빠르게 사라지게 하며, 뛰어난 진통 효과를 발휘한다.
은방울꽃	477	심장 기능 장애·심장경화 등 심장병에 효과. 맥박 회복·혈액 순환을 돕는다.
은행나무	480	눈이 밝아지고 손발 저림에 특효가 있다. 열매는 동맥경화·간염·고혈압·생활습관병에 쓰이며, 정력을 강하게 하는 효과도 있다.
이질풀	483	이질약으로 널리 알려졌으며 설사멎이에 쓴다. 적리균·장티푸스균·대장균에 대해 살균 작용이 강하다.
인동	486	꽃과 잎을 우려 마시면 병들 틈이 없다. 온갖 질병을 물리치는 자연의 선물이다. 위암·간염에도 효험이 있다.
자리공	489	간경변으로 몸이 붓고 배에 물이 차는 데 효험이 있다. 소변 불리·만성 신장염·만성 기관지염에 약용한다.
잔대	492	약물·음식의 중독을 말끔히 풀어 주며, 허약한 신체를 회복시키는 강장 효과가 있다.
제비꽃	495	항암 작용이 있으며 화농성 질환에 특효. 여러 가지 비타민이 풍부하여 봄철 춘곤증에 효력을 나타낸다.
조릿대	498	푸른 줄기를 불에 구워 받은 진액이 최고. 간암 보조 치료제이며, 좋은 강장약이다.
조뱅이	501	모든 출혈 증상을 멈추는 특효약이다. 거미독·뱀독·전갈독을 물리치는 해독 작용, 항암 활성 작용이 있다.
주목	504	주목의 독성 있는 껍질은 난소암의 특효약. 몸이 쑤시는 통증·신경통·고혈압·당뇨병 치료에도 좋다.
중대가리풀	507	불면증·히스테리·신경 불안에 약효 있다. 코의 염증에는 생잎을 짓찧어 코에 넣는다.
쥐오줌풀	509	신경성 불면증·불안감·히스테리를 진정시키며, 지랄병과 까무러치는 증세에 효험 있다.

산야초명	페이지	어디에 특효약인가
지치	512	피임약이 되며, 갱년기 장애를 가볍게 한다. 갖가지 세균을 억제하므로 식물성 항생제라고도 한다.
진달래	515	진달래 꽃술을 담가 마시면 관절염·고혈압·기관지염에 효험이 있다.
진득찰	518	반신불수와 안면 신경 마비의 치료약. 중독증을 풀어 주며, 중풍에 효험이 있다.
질경이	520	무병 장수의 식물이며, 쓸데없는 병들이 침범하는 것을 막아 준다. 암세포 진행을 80% 억제한다.
짚신나물	523	백병을 다스린다는 좋은 자양 식물. 위암·식도암·대장암·간암·자궁암·방광암 등의 항암 효과로 유명한 산야초이다.
차즈기	527	암 예방과 치료에 탁월하며, 노화·동맥경화 예방에도 뛰어나다. 몸 속을 보하고, 육류와 생선 독을 해독한다.
참나리	530	신체 허약한 노인들에게 좋은 자양 강장제. 참나리 꽃잎으로 약술을 담그면 빛깔과 맛이 독특한 자양 건강주가 된다.
참당귀	533	건망증·불면증·정신불안·현기증에 효험이 있다. 간장약·보혈약으로 부인병에 도움을 준다.
창포	537	의식 혼미·건망증·망상적 정신분열증에 효험. 위액 분비 촉진, 소화 불량을 고치는 위장약이다.
천남성	540	천남성의 독성은 뛰어난 약효를 발휘한다. 중풍·안면 마비·반신불수·지랄병에 효험. 자궁경부암의 치료에 임상 효과가 있었다.
천마	543	강장약으로, 성 기능 장애·피로를 물리친다. 신경 쇠약·신경 장애·현기증에 약용하며, 경련을 진정시키고 마비를 풀어 준다.
청미래덩굴	545	식도암·위암·결장암·자궁암에 쓰이며, 부처손·까마중과 섞으면 효험이 있다.
측백나무	548	강한 지혈 작용이 있어 모든 출혈에 효과가 크다. 자양 강장제로서, 허약한 몸, 신경 쇠약으로 인한 불면증, 흰 머리털을 없애는 효력이 있다.
칡	551	술독을 풀고 가래 기침을 멈추며 위장을 보호하고 고혈압을 가라앉힌다. 자궁암에 칡잎 즙을 마신다.

산야초명	페이지	어디에 특효약인가
큰조롱	555	오래 전부터 유명한 보약재로 쓰였고, 남성의 성 기능을 높이는 데 효력 있으며, 정력 증진을 도모하고 당뇨병을 고친다.
타래붓꽃	558	씨는 술독을 풀어 주는 해독 작용이 있으며, 잠이 오지 않을 때에 수면제 대용으로도 쓴다.
토끼풀	560	맛있고 영양가 있는 건강식품이다. 꽃과 잎은 여러 질병을 막아 주며, 유방암에 짓찧어 붙이기도 한다.
톱풀	563	식욕 증진, 위장을 튼튼히 하는 건위약이다. 항염증·진통 작용이 있다.
투구꽃	566	경련·마비·통증·염증에 탁월한 효험이 있다. 반드시 독성을 약화시켜서 약용해야 한다.
패랭이꽃	569	식도암·직장암에 좋은 효과가 있다고 한다. 월경을 잘 통하게 하고 혈액을 잘 돌게 한다.
할미꽃	572	뿌리는 무좀 퇴치 특효약으로 유명하며, 세균과 해충에 의해 생기는 모든 피해를 물리친다.
향나무	576	맑고 상쾌한 향기가 병 치료의 바탕이며, 해독·살균 작용으로 병을 미리 막는다.
향유	579	여름에 무덥고 한냉한 데서 기거하거나 차고 불결한 음식으로 인한 복통·설사·구토 등의 여름병을 다스려 준다. 위암을 다스린다고도 했다.
현삼	582	강장 보약으로 정자 형성, 발기력을 살린다. 혈관 확장·혈액 순환 촉진·심장 발작을 예방한다.
현호색	585	여러 가지 통증을 확실하게 진정시키고, 아픔을 사로잡는 통증의 특효 상용약이다.
화살나무	588	심한 자궁암을 완화시킨 사례가 있다. 다양한 부인병 증상에 쓰인다.
환삼덩굴	591	버림받았던 잡초가 좋은 약초로 각광을 받는다. 각종 피부 질환에 효과를 나타낸다.
활나물	595	자궁경부암·음부암·직장암·유방암·위암·간암·백혈병의 보조 치료제로 쓴다.
황금	598	불면증·태동 불안·기관지 천식에 약용하며, 고혈압·심장 혈관신경증·신경 기능 장애에 쓴다.

人間의 生命을 구하는 植物의 신비

**동물들은 질병에 걸리면 특정한 풀을 뜯어 먹고 스스로 치료한다.
길가의 흔한 풀포기가 인간의 생명을 구한다.**

열대 지방을 중심으로 온대 지방까지 퍼지는 말라리아(학질)는 인간에게 큰 고통을 안겨 주었다. 말라리아에 걸려 죽음 직전에 이른 어떤 사람이 산간 골짜기의 개울물을 마시고는 몸의 열기가 가라앉는 것을 느꼈다. 그래서 날마다 그 개울물을 마셨고 마침내 병세가 사라져 몸이 거뜬해졌다. 이런 사실이 널리 알려져 말라리아를 앓는 사람들이 그 산골 개울물로 모여들었으며, 그들도 그 물을 며칠 마시자 말라리아의 고통에서 벗어나게 되었다.

탐험을 좋아하는 한 젊은이가 말라리아를 치료해 주는 개울물의 근원을 찾아 산골짜기를 헤매다니다가 껍질이 붉거진 키나나무가 물에 잠겨 있고 그 진이 물속으로 흘러드는 것을 알아냈다. 이후 1630년경부터 말라리아 치료에 키나나무의 껍질을 달여 마시기 시작했고, 1820년에는 껍질에서 키니네가 추출되어 특효약으로 쓰이기 시작했다.

1535년 프랑스의 탐험가 카르티에 선장은 110명의 선원들을 태우고 동양으로 항해하다가 캐나다의 어느 해안에서 겨울을 지내게 되었다. 그런데 이때 선원들의 4분의 1이 영문 모를 병에 걸려 사망했다. 살아남은 나머지 선원들도 다리에 힘이 빠지고 잇몸에서 피가 나며 이빨이 흔들리는가 하면 상처가 잘 낫지 않는 증상으로 신음했다.

선장은 지역 원주민인 인디언을 찾아가 도움을 청했고, 소나무의 새순을 삶아 마시면 그 고약한 병이 치료된다는 말을 듣고서 나머지 선원들을 병에서 구할 수 있었다. 그 질병은 괴혈병이었다. 그 뒤 오랜 세월이 흘러 20세기 초로 들어서면서 괴혈병을 물리치는 치료약이 비타민C라는 것을 알아냈다. 소나무 잎에는 비타민C가 넉넉히 함유되어 있다.

이와 같은 인간의 생명을 구하는 치료약들이 여러 경로로 밝혀졌고, 흔한 풀이 훌륭한 약이 된다는 것을 알게 되었다. 그리고 동물들도 병이 생기면 산과 들의 풀을 뜯어 먹고 스스로의 생명을 구한다는 사실도 알려져 있다. 인디언들은 동물들이 다치거나 병에 걸렸을 때 어떤 식물을 골라 먹는지를 관찰하여 그것을 치료약으로 썼으며, 여기서 의약의 기본을 배웠다고 한다.

포수의 총에 설맞아 상처 입은 꿩은 늙은 소나무의 송진을 쪼아 상처에 발라서 스스로 치유하곤 한다. 뱀의 주둥이에 담뱃진을 묻혀 주면 뻣뻣하게 실신해 버리는데, 이때 복숭아나무 가지로 쓸어 주면 다시 꿈틀거리며 생기를 얻는다.

동물원에 갇혀 사는 야생동물들은 답답한 생활 탓으로 병이 들곤 하는데, 각종 약을 투여해도 신통한 효험이 나타나지 않을 경우 산야에서 자생하는 풀과 열매를 채취해 울안에 넣어 준다. 그러면 동물은 그 식물들을 씹어 보고 냄새도 맡아 보면서 어떤 특정한 먹이를 선별해 섭취한다. 이것이 약효를 나타내어 저절로 병이 치료된다고 한다.

고양이나 개들은 변질되거나 오염된 음식을 먹었을 때 그 독을 씻어 내기 위해 각종 녹색풀을 뜯어 먹는 것으로 알려져 있다. 다른 동물들도 몸이 불편하면 숲 속의 어떤 약이 되는 특정 식물을 씹어 먹고 몸에 바르기도 하여 치료를 한다는 것이다.

인간은 동물들에게서 배운 식물을 사용해 보면서 여러 세기에 걸쳐 서서히 치료약의 품목을 늘려 갔다. 따라서 이 지구상의 숲은 모두 자연(自然)의 약전(藥典)이 되는 셈이며, 다만 그에 대한 우리의 지식이 미약할 뿐이다. 동물들은 자연과 교감하는 능력이 뛰어나 유익한 것에 대해서는 잘 반응하고, 해로운 것은 피한다. 약도 되고 음식도 되는 식물의 혜택을 알고 있는 것이다. 결국 식물체에는 온갖 질환 치유와 건강 증진에 탁월한 효과를 발휘하는 미지의 성분들이 듬뿍 함유되어 있는 것이다. 이 미지의 세계를 우리는 과학적으로 한 가닥씩 풀어 가려는 노력을 꾸준히 쏟고 있다. 하지만 그 미지의 물질을 모두 해명하기엔 요원하다. 자연의 숲에는 우리가 찾아야 할 보배가 가득 쌓여 있지만 우리의 지혜는 그것을 알아내기엔 너무 짧다.

필자의 이웃에는 좋은 음식을 제대로 먹지 못하고 가난하게 살면서도 90세가 넘도록 정정하신 할머니가 계셨는데, 그 장수 비결은 봄 가을마다 야생 뿌리를 직접 캐다가 항시 달여 마신 덕이라고 일러 주었다. 식용할 수 있는 야생식물의 뿌리는 **더덕 · 도라지 · 둥굴레 · 메꽃 · 무릇 · 민들레 · 산달래 · 산부추 · 쇠무릎 · 원추리 · 잔대 · 질경이 · 참나리 · 칡** 등 종류가 수두룩하다.

병원에서 몇 개월밖에 못 산다는 사형 선고(?)를 받고서 산속으로 들어가 야생풀들을 이것저것 열심히 뜯어 먹고 시한부 인생을 극복했다는 이야기가 종종 들려 온다.

오래된 일이다. 거대한 여객기가 정글 속에 추락한 이후 보름쯤 지나서 한 소녀만이 멀쩡하게 생존해 있는 것을 발견했다. 그 소녀는 풀들을 이것저것 뜯어 먹으며 연명했는데, 식물학자인 아버지에게서 식용 식물의 지식을 익혔던 덕택이었다.

험준한 산속에서 갈 길을 잃어 방황하는 등 급작스런 재난으로 인해 굶주림으로 고통을 받을 경우 식량 대용이 되는 풀들을 쉽게 공급받는 방도를 찾아야 한다. 수풀에는 먹을 수 있는 식물이 무수하지만 우리는 그것을 모르고 있다. 식용 식물들은 좋은 약성을 지니고 있어서 질병 예방에 효과를 얻을 수 있다.

山野草 특성과 食用 · 藥用 요령

**의학자들은 채소 섭취를 적극 권장하는데
채소보다 산야초가 월등한 효력이 있다.**

지금은 의사가 환자에게 "채소 과일을 많이 잡수시오."라고 하는 말을 자주 한다. 영양의학의 발전에 의해 인체의 기능과 식품에 관계되는 것을 의학전문가들은 매우 중요하게 다루고 있다. 즉 채소 위주의 음식을 지속적으로 듬뿍 섭취하는 것이 암을 비롯한 온갖 생활습관병 예방 치유에 강력한 무기가 된다고 역설한다. 그 이유는 채소류엔 비타민·무기질(미네랄)과 기타 여러 가지 유익한 물질들이 함유되어 있기 때문이다.

일본의 어떤 학자는 날마다 100g씩의 녹황색 채소를 섭취하면 일생을 통해 만병이 생기지 않는다고 강조했다.

그런데 재배 채소보다 산야초가 훨씬 월등한 생명력을 품고 있으며 약의 효력도 뛰어나고 다양하다. 재배 채소는 농약과 대기 오염에 찌든 것들이 대부분이어서 신체를 튼튼하게 하는 활력소가 그다지 크지 않은 편이다. 비록 유기농법으로 재배한 것이더라도 사람의 손길에 의해 보호 받고 있으므로 자연의 악조건을 인내하며 자생하는 산야초에 비한다면 아무래도 연약하다.

발명왕 에디슨은 84세의 장수를 누렸는데 노령에 이르러서 술회하기를, 자신이 밤잠을 줄이고 열심히 연구에 몰두하면서 장수할 수 있었던 원천은 항상 채소 과일을 즐겨 섭취한 탓이라고 강조했다.

하지만 그 당시의 과일 채소는 농약이나 화학 비료에 의존한 식물체가 아닌 청정한 것이었다. 오늘날의 열악한 식물체를 매일 식단에 올렸다면 어떤 결과가 나왔을까 하는 의아심이 생긴다.

채소 과일을 갖가지로 듬뿍 식용하는 것이 유익하다는 조사 결과가 무수히 나오긴 했으나 그것들이 농약이나 화학 비료에 중독되어 있을 경우엔 그 효과는 별볼일 없는 것이다.

인간은 초식동물이다. 온갖 풀을 갖가지로 뜯어 먹어야 한다. 암·동맥경화 등 현대인을 괴롭히는 문명병은 원시적이라 할 산야초 식생활을 되살림으로써 해결되리라 믿으며, 산야의 무성한 풀들이 생존의 기본을 받쳐 주고 있다는 실증에 주의를 기울여야 한다.

암·노화 방지에는 식물의 해독제가 필요하다.
산야초에는 강한 해독 작용 성분이 들어 있다.

의학자들은 녹황색 채소를 자주 먹는 사람일수록 좀처럼 병에 걸리지 않는다고 말한다. 녹황색 채소를 매일 먹는 사람은 먹지 않는 사람에 비해 20% 이상이나 사망 위험도가 낮다고 한다. 그 이유는 녹황색 채소엔 베타카로틴(Beta Carotene)이란 영양소가 풍부하게 함유되어 있기 때문이다. 베타카로틴은 독을 풀어 주는 해독 작용의 구실을 하며 현대인에게 가장 필요한 해독제로서 암 예방·노화 방지의 비밀 무기라고 강조하기도 한다.

우리 몸속은 항시 독성에 노출되어 있다. 담배·술·대기오염·음식 첨가물 등의 유해 물질이 몸 밖에서 들어오고, 질병을 일으키는 유해 요소가 몸 안에서 만들어지고 있다. 몸속의 유해 물질 즉 독성을 청소함으로써 우리의 몸은 젊음을 지탱할 수가 있다.

재배 채소에 베타카로틴이 풍부하게 들어 있다고 해도 숲 속의 산야초에는 훨씬 못 미친다. 임상적인 경험의학의 기록을 보면 수많은 식물들에 해독 작용이 있음을 밝혀 놓았고, 보다 강한 해독력을 가진 종류가 곧잘 눈에 띈다.

최근의 연구에서 식물 안에는 엽록소의 양에 비례한 베타카로틴이 있다는 사실이 밝혀지고 있다. 이 사실 하나만 보아도 엽록소의 역할과 카로틴의 역할 사이에는 밀접한 관계가 있다는 것을 알 수 있다. 즉 엽록소의 역할이 강할수록 카로틴의 역할도 점점 커진다는 점이다.

그러면 재배 채소와 산야초의 엽록소를 눈으로 확인해 보라. 어느 것이 더 짙푸른 색깔을 가졌는가를. 산야초의 짙푸른 엽록소는 훨씬 풍부한 카로틴의 역할이 대단히 클 것이라는 것을 짐작케 하고도 남음이 있다.

약초의 절묘한 효험은 엉터리가 아니며
사실 그렇게 신기한 것만은 아니다.

오랜 경험의학이 쌓아 올린 《본초학(本草學)》을 보면 하나의 약초로 치료할 수 있는 병증이 아주 여러 가지여서 처음 접촉해 보는 사람은 어리둥절해 한다. "한 포기의 풀로써 그렇게 많은 병증을 가라앉히고 고칠 수 있다니!" 하고 의아스러워하는 한편 "말도 안 되는 잔소리다." 하고 불신하는 경우도 있다.

하나의 쉬운 예를 들면, A풀을 달여 복용하면 감기·몸살·두통·고열·삭신이 쑤시는 증상·구토·현기증 등의 치유에 좋다고 하는 기록이 있다. A풀 하나가 그 일곱 가지 병증에 모두 약효를 나타낸다니 신기하지만 충분한 타당성이 있다.

심한 감기에 시달리노라면 그것이 몸살이요, 두통·고열에다 삭신이 쑤시는 등 여러 가지 증상이 나타난다. 감기만 물리치면 그런 것들이 저절로 사라지고 만다. 따라서 위와 같은 증세는 A풀로써 다 치료된다.

석창포는 뇌신경의 피로를 풀어 주는 것으로 유명한 약초다. 뇌신경이 지나치게 피로해지면 현기증·건망증·귀울림·정신 혼미·소화 불량·식욕 부진 등의 증세가 나타나고, 신지(神志)가 맑지 못하며, 심지어는 구토·가래까지 별의별 증상이 다 생겨난다. 이때 석창포를 약용하면 그러한 것들이 모두 없어진다. 약초의 절묘한 효험은 그렇게 나타나는 성질인 것이다.

신묘한 작용과 힘찬 생명력으로
갖가지 뛰어난 약효를 발휘하는 산야초

식물에는 신비한 요소가 충분히 숨어 있다. 식물체에는 수많은 미지의 성분들이 넘쳐 있는데, 과학자들의 끊임없는 탐구에 의하여 마늘의 유효 성분은 60종, 사과는 100종, 토마토에는 150종의 유효 성분이 있다는 것을 알아냈고, 은행잎에는 1,000종의 유효 성분이 있음을 밝혀냈다.

하지만 이것은 일부분에 지나지 않으며 아마도 500~600종의 미지 성분이 식물체에 들어 있을 것이라고 학자들은 추정하고 있다. 다만 우리는 그것을 탐색해 내지 못하고 있을 뿐이며, 그 수백 종의 성분들을 다 찾아내기란 너무 멀고 먼 일이다. 미국의 코넬 대학 생화학 연구팀은 토마토에는 1만 여 종의 갖가지 성분들이 포함되어 있을 것이라고 예상하고 있다.

이 헤아리지 못하고 있는 미지의 숱한 성분들이 결합하고 변하고 조화를 이루는 가운데 어떤 신묘한 작용을 일으켜 이따금 이해하지 못할 약효를 발휘하곤 한다. 항암성이 있다는 기록은 전혀 없음에도 그 산야초를 식용함으로써 암의 증식이 억제되었다는 사실이 그런 신묘한 작용을 입증해 주고 있다. 그렇다면 숲 속에서 풍한설상(風寒雪霜)을 이기고 살아가는 산야초야말로 보다 뛰어난 품성을 지니고 있을 것은 틀림없다고 믿는다. 산야초는 힘찬 생명력을 품고 있다.

식물 자신을 지키기 위한 살균·살충 작용이 사람의 질병을 고쳐 주는 역할을 한다.

살갗에 각종 피부 질환이 생겼을 때 산과들에 자라고 있는 풀잎을 아무것이나 짓찧어 붙이면 치료된다는 사례들이 예로부터 전해지고 있으며, 이것은 틀림없는 사실이다. 다만 풀의 종류에 따라서 치료와 효과의 차이가 있을 뿐이다.

이러한 효력은 재배 채소에서는 찾아보기 어렵다. 채소는 인위적으로 농약을 뿌린다든지 손으로 해충을 잡아 주는 등 사람이 돌보는 탓에 스스로 병균을 이기고 해충을 몰아내는 힘을 키우지 못하고 있는 것이다. 그러나 황량한 숲에서 외롭게 사는 산야초는 자신을 침해하는 병균과 해충을 스스로의 힘으로 막는 능력을 갖지 못하면 살아남기 어렵다. 그래서 자신의 생존을 위해 살균·살충 작용을 위한 물질들을 생성, 합성시키고 있다. 이 화합물들은 우리의 몸체에 생겨나는 지저분한 병증(病症)들을 해소시켜 주는 묘한 구실을 하는 특수 성분인 것이다. 때로는 병균과 해충이 미리 접근하지 못하도록 특유의 냄새를 공기 중에 발산시키는 식물도 있다.

식물 자신의 생명을 유지하기 위해 만들어 낸 해독 작용 역시 인간의 건강을 지켜 주는 비밀 무기로서 도움을 베풀어 주고 있는 것이다.

잎과 뿌리를 빨리 바싹 건조시킬 것, 보존 저장을 잘해야 한다.

약용으로 쓰기 위해서는 바싹 말리는〔건조〕 것이 원칙이다. 그 이유는 야생의 식물은 성분이 짙고 약간의 번폐스러운 성분도 함유할 수 있는데, 말리는 가운데 그 성분이 약화되기 때문이다. 햇볕을 받고 공기와 접촉되면서 성분들이 다소 소멸되어 식물이 순해지고 안전성이 이루어지는 것이다.

또한 말려야 오래 저장하여 계속 사용할 수 있는 것이다. 말린 것은 대개 1년 정도는 약효가 유지되며, 어떤 사람은 2년까지도 괜찮다고 말한다.

보존 저장할 때엔 차고 어두운 장소에 두고 습기가 차지 않도록 한다. 또 벌레가 드나들지 않도록 해야 한다. 누렇고 질긴 종이봉지에 담아서 바람이 잘 통하는 천정에 매달아 놓으면 벌레를 방지할 수 있으며, 혹 습기가 있으면 그 종이가 흡수해 버린다.

말릴 경우 밝은 그늘이나 햇볕에 내놓는데, 햇볕에서 신속히 말리고, 굵은 뿌리는 쪼개서 마르는 시간이 오래 걸리지 않도록 한다.

구름이 낀 침침한 날씨를 피하고 햇볕이 쨍할 때가 제일 좋다. 날것 그대로 여러 날 방치해 두지 않도록 하며 날씨가 좀 흐리더라도 곧 꺼내 널어 놔야 한다.

먼저 잘게 썰어서 약용해야 한다. 어림 짐작의 계측량은 좋지 않으며, 정확한 복용량을 셈해야 안전하다.

이 책에서 밝힌 각 산야초의 복용량은 건조 상태의 무게이며, 어른을 기준 삼아 하루 3회의 양이다. 그런데 여러 본초학(한의학서)마다 복용량의 기준이 제각각으로 달리 기록된 것들이 꽤 많다.

더위지기의 경우 하루 8~20g까지라 했는데 하루의 복용량에 12g이나 큰 차이를 두고 기록했다. 다른 데서는 1회에 7~20g이라 했다. 하루에 아침저녁 2회든지 점심때를 넣으면 그런 분량으로 하루 3회 복용해야 한다. 이 커다란 격차를 보고 누구나 어디에 기본을 삼아야 하는지 당황해진다.

속새를 보자. 많은 양을 계속 약용하면 간이 손상되는 등의 중독 현상이 생긴다. 가축이 속새를 배불리 먹노라면 다리에 힘이 없고 몸을 움직이기 힘들어지며 맥박이 약해지는 중독 증상이 일어난다. 속새는 일종의 독성 식물로 치게 된다. 그런데 각 기록들을 보면 하루의 복용량이 3~9, 4~12, 10~25, 15~20g, 이렇게 제멋대로(?)다. 아무리 법제했더라도 독성이 있다는 점을 감안한다면 하루 25g까지 복용하라는 것은 염려스러운 노릇이다. 25g이면 독 없는 보약제 복용량에 해당되는 것이다.

독성이 없는 보약제라도 성분이 짙은 야생식물이기 때문에 다량을 계속 복용하면 대변이 묽어지다가 설사를 하게 되며 심하면 다른 나쁜 증상이 나타날 수도 있다. 설사가 나면 복용량을 줄이든지 한동안 중단해야 한다.

자리공을 살펴보자. 일정 기준을 벗어난 많은 양을 계속 쓰면 구토와 경련, 마비를 일으키고 호흡과 운동 기능의 장애, 심하면 심장 마비까지 일어날 수 있다고 한다. 부작용이 있으므로 임신부와 허약자에게는 쓰지 않는 약초이다. 그래서 하루의 복용량을 1.5~3g으로 제한하고 있는데 그 배가 되는 3~6g의 양을 정한 것이 있고, 어떤 본초학에서는 하루 12~20g을 기록해 놓고 있다. 20g씩 날마다 약용하다 보면 정말로 심장 마비가 일어나 이 세상을 떠나갈지도 모를 일이다.

이런 오류를 범하다니 어처구니가 없다.

가장 먼저, 완전히 건조된 약재여야 한다. 두 번째로, 잘게 썰어 탕약(달임약)으로 써야 한다. 세 번째로, 용량이 정확해야 한다. 이 용량은 각 본초학마다 달리 기록되어 있으므로 처음엔 제일 적은 양으로 달여 복용토록 한다.

예를 들면 하루 4g에서 8g까지라 하였으면 4g부터 달여 며칠 마시다가 아무 탈이 없으면 1g씩 늘리도록 한다. 그러다가 소변 빛깔이 점점 변해 가고 대변이 묽어지며 그 이후 설사가 나고 메스꺼움과 구토증 등 다른 증후가 발생하면 중단하든지 용량을 줄여서 달여 마시다가 그런 이상 증세가 사라지면 이때가 자신의 체질에 맞는 기준량이라 판단하고 이 수준만 지켜 나가면 안전하다. **이런 자질구레한 이야기를 하는 이유는 무엇보다도 안전성을 도모하기 위한 것이다.**

건조하지 않은 신선한 생뿌리나 생잎을 그대로 사용하려면 말린 약재량의 4배 내외를 쓰도록 한다.

우리는 계측량에 대해 둔감한 편이어서 5g을 10g으로 짐작하고 15g의 무게인데 5g으로 낮게 잡는 폐단을 자주 겪는다. 이런 식으로 약초의 복용량을 어림짐작한다면 좋지 않다. 그러므로 복용량의 계측을 시험적으로 시도해 보았다.

취나물을 잘게 썰어 밥숟가락에 가득 채웠더니 2.5g이었다. 결명자(씨)를 찻숟갈에 수북이 담은 것은 3g, 밥숟갈에 수북이 올린 것은 11.5g이었다.

이는 모두 바싹 말린 것이다. 밥숟갈 양은 손가락을 모아 오므린 자리에 소복이 쌓인 정도이다. 쌀을 밥숟갈로 가득 떠서 오므린 손바닥에 올리면 그 양을 알 수 있다. 품질에 따라서 무게가 달라진다는 것을 유의해야 한다.

한의사들은 약초의 품질을 잘 알고 있으며, 거의 정확한 계측량에 익숙해져 있기 때문에 약을 지을 때 손가락으로 척척 집어 놓곤 한다. 그래도 독성 약초나 매우 비싼 것은 반드시 저울로 달아 본다.

약초를 먹는 세 가지 길잡이는
달임약·가루약·알약으로 복용하는 것.

달임약을 끓일 경우 예를 들면 물 1컵(200cc)이나 1컵 반의 물(300cc)에 약재를 밥숟갈로 한두 개쯤 넣는다. 뭉근히 오래 달여 물의 양이 절반쯤 줄어들면 잠시 식혔다가 짜서 마신다. 이것이 1회분 복용량이다. 하루 3회분을 미리 달여 냉장고에 넣어 두고 나누어 마셔도 괜찮은데 며칠분을 한꺼번에 달이는 것은 좋지 않다. 반드시 약한 불에 은근히 달이고, 쇠붙이를 피하고 옹기나 사기 그릇에 넣고 달이며, 물이 절반쯤 줄어들 때까지 달인다.

다음은 가루약 만들기이다. 과거 약국에서는 알갱이 약을 넣어 짓찧고 가는 물탈(사기 그릇)을 사용했지만 요새는 분쇄기를 이용한다. 잘 말린 약재를 살짝 볶아서 분쇄기에 넣어 갈면 밀가루처럼 부드럽다. 잎줄기는 물론 씨도 잘 갈아진다. 이것이 가루약인데 적당량을 꿀물로 마시면 잘 넘어간다.

이제 알약(환약)을 만든다. 위의 가루약을 꿀과 쌀가루와 적절히 섞어 이겨서 둥글게 빚어 말리면 바로 알약이며, 알맞은 양을 복용한다. 이것을 여행이나 등산 때 휴대하여 시간 맞춰 먹는다. 아주 간편하여 많이 이용한다. 반드시 빚은 알약의 하나 무게가 어느 정도인지를 헤아리고 적당량을 몇 알씩 복용한다.

독성 식물을 먹으면 큰일난다.
독성 식물을 피하는 지름길

모든 식품은 조금씩이나마 미미한 독을 품고 있다. 하지만 그것이 몸에 지장을 준다든지 치사율이 있는 것은 아니다. 가끔씩은 너무 많은 양을 지속적으로 먹노라면 약간 이상스런 증후를 나타내는 경우는 있다. '독성(毒性)'은 조금 먹어도 나쁜 증세가 나타나는 것을 의미한다. 사실 어떤 훌륭한 식품이라도 몸에 좋다고 그것만 집중 섭취하면 결국은 영양 불균형이 일어나 허약해지고 원기가 떨어지는 법이다.

식물도 이와 마찬가지다. 독성 식물이란 조금만 먹어도 몸에 병폐를 일으키는 성질을 가진 것을 일컫는다. 우리나라에는 수백 종의 독성 식물이 자란다고 주장하는 사람이 있지만, 보통 식물 중의 100분의 1정도를 독성 식물로 한정하는 추세다.

우선 예로부터 독이 있는 식물이라고 전해져 오는 식물은 피해야 한다. 그리고 잎을 뜯어 짓이겨 냄새를 맡아 보아 역겨운 냄새를 풍기는 종류도 피한다. 또한 씹었을 때 혀끝을 톡톡 쏜다든지 지나치게 쓴 것은 피해야 한다.

가장 중요한 것은 무슨 식물인지 알 수 없는 것, 무슨 풀과 비슷하다고 어림짐작되는 종류는 아예 건드리지 말아야 한다. 반드시 어떤 식물이라는 것과 그 성질이 어떻다 하는 것을 확실하게 파악하고 있는 것만을 눈여겨보는 것이 독성 식물을 피하는 지름길이다.

**고치기 어려운 질병을 퇴치하기 위해서는
식용 산야초의 생식 녹즙이 최선이다.**

이 세상에는 사람을 괴롭히는 고약한 질병들이 허다하다. 의사들이 고치지 못하는 질병도 많이 널려 있다. 이 험상궂은 질병들을 퇴치하는 좋은 방법은 생식과 녹즙 마시기이다.

　우리나라 박사 학위 논문을 보면, 고약한 질병들이 많은데, 생식하는 사람은 94%가 그런 질환이 없었고, 채식하는 사람은 64.9%, 일반 식사를 하는 사람은 36.5%만이 질환이 없었다는 것이다.

　오늘날 난치병 환자에게 식이요법을 권장하는 의사들이 많아졌는데 식이요법 중의 으뜸은 생식이다. 될수록 맛있게 먹을 수 있는 순한 산야초를 선별하도록 한다.

　산야초 생식은 재배 채소와 달라서 처음에는 조금씩만 섭취하여 입맛을 길들이고 체질 적응을 가늠해야 한다. 차차 익숙해지면 섭취량을 조금씩 늘려 가는데, 병을 고칠 다급한 마음으로 많은 양을 한꺼번에 취하지 말아야 한다. 자칫 부작용이 생길 우려가 있기 때문이다.

　생식할 때는 고추장이나 된장, 양념간장에 푹 찍어 먹는 것이 입맛에 적응된다. 또한 생잎을 썰어 비빔밥에 수북이 넣어 먹고, 잎이 큰 것은 오곡밥에 쌈을 싸 먹는다. 샐러드나 생채 무침을 하면 구미를 돋우는데, 다소 생소하다 싶으면 고추장·양파·마늘과 함께 참기름을 듬뿍 넣어 먹는다.

　생식 다음으로 좋은 것이 녹즙 마시기이다. 양생법(養生法)에서 산나물 등을 생으로 먹는 것이 가장 효과적이라는 점에서 볼 때, 이 녹즙 또한 생으로 먹는 간편한 방법이다. 요즘은 좋은 녹즙기가 생산되고 있어 녹즙을 내기가 편리해졌다. 녹즙은 신선한 것을 즉시 마셔야 좋다. 그리고 녹즙의 재료는 먼저 흐르는 물에 깨끗이 씻어야 한다.

질병을 이기는 좋은 자연 건강 음식이 되는
식용 산야초의 튀김과 무침 반찬

식물은 자기 스스로 소비할 자양분을 생산하고 있으며 모든 동물은 영양을 식물에 의존하고 있다. 식물은 우리 몸에 에너지와 구성 물질을 공급하는 가운데 인체의 정상적이고 건강한 기능 유지에 필수적인 비타민과 무기질의 일차적인 공급원이다. 따라서 우리가 먹는 모든 산야초는 이러한 의미에서 질병을 치료하는 녹색 의약품이라 할 수 있다.

민간약이나 한약재로 쓰이고 있는 식물 중에는 식용하는 종류가 대단히 많으며, 옛부터 전래되어 오는 산나물 종류 역시 독특한 약효를 나타내고 있다. 이것들을 여러 가지 방법으로 조리하여 먹는다면 약을 먹는 느낌이 아니라 고귀한 음식으로 맛있게 즐기는 가운데 저절로 병의 예방이나 치료가 이루어질 수 있다.

식물의 영양 물질 손실을 극소화하는 것은 생식과 녹즙 다음으로 튀김이다. 다음에 무쳐 먹는 것이 건강을 위한 하나의 방편이다. 전분이나 밀가루로 튀김옷을 입혀서 150℃ 정도의 끓는 식용유에 넣어 튀겨 보면 산야초 특유의 떫고 쓴맛이 제거되고, 신선한 풀냄새가 나는 듯한 고소한 맛이 생긴다. 이 산야초 튀김을 초간장이나 감미로운 양념장에 찍어 먹으면 밥상을 풍성하게 하는 훌륭한 반찬과 간식거리가 된다.

다음으로, 끓는 물에 가볍게 데쳐서 나물로 무쳐 먹는다. 이 방법은 튀김에 비해 영양 손실이 늘어나지만 구미를 당기는 산나물 반찬이 된다. 데칠 때 소금을 약간 넣으면 푸른 색깔이 선명하게 살아나 훨씬 더 구미를 당긴다.

산나물 무침은 양념고추장이나 된장으로 무치곤 하는데, 참기름을 듬뿍 첨가하면 진한 풀냄새가 시르죽는다. 마늘이나 양파를 좀 넉넉히 넣어 간을 맞추기도 하는 등 여하튼 저마다의 입맛과 조리법에 의하여 무치면 된다.

식용 산야초를 깨끗이 씻기 위해 물에 오래 담가 놓으면 비타민은 물론 무기질의 손실이 커진다는 점에 유의해야 한다.

많이 마실 수 있는 건강 음료, 맛있는 음료수는 영양 물질을 공급하는 산야초 음료수

마시는 물 때문에 걱정들이 많다. 난잡한 물, 오염된 물을 피하여 인체에 좋은 건강수를 마시는 것이 건강 비결의 첫걸음이다.

우리나라에 자생하는 식물 중에서 600여 종은 식용할 수 있다는 기록이 있으며, 대체적으로 1,000여 종은 식용 가능한 것으로 추정되고 있다. 들판에만 나가도 쉽게 만나는 먹을 수 있는 풀을 뜯어다가 조리해 먹고 남은 것은 말린다. 이러는 사이에 여러 종류의 산야초를 비축해 놓을 수 있다. 이 산야초를 큰 냄비에 물의 양의 10분의 1 정도를 넣고 약한 불로 은근히 오래 달여 우려낸 뒤 뚜껑을 열고 식힌다. 이때 탕약 달이듯 너무 졸아 들게 하지 말고 물이 8분의 1 정도 줄면 곧 불을 꺼야 한다.

이 끓인 물이 식으면 이 그릇에 붓고 저 그릇에 옮겨 부기를 여러 차례 반복하면 공기 접촉이 많아져 산소를 흠씬 흡수한 물이 된다. 이것을 냉장고에 넣어 두고 물을 마시고 싶을 때마다 늘상 음료수로 마신다. 이 산야초 음료수는 생수보다 훨씬 낫다. 산야초가 지닌 온갖 영양 물질이 녹아 있고, 끓이는 동안 세균 등의 유해 물질이 없어지는 것이다.

비축해 놓은 많은 종류의 산야초로 오늘은 이 풀의 음료수, 내일은 저 풀의 음료수로 바꿀 수가 있다. 때로는 서너 가지를 합쳐 끓이기도 한다. 풀이 없는 겨울에도 산야초 음료수를 얼마든지 마실 수 있다. 말리지 않은 생잎이나 뿌리를 끓이면 더 좋은 건강 음료수가 된다.

 온갖 식물들은 우리 몸의 복잡 미묘한 기능과 질서를 활성시켜 주는 구실을 하고 있다. 이 생리 활동이 부실해지면 어느 기관이든 문란해져서 영문 모를 질병의 침범을 받는다. 이런 점에서 산야초 음료수는 영양 물질을 골고루 공급해 주어 인체를 튼튼히 보강시켜 준다. 각종 영양소의 평형 조화를 이루는 것이 바로 약효이다. 산야초 음료수는 바로 영양 음료수로서 그러한 효험을 얻는 지름길인 것이다.

산야초의 약술(건강주)을 조금씩 마시면
질병 예방, 건강 보양에 썩 좋다.

 산야초로 술을 담가 수시로 조금씩 마시면 강정·자양·강장·제독(制毒)제의 효과가 있어서 양명주(養命酒)의 구실을 하게 된다. 재료는 자양 강장의 약효가 있는 생잎과 생뿌리를 사용한다. 열매는 좀 덜 익은 것이 좋으며, 뿌리는 잘게 토막 내야 약 성분이 충분히 우러나온다.

 재료를 채취해 왔으면 물로 깨끗이 씻어야 하며, 물기가 남아 있지 않아야 한다. 기본적으로 이용하는 술은 25~30도 정도의 무색투명한 소주가 보편적으로 쓰인다. 일반적으로 유리병에 담곤 하는데 옹기항아리에 재료를 넣고 그 재료의 3배량 넘는 소주를 부은 뒤 그리고 차고 어두운 곳에 보관한다. 옹기항아리에 술을 담갔어도 햇볕을 받는 곳에 방치해 두면 술맛과 약효가 떨어진다. 그리고는 이따금씩 나무 막대로 재료를 휘저어 충분히 우러나도록 하고 2~3개월 이상 숙성시켜야 한다. 숙성되지 않은 것을 많이 마시면 두통·현기증·설사·구역질이 날 수가 있다. 잘 빚어진(숙성된) 술이라면 아침·점심·저녁에 소주잔으로 한 잔씩 마신다. 과도한 음주는 역기능을 낼 수가 있다.

 어떤 질병을 고치기 위하여 그 질병 치료에 적합한 식물체만을 담가 마시곤 하는데, 여기에는 보약제로 쓰이는 약초를 첨가하면 더 효과적이다. 약술을 담가서 익었으면 조금씩 몇 차례 마셔 보아 체질 적응이 잘 이루어지는가를 알아보는 것이 좋다.

 열매·잎·뿌리에 따라 효능이 달리 나타나곤 하므로 그 부위를 따로 따로 소주에 담그도록 한다. 약초술(산야초술)은 달임약·가루약·알약으로 복용하는 것에 못지않은 뛰어난 효능을 지닌다.

향취 그윽한 풀을 뜯어다 끓여서 욕탕에 풀어 넣어 자주 목욕을 하면 뼈와 근육에 생긴 통증이 사라진다.

 목욕은 몸의 청결뿐만 아니라 피로 회복·스트레스 해소·노폐물 배출을 촉진시키는 등 건강 증진에 상당한 효과가 있는 것으로 알려져 있다.

 한의학에서는 예로부터 '수치(水治)요법〔약욕(藥浴)요법〕'이라 하여 뜨거운 물에 한약재를 우려내어 목욕하면 어깨가 결리고 허리가 아프거나 관절이 쑤시는 사람들이 효험을 본다고 해서 적극 활용해 왔다. 쑥잎을 뜯어다가 쑥탕을 행하면 부인병·신경통·관절염·타박상·피로 회복에 효력이 있다는 것이 강조되어 있으며, 피부 미용에도 썩 좋다.

 산야초를 찾노라면 그윽한 향기 짙은 종류를 만나곤 하는데 쑥을 비롯하여 배초향·차즈기·향유·더덕잎 등은 향취가 깊어 약욕 분위기를 상쾌하게 한다. 들깻잎도 욕탕에 넣으면 역시 기분이 참 좋다. 나무 중에서는 소나무·인동·백리향·산초나무의 잎 등이 좋은 약탕 재료가 된다. 흔한 소나무 잎으로 목욕하면 불면증·류머티증·불안증에 좋다고 한다.

 망사주머니에 재료를 채워 푹 끓인 것을 욕조에 붓고 몸을 담그는데, 물의 온도는 40℃가 적당하다.

**건강한 하루는 산야초로 만든 음료수, 적은 양의 약술, 산야초차,
산나물 생식, 녹즙, 산나물 무침, 약욕
그리고 적절한 운동으로 이루어진다.**

 아침 일찍 일어나 산야초 음료수를 두어 컵 들이키고 나서 뒷산에 올라가 가벼운 운동을 마치고 내려와 금방 짜 낸 녹즙을 한 컵 마신다.

 아침 식사는 간단히, 오곡밥 반 공기에 산야초로 쌈을 싸 먹고 산나물을 반찬으로 삼는다. 식사가 끝나면 이를 닦은 뒤 산야초 음료수로 입가심을 하고 두세 모금 시원하게 들이킨다. 잠시 뒤 산야초 가루로 빚은 알약을 복용한다.

 쑥밥으로 점심 식사를 한 뒤에도 알약을 적당량 삼킨다. 뜰에 키우는 민들레·돌나물·닭의장풀을 뜯어 생으로 양념된장에 찍어 씹는다. 다소 무료하여 인동꽃차를 우려 마신다.

 하루 해는 기울어지기 시작하는데 갈증이 생겨 다른 종류의 산야초 음료수를 한 컵 마신다. 적적하여 아내 몰래 솔잎 약술을 반 컵쯤 들이키고는 낮잠을 청한다.

 저녁에는 산야초 생채와 산나물 비빔밥을 맛있게 먹는다. 잠시 뒤 산야초 알약을 꿀물로 삼킨다.

 밤은 깊어 가고 배초향을 끓인 거무레한 약물을 욕조에 붓고 목욕을 한다. 마을을 한 바퀴 돌아와서는 푸른 잣나무 열매로 담근 술을 조금 마시고 잠자리에 든다. 내일은 가평 산골짜기로 등산 가서 먹을

산야초를 뜯어오고, 특히 큰조롱의 잎줄기와 뿌리를 채취해다가 2~3일 달임약으로 복용해 봐야지…….

이렇게 하루를 보낸 이튿날엔 그의 산야초 메뉴가 다르게 차려졌다. 산야초와 함께하는 생활이 계속되는 중에 고질병은 사라지고 건강이 너무 좋아져 여자 생각이 자꾸 난다. 그는 이제 장수의 바탕이 다져지고 있는 것이다.

약초가 신기한 효험을 나타내지만
무턱대고 왁자지껄 쏠리면 손해를 보고 실망하는 일이 많다.

약초를 이용한 민간약으로써 갖가지 잡병을 치료한 사례는 매우 많다. 심지어는 난치병으로서 가망이 없다고 진단을 받은 환자가 민간약초를 이용하여 놀라운 효과를 본 실례도 많다. 그렇다고 해서 '약초가 전부'라는 생각은 망상이다.

약초로써 효험을 보지 못하는 경우도 흔히 있다. 그 원인은 여러 가지가 있지만 우선은 자신의 병 증상에 알맞은 약재를 이용하지 못해 효과가 없다는 점이다. 자신의 증상을 잘못 판단하여 그릇된 약초를 사용하는 것이다. 약초 즉 생약은 미묘한 깊은 성질이 깔려 있기 때문이다.

다음으로, 장기적인 복용에 의해 효과가 나타난다는 특징이 있다. 가끔 5~6일 복용하여 효과가 나타나는 경우도 있지만 생약은 몸의 전반적인 균형을 이루어 놓는 가운데에서 점차 효력을 나타내는 성질이 있으므로 지속적인 복용이 필요하다. 오늘날 신약(양약)에 의해 단기적으로 빠른 효과를 보던 습관이 몸에 배어서 약초를 잠깐 이용했다가 효험이 없으면 때려치우는 것 때문에 효과를 보지 못하는 사례도 많다.

신약으로는 고치기 어려운 질병이 있는 반면에 약초로도 고치기 어려운 것이 많다. 산모가 급속한 진통을 겪는 위기를 약초로 구제하지 못하며, 헐떡거리는 급성 질환 종류나 뼈가 으스러진 골절을 약초로 급속히 고치지 못한다.

약초는 국소적이고 단기적인 치료 성과를 이루는 것이 아니라 장기적인 복용에 의한 지효성이 있다는 점을 알아 두고 일단 예방적인 측면에서 널리 활용하는 데서부터 출발해야 한다.

그런데 약초의 효능이 아주 좋아서 예방과 치료에 대단히 놀라운 상과를 올리는 경우를 결코 도외시해서는 안 된다. 산야초의 식용과 약용을 생활화하면 경탄할 만한 건강 효과에 스스로 놀라는 일이 있을 것이다.

약이 되는 산야초 191가지

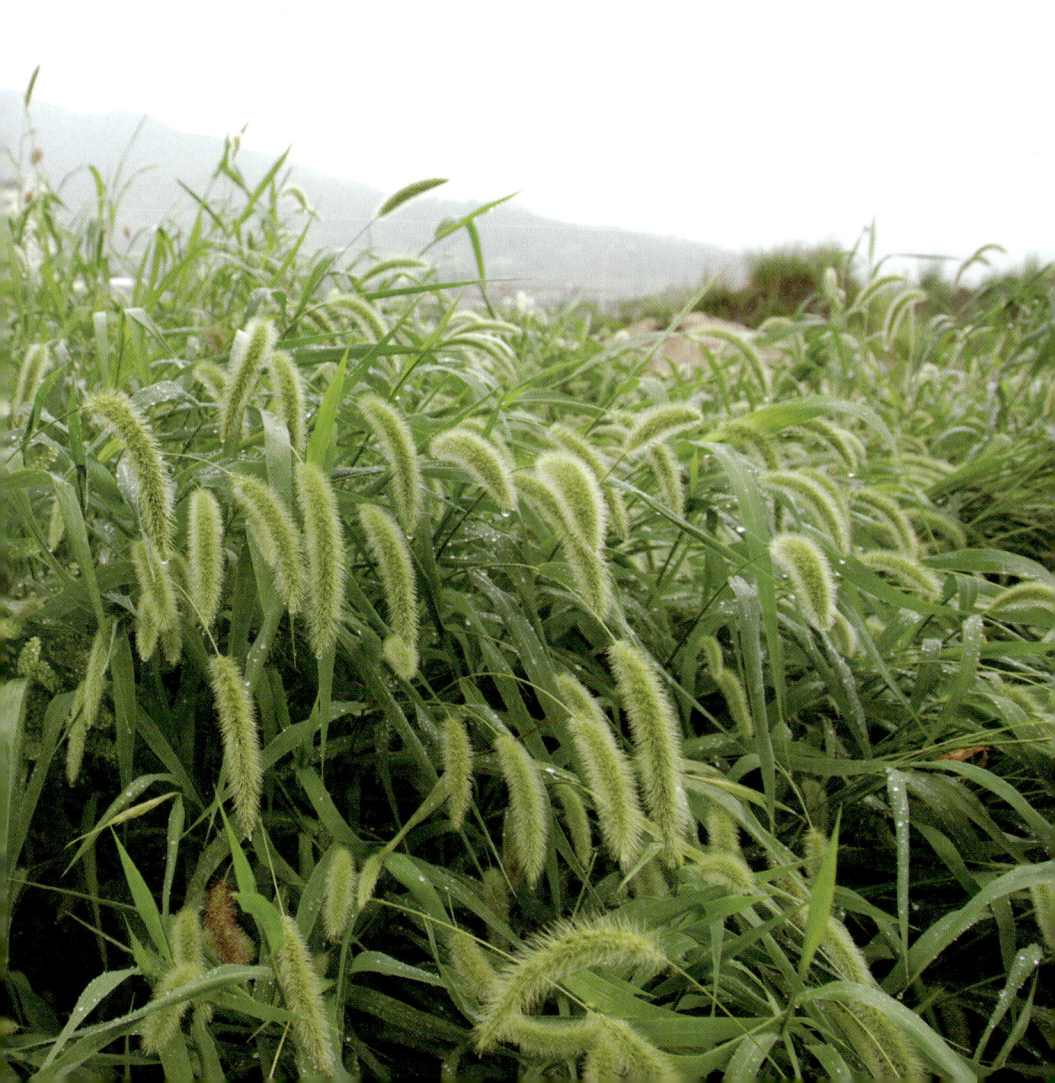

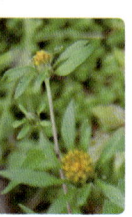

가막사리

폐를 맑게 하고 독을 풀어 주며, 치통·통풍·관절통을 다스린다.

🔖 효능 해설

꽃이 필 때 전초(全草)를 채취하여 밝은 그늘에서 말렸다가 달여 마시면 폐를 맑게 하며 열을 내리고 독을 풀어 준다.

민간에서는 마비 작용이 있다 하여 치통·통풍·관절통·류머티즘에 쓰여 왔다. 동물 시험에 의하면, 진정·혈압 강하·자궁 수축 작용이 있는 것으로 알려져 있다.

기관지염·편도염·장염에도 쓰이며, 습진·옴·버짐에는 생즙을 내어 바르고 가루로 빻아 뿌리곤 한다. 하루 복용량은 약 6~19g이며, 신선한 것은 30~60g을 복용해도 된다.

🍲 식용 방법

봄에 어린 순을 뜯어다가 가볍게 데쳐서 한동안 우려낸 뒤 조리한다. 무침이나 튀김 등 입맛에 맞는 대로 진한 양념으로 한다. 찌개에 넣거나 조개를 넣은 국거리로 삼아도 괜찮다.

🌱 식물 특징

60~90cm 정도의 높이로 자라는 한해살이풀로서 논두렁이나 물가의 습한 땅에서 자란다. 마디마다 두 장의 잎이 마주 자리하며 세 갈래에서 다섯 갈래로 깊이 갈라지는데 제일 위의 잎은 갈라지지 않는다. 갈라진 잎조각은 계란꼴에 가까운 피침꼴이고 가장자리에는 거친 생김새의 톱니가 배열되어 있다.

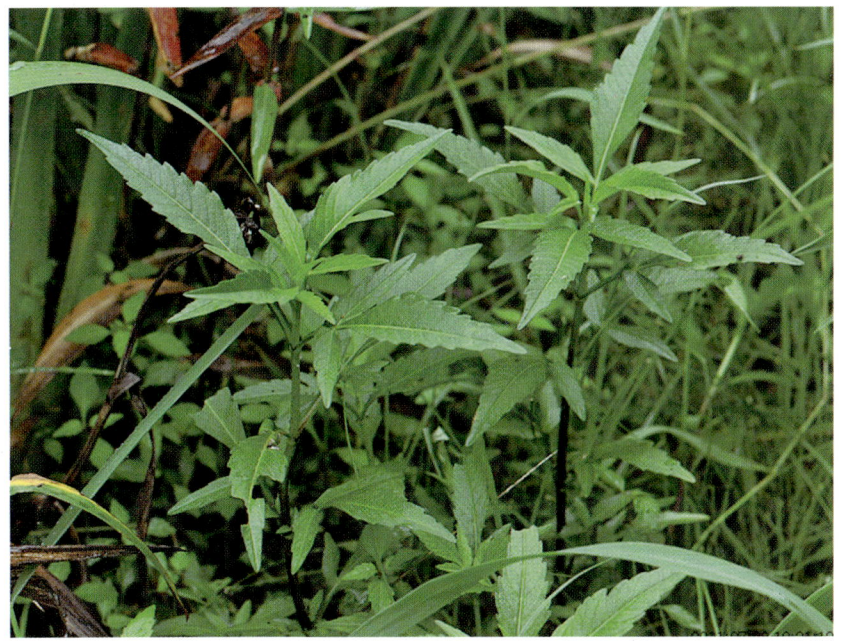

가막사리

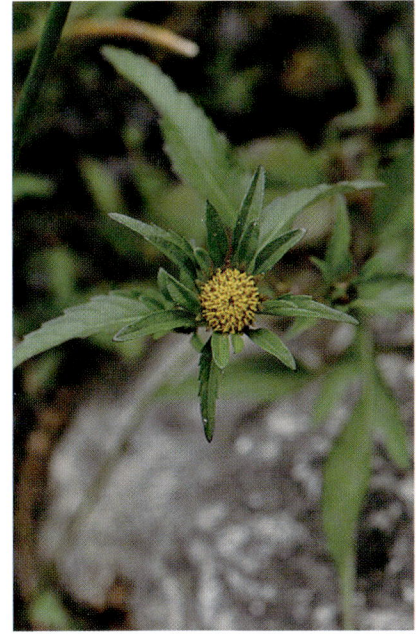

가막사리 꽃

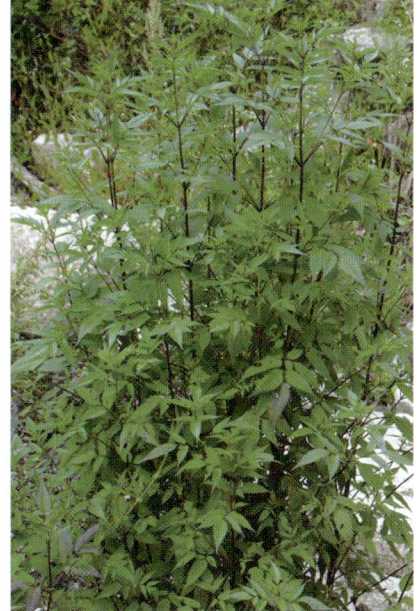

미국가막사리

줄기와 가지 끝에 많은 꽃이 둥글게 뭉쳐서 피어난다. 이 뭉쳐져서 핀 꽃은 크기가 지름 1.5cm쯤 되고 빛깔은 노랗다. 꽃이 핀 뒤 가시와 같은 생김새의 씨가 생기는데 끝에 갈고리와 같은 털이 있어서 사람의 옷이나 짐승의 털에 붙어서 멀리 운반된다. 9~10월에 꽃이 핀다.

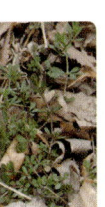

갈퀴덩굴

식도암 · 유방암 · 자궁경부암 · 장암에 효험 있으며, 고혈압증에 뚜렷한 약효가 나타난다.

🔴 효능 해설

여름을 맞으면서 씨를 포함한 모든 부분을 채취하여 밝은 그늘에서 말린다.

암의 치료 생약 관계의 기록을 보면 갈퀴덩굴은 식도암 · 자궁경부암 · 유방암 · 장암 등의 치료에 효과가 있는 것으로 알려져 있다. 갈퀴덩굴의 일반 병에 대한 복용량은 하루 6~15g으로 되어 있는데, 암에 대해서는 신선한 생잎 줄기 300g을 즙으로 내어 하루 두 번 마시도록 지시했고, 말린 전초의 경우는 36g을 한 시간 정도 적당량의 물에 뭉근히 달여서 하루 여러 차례 나눠 복용토록 했다.

다량 섭취의 효과 이것은 한의학의 옛날 임상 경험이 얼마나 정확한가를 입증하는 것이다. 오늘날 난치병의 경우 아무쪼록 식물체를 다량 섭취해야 효력이 나타나며, 심지어는 하루 500g 이상 1,000g까지 날것을 생식하기를 권장하고 있다.

그렇듯 다량 섭취에 의해 효력을 본 사례가 꽤 있다. 식물의 다량 섭취는 그만큼 해독 작용을 증강시켜 몸속의 나쁜 잡것을 적극적으로 청소하는 역할을 수행하게 된다. 뿐만 아니라 다량의 식물체는 그만큼의 짙은 영양 성분을 갖가지로 축적시켜 자양 강장의 효과를 고양시키는 것이다.

그런데 식물체를 갑자기 한꺼번에 다량 섭취하면 우리 인체는 놀라서(?) 부작용이 일어날 수도 있다. 그러므로 처음에는 조금씩만 쓰다가 차차 섭취량을 늘려 가며 적응시켜야 한다. 간혹 체질 구조가 이

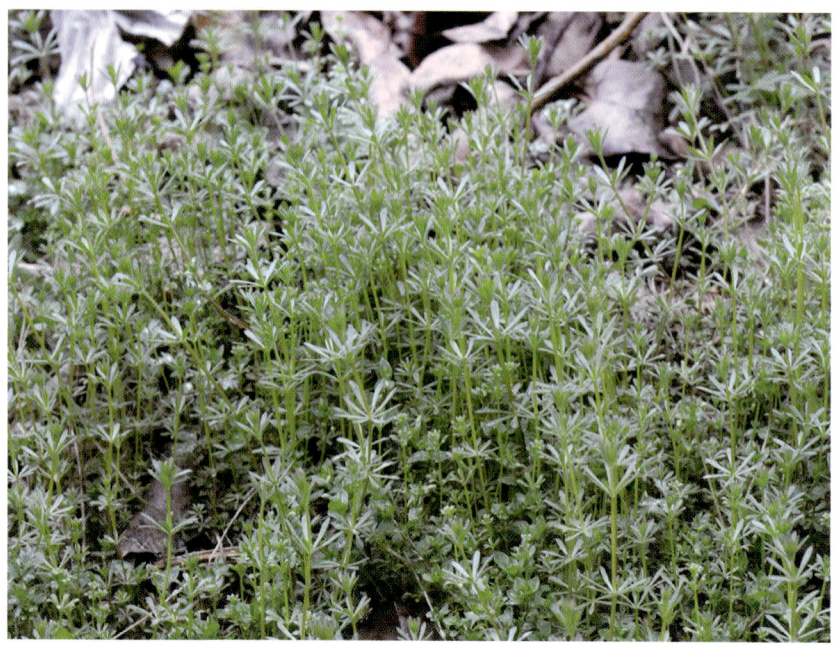
갈퀴덩굴

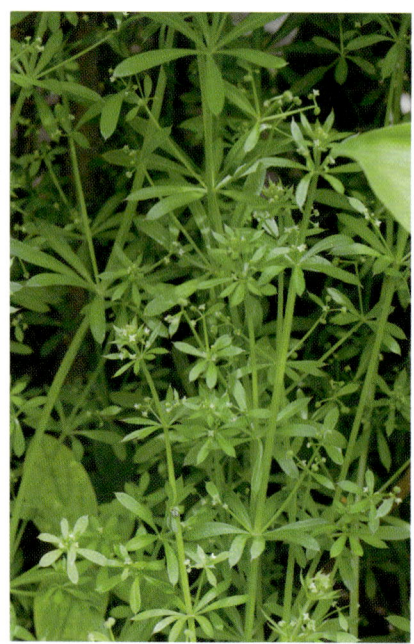
갈퀴덩굴 꽃

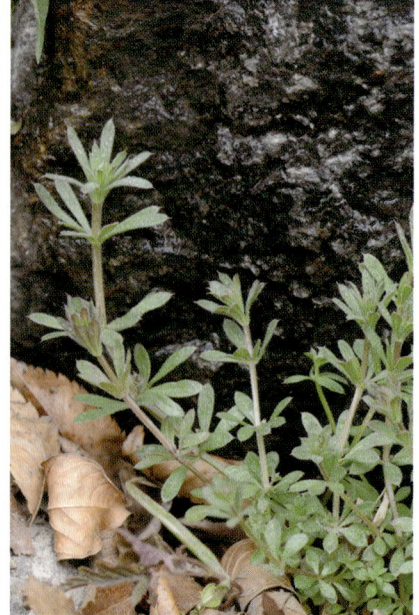
갈퀴덩굴 어린 순

질적이어서 쉽게 받아들이지 못하는 경우가 있다. 그러하다면 다른 식물체로 바꿔야 한다.

그리고 예를 들어 유방암에 걸렸다고 해서 꼭 유방암에 효과가 있는 것만 골라서 약용하려는 고집을 버려야 한다. 항암 효과가 있는 것이면 어느 것이든지 가리지 말고 많이 먹도록 한다. 시금치·무 등의 재배 채소도 항암성을 갖고 있다는 연구 결과가 밝혀졌다. 그러니 식용 야생식물이라면 여러 가지 식용하는 것이 좋다.

아랫배가 뭉치고 붓고 열과 오한이 생기면서 대변에 고름이 섞여 나오는 '장옹' 따위의 지저분한(?) 병도 야생의 식용 산야초를 많이 섭취함으로써 물리칠 수 있다고 본다.

고혈압에 약용 약리 실험에서 혈압을 낮추는 작용이 있다는 것이 밝혀졌다. 전초의 알코올 추출물 1g 정도를 개에게 정맥 주사한 결과 혈압을 뚜렷하게 떨어뜨렸다는 결과를 얻었다. 따라서 갈퀴덩굴은 사람의 경우에도 고혈압 치료에 상당한 효과가 있으리라 믿는다.

그 밖에 갈퀴덩굴의 잎 즙은 대장염·혈뇨·신경통·백탁(오줌이 뿌옇고 걸쭉한 것)·타박상·악성 종기·중이염 등에 효과가 있는 것으로 기록되어 있다. 또한 뿌리는 폐렴과 자궁내막염에 쓴다고 했다. 하루에 6~9g을 달여 마신다.

식용 방법

봄철에 갓 자라난 연한 순을 따다가 나물로 무쳐 먹는다. 쓴맛이 강하므로 끓는 물에 데쳐서 물에 담가 어느 정도 우려낸 뒤에 적절히 조리한다. 약간의 쓴맛은 소화액 분비에 도움이 된다. 어느 정도 자라난 뒤에는 껄끄러워 먹기가 거북하므로 생즙을 내어 마시거나 입맛에 맞도록 적당량을 물에 끓여 음료수로 자주 마신다. 또한 술에 담가 숙성시켜 반주 삼아 마시기도 한다.

봄철 어린 잎의 산나물 무침도 항암 효과가 있다.

🌱 식물 특징

두해살이 덩굴풀로서 60~90cm의 키로 자란다. 줄기에는 네 개의 모가 있고 그 모 위에는 밑으로 꼬부라진 작은 가시털이 있어서 다른 물체에 붙어 올라간다. 마디마다 피침꼴의 작은 잎이 여섯 장에서 여덟 장씩 둥글게 배열되어 있고, 잎 가장자리와 뒷면의 잎맥 위에는 작은 가시털이 나 있다. 잎겨드랑이마다 두세 개의 꽃대가 자라나서 한두 송이의 작은 꽃이 피어난다. 꽃은 네 개의 꽃잎으로 이루어져 있고 지름은 3㎜ 안팎이다. 꽃의 빛깔은 초록빛을 띤 노란빛이다. 5~6월에 꽃이 핀다.

열매는 두 개가 나란히 붙어 있고 작은 갈고리와 같은 잔털에 덮여 있다.

전국에 분포하며 양지바른 풀밭이나 길가에 난다.

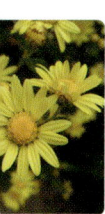

감국

현기증 · 눈의 충혈 · 폐렴 · 위염 치료에 사용. 몸속의 나쁜 기운을 몰아낸다.

효능 해설

가을에 꽃을 따서 말린 것을 약재로 사용한다. 말린 꽃을 가루로 빻아 알약을 만들거나 가루 그대로 꿀물에 풀어 먹거나 달임약(탕약)으로 이용한다.

해열 및 제독 작용을 하며, 현기증 · 감기 · 두통 · 눈의 충혈 · 폐렴 · 기관지염 · 위염 · 고혈압 치료에 쓴다.

감국꽃에 인동꽃(금은화)을 첨가하여 달이면 동맥경화증에 효험이 있으며, 감국꽃에 쇠무릎 뿌리를 적당량 넣어 달여 마시면 고혈압 · 협심증에 효과가 있다.

악성 종기와 부스럼이 생기면 생잎을 짓찧어 붙인다. 해독 및 해열 작용이 있어서 몸속의 나쁜 기운을 없애 준다. 목구멍으로 화농균이 들어오는 것도 막는다. 하루에 4~15g 정도를 달여 마신다.

식용 방법

꽃잎은 생으로 말린 것을 소주에 담가 1개월 이상 묵혀서 조금씩 마시면 약의 구실을 하며 피로 회복에 좋다. 또는 약소주에 꽃을 띄워서 마시면 은은한 향기로움이 있다. 가을에 피는 꽃을 따서 화전으로 부쳐 먹기도 한다.

봄에 어린 잎을 따서 생으로 나물로 무쳐 먹곤 하며 뭉근히 삶아서 산나물 음료수로 삼기도 한다. 데친 뒤에는 한동안 물에 담가 우려내야 맛깔스러운데, 조리법은 역시 무침 · 튀김 · 볶음으로 하며, 참기름

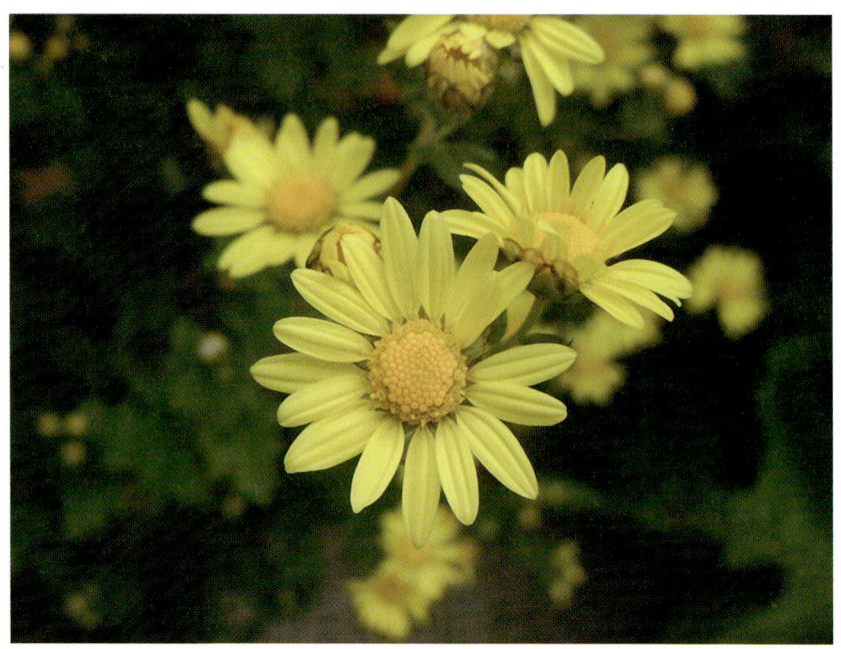

감국　　　　　　　　　　　　　　　　　　　　ⓒ 자연과식물

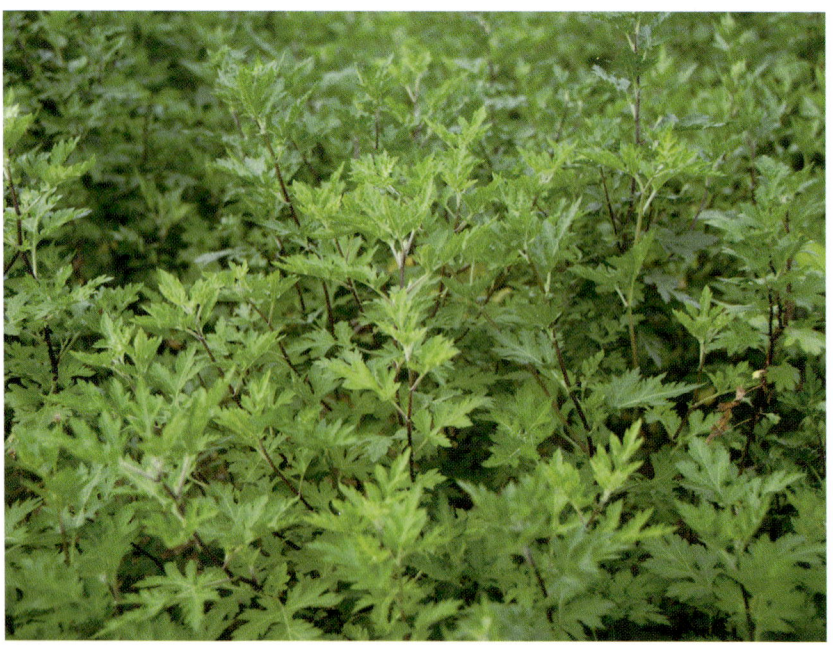

감국

을 많이 넣는다.

관상용으로 정원에 심어 가꾸기도 한다.

🌱 식물 특징

여러해살이풀로서 목질화한 딱딱하고 검붉은 줄기를 가지고 있으며 키는 30~60cm로서 약간의 가지를 친다.

잎은 계란꼴인데 보통 깃털 모양으로 다섯 갈래로 길게 갈라진다. 잎이 검푸르기는 하나 얇고 연하다. 잎 가장자리에는 결각 모양으로 생긴 거친 톱니를 가지고 있다.

줄기와 가지 끝에 여러 송이의 꽃이 키가 가지런하게 피어나는데 여남은 개의 꽃잎이 둥글게 배열된 한가운데에는 수많은 수술과 암술이 함께 뭉쳐 있다. 10~11월에 꽃이 피고 꽃의 지름은 2cm 안팎이며 빛깔은 노랗다.

전국적으로 산과 들판의 양지바른 풀밭에 난다.

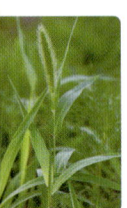

강아지풀

흉년일 때 식량으로 보태 먹기도 했다. 피부 질환과 상처에 잎을 달여 씻어 낸다.

📕 효능 해설

우리나라 전역에 약 5종이 널리 퍼져 흔하게 자라고 있는데 이상하게도 약용의 가치가 크게 알려진 바가 없다. 다만 민간약으로서 오줌을 잘 나오게 하는 데 전초를 달여 마셨고, 여러 가지 상처와 창양, 눈의 충혈, 버짐 치료 외에는 별달리 쓰이는 질환이 없다.

봄가을에 채취한 것을 말렸다가 피부 질환이 생기면 달여서 씻어 내는가 하면 생잎을 짓찧어 촉촉한 물기가 있을 때 곧장 환부에 붙여야 약성이 배어들어 효험이 나타난다.

하루에 약 6~12g 정도를 복용한다.

🍚 식용 방법

식량 대용 약으로 쓰이기보다는 식량 대용으로 삼는 것이 보다 중요하다. 옛날에 흉년이 들면 식량의 보탬으로 썼다. 늦여름이나 가을에 씨앗이 여문 길다란 이삭을 꺾어다가 바싹 말린 뒤 손바닥으로 비벼대면 자잘한 씨앗이 숱하게 떨어지는데 이것을 밥 짓듯이 하면 조밥처럼 구수하다고 한다. 이와 같이 수확한 것을 쌀이나 보리와 섞어서 밥을 짓거나 죽을 쑤어 먹으면 별미가 된다.

흔한 풀이긴 하지만 화분에 심어 키우면 특별한 정취를 풍기며, 마당가나 담장 밖에 가지런히 심어 놓으면 운치를 자아낸다.

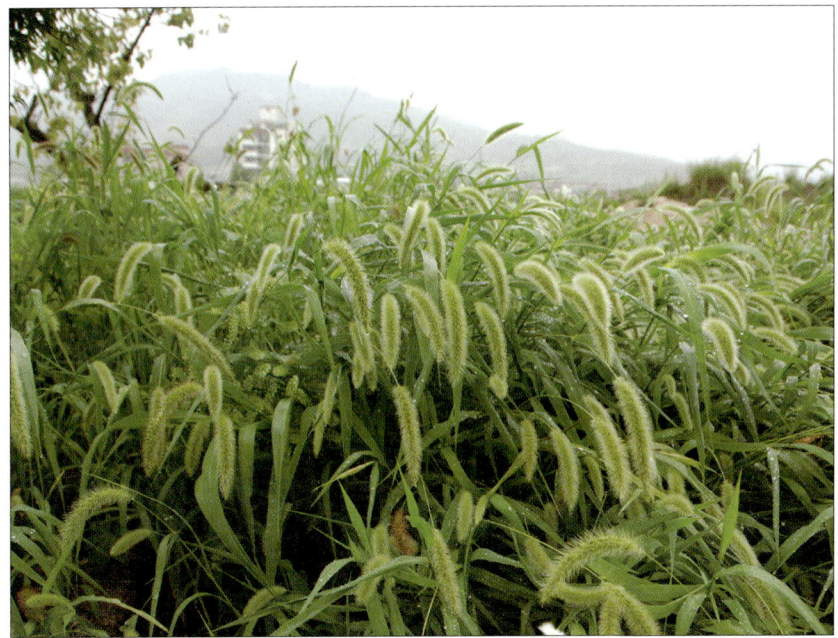
강아지풀

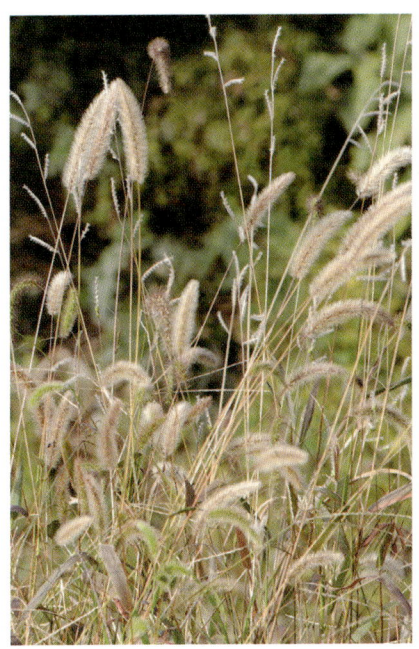
가을의 강아지풀

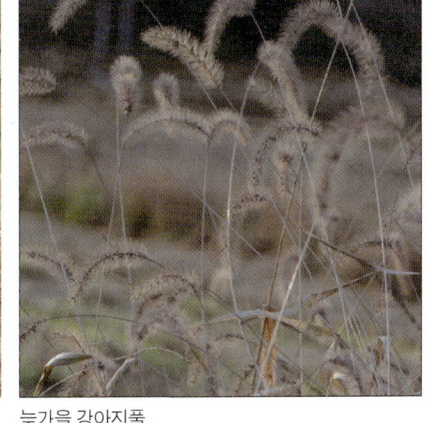
늦가을 강아지풀

🌱 식물 특징

 벼과에 딸린 한해살이풀로서 높이는 40~70cm 가량 된다. 포기로 자라며 줄기는 밑동에서 약간 굽고 위로 향해 꼿꼿이 자란다.

 잎은 서로 어긋나게 나며 줄모양 또는 피침꼴로서 10~20cm 길이로 자라며, 너비는 5~12㎜ 정도이다.

 여름부터 가을에 걸쳐 길이 4~10cm쯤 되는 조와 같은 생김새의 이삭이 줄기 끝에 생겨나고 익어 감에 따라 점차 고개를 숙인다. 이삭의 빛깔은 처음에는 녹색이었다가 익으면서 연한 갈색으로 변한다. 그 생김새가 강아지의 꼬리와 흡사해서 강아지풀이라는 이름이 붙었다.

 7~10월에 꽃이 피며, 들판의 풀밭이나 길가, 황무지 등에 많이 난다.

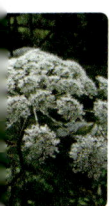

강활

팔다리가 쑤시고 온몸이 아플 때, 악성 감기·중풍·신경통에 약효가 있다.

🔖 효능 해설

이른봄과 가을에 뿌리를 캐서 물로 씻어서 햇볕에 말린다. 산모의 해산에 도움을 주는 요긴한 약이라고 알려져 있다.

풍습·중풍에 효과 습기찬 데서 오래 기거하여 뼈마디가 아프고 팔다리가 저려오는 증세〔풍습〕를 없앤다. 땀이 나지 않아 갑갑할 경우 땀을 흘리게 하는 약성이 있다. 목 뒤와 등허리 등 온몸이 지끈지끈 아픈 듯이 불쾌한 증세에 뿌리를 달여 마시면 몸이 가뿐해진다.

강활 뿌리는 중풍을 고치고 신경통 따위의 통증을 사라지게 한다. 악성감기·두통·여러 가지 염증을 없애는 데에도 약용한다. 뿌리를 잘게 썰어 하루 복용량 6~12g 정도를 뭉근히 달여 세 번에 나누어 복용한다.

🍲 식용 방법

봄철에 어린 순을 뜯어다가 나물로 무쳐 먹는다. 씹히는 느낌이 좋으나 쓴맛이 강하므로 끓는 물에 데친 뒤 찬물에 잘 우려낸다. 씹어 보아 쓴 기운이 거의 없어졌을 때 갖은 양념으로 무친다. 참기름을 많이 넣고 마늘이나 양파를 가미하면 풀냄새와 쓴맛을 별로 느끼지 않게 된다. 데치지 않고 생으로 튀기면 쓴맛이 거의 없어진다. 술에 담가 숙성시켜서 아침저녁으로 조금씩 마시면 풍습성 관절염이나 중풍을 예방한다.

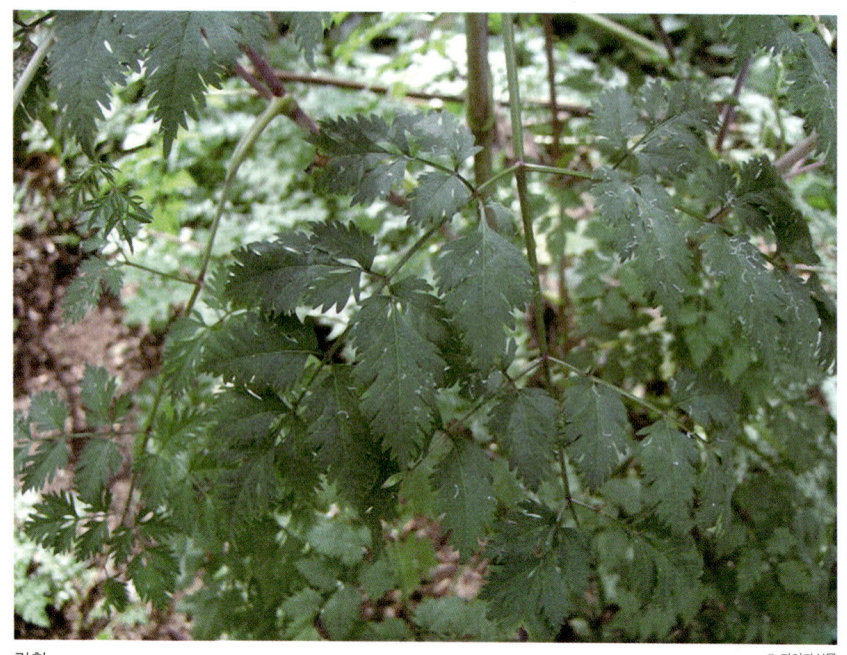

강활　　　　　　　　　　　　　　　　　　ⓒ 자연과식물

식물 특징

두해 내지 세해살이풀로서 굵은 뿌리를 가지고 있으며 줄기는 곧게 서고 위쪽에 가지를 치면서 2m 안팎의 크기로 자란다.

잎은 긴 자루를 가지고 있고 깃털 모양으로 두 번 갈라진다. 갈라진 조각은 계란꼴로서 끝이 뾰족하며, 가장자리는 얕게 찢어지거나 날카로운 톱니 모양이다. 잎자루에 있는 잎의 밑동은 줄기를 감싼다.

가지와 줄기 끝에 10~30개의 작은 꽃대가 자라나 그 위에 작은 꽃이 둥글게 뭉쳐 전체적으로 우산꼴을 이룬다. 꽃마다 다섯 장의 꽃잎을 가지고 있으며 우산꼴로 뭉쳐서 집단을 이룬다. 꽃의 지름은 10cm 정도이고 빛깔은 희다. 8~9월에 꽃이 핀다.

경상북도·강원도·경기도 이북의 지역에 분포하며, 산지 골짜기 습한 곳에서 자라난다.

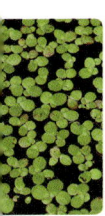

개구리밥

해열·이뇨·해독·항암 작용이 있으며, 깨끗이 말려서 뭉근히 달여 마시면 허약했던 몸이 회복된다.

개구리밥 이야기

각지의 저수지, 늪, 논가와 호숫가의 고요한 물 위에 떠서 자라는 여러 종류의 물풀(水草)들을 자주 볼 수 있는데, 이 개구리밥도 물 위에서 생장하는 식물이다. 이 흔해빠진 수초를 건져내어 발효시켜서 가축의 사료로 이용하면 가축이 훨씬 잘 큰다고 한다.

못된 질환을 만나 시한부 인생을 살게 된 사람이 있었는데 민간에서는 수초도 먹는다는 이야기를 듣고 물 위에 떠 있는 풀들을 마지막으로 열심히 생식하고 달여 마셨다. 그 뒤 건강을 회복했다는 사례가 전해지고 있다.

이렇게 좋은 식물이라고 생각되는데 한의학에서는 크게 관심을 쏟지 않는 것 같다. 과학자들이 이런 풀에도 관심을 갖고 연구를 거듭하면 사람의 생명을 구제하는 데 도움이 될 자료가 나올 수 있을 것이다.

효능 해설

한의학에서는 기본적으로 해열·이뇨 작용이 있으며, 해독에도 쓰임새가 있다고 지적했다. 그 밖에 화상·가려움증·두드러기·부스럼 등의 피부 질환에 즙을 내어 바르든지 또는 짙게 달인 물로 자주 씻어 내면 효과가 있다. 기타 다른 질환의 효용에 대해서는 별로 알려져 있지 않지만 항암 작용이 있는 것으로 전해지고 있다. 하루에 4~8g을 달여 세 번에 나누어 마신다.

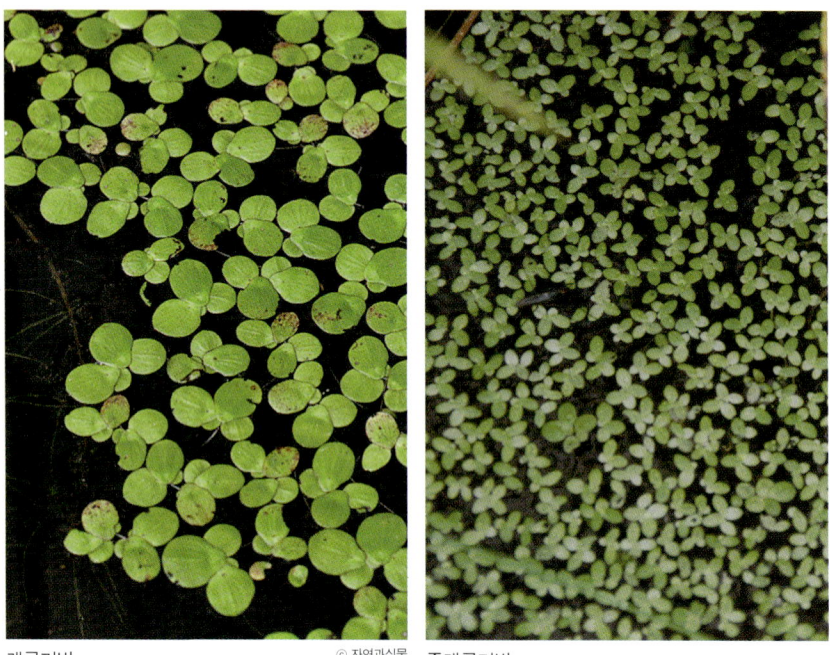

개구리밥 ⓒ 자연과식물   좀개구리밥

🪴 식물 특징

물 위에 떠다니는 아주 작은 여러해살이풀이다. 늦가을에 타원꼴의 겨울눈이 생겨나 물 바닥에 가라앉아 겨울을 나고, 이듬해 봄에 물 위로 떠올라 번식된다.

잎은 둥글거나 또는 타원꼴의 모양으로서 길이는 5~6mm 정도이다. 잎 표면은 푸르고 윤기가 나며 보랏빛을 띤 붉은빛이다. 잎의 가장자리는 밋밋하고 서너 개씩 뭉쳐 물 위를 떠다닌다.

잎이 뭉쳐 있는 한가운데에서 가느다란 실오라기와 같은 뿌리를 많이 늘어뜨린다. 뿌리가 붙어 있는 부분의 좌우에서 새로운 식물체가 생겨나 빠른 속도로 늘어난다.

7~8월경에 꽃이 피는데, 매우 작아서 눈에 잘 뜨이지 않는다. 꽃은 초록빛이다.

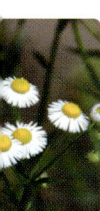

개망초

인체 활성에 약효를 발휘한다. 쉽게 구할 수 있는 자연 식품으로 아낄 만하다.

🔖 효능 해설

금세기 초에 북아메리카에서 우리나라에 들어온 귀화 식물로, 번식력이 강해 어느 땅에서든지 잘 자란다. 길가 · 철로 주변 · 풀밭 등지에서 제멋대로 군생하여 다른 식물의 성장에 방해꾼이 되고 있다.

이 식물의 약효에 대한 연구는 별로 실적이 없어서 그 효능을 확실하게 전혀 헤아릴 수가 없으며, 상처나 지혈에 소용되는 것으로 알려지고 있다. 하지만 농약에 오염된 열악한 재배 채소에 비해 식용 효과가 월등한 것만은 틀림없다. 야생이므로 보다 짙은 엽록소는 인체 활성에 약효적인 기능을 발휘한다.

🍵 식용 방법

개망초는 봄부터 초겨울까지 언제나 식용할 수 있다. 방석 모양으로 얕게 퍼져 자라는 어린 잎을 데쳐 갖은 양념으로 나물무침하고, 고기국에 넣어 먹는다. 튀김을 하면 꽤 먹을 만하다. 생식도 가능하며 생즙을 내어 마시기도 한다. 성숙한 잎은 말려서 음료 대용으로 삶아 마신다. 단 과용하지 않도록 유의해야 한다. 어느 산야초든 성분이 짙고 다양한 물질을 함유하고 있으므로 조금씩 식용하면서 길들여져 가는 가운데 섭취량을 조금씩 늘려 가도록 한다.

🌱 식물 특징

두해살이풀로서 어린 묘의 상태로 겨울을 나고, 이듬해 초여름에

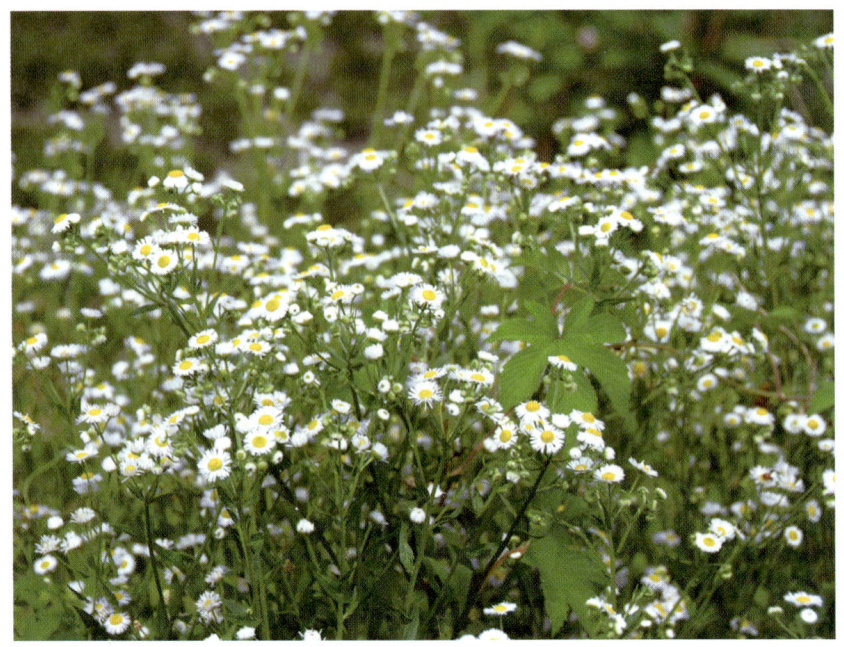

여름에 무리지어 핀 개망초

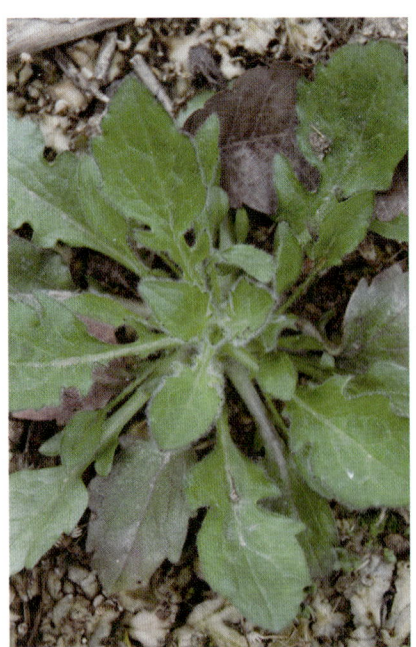

개망초 어린 순

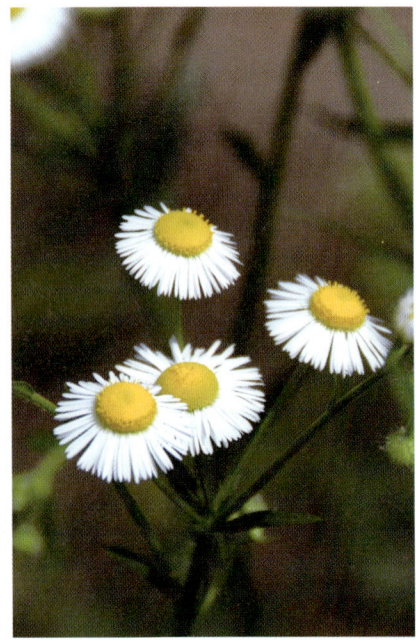

개망초 꽃

꽃핀 다음에 말라 죽어 버리면 씨앗이 떨어져 또 새싹이 자란다.

줄기는 곧게 서서 60cm 내외의 높이로 자라며, 온몸에 잔털이 나 있다. 겨울을 나는 어린 묘의 잎은 6cm 정도의 길이로 과꽃의 잎과 흡사하며 둥글게 배열되어 땅을 덮는다. 같은 개망초인데도 개체에 따라서 잎 모양새가 조금씩 달리 보이는 것들이 있다.

줄기에 나는 잎은 길쭉해서 버들잎과 같으며, 길이는 5~15cm이고 가장자리에는 톱니가 드문드문 있다.

초여름이면 가지 끝에 지름이 2cm 정도 되는 흰꽃이 여러 송이 피어나는데, 꽃의 중심부는 노란빛이다.

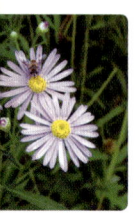

개미취

거담·진해 작용이 뚜렷하며, 숨이 차고 심한 기침에 효력이 있다. 확실한 항암성이 있다.

🔖 효능 해설

이른봄과 가을에 뿌리를 캐어 잔뿌리를 다듬고 물로 씻은 뒤 햇볕에 말린다. 개미취속 종류는 우리나라에 21종이나 있다.

동물 시험에서 뿌리 달임약엔 뚜렷한 거담(가래 없앰)·항균 작용이 있음을 알아냈고, 약리 실험에서는 거담·진해(기침 멈춤)·억균 작용이 있음을 밝혔다. 이 개미취의 뿌리는 우선 가래와 기침을 멈춰 주는 데 큰 효과가 있다는 사실을 입증한 실험이다.

그리고 급성 또는 만성기관지염·폐농양·폐결핵성 기침·신경 쇠약·오줌이 잘 나오지 않는 소변 불리, 특히 숨이 가쁘고 기침이 나며 가래가 심하게 나는 천식에도 약효를 발휘한다. 하루에 6~12g을 약용하며, 실열증(열이 나는 증세)에는 쓰지 않는다.

또한 약리 실험에서 항암 작용이 있음이 밝혀졌다. 여러 가지 많은 성분들 중에서 암의 성질을 누르는 하나의 성분이 한구석에 있는 탓으로 항암 작용이 있다고 지목되는 경우가 많이 있다. 시금치·상추·무 등에도 항암성이 있다고 밝힌 것은 다 그러한 연유로 인한 것이다.

그렇다면 시금치 같은 재배 채소보다 훨씬 강인하고 헤아리기 어려운 숱한 화합물을 짙게 함유하고 있는 산야초는 거의 모두 항암 작용을 일으키는 요소가 있다고 보아야 한다. 다만 임상의학적 경험에 의해서 항암 작용을 지적한 것은 확실한 항암성을 입증하고 있는 것이다.

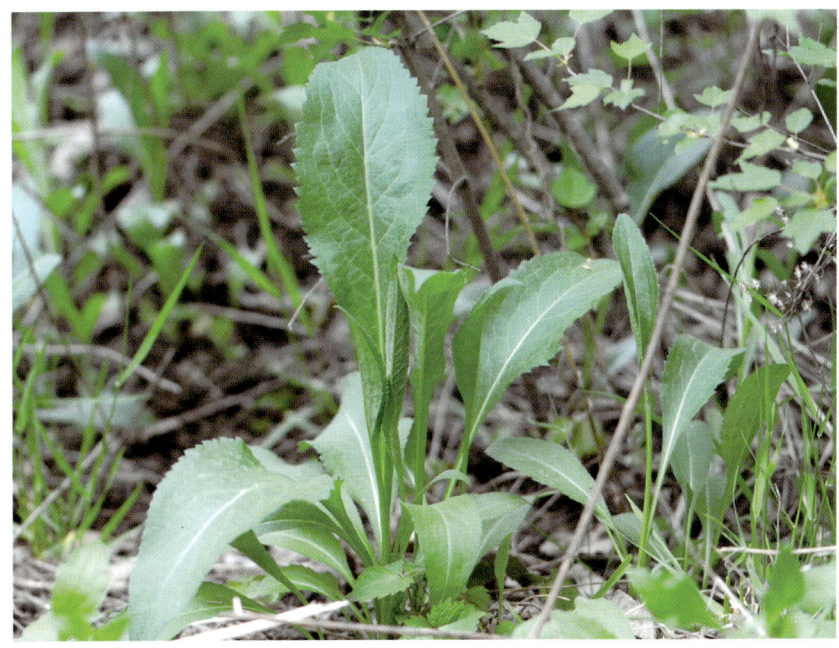
개미취 어린 순

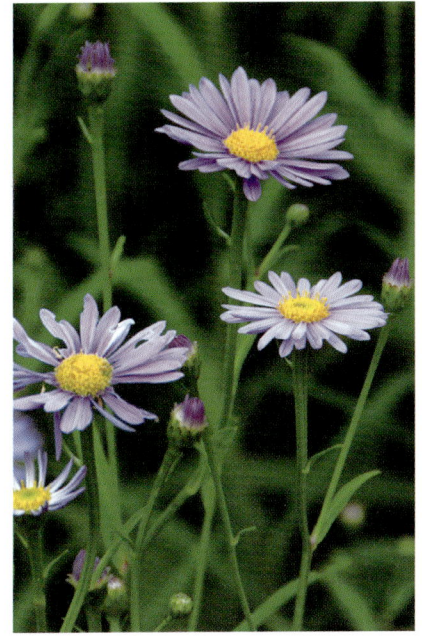
벌개미취 꽃

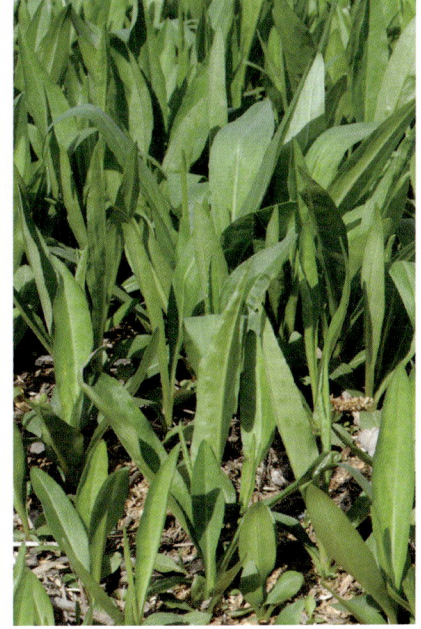
벌개미취 어린 순

🍊 식용 방법

취나물의 하나로서 흔히 식용되고 있는데, 쓴맛이 있으므로 데쳐서 갈무리하여 묵나물로 삼는다. 이것을 나물 반찬으로 먹으려면 물에 불린 뒤 다시 가볍게 삶아 내어 쓴맛을 우려낸다. 하지만 지나치게 우려내어 쓴맛이 없어지면 산나물 특유의 그윽한 향취를 맛볼 수가 없으므로 적당히 우려낸다. 약간의 쓴맛이 남아 있는 것을 양념을 진하게 하여 먹는 것이 낫다.

쓴맛이 있다고 해서 반드시 묵나물로만 먹어야 하는 것은 아니다. 강원도 영서 지방에서는 봄에 손가락으로 한 뼘 길이의 어린 순을 채취하여 물에 데쳐서 찬물에 담가 쓴맛을 우려낸 뒤 양념하여 나물 반찬으로 만들어 먹기도 한다.

🌱 식물 특징

키가 큰 여러해살이풀로서 높이는 1.5m를 넘어 2m에 이르는 것도 있다. 줄기는 곧게 서고 약간의 가지를 친다. 온몸이 까칠까칠한 털로 덮여 있다.

봄에 뿌리에서 자라나오는 잎은 크고 긴 타원꼴로서 한 자리에서 여러 장이 뭉쳐 나온다. 줄기에 달리는 잎은 좁고 작으며 서로 어긋나게 자리하고 있다. 잎은 모두 양끝이 뾰족하고 가장자리에는 드물면서도 날카로운 생김새의 톱니를 가진다.

꽃은 가지와 줄기 끝에 우산꼴에 가까운 형태로 여러 송이가 모여서 피어난다. 꽃의 지름은 2~2.5cm이고 꽃잎은 연한 보랏빛인데 중심부는 노랗다. 8~10월 중에 꽃이 핀다.

전국에 분포하여 산지의 양지바른 풀밭에 난다.

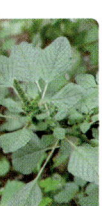

개비름

맛좋은 나물감으로 유명하며, 설사를 멈추게 하고 더위로 인한 병을 막으며 즐겨 먹을 영양식으로 좋다.

효능 해설

비름은 재래 식물인 탓인지 약의 효능에 대해서는 꽤 알려져 있다. 가을에 여문 씨앗을 털어서 햇볕에 말리면 이것이 약효를 나타낸다. 씨앗은 해열·해독의 작용을 하는데, 감기·이질·눈의 충혈·젖앓이·치질·이뇨제로 쓰이며, 변비에도 효과가 있다. 잎과 줄기도 같은 목적으로 이용된다. 상처·종기 등에는 생잎을 짓찧어 붙인다.

그 밖에 옛날 한방에서는 비름의 약효에 대해 여러 가지로 서술하고 있다. 오래 먹으면 더위병에 걸리지 않으며 몸이 가벼워지고, 병의 원인이 되는 나쁜 기운을 없애는 동시에 정신을 맑게 한다는 기록이 있다. 다소 많이 먹어도 괜찮다.

식용 방법

비름과에 속하는 식물은 10여 종이 있는데, 개비름은 본래 유럽 식물이며, 밭이나 길가와 빈터에서 흔히 자라는 한해살이풀로서 번식력이 강하다. 3월에 씨앗을 뿌리면 쑥쑥 잘 자라므로 농가에서 재배하곤 한다. 들에서 채취해다가 장터에서 파는 것도 자주 볼 수 있으며 시금치보다 구미를 돋우는데 봄부터 가을까지 어린 잎을 계속 식용할 수 있다.

맛이 순하고 부드러워 나물로 무쳐 먹거나 국거리로 이용하기에 좋다. 파를 조금 넣고 참기름과 고추장에 버무리는 것이 우리 식성에 맞다. 쓰고 떫은 기운이 전혀 없으므로 가볍게 데쳐 조리하면 된다.

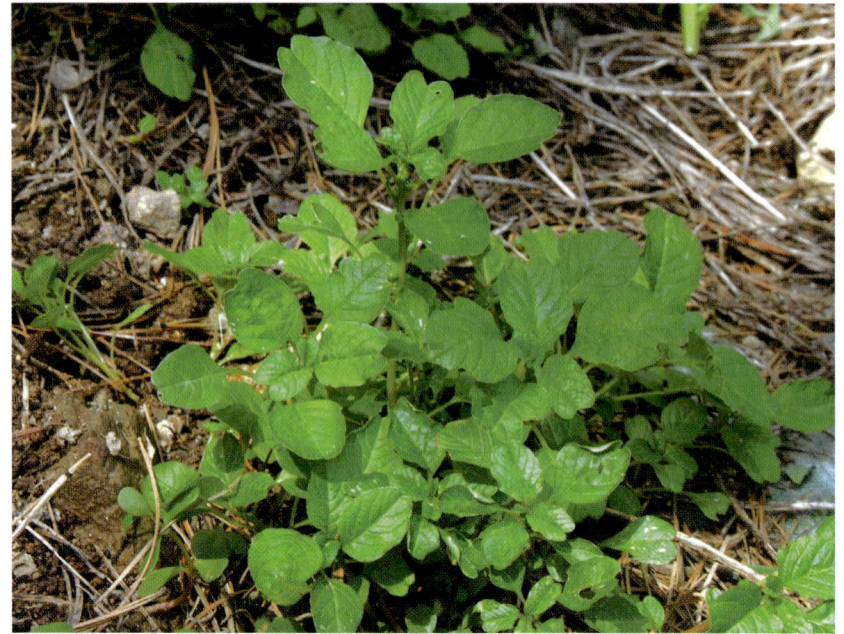
개비름 어린 순

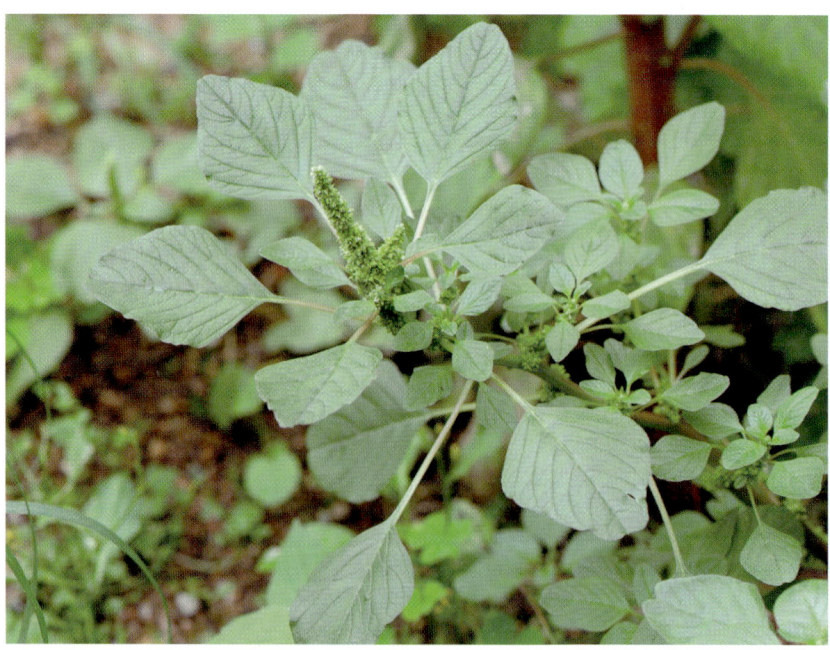
개비름

기름으로 볶든지 튀김도 괜찮고 된장찌개에 넣는가 하면 두부와 함께 버무린다. 그 감칠맛에 모두 무릎을 감탄한다. 어린 것은 생식하는데 지장이 없으며 녹즙용으로도 이용된다.

민간에서 나물감으로 유명한 개비름에 대해서는 그 약효가 특별나게 전해져 있지 않다. 설사를 멈추는 작용이 있고 여름에 더위병에 걸리지 않는다는 것뿐이다. 하지만 맛이 좋은 채소감으로 아끼노라면 식물체의 유용한 물질을 받아들이는 효과가 있다고 믿는다.

개비름은 맛이 담백하여 시금치와 흡사하다. 다만 여름의 성숙한 것은 맛이 없고 좀 질긴 기운이 있어 나물로 먹는 대신 잎을 달여 차(茶)로 마신다.

🌱 식물 특징

비름 역시 들판이나 집근처에 흔히 자라는 한해살이풀인데, 줄기는 곧게 서고 1m 내외의 높이로 자라면서 약간의 가지를 친다.

개비름은 비스듬히 자라면서 높이 30cm 내외에 이른다. 개비름의 외모는 비름과 흡사하지만 식물학상으로는 전혀 다른 무리에 속한다. 그래서 개비름이라는 이름이 생겨났다.

개비름의 잎은 서로 어긋나게 자리하며 길이는 1~5cm로 마름모꼴에 가까운 계란꼴이다. 긴 잎자루를 가지고 있고 잎 끝은 약간 패였으나 가장자리는 밋밋하다.

꽃은 가지 끝과 잎겨드랑이에 짤막한 이삭꼴로 뭉쳐 피어난다. 꽃잎은 없으며 꽃받침이 꽃잎처럼 보인다. 꽃의 지름은 2mm 내외이고 빛깔은 푸르다. 6~7월에 개화한다.

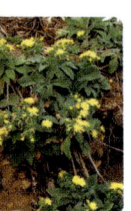

갯고들빼기

전혀 알려지지 않았던 식물의 약용·식용 가치가 새롭게 알려져 우리의 건강 생활에 혜택을 선사하며, 농촌의 큰 소득원이 되곤 한다.

효능 해설

비로소 식용된다는 것을 알아냈지만 약용에 대해선 백지 상태였다. 비공식적인 일부 성분 분석을 실시한 결과 암·심장병 등에 특효하다는 셀레늄을 비롯하여 갖가지 무기질이 함유되어 있다는 것을 알았다. 하지만 본초학이나 어떤 다른 자료를 찾아봐도 식용·약용한다는 근거는 전혀 나와 있지 않았다.

건강에 도움이 되는 식물체, 먹어도 해롭지 않은 종류를 그런 우연한 기회에 하나씩 발견할 기회는 앞으로 얼마든지 있을 것이다. 그것이 생활습관병의 예방과 치유에 약효가 있다는 것도 차차 밝혀지리라 확신한다.

식용 방법

어느 호젓한 남쪽 바닷가에 횟집이 있었다. 어느 날 손님을 맞았는데 어쩌다가 생선회에 곁들여야 할 푸성귀가 동이 났다. 당황한 나머지 뒤뜰 공터에서 무성하게 자라는 먹음직해 보이는 이름모를 풀을 뜯어다가 횟상에 올렸다. 그런데 손님들이 그 풀을 더 가져오라고 성화였다. 맛이 좋다는 것이었다.

필자는 이 엉뚱스러운 소식을 전해듣고 곧 달려가 한보따리 채취해 왔다. 이 풀을 식구들은 물론 주변 친지들과 함께 생식해 보고 꾸준히 녹즙으로 먹어 봤는데 아무 탈이 없었다. 맛은 케일과 비슷하며 쓴기운이 약간 더 있을 뿐이다. 채소와 섞어 기름에 볶아도 먹을 만

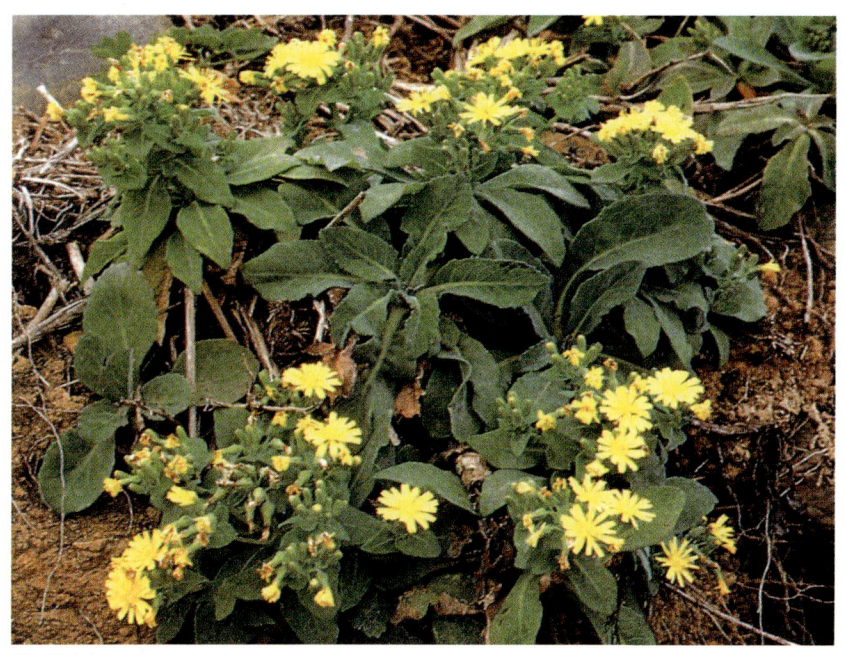
갯고들빼기

하다. 굵은 뿌리를 소주에 담가 숙성시켜서 때때로 마셔 보니 맛이 구뜰하고 속이 편했다. 아내는 이 술을 한잔 마시면 머리가 가뿐하게 맑아진다며 좋아했다. 우연한 기회에 식용의 가치를 처음 알게 된 것이다.

갯고들빼기의 장점은 번식력이 왕성하고 병균 해충이 전혀 모여 들지 않아 깨끗이 자란다는 사실이다. 척박한 땅에서도 실하게 자라며, 본래는 해안 식물이지만 배양 시험 결과 서울에서도 생장력이 좋으며 추위를 겪어도 부실해지지 않았다. 단지 케일처럼 잎이 넓지 않고 시금치 잎 모양으로 다소 왜소하다는 아쉬움이 있을 뿐이다. 그렇더라도 케일처럼 농약 신세를 지지 않고 병충을 모른 채 청결하며, 놀고 있는 빈 땅에 씨앗을 흩뿌린 뒤 그냥 내버려두면 절로 씩씩하게 자란다.

재배 증식이 번거롭지 않아서 농촌의 특별 작물로 좋을 것이라고 믿으며, 좀더 생각을 넓혀서 연구를 거듭하면 각광을 받을 뛰어난 영양 식품이 될 것이라고 믿는다.

식물 특징

주로 바닷가 바위틈에서 자라는 여러해살이풀로서 벼랑진 데서도 잘 자라며, 습기가 높으면 더 싱싱해진다. 잎의 모양은 주걱 같은 타원꼴 또는 계란꼴이며 길이는 7~15cm, 넓이는 3~4cm 내외이다.

일본의 남쪽 지역에서 널리 자라고 있으며 우리나라에서는 거제도, 거문도의 해안에 자라는 것으로만 식물도감에서 명시하고 있는데, 이는 잘못된 정보다. 우리나라의 남쪽 해안가를 답사해 보면 갯고들빼기를 심심찮게 만날 수 있다.

이 식물에 대해 외서에서는 두 가지 동종이 있다고 했으며, 우리나라에도 두 종류가 있다는 미확인 기록이 있다. 그런데 한뿌리에서 손가락 벌린 듯한 큰 잎이 가끔 불쑥 자라나오는 변태가 있어서 이를 두고 두 종류로 구분하는 것이 아닌가 예측해 본다.

꽃은 10~11월 중에 피는데, 짙은 황색이며, 줄기 끝에 흐드러지게 뭉쳐서 계속 피고 지고 한다.

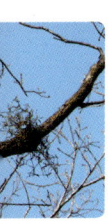

겨우살이

태아를 안정시키고 젖을 잘 나오게 하며, 요통·관절염·고혈압·해산 후 출혈에 쓴다. 옛날에는 영묘한 약초로 신성하게 여겼다.

효능 해설

나무의 큰 가지에 둥지처럼 붙어 사는 식물로서 봄 겨울에 잎가지를 채취하여 말려서 때때로 약용한다. 아무때나 채취하여 말려서 약재로 써도 괜찮다.

약리 실험에 의하면, 혈압을 낮추며 출혈 시간을 단축하고, 자궁 수축 및 지혈 작용을 한다는 것이 밝혀졌다. 최근에는 겨우살이의 항돌연변이 효과로 인한 항암 작용이 밝혀져 관심을 끌고 있다. 독일에서는 한국의 겨우살이 약효를 최고로 친다고 한다.

달여서 복용하든지 가루로 빻아 알약을 만들어 먹으면 태아를 안정시키고 젖이 잘 나오게 한다. 하루에 달임약으로 9~15g 정도 복용한다. 그리고 요통·관절염·고혈압·태동불안·해산 후 출혈에 쓰인다고 한다. 어떤 이는 강장제로 쓰인다고 하는데 이것은 풍부한 영양 물질의 효과 때문인 것으로 여겨진다. 기타 시골에서의 민간약으로 흔히 전해지는 것을 보면 다양하다.

생잎을 10배량의 소주에 담가 숙성시켜서 하루에 두세 번 조금씩 마셔도 약의 효과가 나타난다.

민간에 전해지는 약효 겨우살이는 전 세계에 15종이 살고 있으며 우리나라에는 1종이 있다. 큰 나뭇가지 끝에 흡사 까치둥지 모양으로 매달려 있는 작은 상록관목으로서 다른 나뭇가지에 뿌리를 박아 양분을 흡수하면서 살아가는 기생목이다. 얼핏 보아 풀처럼 보이는 겨우살이는 암수 나무가 따로 있다. 활엽수인 팽나무·참나무·떡갈나

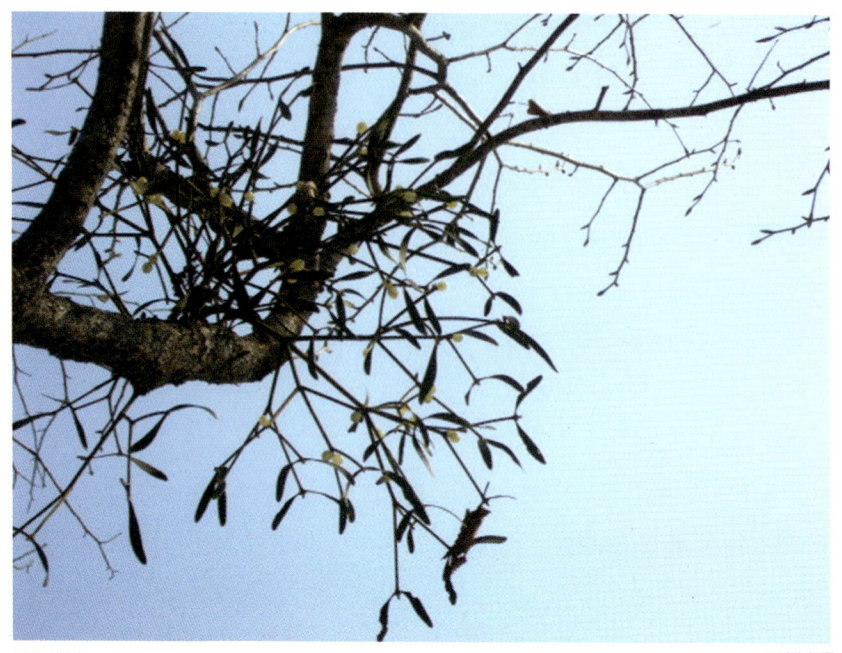
겨우살이 ⓒ 자연과식물

무·밤나무·자작나무·버드나무·오리나무, 그리고 상록수인 동백나무·감탕나무·광나무 등에도 기생한다. 유럽에서는 사과나무에도 기생하는 경우가 있다.

옛날 참나무에 기생한 겨우살이는 매우 신성시했다고 한다. 모든 나무가 낙엽진 겨울에 공중에서 홀로 청청하게 푸르름을 자랑하니 사람들은 이를 보고 불사신의 상징으로 여겼으며 하늘이 내린 영초(靈草)라 하여 신성시하였다.

평안남도에는 밤나무에 기생한 겨우살이를 제거하면 신이 노하여 동네에 큰 화재를 발생시킨다는 전설이 있었다. 그래서 재앙이 두려워 누구도 겨우살이를 건드리지 못하도록 금지했다는 것이다.

스웨덴에서는 겨우살이가 천둥 번개로 인하여 생겨나는 식물이라 믿어서 불을 꺼 주며 벼락을 피하게 하는 효력이 있다고 믿었다. 고대 유럽에서는 벼락으로부터 지켜 준다고 믿어서 겨우살이를 천장에 매달아 두는 주술적 민속이 있었다고 한다.

우리나라 서북지방에서는 전염병이 돌 때 겨우살이를 문밖에 걸어 놓는 습속이 있었는데, 이렇게 하면 역병을 쫓아내어 병마에 걸리지 않게 지켜준다고 믿었다.

겨우살이를 집의 추녀 밑이나 마구간의 천장에 달아 두면 사람이나 가축에 재앙이 없도록 지켜 준다는 믿음이 오스트리아의 일부 농가에 전해지고 있다고 한다.

아프리카의 여러 나라에는 전쟁터에 나갈 때 겨우살이를 몸에 지니면 부상을 입지 않게 한다는 부적의 구실로도 쓰였다.

독일에서는 겨우살이 한 조각을 어린이의 목에 목걸이로 걸어 주어 간질병을 막았다는 민속이 지켜졌었다. 겨우살이가 만병을 제압하는 묘약으로 믿어져 절대에 가까운 힘을 발휘했는데 이것은 온갖 질병을 귀신의 장난이라고 믿었기 때문이다.

우리나라에서도 신통한 약초로 여겼는데 특히 아이를 낳지 못하는 여인이 겨우살이를 달여 먹으면 아이를 낳게 된다고 믿었다. 이탈리아 여인들도 겨우살이를 몸에 지니고 있으면 아이를 낳게 된다고 믿었으며, 아이누 족 또한 겨우살이를 먹으면 아이를 낳는다고 믿었다. 가축에게 먹이면 새끼를 낳지 못하던 가축이 새끼를 낳는다고 믿은 것도 유럽의 공통된 민속이다.

간질병은 하늘이 내린 병이라 여겨져 왔는데, 겨우살이를 간질병의 묘약이라 믿었다. 18세기까지는 영국이나 네덜란드 등의 의학 권위자들도 겨우살이를 간질병의 치료약으로 추천했을 정도다.

우리나라 옛 의서에는 뽕나무의 겨우살이가 좋은 약이 된다고 지적했는데, 간이나 신장을 보하며, 근육과 뼈를 강하게 하고, 풍습을 없애고, 경련이나 사지의 마비를 풀어 준다고 했다. 뿐만 아니라 경락을 통하게 하고, 무릎과 허리가 시리고 아플 때, 각기병, 혈압 강하, 이뇨 등에 약효가 있다고 믿었다. 서양에서도 역시 모든 병을 고친다고 믿어 만병통치약으로 이용했다. 겨우살이는 귀신도 죽일 수 있는 무서운 힘을 가졌다는 신화까지 생겨났다.

앞으로 겨우살이의 성분 분석, 동물 시험으로 연구를 집중하면 훨씬 다양한 약효가 발견될 것이라 여긴다.

🌱 식물 특징

참나무·팽나무·오리나무·밤나무 등에 기생하고 있는 상록성의 키작은 나무로서 둥지처럼 둥글게 자라나면서 지름이 1m까지 되는 것도 있다.

마디마디 두 갈래로 갈라져 나가면서 많은 가지를 친다. 줄기와 가지의 빛깔은 황록색이고 미끈하며 털이 없다.

잎은 항상 2매가 마주 자리하며 피침꼴로서 길이는 3~6cm이고 끝이 둥글거나 무디다. 밑동쪽으로는 점차 좁아지고 잎자루는 없다. 가죽과 같이 두텁고 빳빳하며 가장자리는 밋밋하다.

가지 끝마다 두세 송이의 작은 꽃이 핀다. 꽃대는 없고 가지 끝에 밀착되어 있으며 종꼴로서 끝이 네 개로 갈라지고 지름은 3㎜ 안팎이다. 꽃의 빛깔은 노랗고 이른봄에 핀다. 꽃이 지고 난 뒤에는 지름이 6㎜ 되는 열매를 맺으며 익으면 연한 노란빛으로 물든다.

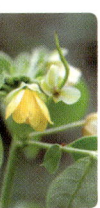

결명자

눈에 생긴 나쁜 증상을 고치고, 시력을 좋게 하며, 혈압과 콜레스테롤을 낮추는 약효가 있다.

효능 해설

가을을 맞아 열매가 검게 익는 것을 보아서 줄기째 베어다가 햇볕에 말린 뒤 두들겨 씨를 모아 약재로 쓴다. 결명자란 눈을 밝게 하는 씨앗이라는 뜻이다.

결명자는 신진대사와 혈액 순환을 왕성하게 하며, 간 질환에 의해 올랐던 열(간열)을 내리게 하는 해열 작용을 한다. 또 간 기능을 도우며 대변을 잘 통하게 하여 변비를 막아 준다.

그리고 혈압을 낮추어 주므로 고혈압 환자에게 유익한 씨이며 핏속의 콜레스테롤을 낮추어 준다. 또 대장의 운동을 강하게 하여 설사를 일으킨다고 밝혀졌는데, 필자의 경험으로도 설사를 나게 한다는 것을 확인했으며, 설사로 인하여 변비가 없어진다는 것도 확실하다. 달임약의 하루 복용량은 6~12g이다.

눈 보호 결명자는 뭐니뭐니해도 눈을 보호하는 데 중요한 구실을 한다. 간열로 인하여 눈이 벌개지면서 아픈 증세가 있을 때, 눈이 시고 눈물이 날 때, 눈병이 생겨 앞이 부옇게 보일 때에 좋다. 이런 눈병의 영향으로 머리가 어지럽고 아픈 증세(두통)를 유발한다. 이런 사소한 증세들을 없애 주는 것이 바로 결명자이다.

안구의 내부와 외부의 염증을 치료하는 데 효과가 있지만 특히 안구 외부의 급성 염증 치료에 더 효과적이라고 한다.

결명자차 결명자로 약용 차(茶)를 만든다. 볶아서 곱게 빻아 가루를 내 한 번에 5g씩 끓는 물에 넣어 5~10분 우려서 마시는데 하루 세 번

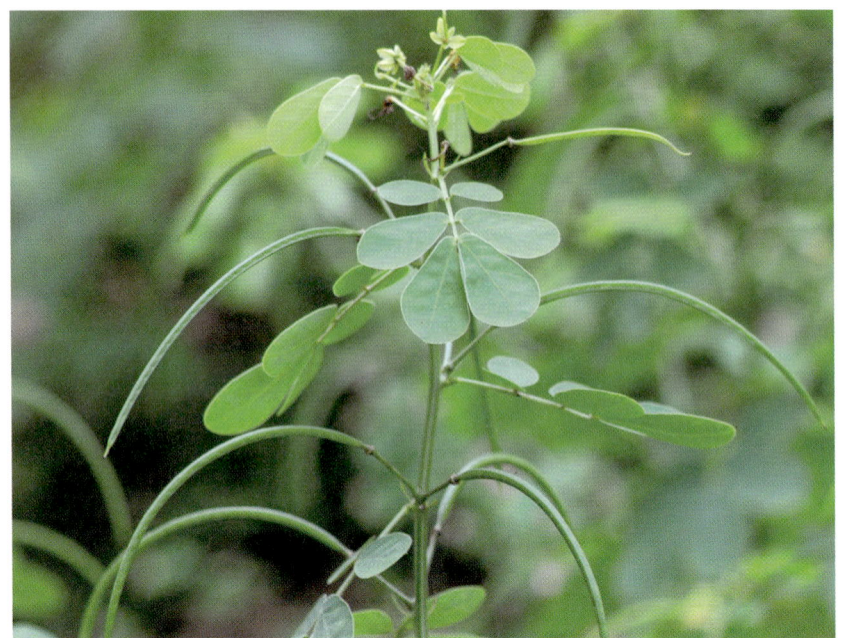
결명자

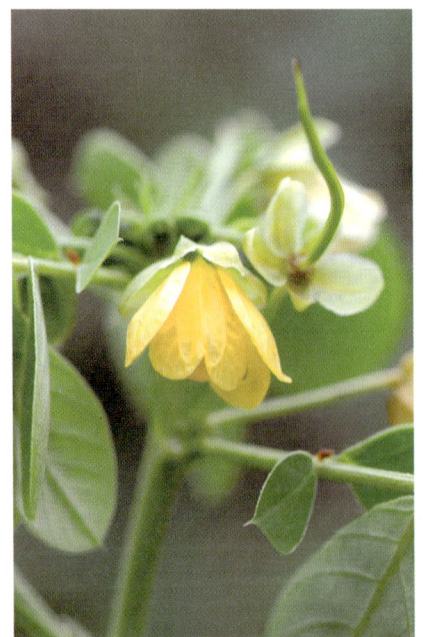
결명자 꽃

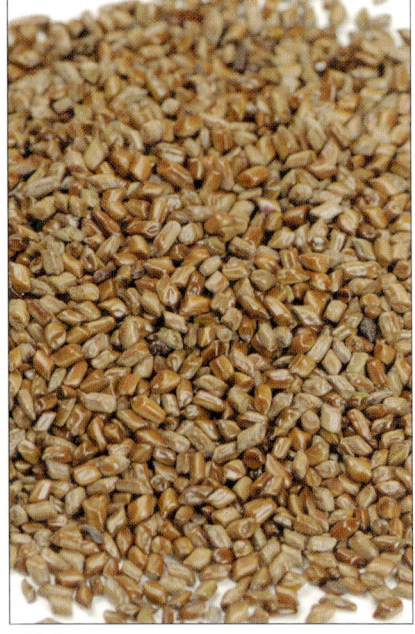
결명자

마신다. 이 차는 소화를 돕고 시력을 밝게 하는 약이 되는 것이다. 일본에서는 강장 효과도 있다고 하여 건강차로 즐기고 있다.

　민간에서는 약한 설사를 일으키기도 하는 강장약으로 삼아 약간 볶아서 차처럼 우려 마셨다. 이 차는 장을 윤활하게 하여 변이 잘 나오게 하고 혈압을 낮추는 데 좋다고 옛부터 전해져 온다.

🌱 식물 특징

　한해살이풀로서 온몸에 잔털이 생겨나 있다. 줄기는 곧게 서서 가지를 치면서 1m 안팎의 높이로 자란다.

　잎은 마디마다 서로 어긋나게 자리잡고 있으며 깃털꼴로서 2~4매의 잎조각을 가지고 있다. 잎조각의 생김새는 끝쪽이 넓은 계란꼴이고 끝이 무디며 가장자리는 밋밋하다. 잎조각의 길이는 3cm 안팎이다.

　잎겨드랑이에 생겨난 짤막한 꽃대에 두 송이의 꽃이 피어난다. 꽃은 둥근 다섯 장의 꽃잎으로 이루어져 있고 지름은 1.5cm쯤 된다. 빛깔은 선명한 노란빛이다. 6~8월 사이에 꽃을 피운다.

　북미가 원산지인 풀로서 약용 또는 음료로 하기 위해 도처에서 가꾸어지고 있다. 요즘은 보리차 대신에 결명자차를 음료로 마신다.

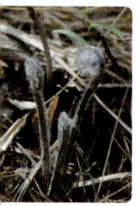

고비

허리와 등이 굽고 다리에 힘이 없을 때 쓰이며, 지혈 작용이 뛰어나 각종 출혈에 효험 있다. 너무 많이 먹으면 양기가 쇠약해진다.

효능 해설

주로 뿌리줄기를 약재로 쓰는데, 지혈 작용이 뛰어나 코피·혈변·토혈·외상·출혈·월경 과다를 멈추는 데 효과를 본다. 말린 뿌리줄기를 달여 마시면 촌충을 없애며, 발에 습진이나 종기가 생기면 그 달인 약에 발을 담가 씻는다. 우려낸 물을 수시로 마시면 유행성 감기(인플루엔자) 예방에 썩 좋다.

여름에 전초를 거두어 말렸다가 달임약으로 이용하면 허리와 등이 굽고, 다리가 무력해질 때, 간장이 나쁜 경우 효험을 본다. 또 뼈를 튼튼히 하고 간과 신장을 강하게 하며 대장과 소장을 청결하게 한다고 한다. 여름에 무성하게 자란 잎은 성분이 너무 짙으므로 생잎을 사용하지 말고 반드시 데쳐서 말려 성분을 약화시킨 뒤 소량씩 이용해야 한다. 하루에 달임약으로 9~15g 복용한다.

식용 방법

봄에 어린 순을 따다가 갖가지 음식으로 조리하는데, 방법은 고사리와 비슷하다. 순이 연하면서도 섬유질이 많아 쫄깃한 질감이 있어서 식탁에서 사랑받는 반찬이다. 흔히 고비국·고비찌개·고비나물·육개장 등의 요리를 해 먹는다. 너무 많이 먹으면 양기가 쇠약해진다고 한다. 많은 양의 단백질과 베타카로틴, 비타민 B_2·C가 넉넉히 함유되어 있다고 한다.

고비는 떫은 기운이 강한데, 일반적인 방법으로는 제대로 우러나오

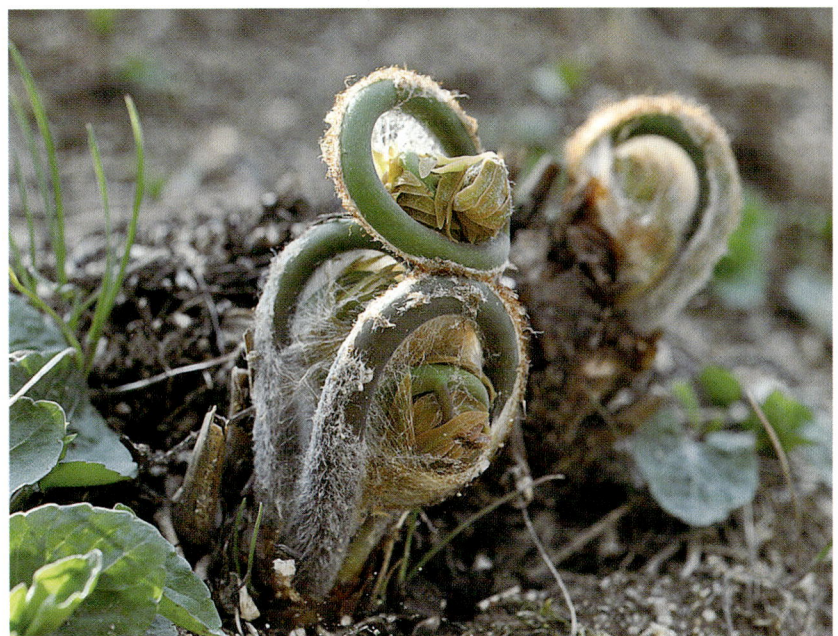

고비의 새순. 이때 꺾어서 나물을 한다.　　　　　　　　　ⓒ 자연과식물

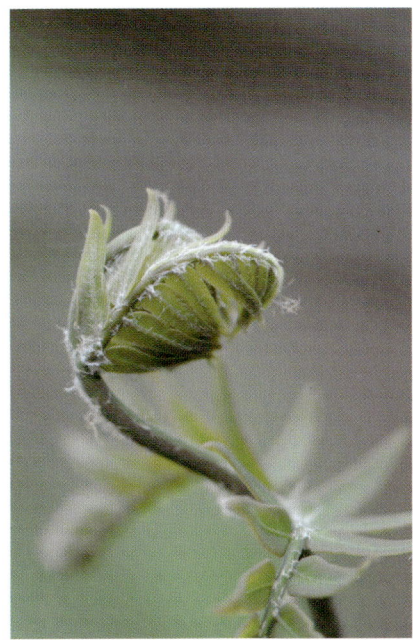

고비. 말린 잎이 펴지기 전까지 나물로 한다.

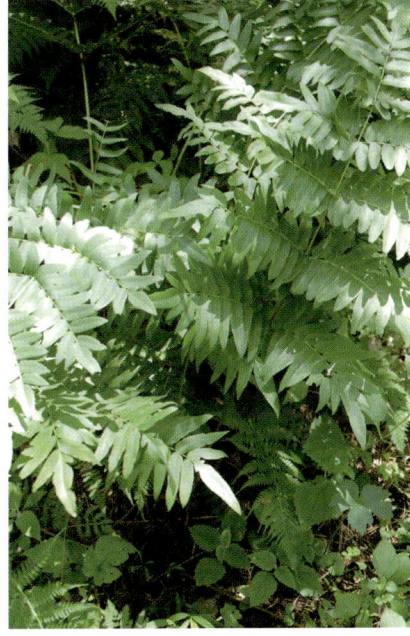

한여름 잎이 무성하게 자란 고비

지 않는다. 우선 그릇 속에 여린 고비를 두 겹 정도 깔고 나뭇재를 가볍게 한 줌 뿌린다. 뒤 뜨거운 물을 붓고 들뜨지 않도록 큰 돌을 얹어 놓는다. 이튿날 꺼내 연해질 때까지 삶은 뒤 두어 시간 우려낸 다음에 말려서 갈무리해 두었다가 불려서 조리하면 맛이 좋아진다.

🪴 식물 특징

여러해살이의 양치식물로서 덩어리진 뿌리줄기를 가지고 있으며 여러 장의 큰 잎이 한자리에서 자라난다.

어린 잎은 아기의 주먹처럼 둥글게 감겨 있고 많은 털로 덮여 있으며 자라나면서 서서히 풀려 길이는 30cm가 넘는 큰 잎으로 변한다.

50cm를 넘는 긴 잎줄기는 처음 적갈색의 솜털에 덮여 있다가 자라나면서 서서히 없어지고 윤기 있는 노란빛으로 변하면서 빳빳하게 굳어진다. 잎은 두 번 깃털 모양으로 갈라지는데 전체적인 생김새는 세모꼴에 가까운 넓은 계란꼴이고 만져 보면 종이와 같은 촉감이 난다.

홀씨방은 따로 자라나는 줄기의 끝에 깃털 모양으로 뭉치면서 생겨난다. 중부 이남에 분포하며 산과 들판의 풀밭에 난다.

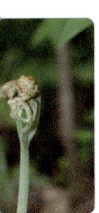

고사리

고사리 묵나물은 해롭지가 않다. 어린 순을 채취하여 조리하는 과정에서 유독 물질은 사라져 버리고 영양가가 늘어나며 좋은 약재 구실을 한다.

독성의 내력

고사리는 오래 전부터 몸에 해로운 것으로 전해져 왔다.

목축업자들은 고사리를 싫어한다. 소나 말이 성숙한 고사리 잎을 계속 뜯어 먹으면 다리의 힘이 빠져 주저앉아 버리고 결국은 피를 토하며 죽고 만다. 학자들은 그 까닭을 알아내기 위해 동물 시험을 했다. 고사리 잎 가루를 30% 정도 섞은 사료를 쥐에게 먹였더니 역시 힘이 빠져 비실비실하다가 죽더라는 것이다. 이 원인은 1965년에야 영국의 학자에 의해 밝혀졌다. 즉 성숙하게 자란 고사리 잎에는 비타민B_1을 파괴시키는 특수 물질이 있다는 것이다. 고사리잎을 자주 뜯어먹다 보니 비타민B_1의 심한 결핍증으로 인하여 영양 균형이 깨져 버림으로써 생명을 위협한 것이다.

그 이후에 또다른 사실이 밝혀졌다. 고사리는 곤충의 침해를 방어하기 위하여 어린 잎에서 중독을 일으키는 청산(靑酸 : 청산가리)을 만들어 낸다. 그리고 초식 동물의 관심을 끌만큼 성장하면 암을 일으킬 수 있는 강력한 독을 몇 가지 동시에 만든다는 것이 밝혀졌다.

고사리의 어린 순은 그 성분 조성이 순하지만 여름철 뜨거운 햇볕을 받아 자라난 잎들은 강한 성분을 가지면서 특수 성분이 짙어져 이것이 동물에게 피해를 끼치게 된다.

효능 해설

고사리는 음식이 잘 소화되지 않거나 온몸에 뭔가 뭉친 듯한 증상

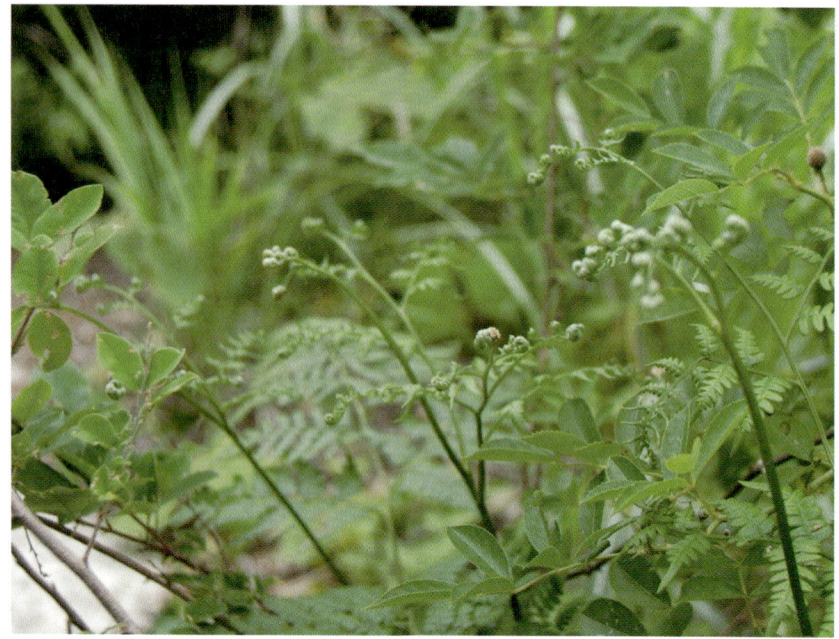

퍼지기 시작한 고사리 순

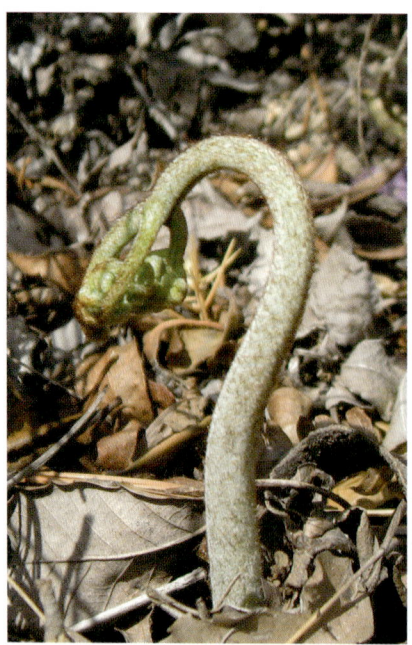

고사리 새싹

ⓒ 박주태

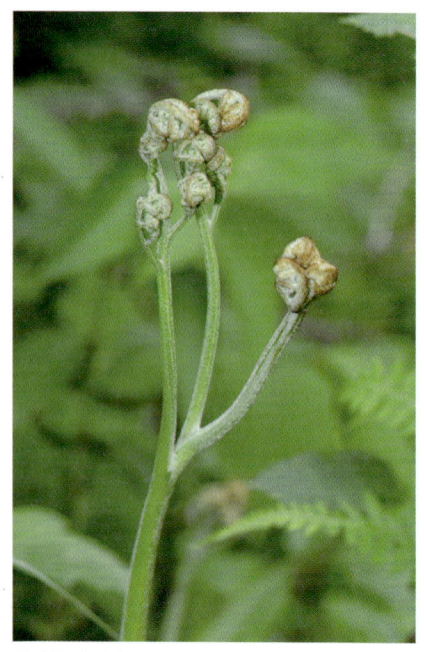

주먹을 쥔 듯한 모양의 고사리

에 효험을 나타내곤 한다. 뿌리줄기와 나물이 약재가 되고 있다. 뿌리를 달여 구충제로도 쓴다. 뿌리줄기를 말려 달여 마시면 설사·이뇨·관절통·가슴앓이·두통·황달·학질·열감기·출혈·호흡기 질환 등에 두루 효력을 나타내며, 나물 음식은 그러한 질환들을 예방 완화시키는 보조적인 구실을 한다.

하루 복용량은 9~15g이다.

식용 방법

초봄에 자라나는 고사리의 어린 순은 함유 성분이 순해서 나물감으로 먹지만 그 과정이 번거롭다. 먼저 어린 순을 따다가 삶아서 햇볕에 말린다. 식탁에 올리기 위해서는 말린 고사리를 물에 불려서 우려낸 뒤 주로 볶아서 조리한다.

이런 과정을 거치면서 고사리 중에 함유되어 있는 유해 물질이 감소되어 식용에 별 지장이 없는 것이다. 삶고 말리고 보존하고 불리고 볶는 과정이 유해 물질을 제거하는 작용을 하는 것이다. 더구나 식품 성분표에 의하면 삶은 고사리에는 몸에 이로운 물질들이 골고루 들어 있다. 더욱이 갖은 양념으로 조리하면 무기질 함량이 증가한다. 이것은 각종 양념의 보완 때문에 영양가가 높아지는 현상이다.

본초에서는 오래 먹으면 양기를 덜고 다리가 약해져 행보하지 못하고 눈이 어두워지며 배가 팽만해진다고 하였다. 옛 선조들의 이유 있는 기록이다.

초봄에는 고사리 어린 순이 지천으로 자란다. 이것을 채취하여 갈무리한 뒤 묵나물로 보존해 두면 1년 내내 식용하기가 좋다. 그래서 고사리 나물만 열심히 먹다 보니 편식과 과다 섭취로 인한 영양 불균형이 생겨 여러 가지 병폐를 얻게 되는 것이다. 이것을 독성적인 부작용이 일어난 것으로 여기게 된 것이다.

🌱 식물 특징

여러해살이 양치식물로서 연필 정도의 굵기를 가진 빳빳하고 긴 뿌리줄기를 가지고 있다.

잎은 굵고 긴 잎자루를 가지고 있으며, 갓 자라났을 때는 장차 잎으로 자라날 부분이 조그마한 주먹처럼 둥글게 감겨 있고 흰 솜털로 덮여 있다. 이것이 나물감으로 쓰인다. 잎이 완전히 펼쳐지면 60cm 이상의 길이를 가지며 세 번 되풀이해서 깃털 모양으로 갈라진다. 잎몸은 약간 딱딱해서 만져 보면 가죽과 같은 촉감이 느껴진다. 잎 전체의 생김새는 계란꼴에 가까운 세모꼴이다. 갈라진 잎조각의 가장자리는 톱니가 없고 밋밋하다.

잎이 성숙하면 잎조각의 가장자리가 뒤로 말려 그 자리에 홀씨주머니가 생겨난다. 전국 각지의 서늘한 곳에 분포하는데 양지바른 곳에서 흔히 만날 수 있다.

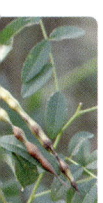

고삼

뿌리는 여성들의 성 기능을 높이고, 악성 종양·운동 신경 마비에 약용하며, 인삼과 같은 효험을 두루 나타낸다.

📕 효능 해설

꽃이 끝날 무렵부터 실한 뿌리를 캐서 세로로 쪼개 외피를 제거한 뒤 햇볕에 말려 약용으로 삼는다. 뿌리가 매우 굵고 실하므로 1cm 정도의 두께로 쪼개고 5~15cm의 길이로 잘라 말린다. 맛이 쓰지만 인삼과 같은 효험이 있다는 뜻에서 고삼이라 이름 붙여졌다.

뿌리엔 건위 작용이 있어서 소화 불량·식욕 부진에 효과가 있으며, 이뇨·진통·해열·살충·자궁 출혈 등에 약재로 쓴다. 오래 조금씩 달여 마시면 강장약의 구실을 하며, 특히 여성의 성 기능을 높인다고 한다. 운동신경마비·신경통의 치료약으로도 쓴다.

특히 달임약으로 악성 종양을 억제하며, 황달·가래·기관지염·폐결핵·열성질병·두통·류머티즘 등을 치료해 온 내력을 경험의학이 전해 주고 있다. 이렇게 여러 분야의 온갖 질병 치유에 쓰이는 탓으로 인삼과 마찬가지의 효험이 있다고 한 모양이다.

민간에서는 뿌리와 잎과 줄기를 말려 가루로 빻아서 복용했으며, 피부의 살균을 위해 썼다. 변소의 구더기를 없애기 위해 뿌리와 전초를 잘게 썰어 변기 속에 뿌리곤 했다.

잎 역시 쓰고 좀 질긴 듯하여 식용으로는 적합하지 않아 다만 뿌리를 약용할 뿐이다. 하루 세 번의 달임약은 5~10g이다.

🌱 식물 특징

여러해살이풀로서 굵고 긴 뿌리를 가지고 있으며 줄기는 곧게 서서

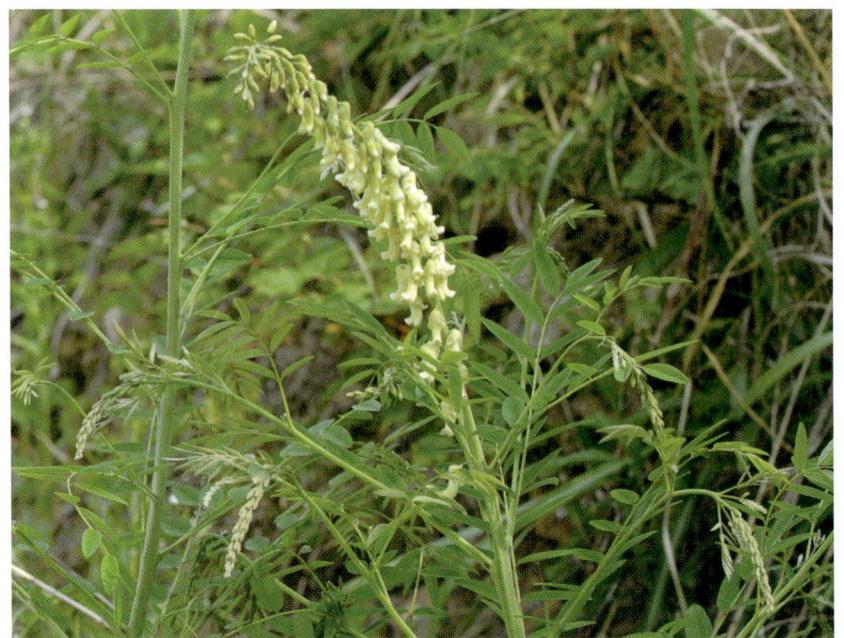
고삼

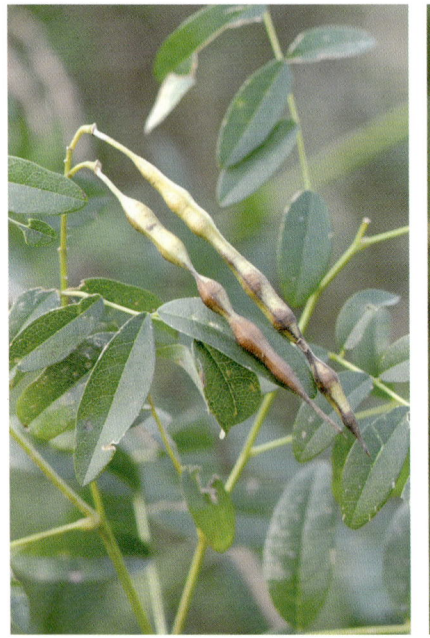
고삼 열매

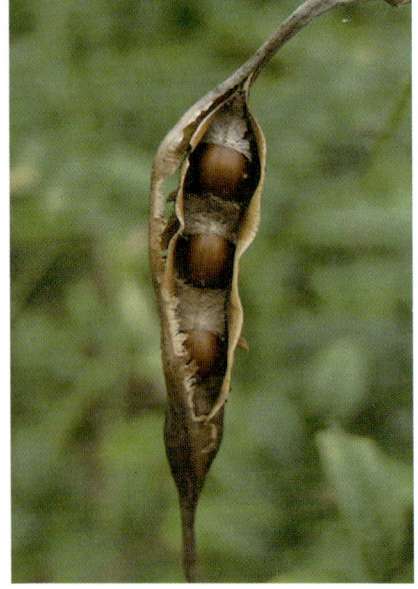
고삼 열매

ⓒ 자연과식물

가지를 치며 1m 안팎의 높이로 자란다. 줄기도 뿌리에 못지 않게 굵고 실하다. 또한 줄기를 비롯한 온몸에 작은 털들이 나 있다.

 잎은 깃털꼴로서 줄기와 가지 위에 서로 어긋나게 자리한다. 잎을 구성하고 있는 잎조각은 여남은 쌍이고 길쭉한 계란꼴로서 밑동은 둥글고 끝은 뾰족하다. 가장자리는 밋밋한 모양이고 톱니가 전혀 없다.

 6~8월 중에 줄기와 가지 끝에 나비와 같은 생김새의 꽃이 이삭 모양으로 뭉쳐 핀다. 꽃의 길이는 15~18mm이고 연한 노란빛이다. 꽃이 지고 난 뒤 7cm 가량 되는 염주와 비슷한 생김새의 열매를 맺는다.

 전국에 분포하며 산과 들판의 양지바른 풀밭에서 자란다.

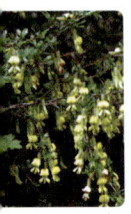

골담초

뿌리는 신경통의 특효약이 되며, 골절로 쑤시고 아플 때 약용한다. 꽃 음식으로 각광을 받기 시작했다.

효능 해설

골담초는 뿌리를 주로 약재로 쓰는데 신경통의 특효제로 소문나 있다. 술에 담가 오래 묵혔다가 아침저녁으로 조금씩 마시면 효험이 있지만 많이 마시면 위험하다. 늘상 조금씩 마셔서 별탈이 없자 어느 날은 얼큰히 취하도록 마시는 바람에 이튿날 깨어나지 못한 사람도 있었다.

뿌리를 깨끗이 씻어 말렸다가 달여 마시면 풍사(風邪)·풍통(風痛)을 없애고, 관절염 및 뼈가 부러져 쑤시고 아플 때, 삔 데, 타박상에 약효를 발휘한다.

민간약으로서도 뿌리는 뼈와 관계되는 여러 병에 효험이 나타났다고 했다. 또 민간에서는 잎이 붙은 가지를 꺾어다가 달여 마시면 수면장애·고혈압·위장병·기침 감기·위장병·월경이 없을 때 도움이 된다는 사실이 과거부터 알려져 있다.

약재를 달여 마신다는 것은 며칠간의 복용만으로 효과가 나타나는 것이 아니라 오래 규칙적으로 복용해야만 효력을 본다는 것을 의미한다. 여기서 달여 마신다고 간단히 표현한 것을 한두 번 마시는 것으로 오해하지 않기를 바란다.

식용 방법

옛날 흉년이 들어 식량이 부족하면 이 꽃을 따서 데쳐 나물로 무쳐 배를 채웠는데, 이 꽃나물은 오늘날 별미로 관심을 끌게 되었다. 꽃

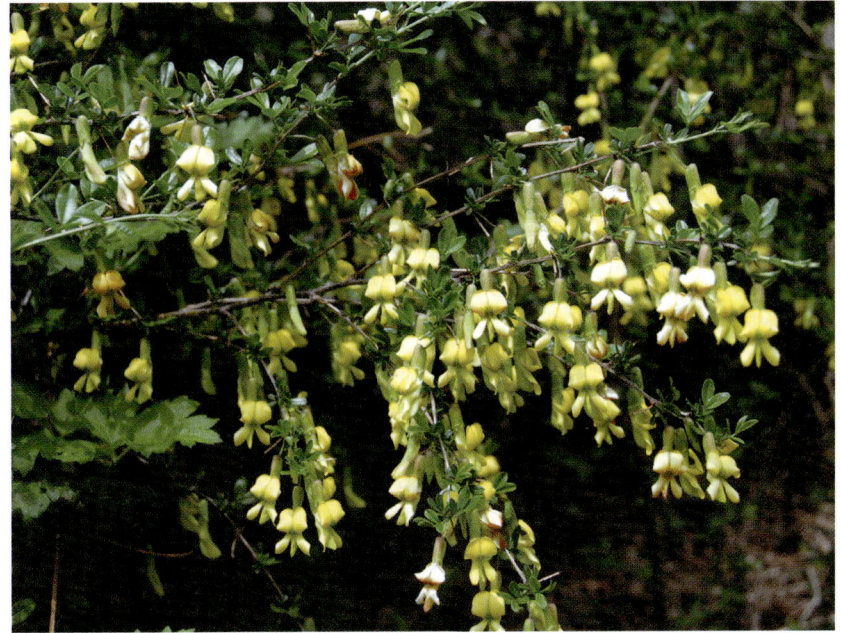

골담초

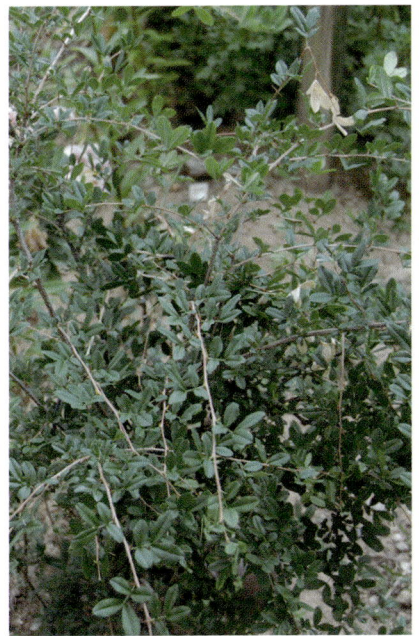

골담초

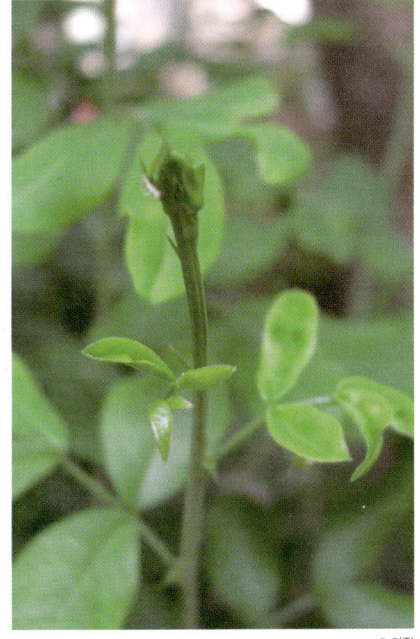

골담초 어린 순

을 튀김으로 조리해도 좋으며 녹차를 마실 경우 이 꽃 한두 송이를 띄우면 정취가 있다. 앞으로 꽃만을 이용하는 음식 개발에 연구를 기울였으면 싶다.

🌱 식물 특징

1m 안팎의 높이로 자라나는 키작은 낙엽관목이다. 한 자리에서 많은 줄기가 자라나며 약간의 가지를 치면서 사방으로 비스듬히 퍼진다. 줄기에는 다섯 개의 줄이 나 있고 회갈색이며 마디마다 받침잎이 변한 작은 가시를 가지고 있다.

잎은 마디마다 서로 어긋나게 자리하고 있으며 깃털로서 4매의 잎조각으로 이루어져있다. 잎조각의 생김새는 계란꼴 또는 타원꼴로서 길이는 2~3cm이고 끝이 패어져 있으며 가장자리는 밋밋하다.

잎겨드랑이에서 1cm 정도의 길이를 가진 꽃대 두 개가 자라나 각기 한 송이씩 5월에 꽃을 피운다. 꽃의 생김새는 나비꼴로서 길이가 2cm쯤 되고, 꽃의 윗부분은 붉은빛을 띤 노란빛이며 아랫부분은 연한 노란빛이다. 꽃이 진 뒤에는 3~3.5cm의 길이를 가진 꼬투리를 맺는다.

중국이 원산지인 나무로서 꽃이 아름답기 때문에 중부 이남의 지역에서 흔히 관상용으로 심어 가꾸고 있다.

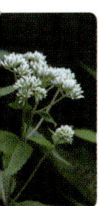

골등골나물

동물 시험에서 항암 활성이 인정되었다. 강장 및 해산 촉진 효과가 있으며, 당뇨병 치료에 쓴다.

🔖 효능 해설

뿌리를 포함한 모든 부분을 채취하여 햇볕에 말려 약재로 쓴다.

항암 활성 동물 시험에서 항암 활성이 인정되었다고 한다. 그런데 동물 시험에서의 결과를 임상적인 과정을 거치지 않고 곧장 사람에게 적용하는 것은 바람직하지 않다. 하지만 약용하여 항암 활성이 빈약하게 나타나더라도 야생의 식물은 유익한 화합물을 다양하게 품고 있어서 이것만으로도 인체 건강에 도움을 받는 것이다. 항암성이 있는 식물이라 하더라도 그것 하나만 달여 복용한다고 해서 곧 암을 몰아내지는 못하며 일단은 보조적으로 간접적인 효과를 보자는 생각을 갖도록 한다.

골등골나물은 감기, 기침, 홍역이 잘 퍼지지 않는 증세, 신경통, 월경 불순, 산후에 생기는 출혈과 복통에 쓰이는 약재이다.

민간에서는 종기, 부스럼, 상처와 곪은 데에 잎을 짓찧어 붙이곤 했다.

일부 다른 나라에서는 꽃이 필 때에 잎과 줄기를 채취하여 좋은 강장약으로 쓰며 아기를 쉽게 낳는 해산 촉진약으로 썼다. 그 밖에 고혈압·신장염·당뇨병 치료약으로 달여 마셨으며 산후 요통에 좋은 효과가 있다고 했다.

달임약으로 하루 6~10g을 사용한다.

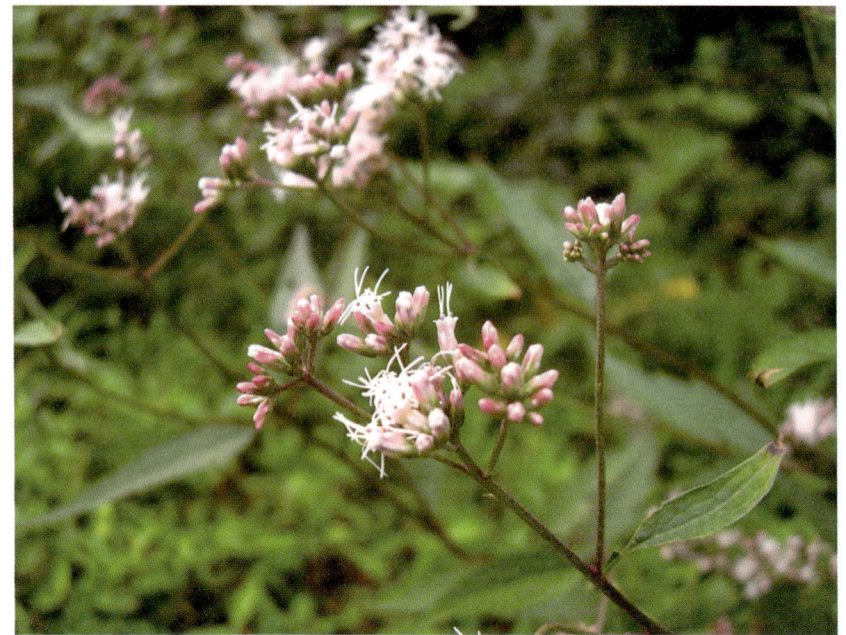
골등골나물

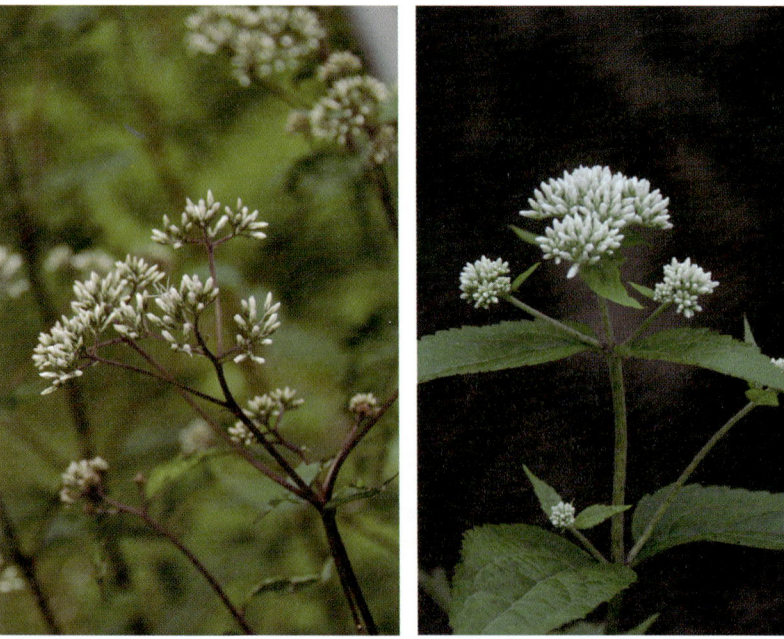
등골나물 항등골나물

🍽 식용 방법

봄철에 자라나는 어린 잎을 데쳐서 무쳐 먹는다. 맛이 쓰고 매우므로 데쳐서 잘 우려내어 간을 맞춘다. 양념 쓰기와 조리법 여하에 따라서 맛이 달라진다. 크게 자란 잎은 불에 덖어서 숨을 죽인 뒤 손바닥으로 문질러 표피를 파괴시킨 뒤 말렸다가 차로 우려 마시며, 꿀을 조금 첨가하는 것이 좋다.

🪴 식물 특징

여러해살이풀로서 짧은 뿌리줄기를 가지고 있으며 온몸에 까실까실한 털이 생겨나 있다.

줄기는 곧게 서서 70cm 정도의 높이로 자라며 가지를 거의 치지 않는다.

마디마다 2매의 잎이 서로 마주 자리하고 있으며 피침꼴로서 잎 가장자리에는 거친 생김새의 톱니가 규칙적으로 돋아 있다. 잎 표면은 까실까실하고 작은 점이 흩어져 있으며 뒷면은 흰빛이 감돈다.

줄기 끝에서 자라나는 네댓 개의 꽃대에 대롱꼴의 많은 꽃이 우산꼴로 모여 핀다. 우산꼴로 모인 꽃차례의 지름은 6~9cm이고 꽃 한 송이의 길이는 1cm 안팎이다. 꽃잎은 없고 빛깔은 흰빛이거나 또는 연분홍빛이다. 꽃은 7~10월 중에 핀다.

전국에 분포하며 산과 들판의 양지바른 풀밭에 난다.

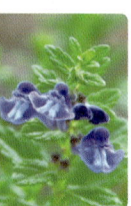

골무꽃

지혈 작용이 있으며, 다양한 피부질환에 쓰고, 열이 날 때 약용한다.

효능 해설

꽃이 피는 5~6월 중에 뿌리를 포함한 전초를 채취하는데, 이 무렵엔 꽃이 피고 있어서 꽃 모양새만 보고도 골무꽃을 식별하기가 쉽다.

골무꽃은 약리 실험에서 지혈·진통·혈압 강하 작용을 하고 있음이 밝혀졌다. 따라서 토혈·각혈·자궁 출혈·월경과다·혈변 등을 개선하며, 상처에서 피가 흘러나오는 것을 멈추게 하는 효력이 있다. 지혈 작용의 성분이 있는 식물이므로 혈액의 노출과 관계되는 모든 질병은 다 해당되는 것이다.

함유된 여러 가지 성분들이 협력 조화를 이루면 예상 밖의 질병도 물리치는 성과를 올리곤 한다. 선조들이 쌓은 경험의학은 그러한 점에서 신통스러움을 나타내고 있는 것이다. 과거 양의학에서는 연유를 모른 채 한의학을 미신적인 것으로 취급했던 적도 있었다. 그러나 오늘날 영양학이 발전하면서 어떤 비타민 하나라도 결여되면 질병의 원인이 된다는 많은 사례가 알려지면서 양의사들이 무조건 한의학을 비판하지는 못하게 되었다.

골무꽃은 민간약으로서 급성관절염·심근염·해열·폐렴·장염 등에 두루 쓰여 왔다고 한다.

식물이 함유하고 있는 미지의 수백, 수천 종의 유익한 성분들이 합쳐져 별난 증상까지 치료하게 된다. 진통 작용이 있어서 치통·요통 등 기타 통증을 눌러 버리는 것이다. 모든 산야초는 강하든 약하든 살충·살균하는 성질이 있다. 그래서 이 골무꽃도 역시 부스럼·악성

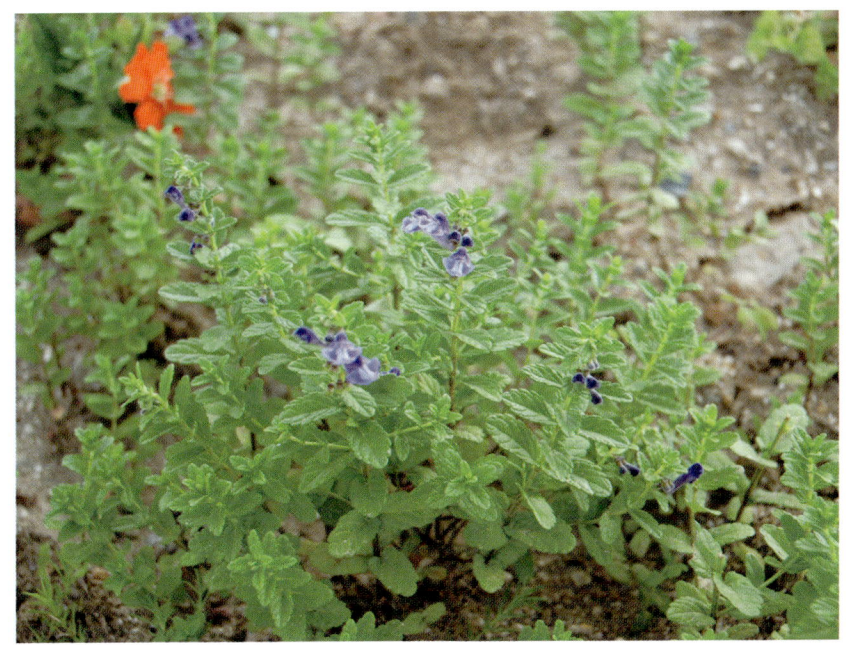
골무꽃

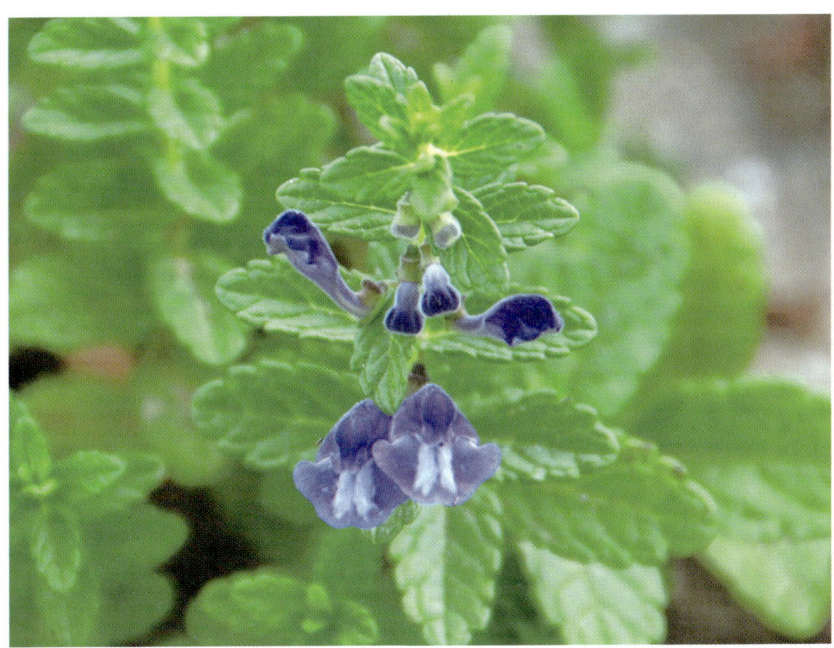
골무꽃

종기 · 벌레에 물렸을 때에 잎을 짓찧어 그 즙액을 그대로 환부에 붙이도록 한다. 피부가 쓰라리면 곧 달임물로 씻어 내야 하며, 그냥 참고 있으면 화상을 입은 것과 같은 피부 손상이 생길 수가 있다.

식물 특징

키가 작은 여러해살이풀로서 온몸에 잔털이 깔려 있다.

줄기는 모가 져 있고 가지를 치지 않으며 한 자리에 여러 대가 모여서 나는 버릇이 있다. 높이는 30cm 안팎이다.

잎은 2매가 마주 자리하여 넓은 계란꼴 모양으로서 잎자루를 가지고 있다. 밑동은 심장꼴이고 끝은 무디며 가장자리에는 무딘 톱니가 배열되어 있다.

줄기 끝에 많은 입술꼴의 꽃이 이삭 모양으로 뭉쳐 피는데 모든 꽃이 같은 방향으로 향한다. 꽃은 윗입술과 아랫입술로 갈라지는데, 윗입술은 투구꼴이고 아랫입술은 넓게 펼쳐진다. 꽃의 길이는 18~22mm이고 연한 보랏빛인데 아래 위 꽃잎에 짙은 보랏빛 점무늬가 산재한다. 5~6월에 꽃이 핀다.

강원도, 경기 이남의 지역과 제주도에 분포하며 숲가의 약간 그늘지는 자리에 난다.

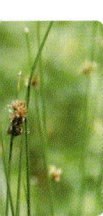

골풀

사업 실패로 화병이 생긴 사람에게 좋은 약. 신장의 결석을 부풀려 녹여서 배설시킨다.

🔖 효능 해설

늦여름과 초가을 사이에 줄기를 잘라서 참대칼로 세로로 쪼개 속살(속심·속골)을 꺼내서 햇볕에 말린 뒤 약재로 쓴다.

화병 치료 마음속의 울화, 열이 높은 화병(심열)으로 가슴이 아프고 답답한 증세, 이로 인하여 생기는 불면증과 심신의 불안, 그리고 허파의 열기(폐열)와 함께 기침이 잦은 증세에 골풀은 좋은 약이 되고 있다.

뿌리는 신장의 결석을 부풀려 부수고 녹여 버리는 중요한 작용을 한다. 뿌리는 물론 잎과 줄기도 신장결석에 효과가 있으며 호흡기질병·소변장애·신장염에 쓰인다. 산후 부종에도 쓰고 있다.

속살 한 줌과 결명자씨 10g, 강냉이 수염을 배합하여 달인 약을 하루 세 번에 나누어 마시면 더욱 효과적이다.

한편 어린아이의 경풍과 야제증(원인 없이 밤중에 발작적으로 울어대는 병)에도 약용한다는 기록이 있다.

속살의 하루 복용량은 2~4g 정도이다.

민간에서는 꽃과 뿌리줄기의 달임약을 이뇨·방광염·신장염·신장결석·물고임·자궁 출혈·설사·간질병 치료에 써 왔다고 전해진다.

🌱 식물 특징

습한 땅에 나는 여러해살이풀로서 뿌리줄기가 땅속 깊이 자란다.

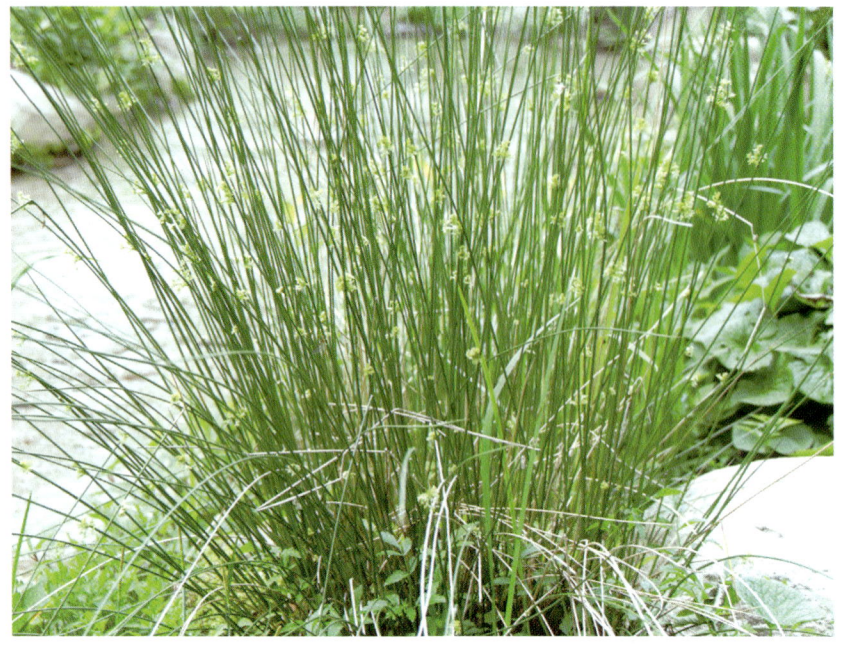
골풀

줄기는 둥글고 밋밋하며 키가 30~90cm 쯤으로 자란다.
 잎은 없고 줄기의 밑동에 비늘과 같은 생김새의 어두운 갈색의 잎자루가 있을 뿐이다.
 꽃은 줄기의 중간 부분에 어느 한쪽으로 치우쳐 둥글게 뭉쳐 핀다. 꽃의 크기는 매우 작아 1.5~2.5㎜밖에 되지 않으나 많은 것이 둥글게 뭉치기 때문에 눈에 잘 띄며, 뭉친 덩어리의 지름은 1.5cm 정도가 된다. 꽃을 이루는 비늘잎은 피침꼴이다. 꽃의 색은 갈색을 띤 녹색이며, 5~6월에 핀다.
 전국에 널리 분포하며 들판의 습한 곳에 많은 긴 줄기가 둥글게 뭉쳐서 자라난다.

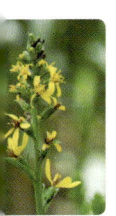

곰취

비타민C의 모든 결핍 증상에 효험이 크다. 기침·가래·감기·숨가쁜 데 효과가 있다.

📔 효능 해설

가을에 뿌리를 캐서 물로 깨끗이 씻은 뒤 햇볕에 말린다.

동물 시험에서 항염증 작용과 약한 지혈 작용이 있음이 밝혀졌다. 항염증 작용에 의해 폐장의 화농성 염증과 관절염 등 여러 가지 염증에 효과를 나타낸다.

비타민C 곰취의 생장점이 되는 어린 잎에는 다른 식물에 비해 비타민C가 매우 풍부하다. 비타민C의 충분한 섭취는 감기 예방에 효과적이다. 비타민C가 결핍되면 괴혈병·쇠약·저항 감소·수족의 관절 통증·모세관 과열과 출혈·식욕 부진·빈혈 등 여러 가지 증세가 나타나는데, 이런 증상들을 곰취의 비타민C는 원상으로 회복시킨다. 달리 말하면 풍부한 비타민C는 그러한 증세를 치료하며 일으키지도 않는 것이다.

생약을 적당히 달여 마시면 별의별 질병이 치료되는 근본은 갖가지 영양 물질에서 기원된다는 점이다.

가벼운 타박상에도 멍이 생기는 것은 비타민C의 결핍 때문이며, 곰취는 타박상의 치료에 긴요한 약이 되는 것이다.

곰취는 기침·가래·다리 아픔·요통·두통·백일해·천식에 효험을 나타낸다. 또 혈액 순환을 활발하게 한다. 민간에서는 황달·고혈압·간장병에 약용했으며, 다치고 헌데에 균이 들어간 전염성 피부(단독)병과 고름집에 잎을 짓찧어 붙이곤 했다.

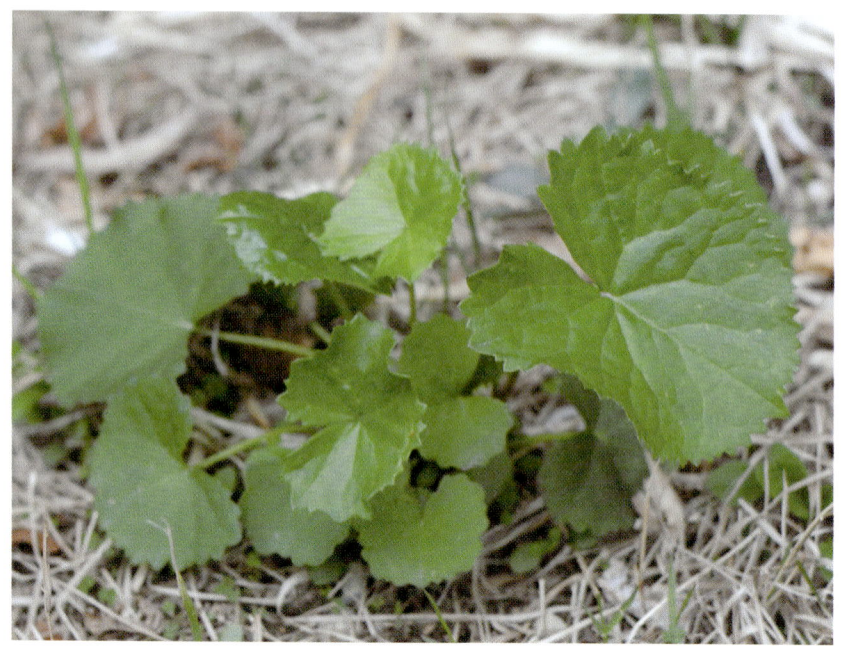
곰취 어린 순

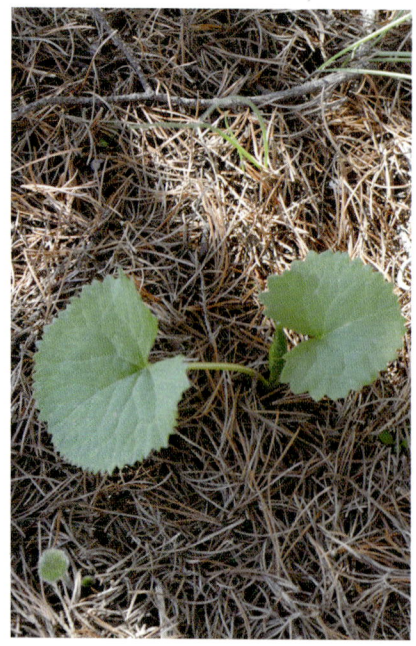
곰취 새순

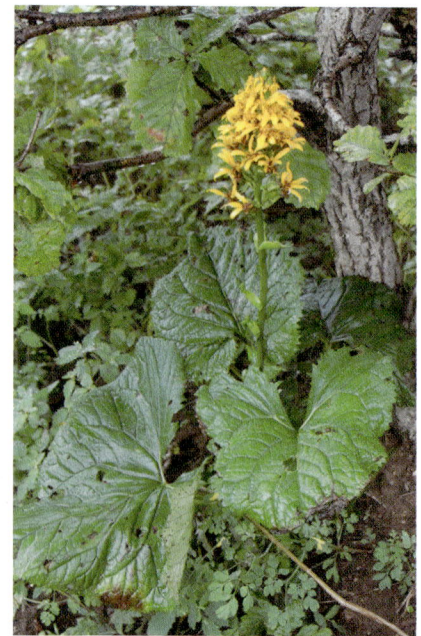
곰취 꽃

🥣 식용 방법

취나물 가운데서도 손꼽히는 대표적인 산나물이다. 어린 잎을 나물무침이나 쌈으로 먹는다. 또 녹즙을 내어 마신다. 나물감으로 삼을 때는 데쳐서 말려 갈무리해 두었다가 필요할 때마다 조리한다. 쌈으로 싸 먹고자 할 경우에는 가볍게 데쳐 찬물에 우려낸 뒤 채반에 펴서 물기를 빼고 식탁에 올린다. 꽃과 잎을 생으로 함께 3배의 소주량에 담가 2개월쯤 묵혔다가 조금씩 마신다. 꽃을 딸 때는 꽃잎이 막 벌어지는 시기가 가장 좋다. 꽃을 튀김으로 해서도 먹는다.

🪴 식물 특징

여러해살이풀로서 취나물로 다루어지는 풀 중에서는 가장 큰 잎을 가지고 있다.

줄기는 1m 정도의 높이로 자라며 3매의 잎을 가지고 있고, 나머지 잎은 모두 땅에 붙어 있다. 잎은 모두 심장꼴이고 땅에 붙어 있는 잎은 길이와 지름이 모두 40cm 안팎으로 매우 크다. 줄기에 붙은 잎은 윗것일수록 작아지며 잎자루는 줄기를 감싼다.

꽃은 줄기 끝에 대여섯 송이가 서로 어긋나게 자리하면서 길고 곧게 선 이삭꼴을 이룬다. 거의 모든 꽃이 대롱꼴이고 약간의 꽃잎을 가지는데 지름은 4~5cm이다. 꽃의 빛깔은 노랗고 7~10월 중에 핀다.

전국에 분포하며 깊은 산속 수풀에서만 난다.

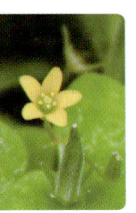

괭이밥

위암 · 설암을 억제하고 독성을 풀어 준다. 방부제 · 염증약으로 쓴다. 여러 가지 증세를 없앤다.

효능 해설

위암과 설암을 억제할 목적으로 괭이밥 전초를 달여 마신다. 대개 7~8월에 전초를 채취하여 물로 씻어 잡티를 없애고 밝은 그늘에서 말린 뒤 필요할 때 약용한다.

물질대사 장애와 관련된 여러 기생성 피부병 · 마른버짐 · 부스럼 · 종기 · 옴 따위에 생잎의 즙을 내어 바르면 거의 효험이 나타난다. 또한 신선한 잎의 즙은 방부제 구실을 하여 물질이 썩는 것을 막으며 염증을 약화시키고, 종양 · 궤양성 피부병에 효과가 있다.

괭이밥의 전초는 독성을 풀어 주곤 하는데 이 독풀의 성분을 가진 식물은 다 건강 향상에 큰 영향을 미친다. 그리고 독 풀이가 주효하여 신장염 · 갈증 · 동맥경화 · 간염 · 설사 · 이질 · 지혈 · 해열 · 방광염 · 황달 · 토혈 등에 치료 효과를 얻을 수 있다. 약리 실험에서 살균 작용이 있음도 알아냈다. 목 안이 붓고 아플 경우나 가슴이 쓰릴 때에도 약용한다.

하루 6~12g, 신선한 것은 30~60g을 달여먹는다.

식용 방법

어린 잎을 뜯어다가 나물 무침으로 먹으며 생식하고 녹즙의 재료로도 삼는데, 수산이 함유된 탓에 약한 신맛이 난다. 이 신 기운이 있어서 별미가 되는 것이다. 봄철의 잎은 비타민이 풍부하게 함유되어 있어 더 호감이 간다.

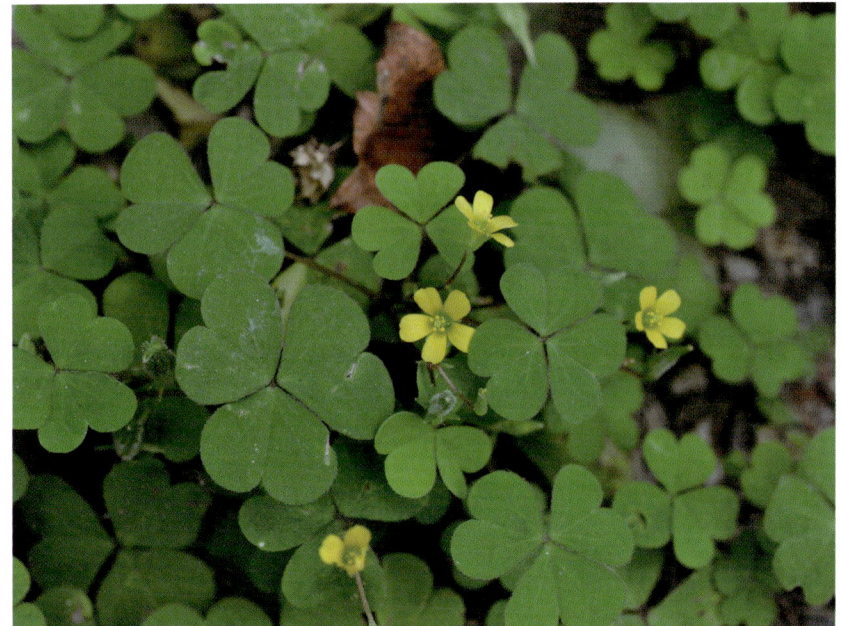

괭이밥　　　　　　　　　　　　　　　　　ⓒ 자연과식물

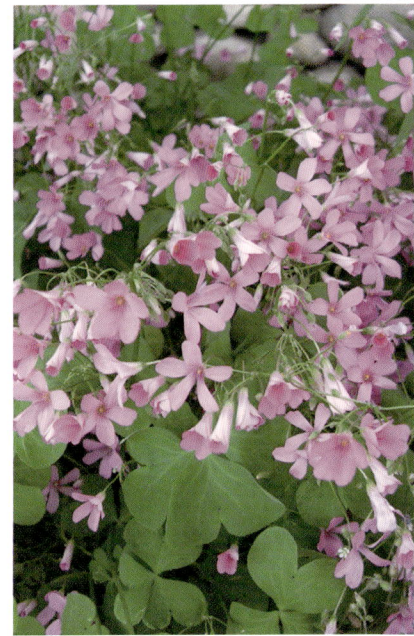

자주괭이밥

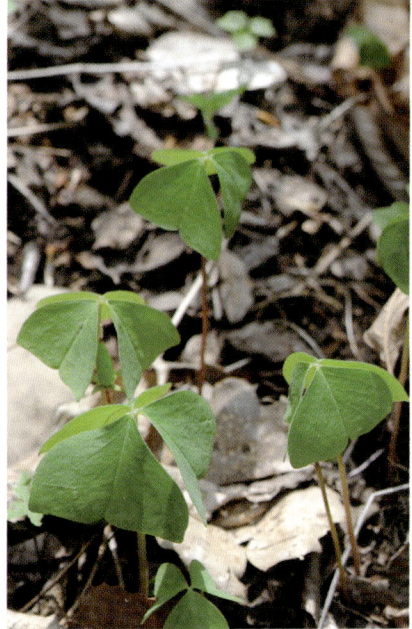

큰괭이밥

여름에는 생장점이 되는 잎을 뜯어서 가볍게 데쳐 두어 번 헹구어 낸 뒤 간을 맞춰 먹으며, 잡채와 비빔밥에 넣어 먹기도 한다. 또한 어린이들이 심심풀이의 간식거리로 생잎을 뜯어 먹곤 한다.

괭이밥은 원기왕성하게 번식하며 씨가 사람이나 동물에 붙어 멀리까지 운반된다. 또 씨앗은 2m까지 저절로 날아가기도 한다.

🌱 식물 특징

키 낮은 여러해살이풀로서 체내에 수산(蓚酸)이 함유되어 있어 씹어 보면 신맛이 난다. 줄기는 땅에 엎드리거나 또는 비스듬히 10cm 안팎의 높이로 자라며 많은 가지를 쳐서 땅을 덮는다.

잎은 서로 어긋나게 나는데 생김새는 토끼풀의 잎과 같고 가장자리는 밋밋하다. 잎의 빛깔은 노란빛이 감도는 초록빛이다.

잎겨드랑이에서 잎자루보다 긴 꽃대가 자라나 그 끝에 한 송이 내지 여섯 송이의 꽃이 봄부터 가을까지 차례로 피어난다. 꽃은 다섯 장의 꽃잎으로 이루어져 있고 지름이 8mm쯤 된다. 꽃의 빛깔은 노랗고 햇빛이 닿지 않을 때는 오므라든다.

전국의 뜰이나 밭, 길가 등 양지바른 자리에 난다.

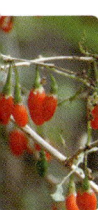

구기자나무

진시황이 불로장생약으로 찾던 구기자. 양기를 북돋워 주는 장수 식물이며, 동맥경화증·간 질환에 효험이 있다. 열매·잎·뿌리줄기·가지가 모두 보약이다.

🔖 효능 해설

구기자나무는 먼 옛날부터 워낙 유명한 식물이다. 중국 진시황이 불로초를 구해 오라 한 것이 바로 이 구기자라는 설도 있다.

장수 식물 구기자는 몸속의 나쁜 기운을 쫓아내는 장수 식물로 널리 알려져 있으며, 남자의 양기를 북돋워 주는 강한 약성이 있어서 중국의 고대 의서에서는 '객지 생활의 독수공방에서는 섣불리 먹지 말라' 하고 경고하였다. 구기자나무의 굵은 줄기를 잘라 지팡이로 짚고 다니면 늙지 않는다고 하여 '신선의 지팡이'라고 불렸다.

밤색의 가루 구기자의 붉게 익은 열매와 뿌리줄기의 추출액을 졸여서 알코올을 넣고 손바닥으로 비벼 대면 모래알 같은 검은 밤색의 가루가 만들어지는데, 이것을 지속적으로 복용하면 콜레스테롤을 줄이는 동시에 동맥경화증 예방 치료에 효과적이다. 또한 만성 간염 등 간 질환의 상용약임이 강조되어 있다.

잎을 차처럼 달여 마시면 간을 보호하는 보약 구실을 한다. 뿌리껍질(지골피)도 좋은 보약이 되는데, 폐결핵·당뇨병·마른기침·신경쇠약에 효험 있으며, 염증 제거·해열·폐의 열기를 내리는 효과가 있다. 뿌리껍질의 약리 실험에 의하면 혈압강하·혈당량 저하, 살균 작용이 있는 것으로 나타나 있다.

붉게 익은 열매는 술에 담가 숙성시켜서 아침저녁으로 마시면 두통·무력증·현기증·요통·갈증에 좋은 약이 된다.

하루에 말린 잎 30~60g을 달여 먹는다.

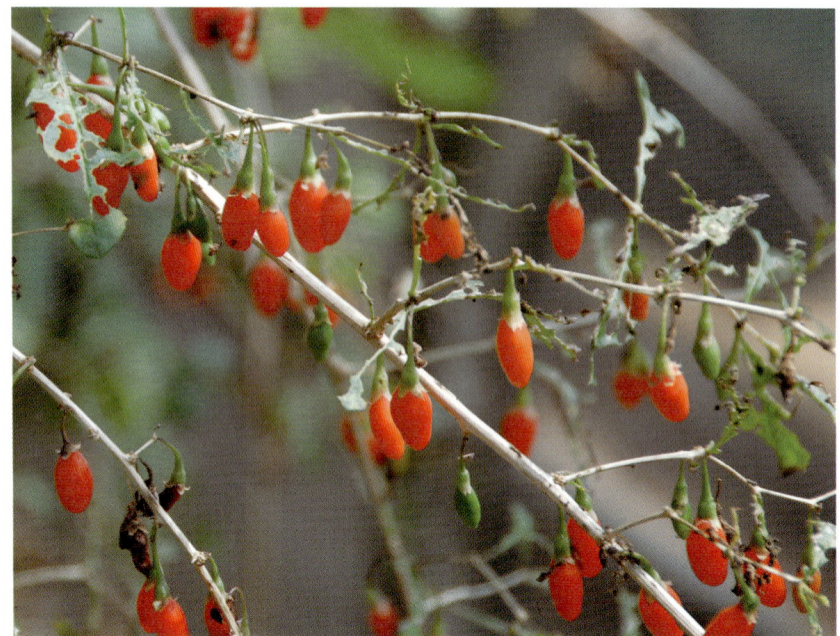
구기자

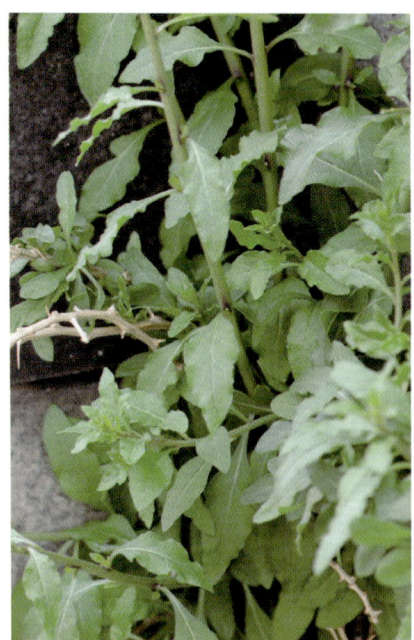
구기자나무 어린 순

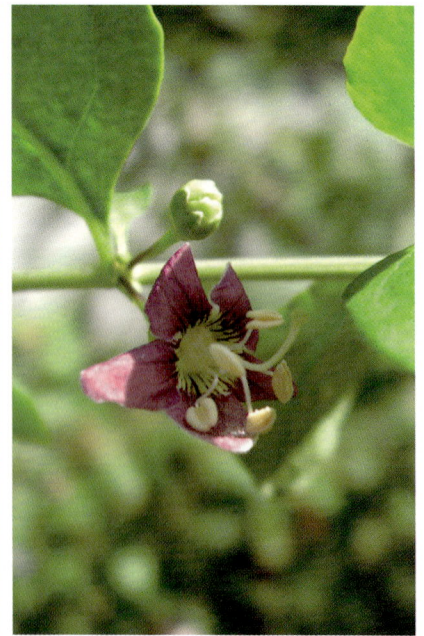
구기자 꽃

약용법 구기자를 말려서 달임약으로 쓰고, 조청에 넣으면 약엿, 술에 담그면 약술, 말린 것을 빻으면 가루약, 가루를 꿀로 구슬처럼 빚으면 알약이 되는데, 이와 같은 여러 가지 방법으로 약용한다.

식용 방법

구기자의 열매와 잎을 오랫동안 식용하면 허약한 몸이 회복되고 뼈를 든든하게 하며 눈을 밝게 한다고 한다. 뿐만 아니라 몸을 가볍게 하고 추위와 더위를 타지 않으며 오래 오래 산다는 말이 있다.

어린잎은 생식하며, 녹즙과 녹차의 재료가 된다. 쓰거나 떫은맛이 없어서 어떠한 나물 반찬으로도 맛있게 먹을 수 있다. 나물밥이나 된장국 등 갖가지 음식으로 먹으면 이것이 바로 강장제가 된다.

열매는 약간 달짝지근하여 생식하기 좋으며 풍미가 대단히 좋다. 잎과 열매로 만든 구기차는 옛날부터 유명하며, 빻은 가루에 꿀을 넣어 죽을 쑤면 구기자죽이 되는데 이것 역시 보신제가 된다.

식물 특징

키 작은 낙엽활엽수로 줄기는 비스듬히 자라 끝이 휘어지며 땅에 닿으면 그곳에서 다시 싹이 튼다. 가지를 많이 치는데 가시가 있다.

잎은 넓은 계란꼴 또는 계란꼴에 가까운 피침꼴로서 서로 어긋나게 달리지만 때로는 여러 장이 한자리에 모여 달리기도 한다. 길이는 3~5cm 정도다. 잎끝은 무디고 가장자리에는 톱니가 없이 밋밋하다.

가지의 잎겨드랑이마다 1~4송이의 꽃이 핀다. 다섯 갈래로 갈라진 꽃은 1cm 안팎의 크기로서 빛깔은 연보랏빛이고 6~9월 사이에 핀다. 꽃이 지고 난 뒤에는 길쭉한 계란꼴 모양의 붉은 열매를 맺는다.

전국에 자생하며 마을 부근의 들이나 냇가의 언덕과 같은 곳에 난다. 심어 가꾸기도 하는데 이 경우 벌레가 꼬여들어 성가시게 한다.

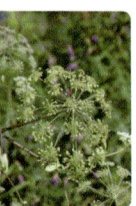

구릿대

안면신경통 등 온갖 통증을 진정시킨다. 동물 시험에서 항암성이 밝혀졌으며, 피를 잘 돌게 하고, 새살이 돋아나게 한다.

🔴 효능 해설

가을에 잎이 마를 무렵 굵은 뿌리줄기를 채굴하여 꼭지와 잔뿌리를 다듬은 뒤 물에 씻어 햇볕에 말린다. 이것을 잘게 썰어 달임약으로 복용하면 피를 잘 돌게 하고 고름 나오는 것을 없애며 새살이 잘 돋아나게 한다.

과용의 부작용 좋은 약효가 있다 하여 너무 많은 양을 달임약으로 쓰면 독미나리의 경련독과 비슷한 성질이 생겨나서 마비 증세를 일으킬 수 있으므로 구릿대의 뿌리줄기는 소량씩 달여 복용해야 한다. 그리고 이 말린 약재에는 해충이 붙는 수가 있으므로 보존에 유의한다.

진통 진정 작용이 있어 안면신경통·두통·편두통·치통·요통 등 온갖 통증에 특효가 있다. 젖앓이·창양·악성 종기·고름이 나오는 치질에 뿌리줄기를 빻은 가루를 기름에 개어 환부에 바른다. 쓰라림이 생기면 참지 말고 씻어 냈다가 안정되면 다시 바르곤 한다. 하루 달임약은 6~12g이다.

동물 시험 결과 항암성이 있다는 것을 알아냈다.

잎을 말려 달임약으로 써도 약의 효용성이 있다.

🟠 식용 방법

봄에 연한 순을 뜯어다가 나물로 무쳐 먹는다. 매운 맛을 가지고 있으므로 살짝 데쳐서 찬물에 담가 우려내어 간을 맞춰 조리하는 것이 일반적이지만, 이 매운 맛을 나름대로 별미라 여긴다면 물에 두세 번

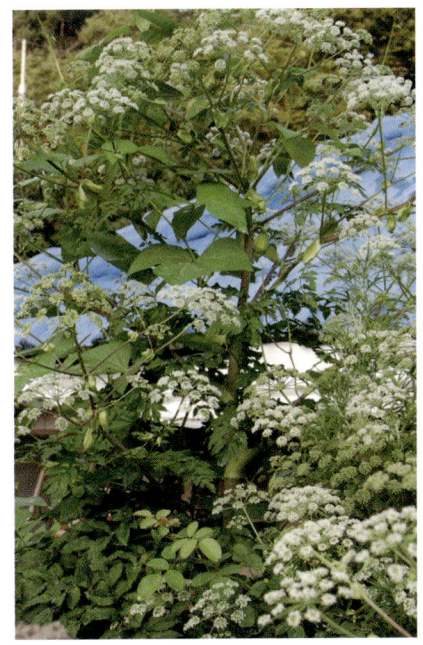 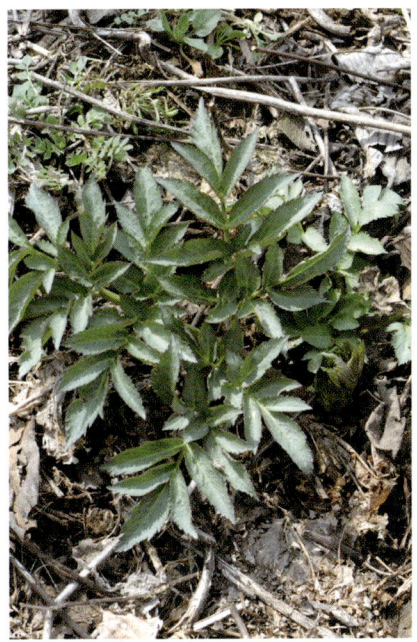

구릿대   구릿대 어린 순

헹구기만 해도 괜찮다. 튀겨서 밥에 얹어 먹고 볶아서 잡채나 비빔밥에 넣곤 한다. 단 여름철에 크게 자라난 잎은 식용하지 말아야 한다.

🌱 식물 특징

  두해 내지 세해살이풀로서 굵은 뿌리줄기를 가지고 있으며, 줄기는 곧게 서고 가지를 치면서 1.5m 높이로 자란다. 잎은 두 번 깃털 모양으로 갈라지며 갈라진 조각은 타원꼴 또는 피침꼴로서 끝이 뾰족하고 가장자리는 고르지 않게 갈라지거나 또는 톱니로 되어 있다.

  6~8월에 줄기와 가지 끝에서 우산살 모양의 꽃대가 자라나 작은 꽃이 뭉쳐 우산꼴로 피는데, 꽃차례의 지름은 20cm에 가까우며, 꽃 한 송이의 지름은 3cm 안팎이고 꽃잎은 다섯 장이다. 빛깔은 희다.

  전국에 분포하며 산속의 계류가 등 물기가 많은 곳에 난다.

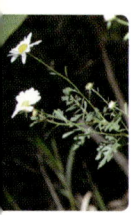

구절초

주로 부인병을 다스리는 데 효과가 있으며, 꽃의 관상 가치가 뛰어나 키울 만하다. 몸속을 따뜻하게 하는 약성이 있다.

효능 해설

늦가을 꽃이 피기 시작할 무렵에 꽃이삭과 잎줄기를 채취하여 햇볕에 말렸다가 약재로 쓴다. 음력 9월 9일에 약재로 쓰기 위해 꺾어 모은다 하여 구절초라는 이름이 생겨났다고 한다.

꽃이삭과 전초는 폐렴·기관지염·기침 감기·인후염·두통·고혈압에 약용하며, 다소 쓴맛이 있어서 소화 불량·위장 질환에도 쓰여 왔다. 월경 불순·자궁냉증·불임증 등 주로 부인병에 쓰였다. 민간에서는 폐렴·기관지염·목 안의 염증·방광염에 약용했으며 몸속을 따뜻하게 하는 작용이 있다고 한다. 복용량은 8~20g이다.

옛날에는 적절히 빻은 가루를 환약으로 빚어 복용했다고 한다.

식용 방법

가을에 탐스러운 흰 꽃이 무수히 피어나는 아름답기 그지없어서 약으로 쓰기 위해 꽃망울을 따고 잎을 건드리기가 아깝다. 꽃만 따서 술에 담가 숙성시키거나 덖어서 꽃차로 우려 마시면 특별한 향취가 있다. 봄철의 새순을 거두어 나물 무침을 한다. 이런 식용을 위해서는 반드시 약간 데쳐 찬물에 한동안 우려내야 맛이 유순해지고 쓰지 않다.

식물 특징

여러해살이풀로서 줄기는 곧게 서서 약간의 가지를 치거나 전혀 가

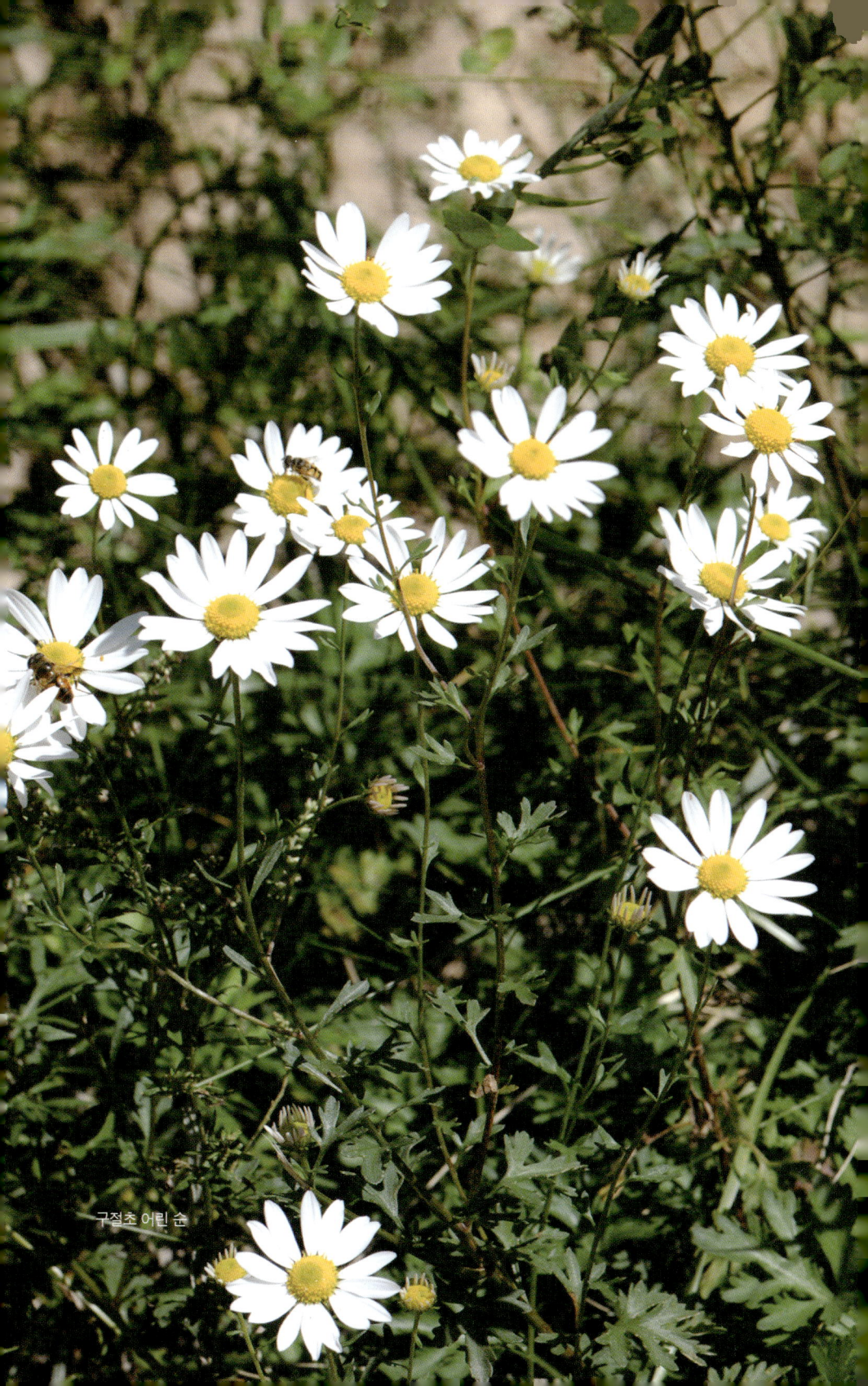
구절초 어린 순

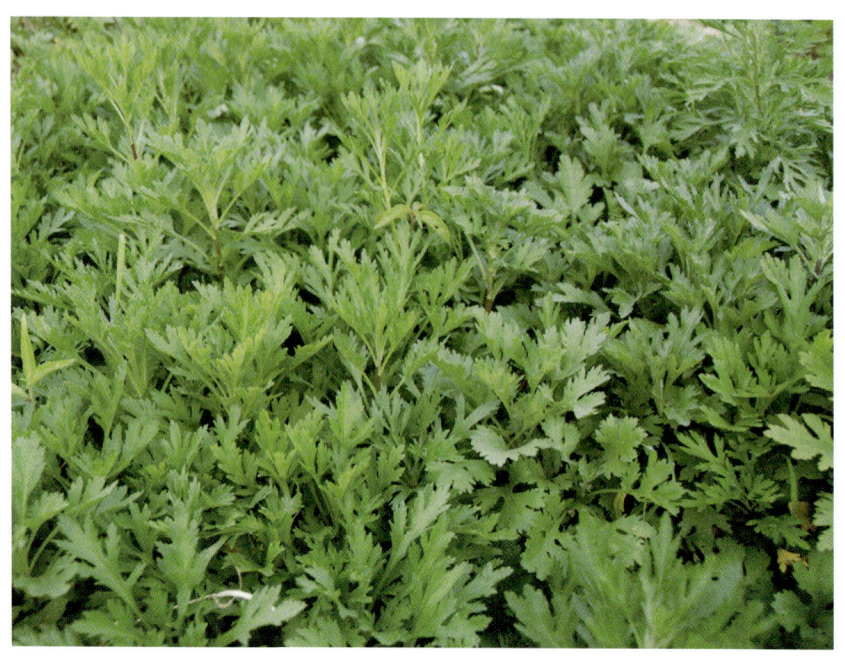
구절초 어린 순

지를 치지 않는다. 뿌리에서 자라 올라오는 잎과 줄기 밑동에서 생겨나는 잎은 모두 깃털 모양으로 두 번 되풀이해서 깊게 갈라진다. 줄기에서 자라나는 잎은 서로 어긋나게 자리하며 중간 부분에 자리하는 잎은 한 번만 깃털 모양으로 갈라지고 위쪽에서 자라는 잎은 세 갈래로 갈라지거나 또는 갈라지지 않고 피침꼴을 이룬다.

꽃은 가지 끝 또는 가지 끝에서 자라난 몇 개의 꽃대 위에 한 송이씩 핀다. 꽃의 지름은 5cm 안팎이고 일반적으로 희게 피어나는데, 더러 연분홍빛을 띠는 것도 있다. 9~10월에 꽃이 핀다. 전국 각지 산지의 풀밭 등 양지바른 자리에 난다.

야생의 것을 한 포기 캐어 정원에 심으면 저절로 포기가 갈라져 빠르게 번식하는데, 관상 가치가 뛰어나 가을 정취를 물씬 자아낸다.

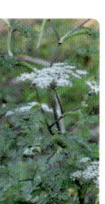

궁궁이

적은 양을 복용하면 흥분이 되고, 많은 양을 복용하면 피로 회복, 잠이 잘 온다. 보혈·강장약으로 부인병에 효과 있다.

효능 해설

늦가을 서리가 내린 뒤에 뿌리(천궁)를 캐어 물로 씻은 뒤 뜨거운 물에 담갔다가 햇볕에 말린다.

약리 실험에서 혈압 강하·자궁 수축·세균 억제 작용이 있음이 밝혀졌다.

신경의 흥분성 뿌리의 달임약과 향기름의 성분은 적은 양을 먹으면 중추 신경계를 흥분시키는데, 많은 양을 복용하면 오히려 그 흥분성을 억제하고 대뇌를 마비시킨다. 이에 따라서 혈압이 낮아지고 열이 내리는 가운데 운동력이 마비되면서 허탈감에 빠지게 된다. 이러한 신체의 환경은 피로를 풀어 주는 요인이 되며, 깊은 잠이 들게도 한다. 그러므로 궁궁이 뿌리는 피로와 불면증을 해소시키는 작용이 있다고 말할 수 있다.

이렇듯 생약의 약리 작용은 미묘한 데가 있다. 낮과 밤에 복용하는 시간 차이에 따라서, 복용량의 많고 적음에 따라서 효능 해설의 여파가 다른 방향으로 진전되는 것이다. 이것을 생약의 신비라고 말해도 과언이 아니다. 이런 기묘한 신비에 대하여 양의학자들은 놀라움과 함께 쉽게 믿으려 하지 않는다.

궁궁이 뿌리는 혈액을 맑게 하며, 보혈·강장 효과를 발휘하고, 혈액 순환을 원활하게 한다. 이것은 지저분한 부인병 치유에 직접 간접으로 영향을 미친다. 부인의 냉증·월경 불순·월경통·산후 복통·월경이 끊어졌을 때·지나친 자궁 출혈로 인한 빈혈증에 효과를 나

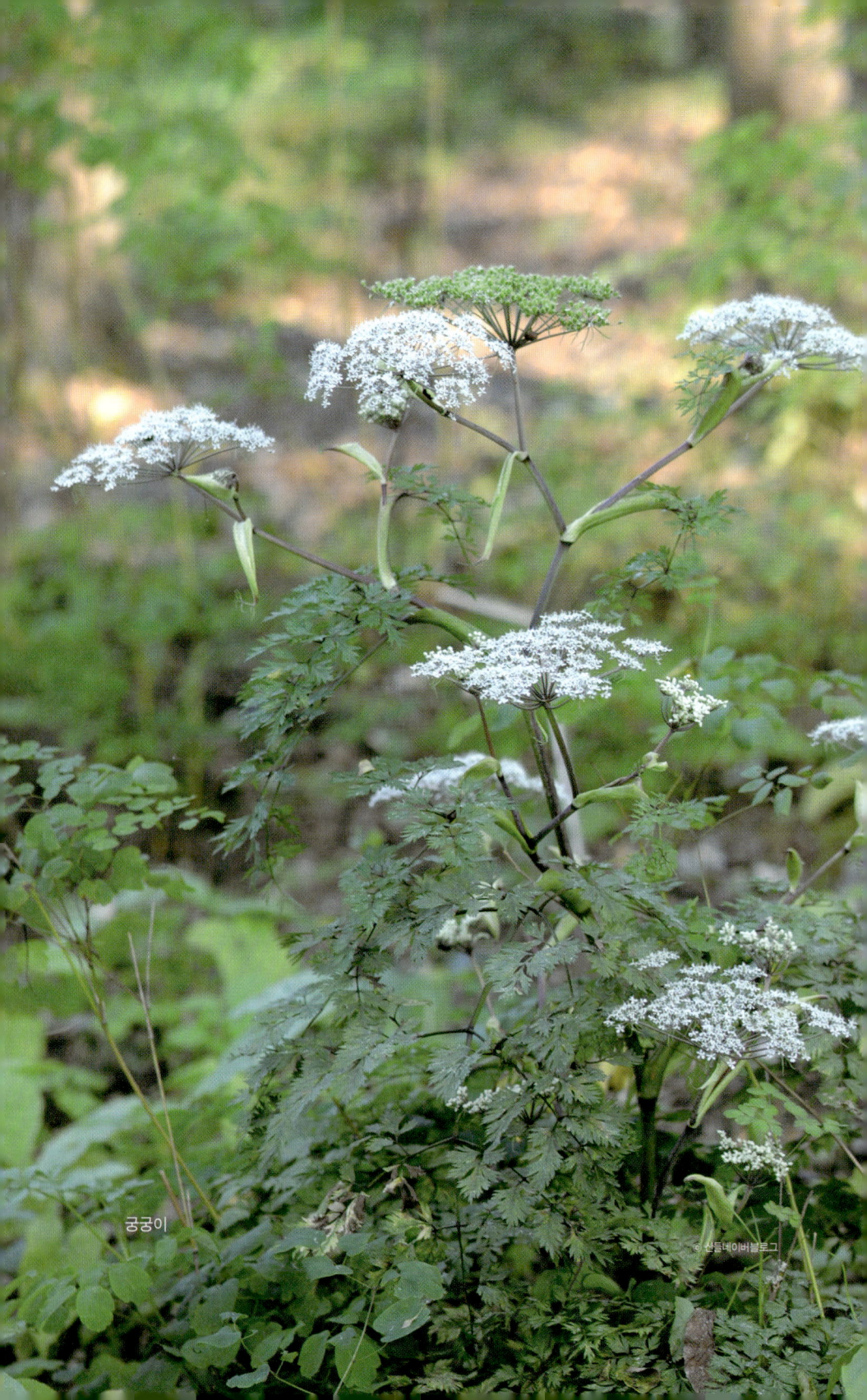
궁궁이

타내며 자궁 수축에도 좋은 구실을 한다. 여기에는 당귀와 함께 쓰면 더 효과적이다.

통증을 진정시키는 성질이 있어서 옆구리 통증·허리 통증·두통을 치료하기 위해서는 반드시 궁궁이 뿌리가 배합되어야 한다. 하루 복용량은 6~12g 정도이다.

식용 방법

4월 상순이나 중순경에 갓 자라나는 어린 잎을 뜯어 모아 나물로 무쳐 먹으며 국거리로도 좋다. 가볍게 데쳐 잠시 우려내면 된다. 독특한 향미가 있고 씹히는 맛이 좋아 먹을 만하다. 이렇게 향기 좋고 먹을 만한 것이면 굳이 데치고 무치고 할 필요 없이 그냥 생잎 그대로 양념에 살짝 찍어 먹도록 한다.

식물 특징

1.5m 정도로 곧게 서서 자라는 여러해살이풀이다. 중간부 이상에서 여러 개의 가지를 치며 가지의 끝부분에는 잔털이 산재해 있다.

잎은 전체적으로 큰 세모꼴을 이루는데 깃털 모양으로 세 차례 되풀이해서 작게 갈라진다. 갈라진 조각은 길쭉한 타원꼴이고 가장자리에는 결각 모양의 작은 톱니가 있다.

작은 꽃이 둥글게 뭉쳐 핀 것이 다시 뭉쳐져서 우산꼴과 같은 산형의 꽃차례를 구성한다. 꽃은 다섯 장의 흰 꽃잎으로 이루어지는데, 그 크기는 매우 작다. 8~9월에 꽃이 핀다.

전국에 분포하며 주로 산골짜기의 계류와 같은 물기 많은 곳에 난다.

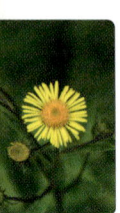

금불초

꽃이 가래를 삭이고, 구역질을 억제한다. 암 치료제 · 염증약으로 쓴다.

효능 해설

꽃만 약재로 삼고 있으며 뿌리에 대해서는 알려진 바가 없다. 노란 꽃이 하도 아름다워 다른 부분에는 관심을 돌리지 않았는가 싶다. 꽃이 한창 피어날 때에 채취한다고 알려져 있지만 식물 생리학적으로 보아 꽃이 막 피어나려고 할 때에 따는 것이 더 효과적일 것으로 믿는다.

금불초는 꽃을 따서 말리거나 볶아서 달임약으로 쓰는데, 가래를 삭이고 구역질을 억제하며, 뱃속에 물이나 가스가 차서 부른 증세(복수)에 주로 쓴다. 그리고 소화 불량과 트림이 심한 증세, 가슴이 답답하고 아픈 데에도 약용한다. 소변이 제대로 나오지 않을 때에도 효과가 나타난다. 하루에 달임약으로 4~12g 정도가 알맞다.

민간에서는 전초를 우려낸 물을 자주 마시면 없어졌던 월경이 다시 생겨나고 땀을 잘 흐르게 하며 위액의 산도를 낮춰 준다고 했다. 특히 위암 치료에 보조적으로 쓰인다고 했다. 여러 가지 피부병에 생잎을 짓찧어 바르고 염증약으로 쓰여 왔다.

식용 방법

풀밭에 자라나는 어린 순을 채취하여 나물 무침을 해 먹거나 된장국에 넣어 국거리로 한다. 맵고 쓴맛이 강하므로 끓는 물에 데쳐서 찬물에 담가 한동안 우려내서 조리하는 것이 좋다. 그런데 식물체가 본래 지닌 짙은 성분을 깡그리 우려내고 나면 산야초의 풍미가 사라

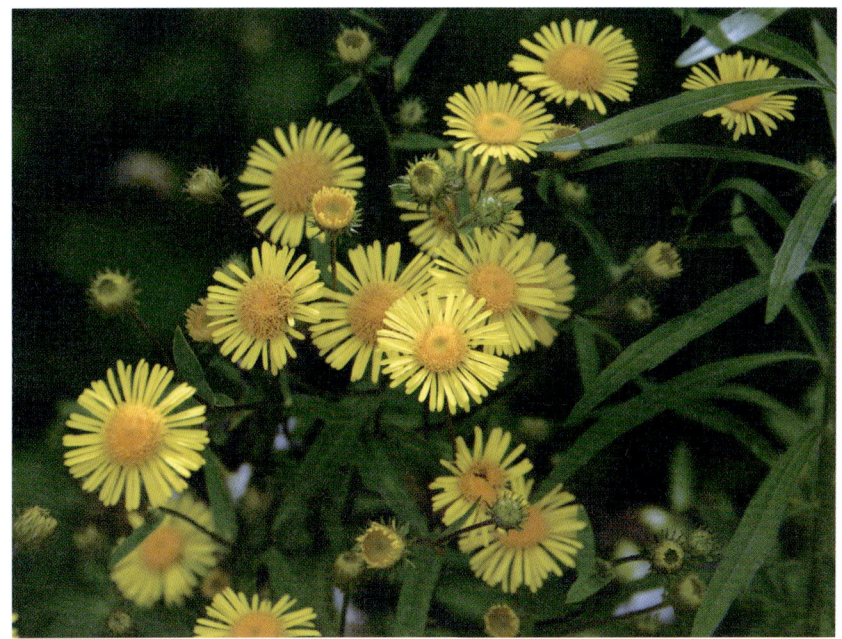
금불초 꽃

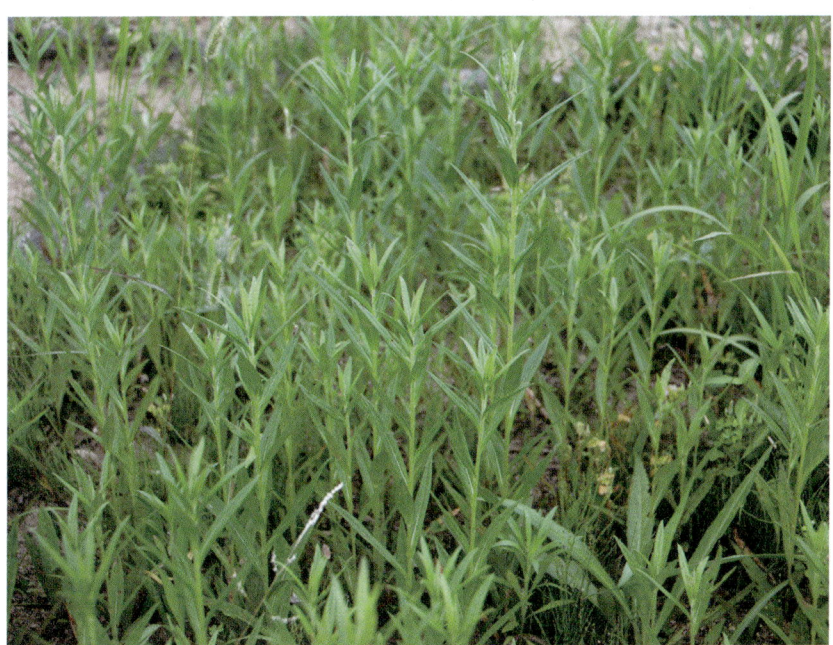
금불초

져 버리므로, 적당히 조절하여만 산나물답게 조리해 먹는다.

🌱 식물 특징

여러해살이풀로서 온몸에 잔털이 덮여 있고 줄기는 곧게 일어서서 30cm 안팎의 높이로 자란다.

거의 가지를 치지 않으며 잎자루가 없는 잎은 마디마다 서로 어긋나게 자리한다. 잎은 길쭉한 타원꼴로서 양끝이 뾰족하고 가장자리에는 아주 작은 톱니가 드물게 나 있다.

7~9월에 줄기 끝에 지름이 3cm쯤 되는 노란꽃 서너 송이가 가지런한 높이로 핀다. 전국적으로 들판의 풀밭이나 경작지 주변 등에 산재하며 관상용으로도 심는다.

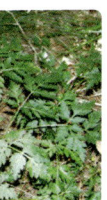

기름나물

감기로 인한 기침, 임산부의 기침을 멈추는 데 좋으며, 항암 및 해독 작용이 있다.

효능 해설

가을에 뿌리를 캐어 물로 씻고 물에 씻어 햇볕에 말린다.

항암 성분이 부분적으로 들어 있기 때문에 이것도 일단 항암약으로 쓰고 있다. 이렇듯 일부분의 항암성이 있는 것을 복용하여 곧 암 치료 성과를 보겠다는 생각은 잘못이다. 식물의 전체 성분들 중에 일부분의 항암성을 지니고 있더라도 그것이 강력한 항암 작용을 나타내느냐 또는 힘이 약한 항암성을 가지고 있느냐에 따라서 효력이 크게 달라지는데, 어떤 산야초가 어느 정도의 탁월한 항암 효과를 발휘하느냐 하는 판별은 앞으로 계속 연구해야 할 과제이다.

유익한 해독 작용 독성이 있는 부자(바꽃·투구꽃)를 약용하다가 중독이 되었을 때, 이를 해독(독풀이)하는 작용이 있다. 독성 물질을 약화시키는 성질이 있다면 그 해독 작용은 몸속의 다른 나쁜 기운도 다 풀어 버려 몸 밖으로 내보내는 구실을 한다. 따라서 몸속이 청결해지면서 잡스런 병의 근원을 해소하고 질병 예방과 건강 향상에 큰 도움이 이루어진다.

기름나물의 뿌리는 감기로 인한 기침과 임산부의 기침, 기관지염을 낫게 하며 가래를 삭여 준다. 특히 잇몸이 붓고 고름이 나오는 이앓이(풍열)에 치료 효과가 좋다.

민간에서는 뿌리를 류머티즘·감기·염증 질환에 써 왔다.

약용으로는 하루 3~9g을 달여 나누어 마시는 것이 일반적인데, 항암약으로 쓰는 경우엔 양을 몇 배 늘려 복용하며, 특히 어린 잎을 다

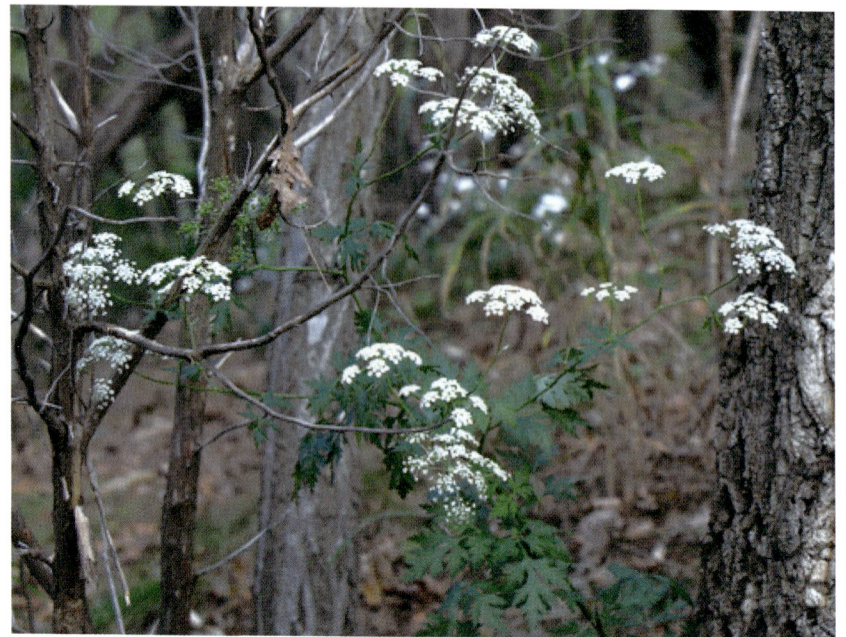

기름나물 꽃

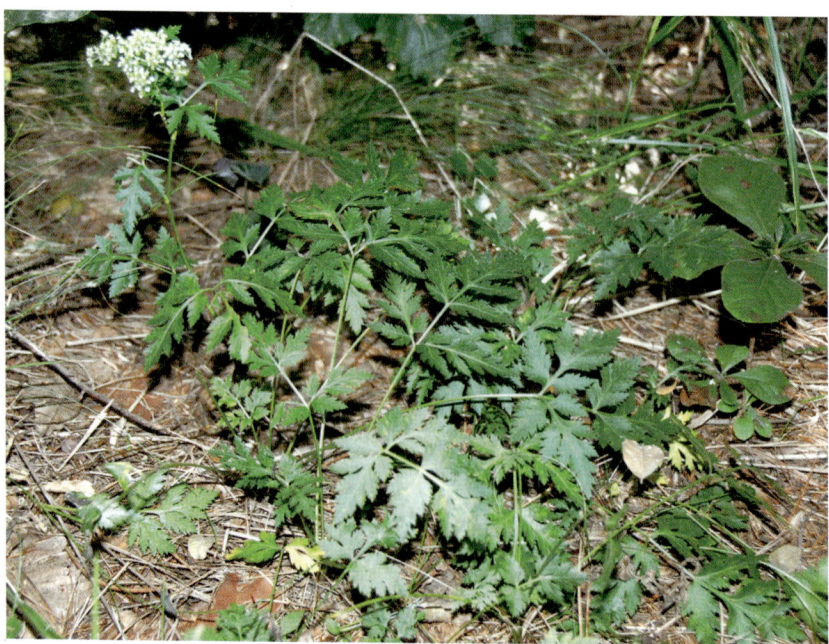

기름나물

량으로 생식하도록 한다.

🍲 식용 방법

봄에 자라나는 어린 잎을 뜯어다가 약간 데쳐 나물로 무치거나 생채로 간을 맞춰 먹는다. 나물로 먹어도 향긋하고 맛이 좋아 구미를 돋우지만 생채로 먹으면 향기로운 맛이 한층 더할 뿐만 아니라 씹히는 맛이 일품이다. 양념장은 맛을 내기 위해 여러 가지 양념을 첨가하지 말고 항상 담백하게 만드는 것이 좋다. 신선한 잎에 쌈장을 조금 찍어 생식하든지 녹즙을 내어 마시면 질병 치유에 효과적이다.

🪴 식물 특징

높이가 90cm에 이르는 여러해살이풀로서 여러 개의 가지를 치며 가지의 끝부분에는 잔털이 나 있다.

잎은 서로 어긋나게 자리하여 두 번 깃털 모양으로 갈라지는데, 전체적인 생김새는 세모꼴이다. 잎 표면에는 윤기가 흐르고 잎자루의 밑동이 줄기나 가지를 가볍게 감싼다.

다섯 장의 흰 꽃잎으로 이루어진 작은 꽃이 많이 뭉쳐서 피는데, 우산을 펼쳐 놓은 것과 같은 생김새의 꽃차례를 꾸민다. 꽃차례의 지름은 10cm 안팎이다.

꽃이 피고 난 뒤에 타원꼴의 납작한 씨를 많이 맺는데, 표면에 기름기가 흘러서 기름나물이라고 부른다. 7~9월 사이에 꽃이 핀다.

전국에 분포하며 산과 들판의 양지바르고 약간 습한 땅에서 난다.

기린초

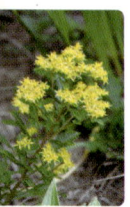

인삼과 비슷한 강장 효과가 있으며, 여러 가지 출혈 증상을 막아 주고 정신을 안정시키는 작용을 한다.

🔖 효능 해설

봄부터 가을 사이에 필요할 때마다 잎을 따서 말렸다가 달여 마신다. 날것 그대로를 달임약으로 이용해도 좋다.

기린초는 인삼과 비슷한 강장 효과를 가지고 있으며, 알로에와 비슷한 영양 효과도 있다.

가을에 뿌리를 캐서 잔뿌리를 제거한 뒤 말려서 기침 가래약으로 쓰며 자양 강장 효과도 있다고 한다. 기린초를 약용할 때는 잎을 위주로 한다. 벌레 물린 데·상처 입은 데·종기·타박상에 생잎을 짓찧어 붙인다.

기린초에는 지혈 작용 성분이 강하게 들어 있어서 피 섞인 가래·각혈·혈변·코피·토혈·피가 나는 상처에 조금씩 달여 마시면 효험을 본다. 그리고 위장 질환·허약증·관절염·종양·각종 염증·고혈압에도 효험이 있다. 폐결핵·폐렴·신장에서 생기는 나쁜 증세·간질병 치료에도 좋다.

기린초에는 혈액 순환을 원활하게 하고 정신을 안정시키는 작용이 있다. 가는 기린초도 동일한 효과를 나타낸다. 소량씩 달여 복용하는 것이 안전하다. 하루 5~9g, 신선한 것은 30~60g을 달여 먹는다.

🟠 식용 방법

옛날에는 구황 식물로서 배고픔을 달래 주었고, 오늘날에는 맛있는 산나물로 즐기게 되었다. 전초를 푹 데친 뒤 잘 말려서 묵나물로 저

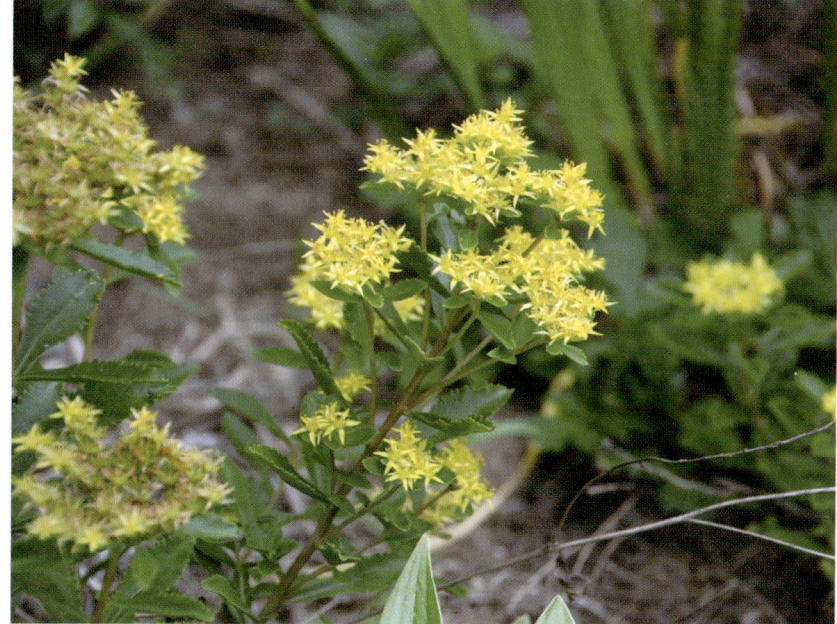

기린초

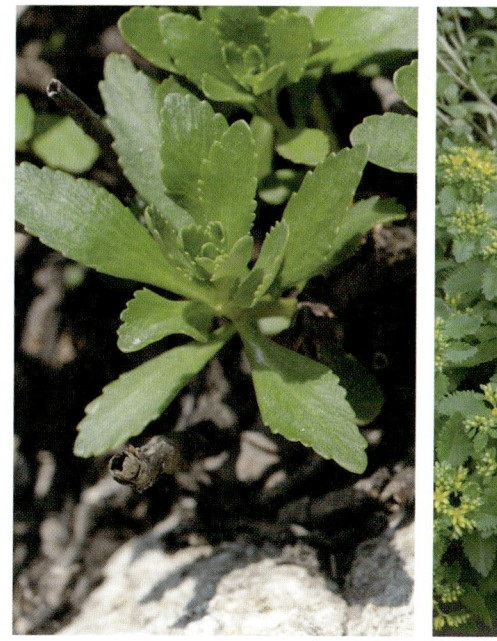

기린초

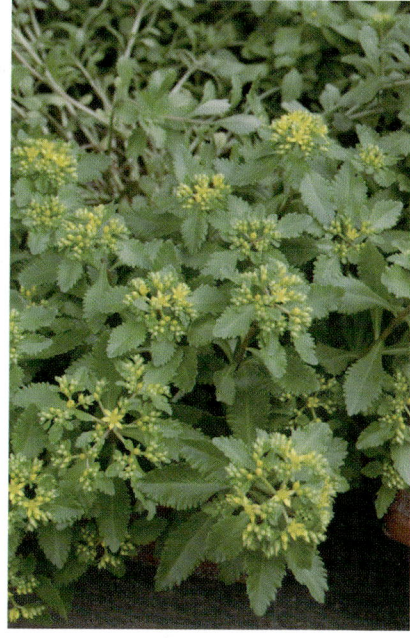

애기기린초

장해야 하며, 이 묵나물을 불려서 간을 하여 무치면 썩 맛이 있다. 연한 생잎을 마요네즈에 무쳐 먹어도 된다.

봄에 어린 잎을 뜯어다가 가볍게 데친 뒤 여러 방법으로 조리한다. 특이한 식용법으로는 데친 기린초 잎을 김밥 만들 듯이 김에 둘둘 말아 썬 것을 양념장에 찍어 먹는다. 생식할 경우에도 김에 말아 먹도록 한다.

식용 산야초를 여러 가지 방법으로 자주 또는 계속 먹노라면 몸속의 독성 기운을 청소하게 된다.

🌱 식물 특징

다육질의 여러해살이풀이다. 여러 대의 줄기가 포기로 자라며 높이는 20cm 안팎이다.

잎은 서로 어긋나게 자리하는데 자리하는 간격이 좁다. 잎의 생김새는 계란꼴 또는 길쭉한 타원꼴로서 두터우며 가장자리에는 무딘 톱니가 나 있다. 일반적으로 노란 기운이 감도는 푸른빛인데 불그스름한 갈색빛을 띠고 있을 때도 있다.

꽃은 다섯 장의 뾰족하고 노란 꽃잎으로 구성되어 있어 별처럼 보이며, 이것이 무수히 뭉쳐서 평면적인 꽃차례를 이룬다. 6~8월에 피는 꽃의 지름은 7cm 안팎이다.

꽃이 지고 난 뒤에는 다섯 갈래로 갈라진 열매가 줄을 잇는다.

경북과 충북 이북 지역에 분포하며 산지의 양지쪽 바위 틈에 난다. 잎이 좁고 많은 꽃이 피는 가는 기린초는 전국에서 볼 수 있다.

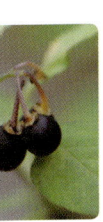

까마중

난소암 · 폐암 · 소화기암의 보조 치료제이며, 여러 가지 피부 질환 치료에 효험 있다. 강장약으로서 피로 회복에 좋다.

🔖 효능 해설

꽃이 필 때부터 가을 사이에 꽃과 잎, 줄기를 채취하여 말린 뒤 약재로 쓴다. 가끔 뿌리도 약용하는 경우가 있다.

항암 처방 몇 가지 임상 실험 자료를 소개한다. 까마중의 말린 잎과 줄기 30g을 뱀딸기 15g과 함께 달여 하루 두 번 계속 복용하면 소화기암과 폐암에 효과가 있다.

까마중 30g에 황금(속썩은풀) 60g과 지치 뿌리 15g을 혼합하여 달여서 하루 두 번에 나누어 매일 복용하면 난소암 · 융모막암 · 폐암에 효과가 있다.

만성기관지염 환자 969명에게 까마중 30g, 도라지 뿌리 9g, 감초 뿌리 3g을 섞어 달여서 하루 세 번에 나누어 10여 일 간 복용하다가 일주일쯤 중단한 뒤 다시 계속 마시게 했더니 87%의 효과가 있었다고 한다.

까마중 전초의 달임약은 포도상균 · 이질균 · 장티푸스균 · 대장균 억제 작용을 갖고 있다. 또한 항염증 · 혈압저하 · 진해 · 거담 작용이 있으며, 혈액 순환을 왕성하게 한다. 특히 강장약으로서 피로 회복에 좋은 효과를 나타낸다. 대개 하루 15~30g을 달여 먹는다.

꽃을 달인 물은 가래약으로 효과적이며 눈을 자주 씻으면 눈이 밝아진다고 한다. 설사와 이질을 멈추게 한다.

잎과 열매를 알코올에 우려낸 것은 방부약 · 염증약이 되며, 진통약으로서 두통과 류머티즘에 효과가 있다.

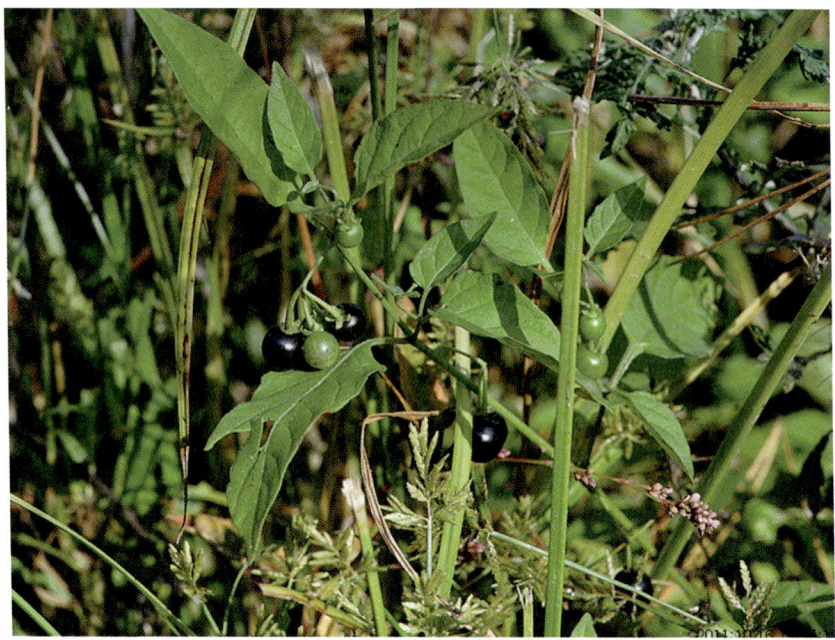

까마중

© 자연과식물

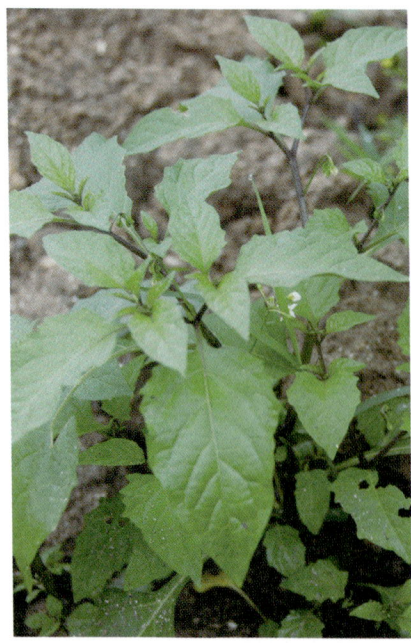

미국까마중

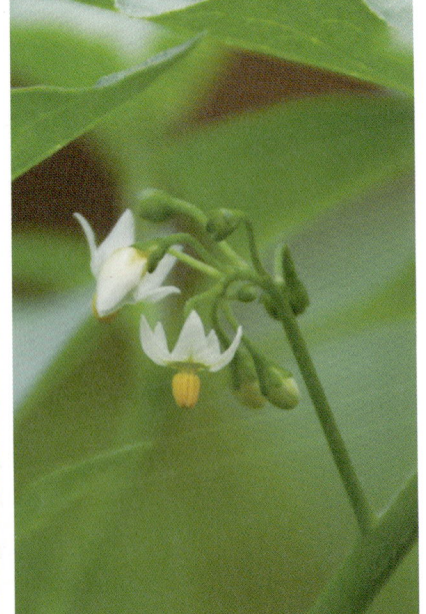

까마중 꽃

여러 가지 피부병을 치료하기 위해서는 꽃과 잎, 줄기를 생째로 소량의 소금을 첨가해서 즙을 내어 바른다. 또 생잎 줄기를 짓찧어 환부에 그냥 붙이기도 한다. 칼에 베인 상처·버짐·습진·뾰루지·물고임·곪은 상처·가려움증 있는 헌데·악성 두드러기·종기 등에 바르거나 붙이면 그 피부 증상이 가라앉는다.

민간에서는 강장약으로 소중히 여겼으며, 신장결석·물고임에 써왔다.

식용 방법

어린 순을 나물로 무쳐 먹으며, 잡채나 비빔밥에 넣는다. 튀김과 볶음을 해서 먹을 때는 데치지 않고 날것 그대로를 쓴다. 맛이 좀 쓰므로 가볍게 데쳐 우려내서 조리하는 것이 좋다. 어린아이들이 검게 익은 열매를 따 먹곤 하는데 서너 알 정도 먹는 것은 괜찮으나 약간의 유독 성분을 가지고 있으므로 될수록 따 먹지 않도록 유의해야 한다.

뿌리를 포함한 모든 부분을 3배량 이상의 도수 높은 소주에 담가 3개월 정도 숙성시켜 취침 전에 조금씩 마시면 약효를 나타낼 뿐만 아니라 피로 회복에 썩 이롭다.

식물 특징

한해살이풀로서 많은 가지를 치면서 70cm 안팎의 크기로 자란다. 잎은 서로 어긋나게 자리잡고 있으며 계란꼴로서 얇고 작다. 잎 가장자리는 밋밋하거나 물결치는 듯한 무딘 톱니가 배열되기도 한다.

5~7월에 흰꽃이 피는데, 마디 사이 중간 부분에서 꽃대가 자라나 3~8송이가 뭉쳐서 피며, 다섯 갈래로 갈라진 꽃의 지름은 1cm 안팎이다. 꽃이 진 뒤에 지름 6㎜쯤 되는 물기 많은 열매를 맺혀 검게 익는다. 전국에 널리 분포하며 양지바른 풀밭이나 길가 등에 난다.

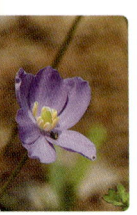

깽깽이풀

신경 불안·신경과민으로 생기는 질환을 진정시키고, 위염·장염·구내염 등의 염증을 개선한다.

🔲 효능 해설

줄기와 뿌리를 9~10월 사이에 캐서 물로 씻어 잡티를 제거한 뒤 햇볕에 말려 갈무리해 두었다가 약재로 쓴다.

깽깽이풀은 꽃의 생김새와 빛깔이 하도 아름다워 발견되기만 하면 캐어다가 집에 심는 경향이 많아서 요즈음은 구경하기가 쉽지 않다.

예쁜 꽃의 약용 꽃이 매우 아름답고 영롱한 식물은 대개 약용으로서의 가치를 높이 평가하지 않는 면이 있는데, 이것은 아마도 관상 가치가 있는 멋진 꽃의 빛깔과 모양새에 황홀해져서 감히 그 식물을 건드리고 싶지 않은 애착심 때문에 약효를 알아볼 겨를이 없었던 모양이다. 아름다운 꽃식물에 대해서는 대부분 민간요법으로 일부 쓰여 온 내용을 간단히 소개하는 데에 그칠 뿐이다.

뿌리와 줄기는 혈압강하 작용이 비교적 센 편이지만 지속성이 적다는 것이 단점이다.

염증약·진정약으로서 효용이 있는데 위염·장염·구내염 따위의 염증이 생기는 각종 질환을 치유하고, 신경 불안과 신경과민으로 인하여 생기는 여러 증세들을 진정시킨다. 그리고 소화 불량과 이로 인한 식욕 감퇴를 개선하고 설사를 멈추게 한다. 이 풀의 쓴맛에는 건위 작용이 있다. 하루의 달임약은 1.5~3g을 사용한다.

눈의 염증(안질)에는 뿌리의 달임물로 씻으면 시원해진다. 한약 처방에 넣곤 하지만 귀한 편이어서 자주 쓰지 못한다. 하루의 복용량은 6~10g 정도가 적당하다.

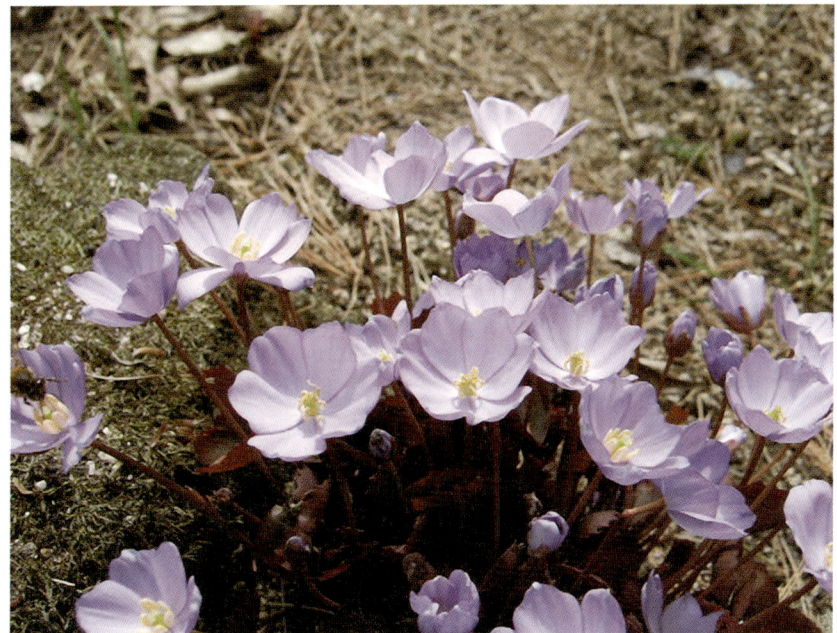
깽깽이풀 꽃

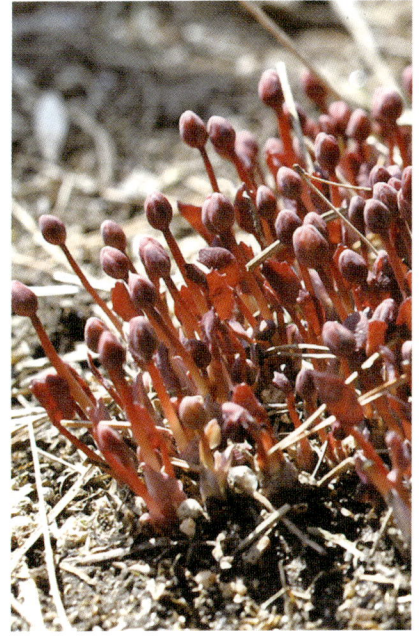
깽깽이풀 꽃대

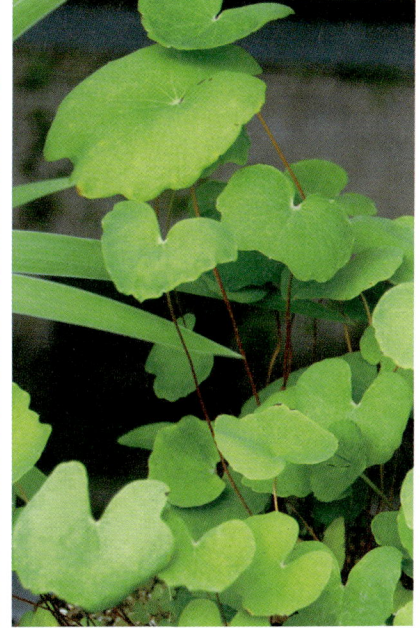
깽깽이풀

민간에서는 류머티즘·설사·출혈·이뇨·땀 내는 약으로 써 왔다.

🪴 식물 특징

여러해살이풀로서 짤막한 줄기는 땅속에 묻혀 있고 지상으로는 나타나지 않는다. 굵은 뿌리는 빳빳하고 많은 잔뿌리를 가지고 있다.

대여섯 장의 잎이 뭉쳐나며 25cm 가량 되는 긴 잎자루 끝에 둥근 잎이 달려 있다. 잎의 밑동은 심장꼴이고 끝은 움푹 패였으며, 잎 가장자리는 물결꼴이다.

꽃은 잎이 자라나기 전에 뿌리에서 1~2개의 꽃대가 자라나 각기 한 송이씩 피어난다. 꽃대는 잎자루보다 짧으며, 꽃은 지름이 2cm 안팎으로 6~8매의 계란꼴의 꽃잎을 가진다. 꽃의 빛깔은 연한 보랏빛이다. 4~5월에 꽃이 핀다.

경기도와 강원도 이북의 지역에 분포하며 남쪽에서는 무등산을 비롯하여 깊은 산속 수풀에서 가끔씩 발견된다. 깊은 산속 양지바른 풀밭에 난다.

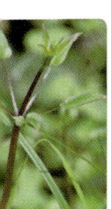

꼭두서니

결석을 소멸시키는 특별한 작용이 있으며, 정기를 보하고 강장약의 효험이 있다. 강한 지혈 작용으로 출혈을 막는다.

효능 해설

뿌리를 이른봄이나 가을에 캐어 물에 씻어서 햇볕에 말린다.

결석 제거 뿌리 달임약은 신장과 방광의 결석을 제거하는 데 효력이 있다. 하루에 5~10g 정도 달여 세 번에 나누어 복용하노라면 단단한 결석이 거칠어지고 구멍이 많아지면서 천천히 부풀어 녹아 버리는 상태로 오줌으로 조금씩 조금씩 배설된다. 결석이 작게 부서져 아픔을 느끼지 못할 정도로 자연스럽게 밖으로 나와 버리는 것이다. 이 경우 결석은 분홍색을 띠게 된다.

뿌리 달임약을 복용한 뒤 3~4시간 지나면 불그레한 색깔을 띤 오줌이 나오기 시작한다. 오줌 색깔이 연한 장미빛을 띠도록 달임약을 충분히 복용해야만 효력을 볼 수 있다.

꼭두서니의 뿌리는 지혈 작용이 강하여 자궁 출혈·월경과다·빈혈·혈뇨·혈변·토혈·치질 출혈, 월경 후 소량이나마 장기간 계속되는 출혈, 타박상의 내출혈, 산후의 많은 출혈 등 여러 가지 출혈 증세에 쓰인다. 어떤 기록에서는 지혈 작용이 가볍다고 했다.

약리 실험에 의하면 피 응고 촉진 작용(지혈)과 강심 작용, 자궁 수축 작용, 이뇨 작용이 있다고 밝혔다.

뿌리는 피를 잘 돌게 하고 정기를 보하며 강장 효과가 있다고 했는데, 이러한 약효가 몸을 건강하게 하고 질병을 막는 역할을 한다.

한편 자궁내막염·월경이 없을 때·신경통·간염에도 약용한다고 했다. 한약 처방에서는 통경·정혈(생기 있는 맑은 피)·지혈·해열·

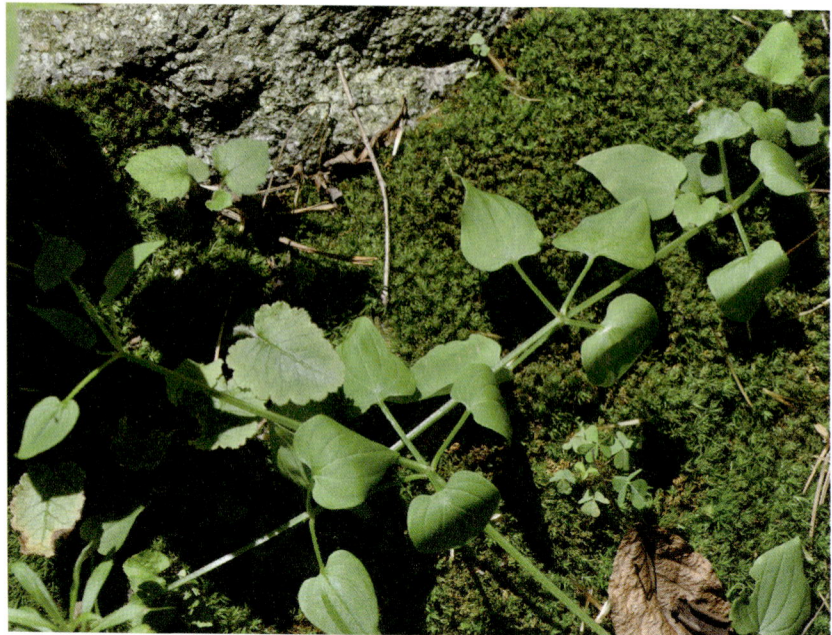

꼭두서니

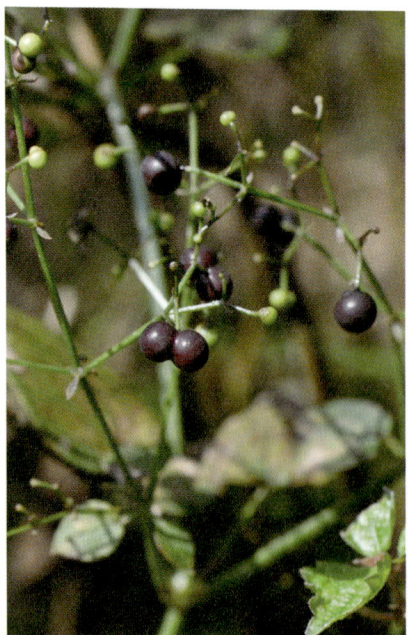

꼭두서니 열매

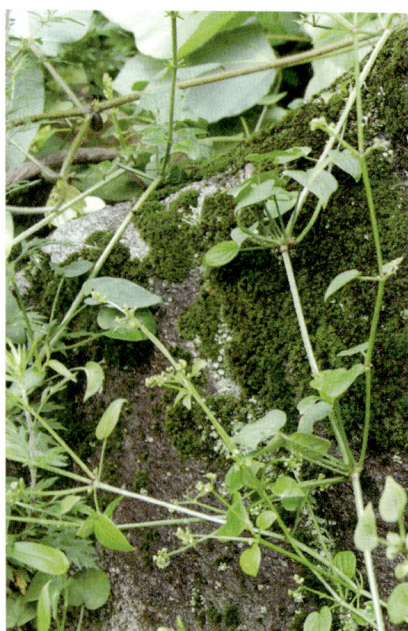

갈퀴꼭두서니

강장약으로 첨가하여 쓰고 있다. 단 위장이 약하고 설사하는 사람에게는 이 약재를 사용하지 말아야 한다.

민간에서는 부기가 있는 마비 증상·폐와 간장에 열이 날 때·악성 종양 등의 질환, 진통·방부제 등 여러 분야에 써 왔다고 한다.

식용 방법

봄에 어린 순을 따서 입맛에 맞게 양념해 먹는다. 쓴맛이 있으므로 데쳐서 물에 충분히 우려내어 조리하는 것이 좋다. 기름에 튀기거나 볶을 때는 데치지 않아도 쓴맛이 나지 않는다.

뿌리를 토막 내어 3배량 이상의 소주에 담가 어둡고 시원한 곳에 2개월쯤 묵혔다가 조금씩 마시는데 꿀을 첨가하는 것이 좋다. 또 뿌리를 잘게 썰어 감초를 조금 가미해서 차 대용으로 마신다. 이러한 약술과 약차는 특이한 맛이 있으려니와 서서히 약효를 나타내는 동시에 피로 회복에 효과가 있다.

식물 특징

여러해살이 덩굴풀로서 주황빛의 살진 뿌리를 가지고 있다. 줄기는 모가 져 있으며 모 위에는 아래로 향한 작은 가시가 배열되어 있다.

많은 가지를 치고 마디마다 4매의 잎이 십자꼴로 자리한다. 잎은 심장꼴로서 긴 잎자루를 가지고 있으며 가장자리는 밋밋하다. 잎 뒷면에는 3~7줄의 평행한 잎맥을 볼 수 있으며 잎자루와 함께 잎맥 위에도 갈고리와 같은 작은 가시가 나 있다.

꽃은 7~8월에 가지 끝과 잎겨드랑이에 원뿌리꼴로 뭉쳐 피어나는데, 꽃잎은 다섯 장이며 지름이 3.5㎜ 안팎이고 빛깔은 노랗다. 꽃이 지고 난 뒤 두 개가 서로 붙은 둥근 열매가 검게 익는다.

전국에 분포하며 산과 들판의 덤불 속에 난다.

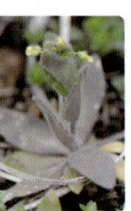

꽃다지

나물감으로만 여기던 풀이 약초가 되었다. 가슴이 답답하고 숨이 찬 데에 약용한다.

효능 해설

씨가 여문 여름에 풀 전체를 뜯어다가 말린 뒤 탁탁 두들겨 씨를 털어 낸다. 이 씨를 약재로 쓰는데, 다닥냉이 씨도 꽃다지와 거의 같은 목적으로 약용한다.

이 풀은 인가 주변에 흔히 자라며, 어떤 병이 든 사람이 꽃다지를 나물감으로 무쳐서 오래 식용하면서 그 병이 저절로 나아 버리자 무슨 병에 약이 되는 풀이구나 하고 알게 되었다. 이런 여러 과정을 거치면서 민간약으로서 자리를 잡아 가게 되었다. 결국 나물로 맛있게 먹던 것이 바로 약초 구실을 하게 된 것이다. 하지만 일반적으로 나물감으로만 여길 뿐 한의학적인 약재의 효용면에서는 별로 연구된 실적이 없다. 따라서 아직 한약 처방전에는 들어가지 못하고 있다. 하루 4~10g의 씨를 달여 먹는다. 하여튼 나물감으로만 취급하는 가운데 가끔씩 약효가 나타났던 사례를 여기에 소개한다.

약리 실험을 해 본 결과 다닥냉이 씨를 알코올에 우려낸 것에 강심 작용이 있다는 것을 알게 되었다. 그렇다면 꽃다지 씨도 마찬가지의 작용이 있는 것으로 보아야 한다.

꽃다지 씨와 다닥냉이 씨는 심장 질환으로 인한 호흡 곤란에 약용하고 있으며 효과가 있다고 한다.

꽃다지 씨는 설사를 나게 하는 성질이 있는데, 이로써 확실히 변비가 없어지게 된다. 또 온몸이 부어오르는 증세를 가라앉힌다.

모든 산야초는 각종 부종을 가라앉히는 역할을 하며, 풍부한 섬유

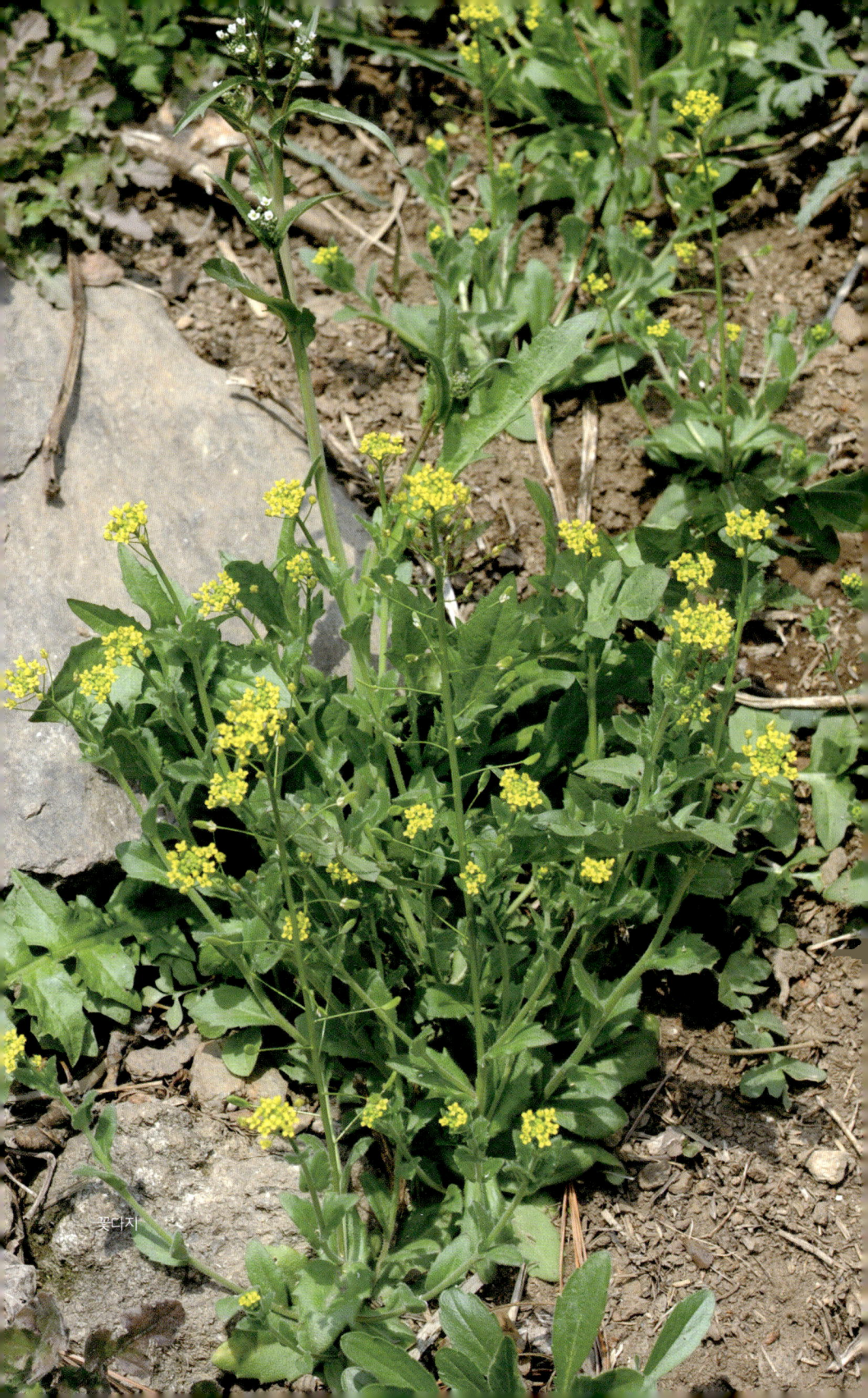
꽃다지

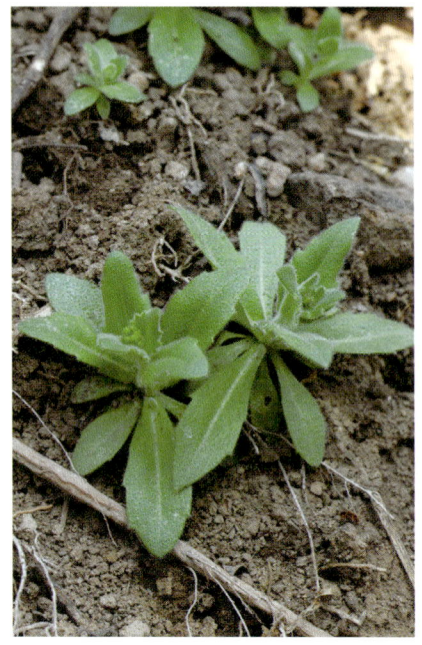 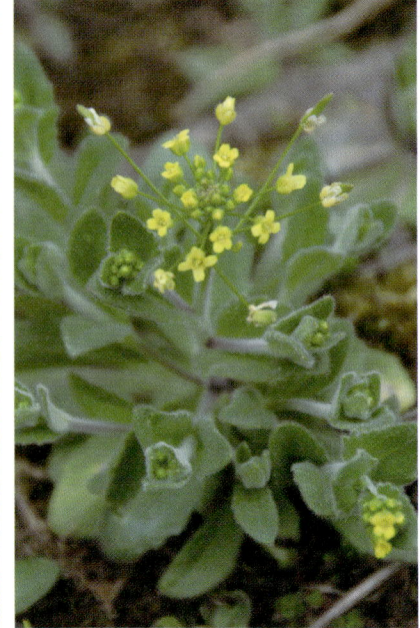

꽃다지 어린 순 　　　　　　　　　꽃다지 꽃

질이 뚱뚱하게 오른 살을 빠지게 하는 작용을 하는 것이다. 또한 꽃다지 씨는 기침과 가래를 가시게 하며 오줌을 잘 나오게 하는데, 산야초들은 약하든 강하든 다 이뇨 작용을 한다. 그리고 꽃다지 씨는 담음(먹은 물이 위장에 머물러서 출렁대고 가슴이 답답한 병)으로 가슴이 그득하고 숨이 찬 데, 배에 물이 고이는 데 약용한다. 삼출성 늑막염·백일해·출혈 증상도 낫게 한다.

　몸에 이러한 나쁜 증상이 생기면 하루 4~10g의 씨를 약간 볶아서 뭉근히 달여서 사용한다. 또한 뿌리를 빻은 가루를 꿀에 이겨 알약을 만들어 복용한다.

　부스럼 같은 피부병에는 달임약으로 자주 씻곤 한다.

🥣 식용 방법

인가 근처에서 흔히 자라므로 봄이면 자주 나물로 해 먹으며 국거리로도 한다. 맛이 담백하고 쓴맛이 없으므로 가볍게 데쳐 한 번 헹구기만 하면 된다. 봄이 지나 웃자랐더라도 나물 무침하며, 참기름을 넉넉히 넣은 양념과 버무려 생채로 먹어도 되고 비빔밥에 섞어 먹어도 좋다. 김에 생잎을 늘어놓아 김밥 만들듯 둘둘 말아서 그대로 양념장에 찍어 먹는다. 생식으로도 좋고 녹즙을 내어 마시기도 한다.

식용을 위해 잎을 뜯고 난 뒤의 뿌리는 버리지 말고 소주에 담가 숙성시켜서 반 컵(100cc)씩 가끔씩 마셔 보는 재미도 있다.

🪴 식물 특징

두해살이풀로서 초가을에 싹튼 묘가 겨울을 지낸 뒤 꽃을 피우고 씨를 맺으면 죽어버린다.

줄기는 곧게 서서 약간의 가지를 치면서 15cm 정도의 높이로 자라나는데 온몸에는 잔털이 밀생한다.

겨울을 난 잎은 주걱꼴로서 둥글게 배열되어 땅을 덮는다. 줄기에 생겨나는 잎은 길쭉한 타원꼴로 서로 어긋나게 자리잡고 있으며 가장자리에는 약간의 톱니가 있다. 잎은 약간 두터우며 역시 잔털로 덮여 있다.

줄기와 가지 끝에 이삭 모양으로 뭉친 꽃망울이 아래에서 차례로 피어 올라간다. 4매의 꽃잎으로 이루어진 꽃의 지름은 4㎜ 안팎이고 빛깔은 노랗다. 4~6월에 꽃이 핀다.

원래 외국에서 들어온 귀화 식물인데 전국 각지에 널리 퍼져 있다. 밭가나 들판, 길가 등에 난다.

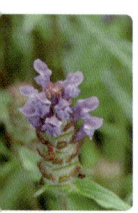

꿀풀

신장염 · 고혈압 · 간염 · 소화 불량 · 가래 · 기침 등 여러 질환의 치료를 위해서 뭉근히 달여 항시 음료로 마시도록 한다.

🔴 효능 해설

꿀풀의 꽃과 잎을 따서 푹 달여 마셨더니 이런저런 여러 가지 병이 낫더라는 민간요법이 두루 소문나 있는데, 그 일차적인 효험은 식물체가 품은 풍부한 영양 물질의 공급에서 효험이 발생하는 것이다.

꿀풀의 약효에 대한 기록을 살펴보면 각종 암 치료 처방에 첨가하는 경우가 자주 있다. 경험의학에서 밝힌 것을 보면, 고혈압 · 결핵 · 전염성 간염 · 소화 불량 · 젖앓이 · 안질환 · 구내염 · 편도선염, 가래 기침 등 적용 범위가 넓다. 특히 초기의 고혈압으로 인한 갖가지 증상에는 꿀풀과 결명자를 반반씩 배합하여 계속 복용하면 효력이 있다.

또한 꽃이삭이 다갈색으로 변할 무렵 꽃과 잎을 함께 채취하여 말려서 수시로 녹차처럼 우려 마시면 여름의 찜통 더위를 물리치는 효과가 있으며, 현저한 이뇨 작용이 있어서 신장염 · 방광염으로 몸이 부어오를 때에 효험이 있다. 하루 6~12g을 달여 먹는다.

🟠 식용 방법

초여름에 싱싱한 꽃을 훑어내어 샐러드에 섞으면 음식의 채색이 볼품 있다. 이 꽃과 어린 잎을 튀김이나 볶음으로 조리하면 풍취가 은은하다.

또 꽃잎이 갈색으로 시들 무렵에 꽃이삭 · 줄기 · 잎을 한꺼번에 채취하여 3배량의 소주에 담가 2개월 정도 숙성시키면 담황색을 띤 야

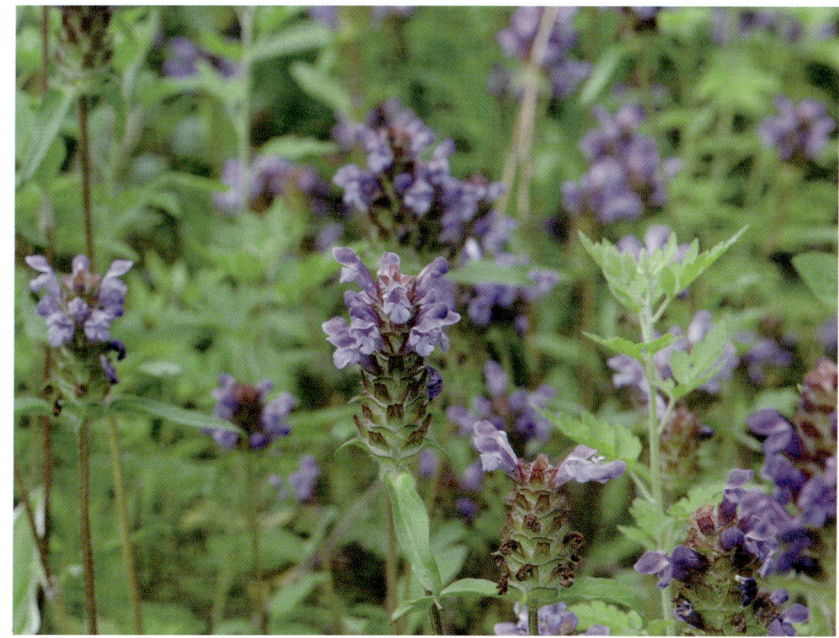

꿀풀

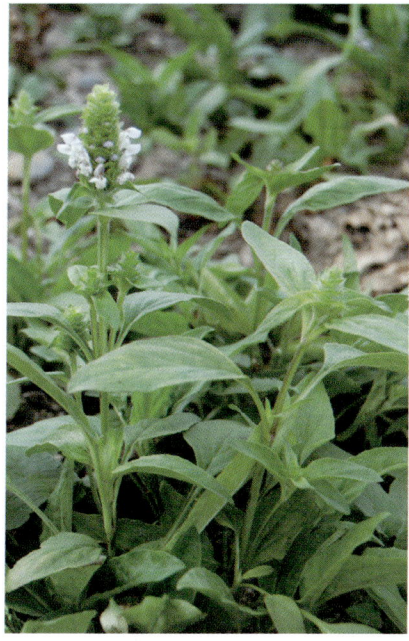

꿀풀

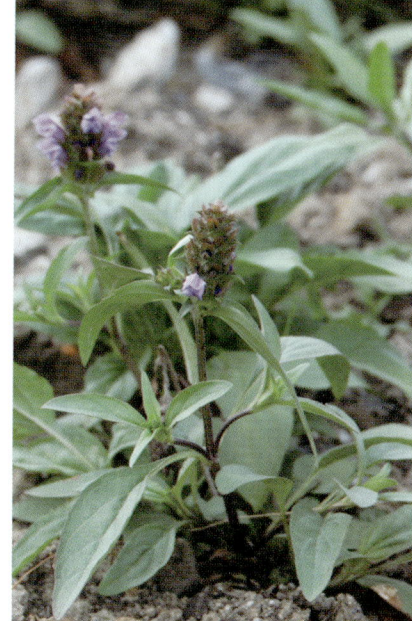

꿀풀

취의 술맛이 썩 흥취롭다. 설탕 대신에 꿀을 조금 첨가하면 마시기에 좋다.

　이렇게 여러 방법으로 식용하노라면 각종 질환 치유의 효과를 저도 모르게 얻게 되며 그 예방의 성과가 있으리라 믿는다.

꿀풀 음료

　여하간 꿀풀 전초를 차(茶)로 덖어 항시 우려 마시든지 뭉근히 끓여서 냉장고에 넣어 두고 물 마시고 싶을 때마다 음료로 삼으면 몸 전체를 보강하는 데 매우 효과적이다. 더욱이 대여섯 종류의 유용한 산야초를 말려 함께 섞어서 상음하면 건강 생활에 더 좋다.

식물 특징

　여러해살이풀로서 온몸에 짧은 털이 산재한다. 줄기는 네 개의 모가 져 있고 한 자리에서 여러 대가 곧게 자라 올라와 30cm 정도의 높이로 자란다. 일반적으로 가지를 치지 않으나 간혹 치는 경우가 있다.

　잎은 길쭉한 계란꼴이고 마디마다 2매가 마주 자리한다. 잎자루를 가지고 있고 끝이 뾰족하며 가장자리는 밋밋하다.

　줄기 끝에 짤막한 원기둥꼴로 꽃이 뭉쳐 피는데 꽃잎의 생김새는 입술꼴이다. 윗입술은 앞으로 굽어 투구꼴을 이루고, 아랫입술은 넓고 세 갈래로 갈라진다. 원기둥꼴로 뭉친 꽃이삭의 길이는 3~8cm이고 꽃의 빛깔은 보랏빛이다. 6~8월 사이에 꽃이 피어난다.

　꽃이 핀 뒤에 꽃이삭은 갈색을 띠다가 검게 말라 죽는다. 전국 각지에 분포하며 산지의 양지바른 풀밭에 난다.

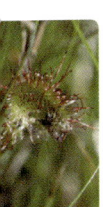

끈끈이주걱

폐결핵과 동맥경화증 치료에 효험 있는 약초. 기침 가래를 동반한 기관지 경련을 없앤다.

효능 해설

잎과 꽃대를 따서 말려 약재로 삼는데, 줄기·꽃망울·뿌리도 약으로 쓰는 경우가 있다. 벌레를 잡아먹는 특수한 식물이다.

생김새가 기묘하고 강한 개성을 풍기는 식충 식물이라 그런지 사람들의 눈길을 끌어 모은다. 이 이상스러운 풀은 그 생김새답게 어떤 특이한 약성을 가지고 있으리라 여겨져서 벌레 잡아먹는 장면을 관찰하는 동시에 생약의 효능 해설 연구를 거듭해 왔다. 그런 중에 폐결핵 치료에 특별한 효과가 있다는 것을 알게 되었다.

과거에 폐결핵은 고치기 어려운 전염성이 있는 병으로서 죽음의 고비를 넘나드는 위험한 질병이었다. 그래서 폐병 환자를 폐병쟁이라고 손가락질도 했다. 요즘은 의학의 발달로 그렇게 무서운 병이 아니지만 가볍게 여겨서도 안 된다. 폐병이나 백일해에는 끈끈이주걱 전초의 달임약을 한 번에 4g씩 하루에 세 번 복용한다.

또한 끈끈이주걱은 병원성 곰팡이나 세균의 증식을 억제하고 심한 기침과 가래 끓는 증상을 멈추게 하는 효력이 있음이 약리 실험에서 밝혀졌다. 그리고 기관지에 경련이 일어나는 증세를 눌러 버린다.

민간에서는 초기의 폐결핵과 동맥경화증 치료에 널리 써 왔다.

식물 특징

습한 땅에 자라는 여러해살이풀로서 작은 벌레를 잡아 영양원으로 삼는다. 다시 말해서 우리나라에 나는 몇 안 되는 식충 식물이다.

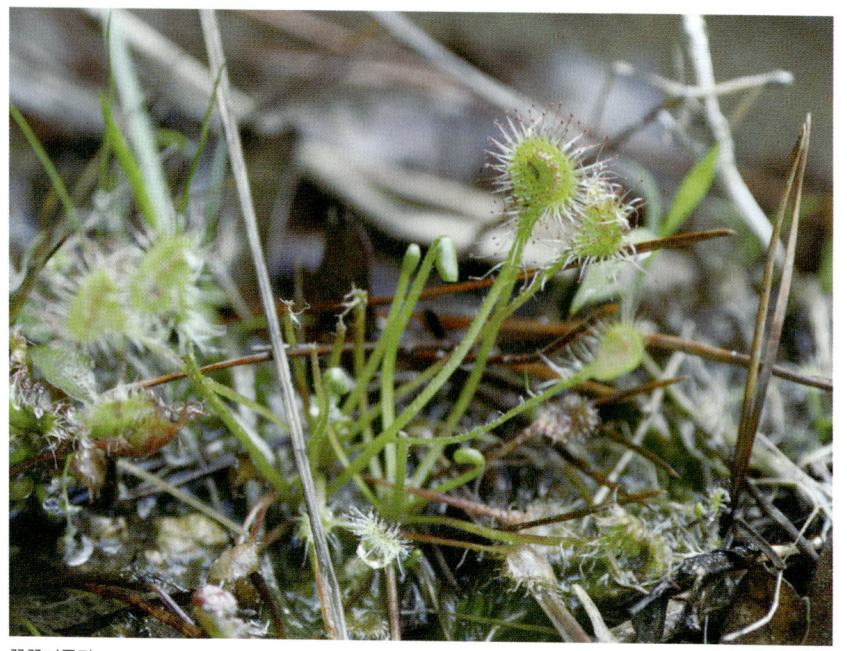
끈끈이주걱 ⓒ 산들네이버블로그

　뿌리에서 자라난 잎은 둥글게 배열되어 땅을 덮는다. 긴 잎자루를 가진 잎은 둥근꼴로서 길이와 너비가 1cm 안팎이고 표면에 붉은 빛을 띤 많은 털이 나 있다. 털에서는 끈기 있는 액체가 분비되어, 작은 벌레가 들러붙으면 서서히 소화시켜 양분으로 흡수해 버린다.
　잎이 뭉친 한가운데에서 10cm 안팎의 꽃줄기가 자라나 끝부분에 5~10송이의 꽃이 한쪽으로 치우쳐서 핀다. 꽃은 다섯 장의 꽃잎으로 구성되어 있으며, 희고, 매화와 흡사한 외모를 가지고 있다. 꽃의 지름은 5mm 안팎이고 7월 중에 핀다. 꽃이 진 뒤에는 4~5mm의 길이를 가진 타원꼴의 열매를 맺는데 익으면 세 개로 갈라진다. 씨는 아주 작고 양끝에 꼬리와 같은 것이 붙어 있다.
　전국에 분포하며 산지의 양지쪽 계류가나 저습지에 난다. 서울 근교에서는 도봉산·불암산 등에서 볼 수 있다.

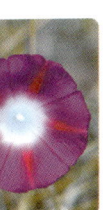

나팔꽃

간경변증으로 인한 복수, 극심한 변비에 효과 있다. 설사·이뇨 작용으로 몸속의 독성을 풀어 버리고, 회충·촌충 등의 해충을 몰아낸다.

나팔꽃 전설

약 400년 전부터 검은 씨앗이 약으로 쓰여 왔다 하는데, 그 약효가 특출하여 널리 소문이 나 있었다. 옛날에 한 농부가 나팔꽃의 검은 씨앗을 꼭 구해야 할 처지가 되었다. 생각 끝에 집에서 소중하게 기르던 소를 끌고 가서 이 약과 바꾸어 왔다는 것이다. 그래서 견우자(牽牛子)란 이름이 나오게 되었다고 한다.

효능 해설

나팔꽃이 지고 난 뒤의 8~9월 초가을에 잘 익은 씨앗을 채집하여 햇볕에 말린다. 약용하고자 할 때는 물에 담가 부풀게 하거나 또는 냄비에 넣어 불에 볶아 쓰기도 한다. 검은 씨가 더 좋다고 하나 흰색의 씨도 마찬가지의 효과가 있는 것으로 알려지고 있다.

배설이 치료의 기본 대변이 나오지 않고 또 오랜 체증일 때 설사시키는 약으로 쓴다. 소변이 잘 나오지 않을 때 달여서 복용한다. 간경변증으로 배에 물이 차는 복수(腹水)가 있을 때, 몸에 부기가 있을 때에도 약용한다.

이 견우자를 달여 먹음으로써 엉켰던 대변이 쏟아져 나오고, 막혔던 소변을 좌악 누어 버리면 얼마나 시원한지 모른다. 뱃속에 고였던 물이 없어지고 몸이 부어올랐던 것이 가라앉으면 독기가 빠져나간 것처럼 신체가 경쾌스러워진다. 이렇듯 대소변과 물이 다 쏟아져 나오면 사기(邪氣)를 쫓아내고 내장을 청소하는 결과를 가져와 질병

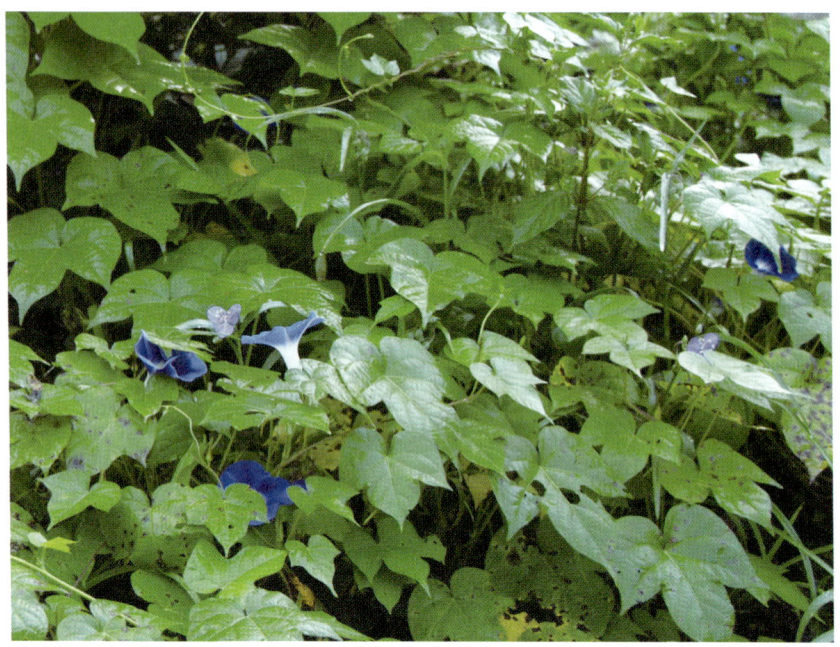
나팔꽃

의 원인을 제거하게 되는 것이다. 그래서 옛날에 민간에서는 어딘지 몸이 시원치 않으면 일부러 설사를 시키고 풀을 뜯어 먹어 오줌이 잘 나오게 했다.

씨앗을 소량으로 달여 마시면 통변이 되고 다량을 약용하면 설사를 한다. 대개 복용한 지 3시간 안에 설사를 하게 되는데, 이때에 복통을 수반할 수가 있다. 짙게 지나치게 복용하면 피오줌이 나오거나 구토의 중독증이 생기는 수도 있으므로 적당량을 달여 마셔야 한다.

복부가 팽만하고 심한 변비일 때, 좀 많은 양을 복용하고자 할 때는 체력이 그다지 쇠약하지 않아야 하며 정기를 보호하면서 적용해야 하고, 노인과 임산부는 삼가야 한다.

씨를 가루로 빻아 조금씩 먹기도 하지만 대개 탕약으로 달여서 약용하는 것이 일반적이다. 회충·촌충을 없애는 데 효과적이며, 만성

신염의 첩약에 첨가하고 간경변의 복수를 없애는 처방에 씨앗을 첨가하면 더 효력이 생긴다. 하루 4g 정도이고, 한 번에 2g을 초과하지 말아야 한다.

나팔꽃은 관상용으로 널리 심으며, 흰색·보라색·붉은색 꽃이 흔한데 꽃 색과 잎 모양이 다른 품종이 수백 가지에 이른다고 한다. 즉 자연 잡종·유전 잡종이 많다는 것이다.

나팔꽃은 빛에 예민하므로 일조 시간과 개화기 관계와의 생리학적 연구 자료가 되며, 어떤 나라는 대기 오염을 검증하기 위해 심어 가꾸기도 한다는 말이 있다.

🌱 식물 특징

한해살이 덩굴풀이다. 온몸에 잔털이 산재해 있으며 줄기는 시계바늘과 같은 방향으로 돌아가면서 다른 물체를 감고 올라간다. 약간의 가지를 치면서 2m 정도의 길이로 자라나는데 땅이 기름진 경우에는 그보다 더 자란다.

잎은 서로 어긋나게 자리하며 심장꼴로서 보통 세 개로 갈라지고 갈라진 끝부분은 뾰족하다. 갈라진 가운데 조각은 타원꼴로 넓고 양가의 조각은 작고 짧다.

잎겨드랑이에서 하나의 꽃대가 자라 올라와 크고 아름다운 꽃이 한 송이 내지 세 송이가 피어난다. 꽃의 지름은 6cm 안팎이고 색채는 보랏빛을 띤 남빛인데 흰꽃, 붉은꽃 등 여러 가지 짙은 색깔을 지닌다. 7~9월 중에 꽃이 핀다.

원래 열대 아시아 원산의 풀인데 아름다운 꽃을 즐기기 위해 널리 가꾸고 있으며 야생 상태의 것도 가끔 보인다.

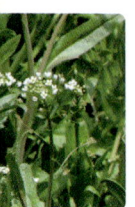

냉이

맛이 뛰어난 건강식품. 씨앗을 씹으면 배고픔을 잊게 한다.

효능 해설

냉이는 약효 성분이 다양하고 풍부하게 들어 있다고 밝혀져 있으며, 따라서 영양적인 효능 해설이 크다. 즉 약으로 쓰이는 범위가 넓다. 뿌리와 잎줄기 전체를 동맥경화·만성 간염·위궤양·빈혈증·변비·당뇨병·고혈압·각종 출혈성 질환·눈의 충혈·이뇨·열성 감기 등에 효험 있는 약재로 쓴다고 옛 경험의학에서 밝히고 있다.

냉이 씨앗을 거두어 허기질 때 씹어 먹으면 배고픔을 잊게 하며, 또한 씨앗을 오래 복용하면 풍독(風毒)과 사기(邪氣)를 없애 주는 동시에 시력을 선명하게 하는 효험을 나타낸다. 하루의 달임약은 10~15g, 신선한 것은 30~60g이다.

특히 간 기능의 향상과 소화기능을 도와주며, 더욱이 간경변증 치료를 위해 잎과 뿌리를 말려 가루로 빻아 새알처럼 빚은 것을 날마다 아침저녁으로 두세 알씩 장복하면 큰 효험이 나타난다.

식용 방법

냉이는 향긋한 봄나물로 유명한 건강식품이다. 그런데 냉이의 어린 잎은 봄에만 자라는 것이 아니다. 여름에 영근 씨앗이 땅에 떨어지고 가을이 되면 여기서 냉이의 새 움이 돋아나오며, 따뜻한 지역에서는 겨울에도 싱그러운 냉이를 채취할 수 있다. 겨울과 이른봄에는 찬 기운 때문에 보라색을 띠는데 이때가 뿌리가 실해 냉이 맛이 가장 좋다. 냉이는 될수록 뿌리가 길고 실한 것이 좋다.

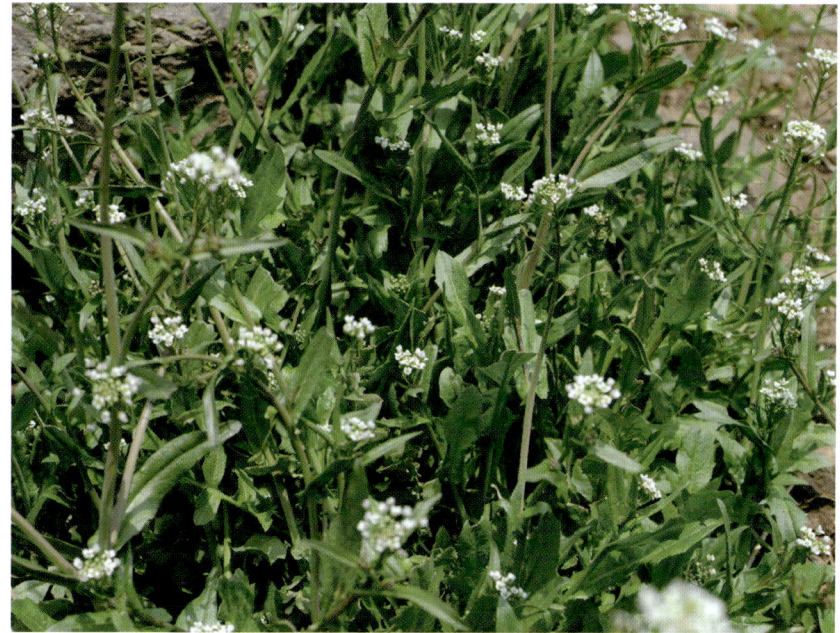

냉이꽃

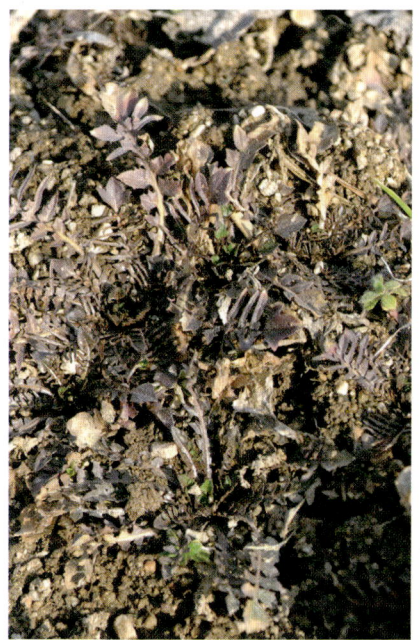

겨울과 이른 봄의 냉이. 이때가 맛이 가장 좋다.

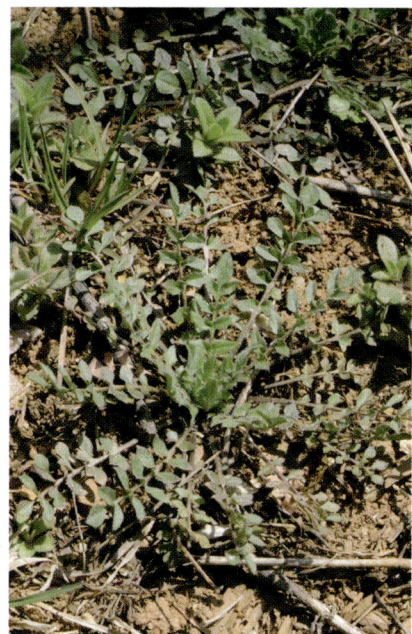

꽃 피기 전의 냉이

어린 것만 식용하는 것이 아니라, 따뜻한 봄에 50cm쯤 자라나 흰꽃을 피우고 씨앗이 맺힐 정도로 성숙한 것도 뿌리째 뽑아서 말렸다가 달여서 음료로 항시 마시면 오장을 이롭게 하는 효과가 있다. 그러니 냉이는 봄나물로만 가치 있는 것이 아니라 사계절 언제나 이용할 수 있는 건강식품이 된다.

냉이는 양념고추장을 곁들여 생식하는 것이 제일 좋다. 또 무침뿐만 아니라 김치로 담그고 국거리 및 죽으로도 쑤어 먹는다. 냉이를 삶은 물에 국수를 말아 먹으면 특미가 있다. 어린 잎이나 뿌리, 성숙한 잎줄기를 소주에 담가 마셔도 좋다.

식물 특징

두해살이풀로서 온몸에 잔털이 있다. 줄기는 곧게 서서 가지를 치고 50cm 정도의 높이로 자란다.

겨울을 나고 새로 자라나는 잎은 둥글게 뭉쳐져서 땅 위에 납작하게 붙어서 나며, 깃털 모양으로 반 정도 갈라진다. 겨울의 냉이도 이런 모양으로 자리잡으며, 겨울에는 키가 자라지 않고, 생김새는 주걱꼴이다. 더 자라면 줄기가 생기고 그 줄기에 나는 잎은 피침꼴로서 서로 어긋나게 자리하며 잎자루는 없고 밑동이 줄기를 감싼다.

줄기와 가지 끝에 많은 꽃이 이삭 모양으로 뭉쳐 아래에서 차례로 피어오른다. 꽃은 네 개의 흰 꽃잎으로 이루어지며 완전히 피면 십자꼴을 이룬다. 꽃의 지름은 5mm 내외이고 빛깔은 희다. 꽃이 지고 난 뒤에는 부채와 같은 생김새의 작은 열매를 맺는다.

전국 각지의 풀밭이나 밭 가장자리, 길가에서 흔하게 자란다. 3~5월 중에 꽃이 핀다.

냉초

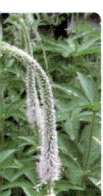

지나치게 땀을 많이 흘리는 증세와 부인들의 냉증, 월경 장애에 효험 있다.

효능 해설

봄과 가을에 뿌리를 캐어 물로 씻은 뒤 햇볕에 말린다. 잎과 줄기를 약재로 쓰기도 한다.

약리 실험에서 월경을 고르게 하고 설사를 멎게 하며, 출혈을 막고 오줌을 잘 나오게 하며, 통증을 진정시키는 등의 작용이 있음이 밝혀졌다. 우선 부인들의 냉증으로 생기는 병, 월경 장애에 뿌리를 달여 약용하면 모름지기 효력이 발생한다.

잎과 줄기는 류머티즘 치료와 통증과 염증약으로 쓰며, 특히 다한증(온몸에서 지나치게 땀이 많이 흐르는 증세)에 효과가 있다. 근육통·풍습성의 통증·감기의 해열에 쓰인다고 한다.

민간에서는 뿌리를 설사·구토·위장염·황달에 써 왔다. 일부 나라에서는 전초를 감기·방광염·폐결핵 치료를 위해 약용한다.

하루 9~15g을 달임약으로 복용한다.

식용 방법

이른봄에 어린 순을 따서 나물로 무쳐 먹는다. 약간의 쓴맛이 있으므로 데친 것을 물에 우려내어 조리한다. 어린 순을 날것으로 막장과 함께 생식하는 것이 건강에 썩 좋으며 녹즙을 내서도 마신다. 잎이 큰 것은 소주에 담가 숙성시켜서 조금씩 마신다. 생식할 수 있는 여러 가지 산야초 종류들을 다양하게 골고루 먹노라면 이것이 자양 강장의 효과를 가져오는데, 이유는 온갖 짙은 영양 물질을 섭취하는 계

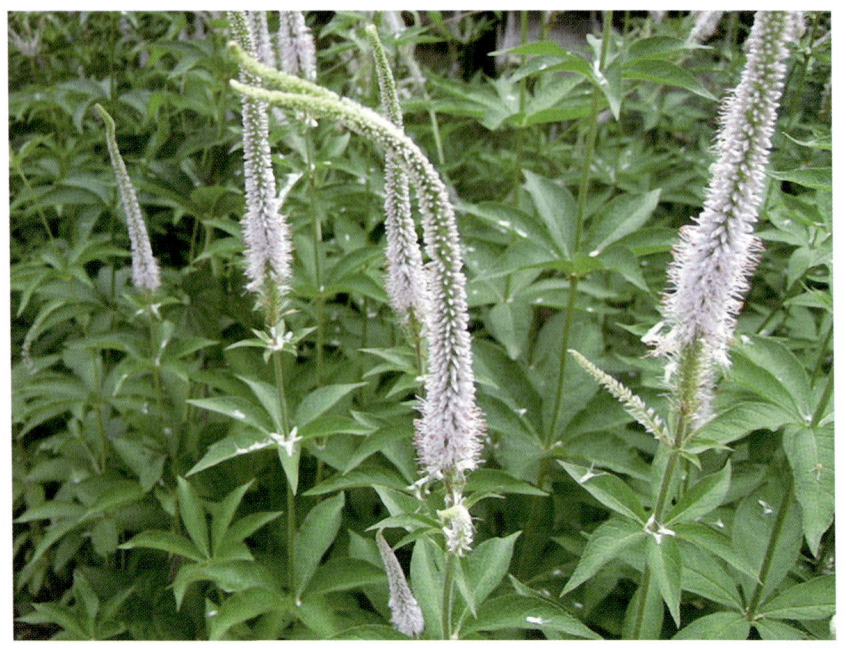
냉초　　　　　　　　　　　　　　　　　　　　ⓒ 자연과식물

기가 되기 때문이다.

🌱 식물 특징

여러해살이풀로서 줄기는 하나 또는 여러 대가 한 자리에서 돋아나 1m 정도의 높이로 자라며 가지를 치지 않는다. 잎은 마디마다 3~8매 정도가 둥글게 배열되며 기다란 타원꼴 또는 피침꼴로서 끝이 뾰족하고 가장자리에는 날카로운 생김새의 톱니를 가지고 있다.

꽃은 줄기 끝에 긴 꼬리 모양으로 뭉쳐 피며 아래서부터 차례로 피어 올라간다. 꽃의 모양은 대롱꼴이고 끝이 네 개로 갈라졌으며 길이는 7~8mm이다. 빛깔은 붉은빛을 띤 보랏빛이고 대롱의 안쪽에는 잔털이 밀생한다. 6~8월 사이에 꽃이 핀다.

경기도와 강원도 이북 땅에만 분포하며 산의 풀밭에 난다.

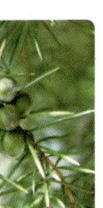

노간주나무

소화액이 빨리 분비되어 위장을 보하고, 신장과 관계되는 질병을 개선한다.

효능 해설

가을을 맞이하여 노간주의 여문 열매를 따서 모아 밝은 그늘에서 말린다. 이것을 달여 복용하거나 또는 가루로 빻아 10분쯤 끓여서 계속 복용한다. 그러면 오줌이 잘 나오고, 신장염·방광염·요도염·관절염에 조금씩 복용하노라면 치료 효과가 있다고 한다.

약리 실험에 의하면, 건위·거담·살균·이뇨 작용이 있는 것으로 알려지고 있다. 가래 기침을 가라앉히고 소화액이 빨리 분비됨으로써 소화력이 향상되고 오줌이 잘 나오며 부기가 없어진다. 또한 소독을 하는 약기운이 있다고 한다. 하루의 달임 약은 1~3g이다.

이 노간주나무를 너무 많이 오래 달여 마시면 신장을 지나치게 자극하여 복통 따위의 부작용이 생기는 수가 있다.

노간주나무는 관상수와 산의 산림수로 널리 심고 있으며, 목재는 조각하는 재료로 쓰여지고 있다.

민간에서는 잎과 열매가 갖가지 질환 치유에 효용이 있다고 널리 알려져 있는데 잘못된 소문이다.

빻은 가루를 약간씩 차처럼 먹을 수는 있으나 식용은 되지 않으며, 위에서 지적한 질병에만 약용이 될 뿐이다.

식물 특징

8m 안팎의 높이로 자라는 상록성의 침엽수로서 가지가 무성하여 빗자루와 같은 외모를 보이며 가지 끝이 처진다.

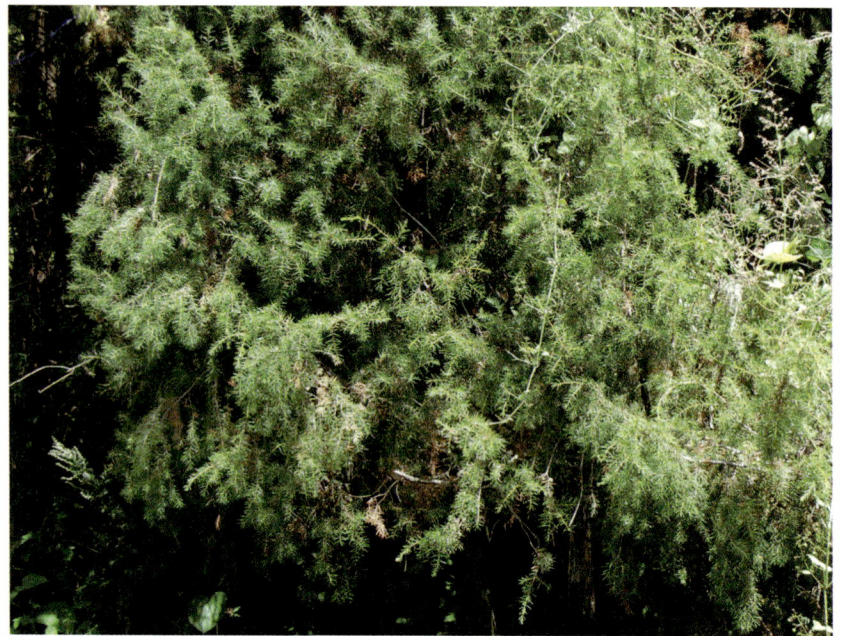

노간주나무

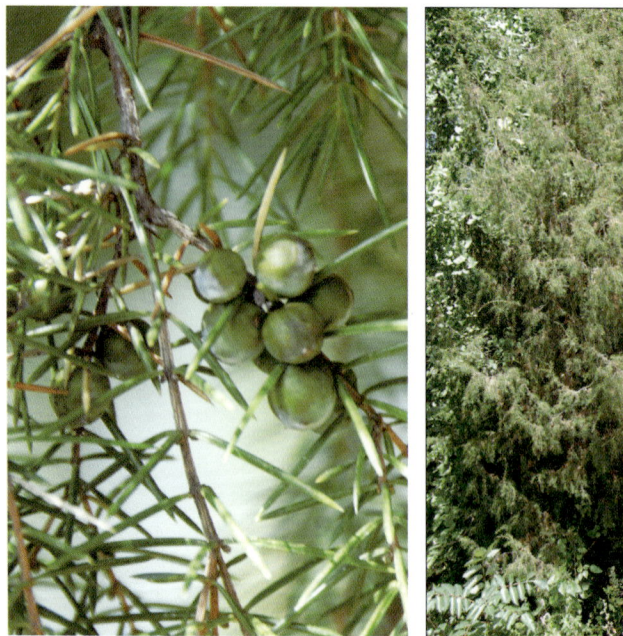

노간주나무 열매

노간주나무

나무껍질은 세로 방향으로 얇게 갈라지며 금년에 자라난 가지는 푸르지만 이듬해에는 다갈색으로 변한다.

잎은 바늘처럼 생겼으며 직각 방향으로 모여서 12~20mm의 길이로 자란다. 잎의 빛깔은 갈색을 띤 푸른빛이고 모마다 가느다란 흰 줄이 나 있다.

수꽃은 지난해의 가지 잎겨드랑이에 1~3개씩 뭉쳐 피어나며 길이는 4.5~6mm이다. 암꽃 역시 지난해에 자란 가지의 잎겨드랑이에 한 송이씩 달린다. 대개 5월 중에 꽃이 핀다.

열매는 둥글며 지름이 7~8mm이고, 꽃이 핀 이듬해 가을에 익으며 흰 가루를 쓰고 있다. 산과 들의 양지바른 곳에 나며 석회암 지대에서 많이 볼 수 있다.

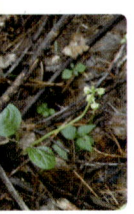

노루발풀

성 기능을 살리고 피임약으로 쓰이며, 혈관을 확장하고 혈압을 낮춘다. 풍습으로 인한 관절통·근육통에도 효험 있다.

효능 해설

노루발풀은 모든 부분을 약재로 쓰며, 꽃필 때 채취하여 말렸다가 탕약으로 이용한다.

달인 물을 쇠약한 개구리에게 먹였더니 심장 박동이 강해지고 그 리듬이 조정되는데, 정상적인 개구리에는 뚜렷한 작용이 나타나지 않았다고 한다. 이는 강심 작용이 있다는 증거다. 또 다른 동물 시험에서는 혈관을 확장하면서 혈압을 낮춘다는 것을 알게 되었다. 이 강심·혈압 강하 작용은 뿌리나 줄기보다 잎이 더 강하다고 한다.

중국에서는 말린 풀을 가루로 빻아 피임약으로 쓴다고 한다. 월경이 시작되는 당일에 10g 정도의 가루약을 물에 타서 빈속에 며칠쯤 마시는데 1개월에 1회씩 4~5개월 계속 복용하면 피임이 되는 것이다. 70명에게 임상 실험을 해 본 결과 63명의 여성이 성공했다는 보고가 있다. 부인약으로서 가루를 차로 우려 마시면 월경이 원만하게 순조로워진다고 한다. 그리고 남자의 경우 과다한 성교로 인하여 허리가 아프거나 발기력이 쇠약해졌을 때에 주로 약용한다. 하루의 달임약은 9~15g이다.

습기로 인하여 뼈마디가 저리고 아프면서 생기는 관절통과 노인의 만성관절염, 근육 손상으로 일어나는 전신관절·근육 통증·신경통에 효험이 있으며, 반신불와 다리에 맥이 빠질 때에도 약용한다.

탕약으로 달일 때 화력을 세게 하면 유효 성분이 소실되므로 약한 불로 천천히 달여야 한다.

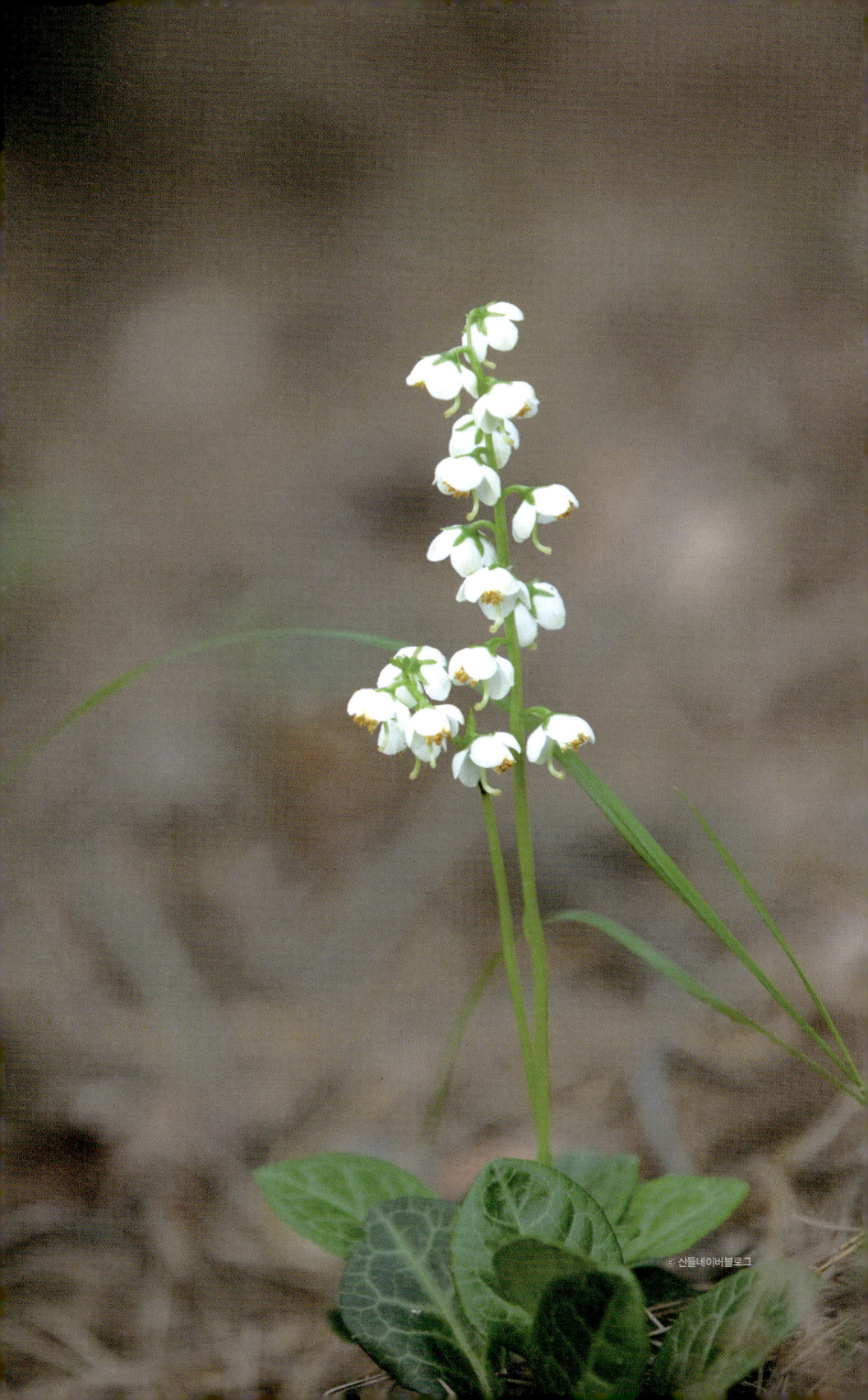

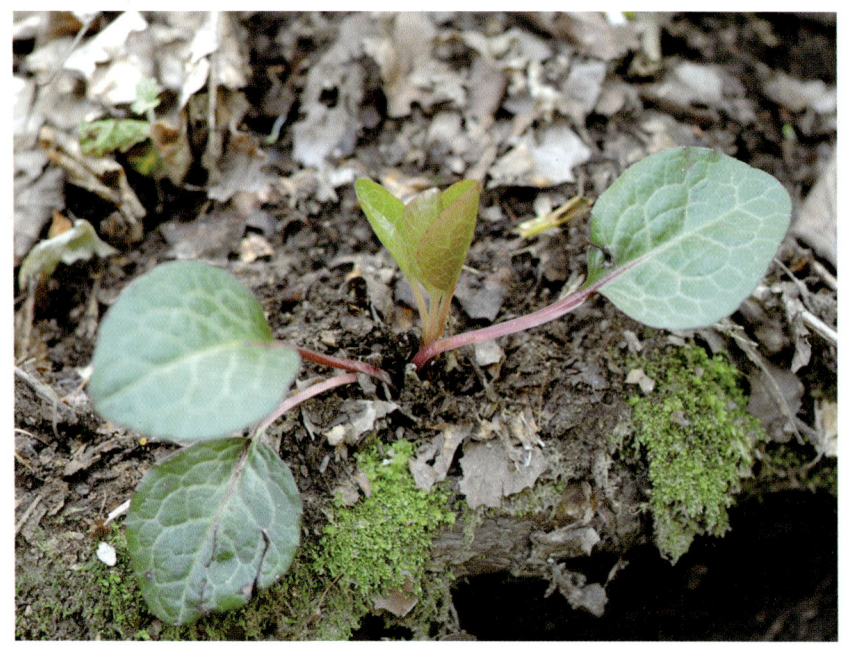
노루발풀 어린 순

　베이거나 상처를 입어 피가 나올 경우, 벌레·뱀·개에게 물렸을 때 응급조치로 잎을 짓찧어 붙인다. 또한 가벼운 타박상에도 잎을 짓찧은 즙을 바른다. 강장·진통·살균 효과도 있다고 한다.

🌱 식물 특징

　사철 푸른 잎을 가지는 여러해살이풀이다. 잎은 뿌리에서만 자라나므로 줄기가 서지 않으며 너덧 장의 잎이 한 자리에 뭉친다. 잎은 둥글거나 넓은 타원꼴로 밑동과 끝이 모두 둥글다. 잎 가장자리에는 뚜렷하지 않은 작은 톱니가 있고 잎몸이 두터우며 잎 뒤는 보랏빛이다.

　6~7월에 하얀 방울 모양의 꽃이 피는데, 잎 가운데에서 20cm 높이의 꽃대가 자라나 여러 송이의 꽃이 이삭 모양으로 달려 아래서부터 차례로 핀다. 전국적으로 분포하며 산지의 나무 그늘에 난다.

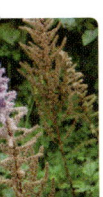

노루오줌

십이지장궤양을 아물게 하면서 보호한다. 감기로 인한 열·기침·두통을 방지한다.

🔖 효능 해설

꽃·잎·줄기는 여름부터 가을 사이에 채취하여 햇볕에 말리고, 뿌리는 늦가을에 캐어 물로 씻은 뒤 햇볕에 말린다.

풀밭에서 흔하게 발견되는 식물인데, 꽃이 좀 이상하게 생겼다는 느낌만 있을 뿐 약으로 쓰인다는 것을 아는 사람은 흔치 않다.

꽃과 잎과 줄기는 감기에 걸려 열이 나거나 기침이 날 때, 이로 인하여 두통이 생기고 심한 감기로 온몸이 쑤실 때 뭉근히 달여서 복용한다.

뿌리는 주로 위장관궤양과 십이지장궤양을 아물게 하면서 보호하는 구실을 한다. 또한 혈액 순환을 돕고 피 흐름이 멍든 듯이 맺히는 어혈을 풀어 준다. 뿐만 아니라 관절이나 근육이 쑤시고 아플 때와 타박상을 입어 멍이 들었을 때에 달임약으로 치유한다.

복용량은 하루에 5~10g을 달여서 세 번으로 나누어 마신다.

식물생리학상으로 보아서도 식물의 각 부위마다 수많은 화합물의 함유량과 성분 조성이 조금씩 달리 나타나고 있으며, 이에 따라서 각 부위마다 약성도 달라지게 마련이다. 그런데 이 노루오줌처럼 지상부(잎줄기·꽃)와 지하부(뿌리)의 치료 약용이 아주 판이한 약초는 흔치 않다.

위의 질병을 보다 효과적으로 치료하기 위해서는 다음과 같이 약제를 만들어 복용한다. 뿌리 2kg을 잘게 썰어 법랑 그릇에 넣고 물 8ℓ를 부어 몇 시간 동안 뭉근한 불로 달인다. 물이 3ℓ쯤 되게 졸면 불에서

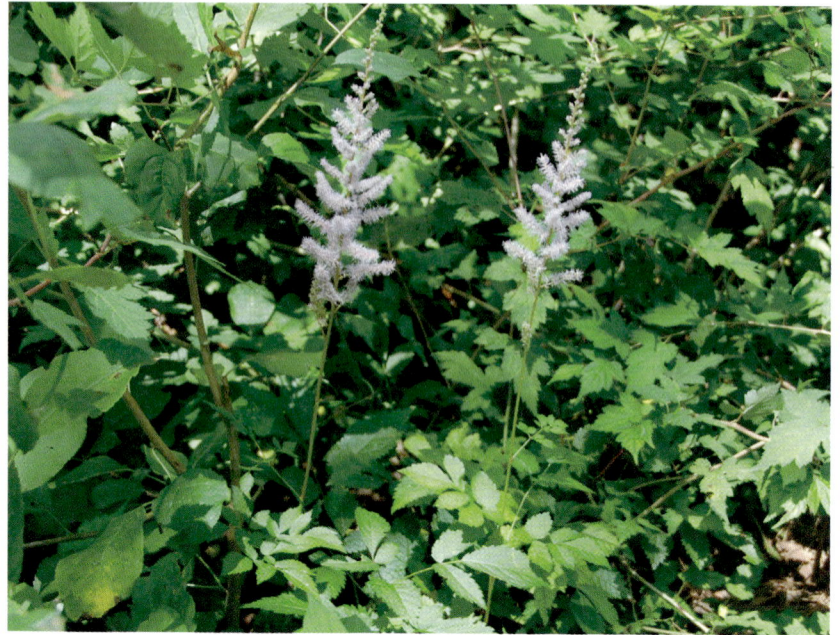
노루오줌

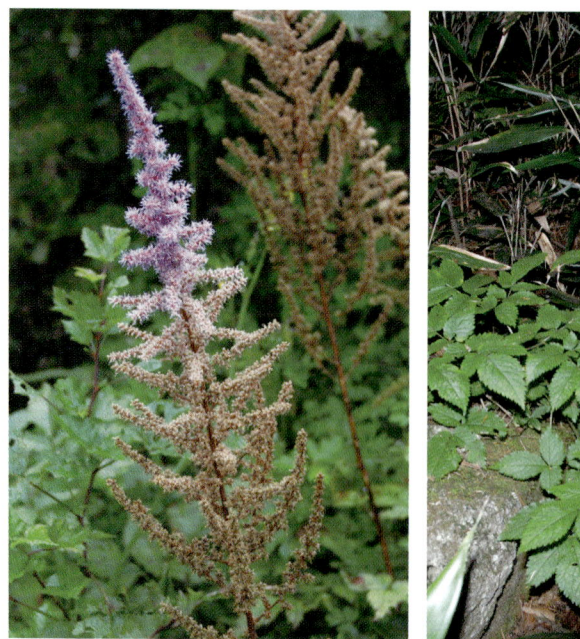
노루오줌 꽃

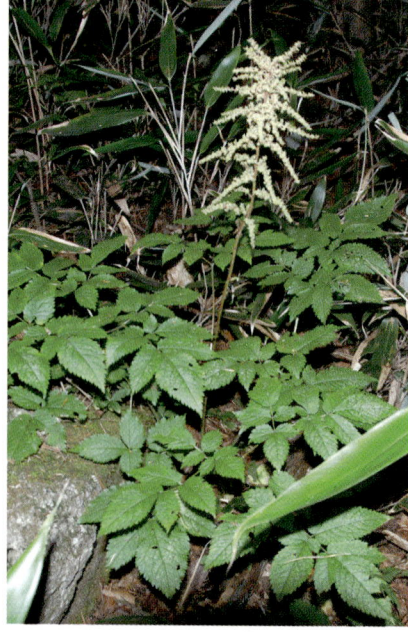
산속 그늘에서 자란 노루오줌

내려 실온에 3~4일 놓아두면 짙은 밤색의 앙금이 생긴다. 이 앙금을 걸러내고 다시 0.6ℓ가 되도록 물엿처럼 하루 정도 식혀서 3배량의 도수 높은 소주를 넣고 가끔 휘저었다가 이튿날엔 소주만 걸러낸다. 이것을 1g 이내로 하루 세 번 먹는다. 이것은 십이지장궤양에 좋은 효험을 나타낸다.

민간에서는 잎을 강장의 목적과 신장 질환에 써 왔다.

식물 특징

여러해살이풀로서 줄기는 곧게 서서 70cm 정도의 높이로 자라며 가지를 치지 않는다. 줄기와 잎자루에는 갈색의 털이 산재해 있다.

잎은 서로 어긋나게 자리하고 있으며 잎자루가 두세 번 갈라져 나가면서 각기 세 개의 작은 잎을 가진다. 잎의 생김새는 길쭉한 계란꼴 또는 계란꼴에 가까운 긴 타원꼴의 모양을 가지며 끝이 뾰족하고 가장자리에는 크고 작은 톱니가 배열되어 있다.

꽃은 줄기 끝에 많은 것이 뭉쳐 원뿌리꼴을 이루며 그 길이는 30cm쯤 된다. 하나의 꽃은 다섯 대의 꽃잎으로 구성되어 있고 지름은 3㎜ 안팎이다. 꽃은 분홍빛으로 7~8월에 핀다.

전국 각지에 분포하며 산지의 약간 그늘진 자리에 난다.

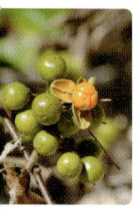

노박덩굴

성 기능을 높이고, 월경이 없을 때 혈액 순환을 활발히 하고 해독 작용이 있다. 허리와 무릎의 아픔, 팔 다리 마비를 없앤다.

효능 해설

모든 부분이 약재가 되며 가을과 이른봄에 채취한다.

뿌리를 찧어서 나온 즙을 곪은 피부에 바르면 고름이 빠지면서 시원해진다.

뿌리 껍질은 마취 성질을 품고 있으며, 땀을 내고 오줌이 잘 나오게 하는 동시에 구토와 설사를 멈추고 살충 효과를 나타낸다.

아편 중독 잎을 즙으로 내어 마시면 아편 중독이 되었을 때 그 독기를 풀어 주어 중독증이 서서히 약화된다.

민간에서는 붉은 씨를 거두어 살짝 볶아서 1~1.5개를 아침저녁마다 씹어 먹으면 없었던 월경이 다시 나오며 성 기능을 높여 준다고 알려져 있다. 또 익은 씨는 염증약·방부약·종양을 죽이는 데 쓰인다.

습기로 인하여 뼈마디가 저리고 아픈 증세, 허리와 무릎이 아프고 뼈마디와 근육에 통증이 생길 때, 팔다리가 굳어지며 마비가 될 때, 어린이의 경풍에 오래 달여 먹으면 효과를 보게 된다. 특히 혈액 순환이 활발하게 이루어진다는 점을 유의해야 한다. 또한 해독 작용이 있어서 몸속의 독기를 없애주는 구실을 한다.

하루 9~15g복용한다.

식용 방법

갓 자라난 어린 순을 나물로 무쳐 먹으며 조금씩 생식을 해도 좋

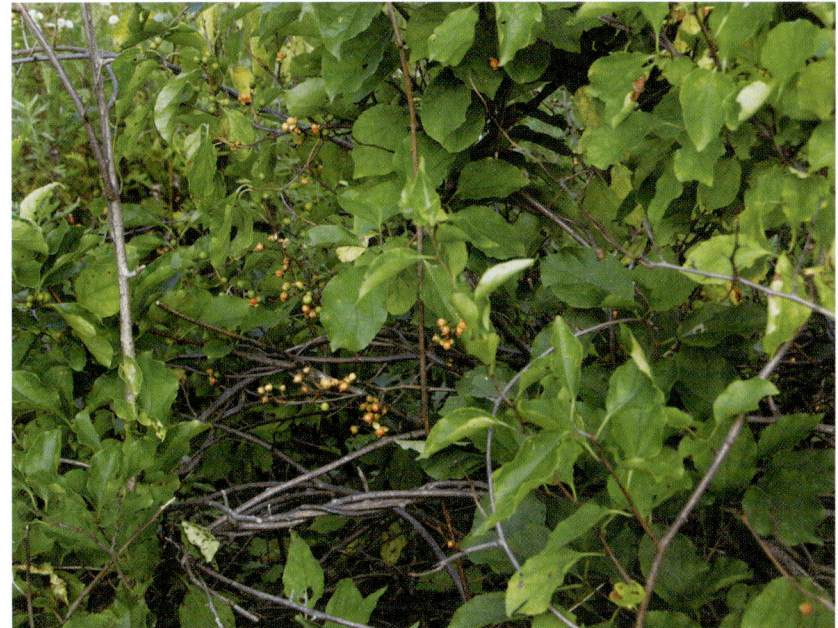
노박덩굴

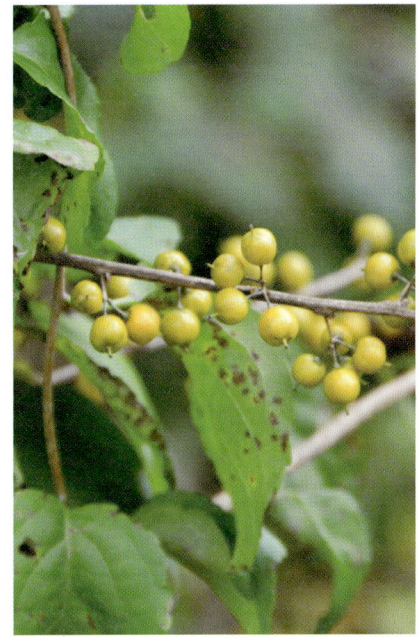
노박덩굴 열매

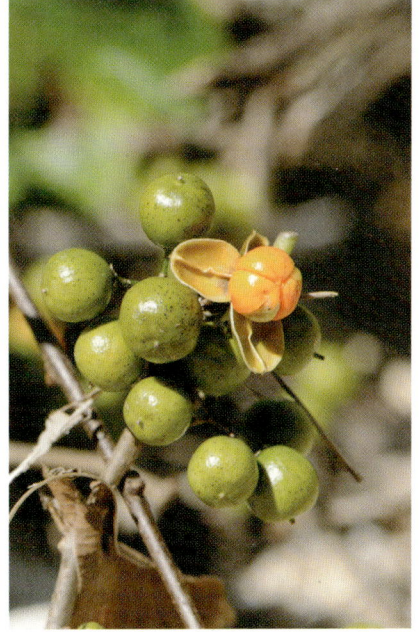
노박덩굴 열매

다. 약간 쓴맛이 나기는 하지만 가볍게 데쳐 찬물에 두어 번 헹구면 쓴 기운이 사라진다. 약간의 쓴맛은 산나물의 별미로움이며 소화력을 돕는다. 여하튼 감칠맛이 있으며 산나물 종류 중 먹을 만한 것으로 꼽고 있다.

🌱 식물 특징

덩굴로 길게 자라나는 낙엽활엽수로서 10m 정도의 길이로 자란다.

잎은 서로 어긋나게 자리하고 있으며 계란꼴 또는 계란꼴에 가까운 둥근꼴의 모습이다. 잎끝은 뾰족하거나 둥글고 가장자리에는 작은 톱니가 규칙적으로 배열되어 있다. 잎의 길이는 5~10cm 정도이다.

암꽃과 수꽃은 각기 다른 나무에 달리는데 때로는 한 나무에 달리는 일도 있다. 꽃은 5~6월 중에 작은 꽃송이가 잔가지의 잎 겨드랑이에서 자라나는 짤막한 꽃대에 한 송이에서 여남은 송이까지 뭉쳐 핀다. 노란빛을 띤 초록빛으로 다섯 장의 꽃잎을 가졌으며, 지름은 4㎜ 안팎이다. 둥글고 황갈색의 열매를 맺으며 익으면 붉은 씨가 된다.

전국적으로 산의 양지쪽에 흔히 덤불을 형성한다.

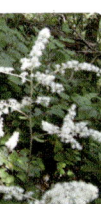

눈빛승마

고혈압증 초기에 뛰어난 효험이 있으며, 두통 · 현기증 · 불면증 해소에 효과 있다.

🔖 효능 해설

　이른봄과 가을에 뿌리줄기를 캐어 잔뿌리를 다듬고 물로 씻은 뒤 햇볕에 말린다. 승마속 종류는 우리나라에 7종이 자라고 있으며, 대부분 비슷한 목적으로 약용된다.

　뿌리줄기의 알코올 추출액은 운동성을 낮추고 잠을 잘 오게 한다. 이러한 작용은 빨리 나타나서 약 3시간 동안 약효가 지속된다. 또한 알코올 추출액은 혈압을 떨어뜨리는 작용을 갖고 있는데, 그 효과는 10분이나 20분 지나서 나타나기 시작하며 약 1시간 정도 계속된다.

　또 오줌을 잘 나오게 하는 작용도 하며 다소 많은 양을 써도 독 작용이 일어나지 않는다고 한다. 따라서 불면증 · 고혈압 · 소변 불리에 상당한 효과가 있는 것으로 믿어진다. 특히 고혈압 초기에는 효과가 좋지만 중증에 이르면 뚜렷한 효과가 없는 것으로 알려져 있다.

　위와 같은 작용들이 복합되어서 두통과 현기증이 없어지며 잠을 편히 잘 자게 한다. 심장 수축 기능에는 큰 변화가 없으나 맥박의 진폭을 뚜렷이 크게 한다고 한다. 복용량은 1회에 1~4g이다.

　동물 시험 결과, 해열 · 진통 · 항염증 작용이 나타났다고 한다. 심장 부위에 통증이 있을 때 약용하면 천천히 정상으로 돌아오게 한다.

🍲 식용 방법

　봄에 돋아나는 어린 순을 무쳐 먹는다. 일부 알칼로이드 성분이 함유되어 있으므로 데친 뒤에 잘 우려내어서 간을 맞추어 먹어야 한다.

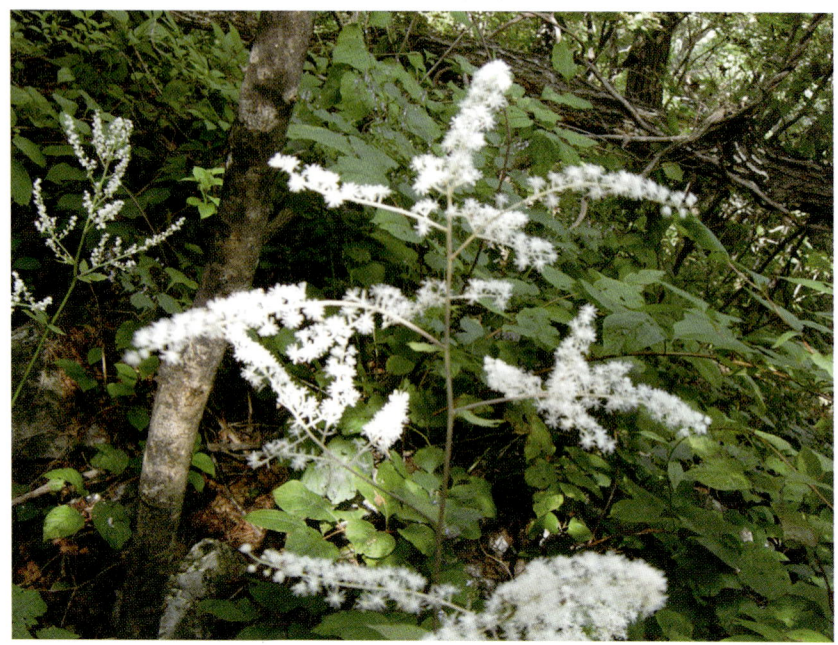

눈빛승마

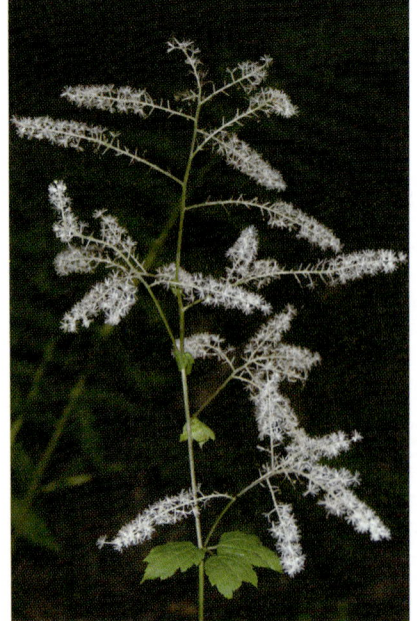

눈빛승마

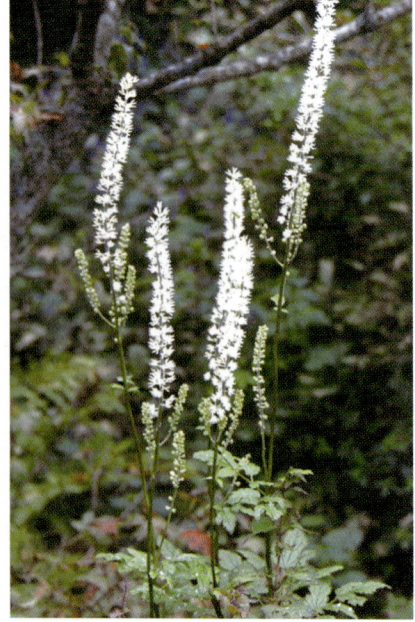

촛대승마

튀김이나 콩기름으로 볶음하면 알칼로이드 성분이 감소된다.

잎이 좀 크게 자란 것을 굳이 식용하고자 한다면 차를 만들어 마시는 방법이 있다. 두꺼운 프라이팬에 잎을 넣고 중간쯤의 불길에 덖음을 한다. 물은 일체 가하지 말고 생잎을 이리저리 들추어 가며 덖어서 다소 익은 듯하면 꺼내 손바닥으로 힘차게 비빈다. 식으면 다시 뜨겁게 덖어서 비비되, 타지 않도록 주의한다. 이렇게 여러 차례 반복한 뒤 뜨거운 햇볕에 바싹 말린다. 이것을 때때로 녹차 우리듯이 하여 조금씩 마신다.

잎을 덖는 프라이팬의 온도는 70~90℃ 정도면 알맞은데, 이는 식물의 숨을 죽이는 적정 온도다.

식물 특징

키가 큰 여러해살이풀로서 높이는 2m를 넘는다.

잎 역시 크며 두 번 깃털 모양으로 갈라지는데 전체적인 생김새는 세모꼴이다. 갈라진 잎조각은 계란꼴로서 끝이 뾰족하며 가장자리는 날카롭게 찢어졌거나 또는 날카로운 생김새의 톱니를 가진다.

암꽃과 수꽃이 각기 다른 포기에 피는데, 많은 꽃이 큰 원추리꼴로 뭉쳐 핀다. 하도 많은 꽃이 피어 먼 곳에서 바라봤을 때에 마치 눈이 쌓인 것처럼 보이기 때문에 눈빛승마라고 부른다. 꽃잎은 서너 장밖에 없고 많은 수술이 뭉쳐 희게 보인다. 꽃의 지름은 8㎜ 안팎이며, 꽃은 8월에 핀다.

남해의 여러 섬과 전라도 지방을 제외한 지역에 분포하며 깊은 산의 숲 가장자리에 난다.

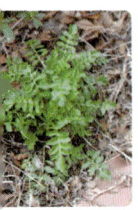

다닥냉이

강심 작용이 있으며, 몸이 퉁퉁 붓는 병, 뱃속에 물이 고인 증세에 효과 있다.

효능 해설

이른 여름에 익은 열매를 거두어 탁탁 털어서 씨를 모아 말린다. 이 씨를 약간 볶아서 달임약으로 쓰고, 빻아서 가루를 내어 꿀로 알약을 만들기도 하고 가루 그대로를 약용한다.

약리 실험에서 씨를 알코올에 넣어 우려낸 것을 아침저녁으로 조금씩 마시노라면 현저한 강심 작용이 나타난다는 것을 확인하였다. 심장의 벽을 이루는 근육의 수축력을 증강시키고 심장 질환으로 인한 호흡 곤란을 멈추어 준다.

소변이 잘 나오면서 복수가 가라앉고, 몸이 퉁퉁 붓는 것을 누그러뜨린다. 그리고 숨차고 가쁜 데·열이 오르는 데·기침 가래·기관지염·늑막염·백일해·변비에도 효과가 나타난다.

민간에서는 전초를 달여서 씻으면 각종 피부병이 낫는 것으로 전해지고 있다. 1회에 2~4g씩 복용한다.

위와 같은 약효는 꽃다지·황새냉이도 품고 있다.

식용 방법

이른봄에 어린 순을 뿌리와 함께 캐어서 나물 무침 등 갖가지 다른 조리법으로 만들면 먹을 만하다. 꽃다지·황새냉이도 마찬가지로 맛있게 먹는다. 이것들은 생식으로, 녹즙으로 먹으면 특미가 있다.

다닥냉이는 냉이와 비슷하지만 약간 맵고 쓰므로 데쳐서 먹곤 하지만, 맵고 쓴 기운이 산나물의 풍미를 나타내므로 그냥 식용해도 괜찮

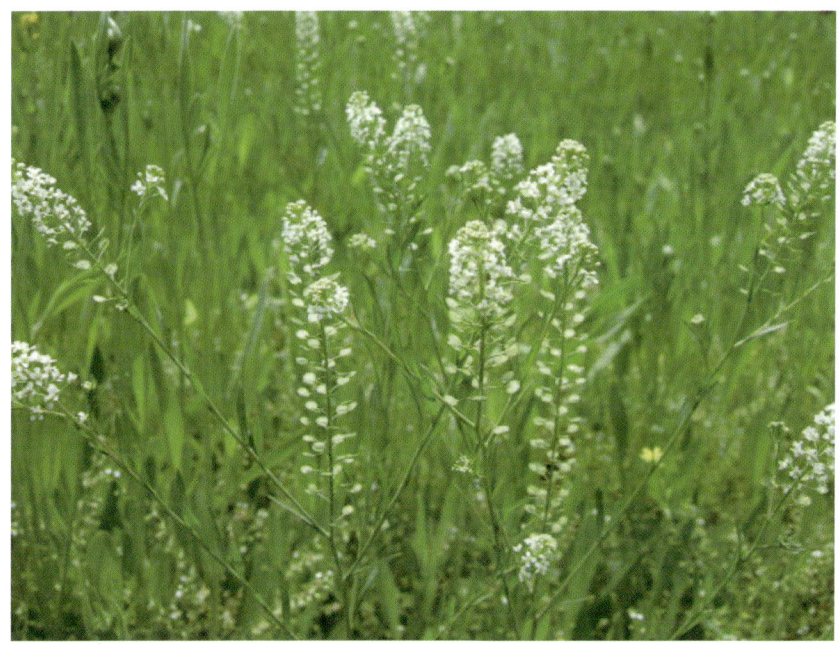

다닥냉이

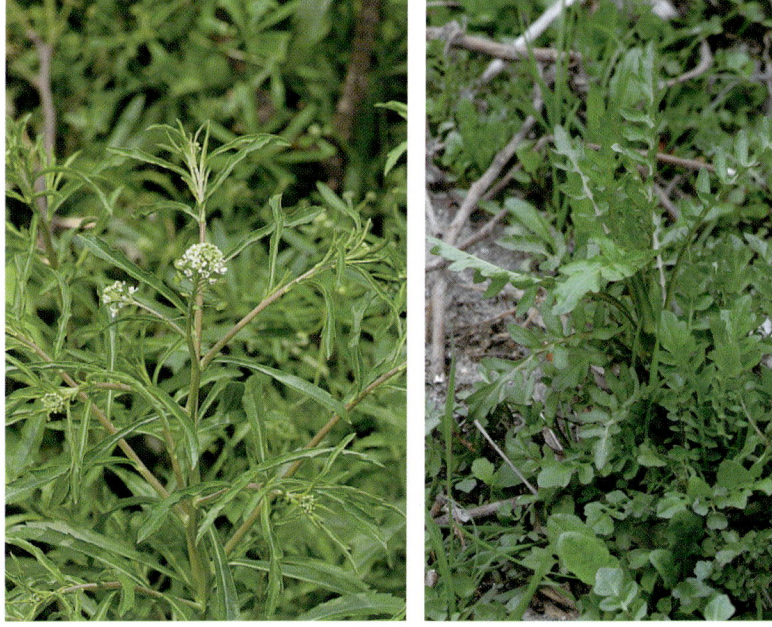

다닥냉이 다닥냉이 어린 순

다. 국거리와 된장찌개에 넣으면 입맛에 좋다.

🌱 식물 특징

두해살이풀로서 줄기는 곧게 서는데 윗부분에서 여러 갈래로 갈라져 많은 가지를 가지게 된다.

높이는 40cm 안팎이고, 잎은 서로 어긋나게 자리하며 피침꼴 또는 주걱꼴로서 약간 깊게 패인 톱니를 가진다.

꽃은 가지 끝에 이삭 모양으로 뭉쳐 차례로 피어 올라가며, 크기는 3mm 안팎이고 흰빛이다. 5~6월에 핀다.

꽃이 지고 난 뒤에는 둥근 부채꼴의 열매를 다닥다닥 맺기 때문에 다닥냉이라는 이름이 생겨났다. 전체적인 생김새는 말냉이와 흡사하지만 다닥냉이는 열매가 아주 작다는 점에서 말냉이와 쉽게 구별할 수 있다.

원래 미국에서 나는 풀인데 우리나라 전역에 퍼져 자라는 귀화 식물이다. 밭가나 황폐지의 풀밭 등에서 흔히 볼 수 있다.

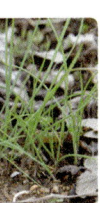

달래

위암 · 불면증 · 보혈 · 정력약으로 식용한다. 소화를 돕고 가래를 삭여 준다.

🔖 효능 해설

봄과 늦여름에 알뿌리(비늘줄기)를 캐고, 잎은 아무때나 채취하여 생채로 약용·식용한다. 원칙적으로는 잎이 말라 죽기 전에 알뿌리를 캐어 마른 모래에 묻고서 어둡고 찬 곳에 갈무리해 뒀다가 필요에 따라 약용한다. 잎은 아무때든 필요할 때마다 뜯어서 쓴다.

달래는 오래 전부터 식용해 온 그저 평범한 나물로 여긴 탓인지 그 약성과 함유 성분에 대해서는 연구한 일이 많지 않았다. 따라서 마늘과 비슷한 성분들이 함유되어 있으며, 최근 연구에서 항암 작용이 보고되었다.

어떤 기록에 의하면 위암 치료에 쓰이는 것으로 밝히고 있다. 또한 달래에는 보혈·신경 안정·살균 작용이 있는 것으로 전해진다. 따라서 달래의 알뿌리와 잎을 자주 먹노라면 보혈약이 되며, 내장 속의 잡균들을 청소하고, 신경을 편안하게 하면서 잠을 잘 오게 한다. 실제로 달래를 먹어 온 경험에 의하면 그러한 효과가 있었던 것 같다.

달래의 주된 약성은 소화를 돕고 가래를 삭이는 것으로, 소화약·가래약으로 탁월한 효험을 나타낸다.

민간에서는 불면증을 없애고 정력을 돕는 약으로 삼았다.

약용으로의 복용량은 일정하지 않고 그저 맛있는 산나물 먹듯이 하면 된다. 지나치게 많이 먹으면 위장에 쓰린 증세가 나타난다. 다만 적당량을 생채로 또는 알뿌리를 뭉근히 달여서 마신다.

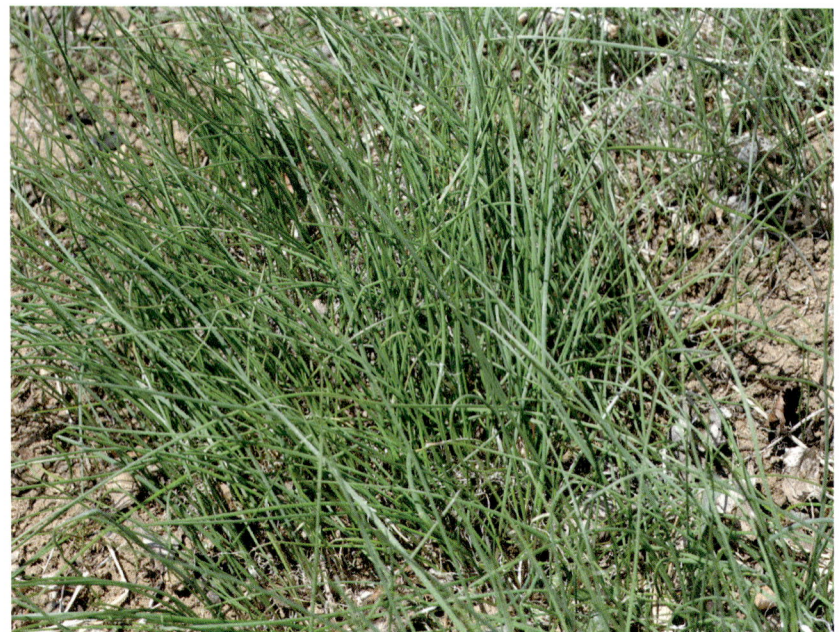

달래

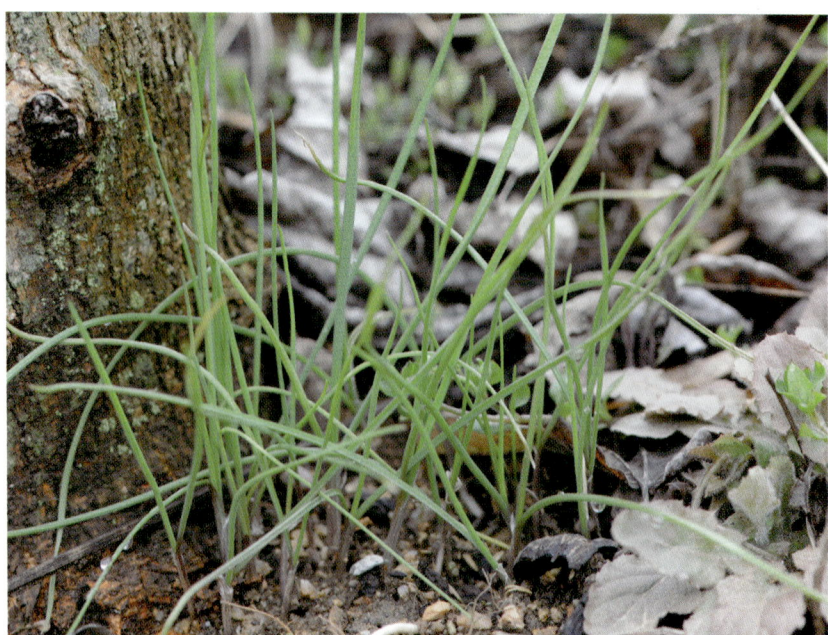

달래 어린 순

🍽 식용 방법

달래는 파와 비슷한 그 독특한 향취가 아주 좋다. 그러나 캐서 오래 놔두어 시들어 버리면 질기고 향취가 약해지며 맛이 없어진다. 그러니 캐다가 묵히지 말고 싱싱한 것을 초고추장이나 간장에 무치면 이른봄의 뛰어난 별미가 된다. 알뿌리를 장아찌로 만들어 먹어도 별미가 있다.

잎과 알뿌리를 약간 짓찧어 5배량의 소주에 담가서 차고 어두운 곳에 두고 숙성시켜 날마다 조금씩 마시면 그윽한 향취가 매혹적이며 정력 증진에 좋다.

잎과 알뿌리를 생채로 양념장이나 마요네즈에 버무려서 먹으면 특미가 있다. 또한 약간 데쳐서 마요네즈에 버무리면 또 다른 진미를 느끼게 된다. 튀김이나 볶음도 좋으며 조개를 넣은 된장국에 넣어도 맛이 좋다. 부침개의 재료나 여러 가지 조리에 향신료로 쓰는데 맛과 향은 파보다 월등하다.

🌱 식물 특징

알뿌리를 가진 여러해살이풀로서 온몸에서 마늘과 흡사한 냄새가 나고 매운 맛을 지닌다. 알뿌리는 둥글고 지름이 1cm 안팎이다.

잎은 2~3매가 알뿌리에서 자라나며 둥글납작하고 10~15cm 정도의 길이로 자란다. 질이 연하여 여름이 되면 말라 죽어 버린다.

봄철에 잎 사이에서 잎보다 짧은 꽃줄기를 신장시켜 꼭대기에 한두 송이의 꽃을 피운다. 꽃잎은 6매이고 6개의 수술과 하나의 암술을 가지고 있다. 꽃의 지름은 5mm 안팎이고 빛깔은 연한 보랏빛을 띤 흰빛이다. 꽃이 진 뒤에 작고 둥근 열매를 맺는다. 4월에 꽃이 핀다.

전국에 분포하며 양지바른 들판과 논밭가에 난다.

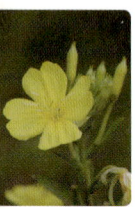

달맞이꽃

감기로 인한 고통, 기관지염에 효력 있다. 씨앗의 기름은 고혈압·비만증에 쓰인다. 주로 어린 잎과 뿌리를 약으로 쓴다.

🔖 효능 해설

달맞이꽃의 어린 잎을 계속 식용하면 감기 몸살과 기관지염 예방 치유에 효력이 나타난다. 한때 고혈압·당뇨·비만증 등에 씨앗 기름이 좋다는 설이 퍼졌었다.

가을에 뿌리를 캐다가 깨끗이 씻어서 말려 두면 때때로 긴요하게 쓰인다. 말린 뿌리를 잘게 썰어 한 옴큼씩 뭉근하게 달여 아침저녁으로 복용하면 감기로 인한 고통을 이겨낼 수 있으며, 인후염·기관지염에도 효험이 있다고 한다. 피부염이 생겼을 때 성숙한 생잎을 짓찧어 그 즙을 바르면 예상 외로 거뜬히 치료되는 경우가 있다.

꽃과 씨앗은 혈청 내 콜레스테롤의 수치를 떨어뜨린다는 것이 동물 시험 결과 입증되었다. 부작용이 거의 없으며 동맥경화 등의 혈관 질환 치유에 효과가 있을 것으로 기대된다. 또 여성의 생리통과 월경불순에 달맞이꽃 씨앗 기름으로 9%의 치유 효과를 얻었다는 영국의 연구 보고가 있었다. 1회 4~6g씩 복용한다.

🥣 식용 방법

어린 잎 역시 맛좋은 나물감이지만 성숙한 잎은 질기고 냄새가 난다. 소도 어린 잎만 뜯어 먹는다. 달맞이꽃의 어린 잎을 분석한 결과 단백질·지질·섬유질·당질·무기질 등이 풍부했다.

봄이 되면 길쭉한 어린 잎들이 둥글게 겹쳐져서 방석 모양으로 땅을 덮고 자라나는데, 이때가 나물로 좋다. 또한 가을이 돌아오면 씨

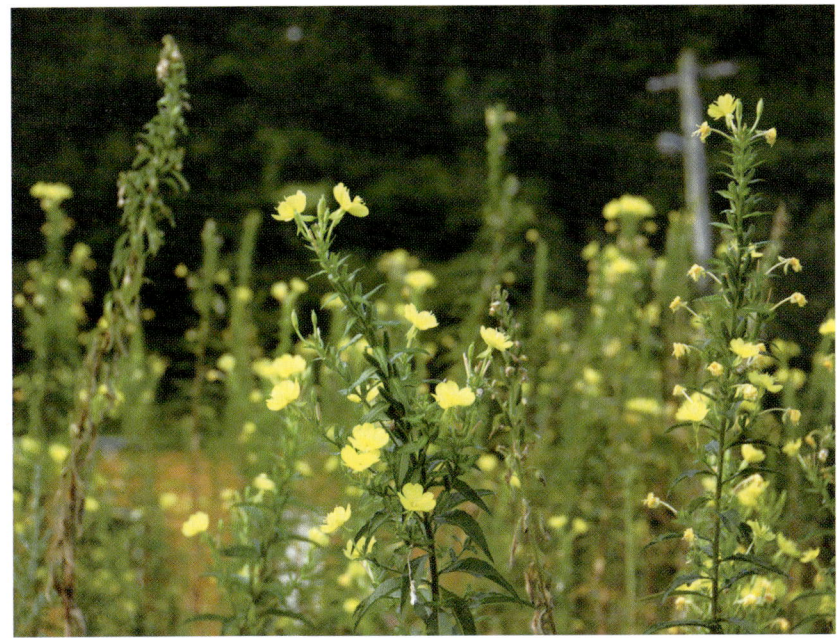

달맞이꽃

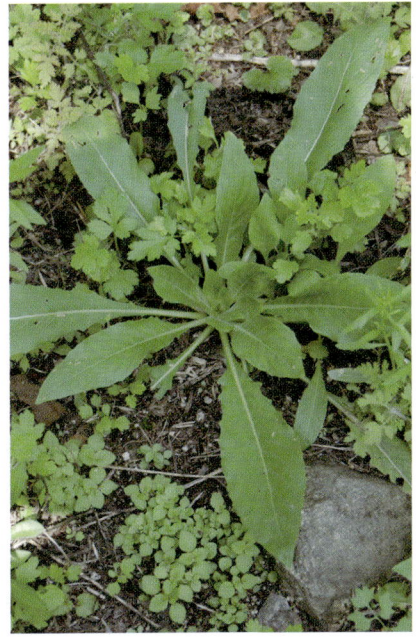

가을에 자라난 어린 잎

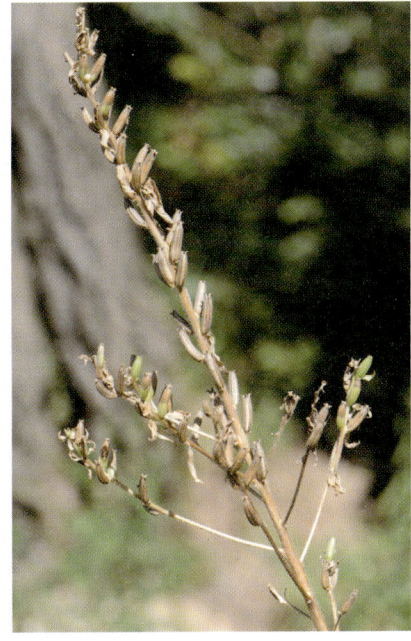

달맞이꽃 열매

앗이 떨어진 자리에서 봄철의 어린 잎과 같은 새잎이 다시 자라나게 되며 이것 역시 식용으로 삼는다.

매운 맛이 나고 기름기가 있으므로 데쳐서 찬물에 우려내야 나물로 먹기에 괜찮다. 더 좋은 식용법은 어린 잎을 뜯어 소금이나 탄산수소나트륨(중조)을 약간 넣어 데쳐서 우려내는 것이다. 무칠 때 닭고기나 돼지고기를 잘게 다져 볶아서 섞으면 훨씬 뛰어난 맛을 낸다.

갓 피어난 꽃을 튀김으로 해서 먹는 것도 한 방법이다.

달맞이꽃 역시 몸에 좋다고 너무 집중 섭취하는 것은 피해야 한다. 세상의 어떤 음식이든지 좋은 작용이 있는가 하면 그 반대의 성질도 품고 있으므로 한 종류만 계속 섭취하면 영양 불균형은 물론 중독 증상과 같은 역효과가 발생하는 경우가 있음을 꼭 유념해야 한다.

🪴 식물 특징

두해살이풀로서 높이는 1m에 이르며 줄기는 곧게 서서 거의 가지를 치지 않는다. 온몸에 짧은 털이 나 있고 잎은 좁은 간격으로 서로 어긋나게 자리한다. 잎은 길쭉한 피침꼴로서 끝이 뾰족하고 가장자리에는 약간의 톱니를 가지고 있다.

꽃은 줄기 끝의 잎 겨드랑이마다 한 송이씩 활짝 피어나며 아주 오랫동안 계속해서 핀다. 4매의 꽃잎을 가지고 있으며, 지름은 6cm 내외이고 빛깔은 노랗다.

저녁 해질 무렵이 되면 꽃이 피어났다가 이튿날 아침 해가 뜨면 모름지기 시들어 버리는 습성을 가지고 있다. 그래서 밤에 달맞이를 하는 꽃이라 하여 그런 이름이 붙여졌다. 꽃은 주로 7~8월 중에 화사하게 피어나는데, 9~10월에 피는 개체도 있다.

본래 남미 지방에서 자생하는 풀인데 우리나라에 들어와 전국적으로 널리 퍼져 있다.

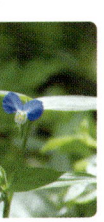

닭의장풀

당뇨병 민간요법이 입증되었다. 당뇨병을 치료하려면 소처럼 먹고, 소처럼 달리고, 소처럼 일하라.

당뇨병 치료

닭의장풀(달개비)은 당뇨병의 민간약으로 알려져 왔으며, 근년에는 이 식물에 혈당을 낮추는 성분이 있다는 동물 시험 결과가 발표된 적이 있다. 그런데 닭의장풀로 당뇨병에 효험을 보았다는 사람이 있는가 하면 별 효과가 없다고 천대하는 사람도 있다. 아마 효과를 보지 못한 원인은 체질에도 기인하겠으나, 일주일쯤 복용하면 되겠지 하는 속효성을 기대했거나 전혀 운동을 하지 않고 앉아서 받아 먹기만 한 게으른 습관에 문제가 있는 것 아닌가 싶다. 그렇다고 닭의장풀이 당뇨병에 특효하다는 것을 주장하는 것이 아니다.

여하간 동물 시험에 의하여 당뇨병 치료의 효능이 밝혀지긴 했으나 어느 성분이 어떤 과정으로 그런 효과를 나타내는지에 대해서는 앞으로의 연구 과제이다. 중요한 것은 보존과 저장 방법이 잘못되고 복용법을 몰라서 효과가 나타나지 않는 경우가 꽤 있다.

우선 밝은 그늘에서 빠르게 말리고 습기와 곰팡이가 끼지 않도록 유의해야 한다. 생잎을 그대로 방치하지 말고 채취한 즉시 냉장고에 보관했다가 수시로 꺼내어 달이도록 한다.

복용법은 잎·줄기·뿌리 구별 없이, 날것이나 말린 것을 보리차 끓이듯 푹 달여서 갈증이 있을 때마다 물 대신 계속 마시도록 한다. 물의 양의 10분의 1 정도를 넣고 3분의 1쯤 줄 때까지 달이도록 한다. 약첩을 달여 먹듯이 하루 세 번만 복용하지 않도록 한다. 하루에 신선한 것을 30~60g을 달여 먹는다.

비록 닭의장풀에는 혈당을 낮추는 성분이 있긴 하지만 다른 식물에도 그런 작용을 지닌 것들이 꽤 있으리라는 것이 추정되고 있다. 당뇨병에는 결명자·냉이·메꽃·맥문동·두릅나무·둥굴레·참마·뽕잎 등 긴요한 산야초가 숱하게 있는데, 이런 종류들도 두루 찾아서 폭넓게 약용으로 삼는 것이 유익하다. 당뇨병은 영양 결함에 의해서도 발병한다는 점을 고려하여 여러 가지 약초를 섭취한다면 신체의 영양을 골고루 보강한다는 의미에 있어서도 효험이 나타난다는 것을 유의해 둬야 한다.

당뇨병 치료를 위해서는 "소처럼 풀을 먹고, 소처럼 달리고, 소처럼 일을 하라"라는 말을 꼭 새겨두기 바란다.

한의학에서는 닭의장풀을 해열·해독 작용이 있으며, 소변 불리·간염·신장염·부종·자궁 출혈에 쓰인다고 하였다.

🍲 식용 방법

싱싱한 생잎을 고추장이나 된장에 찍어 먹으면 그 풋풋한 푸성귀다운 담백한 맛을 느낄 수 있다. 맛과 향취에 거부감이 없으므로 누구나 생식으로 즐길 만하다. 아쉬운 것은, 잎이 작아서 생식에 불편이 있다는 점이다. 그래서 잎이 넓은 상추에 올려놓고 밥과 양념을 얹어 먹는 방법이 아주 바람직하다. 녹즙을 내어 마시기도 한다.

야생 채소 닭의장풀을 굳이 약용으로만 여길 것이 아니라 야생의 나물로 여기고 항상 식단에 올리도록 한다. 많이 먹어도 해로움이 없으며, 맛이 순하고 봄부터 가을까지 계속 식용할 수 있다는 장점이 있다. 워낙 번식력이 왕성하여 어디서든지 채취할 수 있다는 것도 장점이다.

잎과 줄기를 가볍게 데치든지 소금에 살짝 절여서 갖은 양념으로 무쳐 먹으면 산나물 반찬으로서 적격이다. 닭고기나 조개와 함께 끓

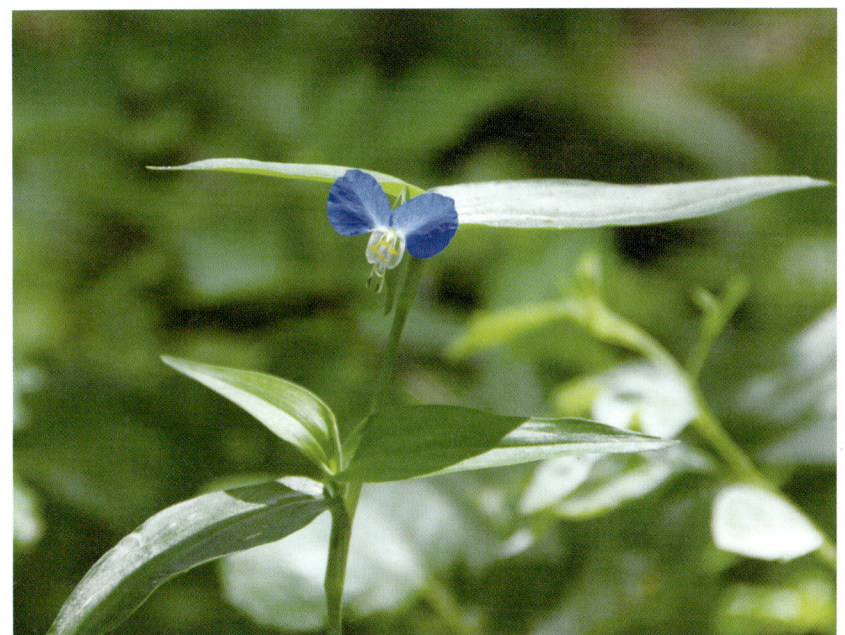

닭의장풀 꽃

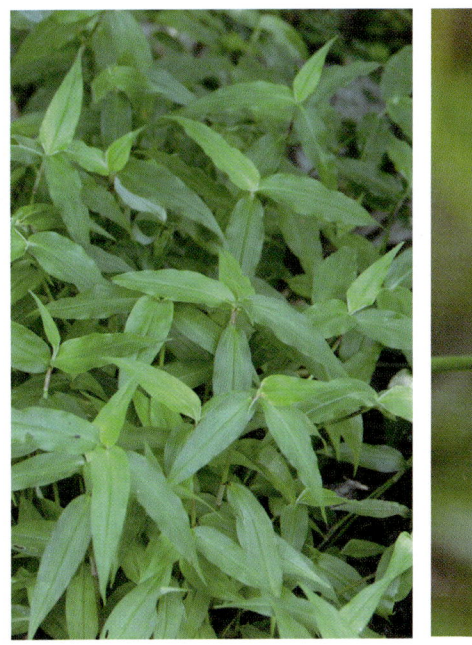

닭의장풀 잎

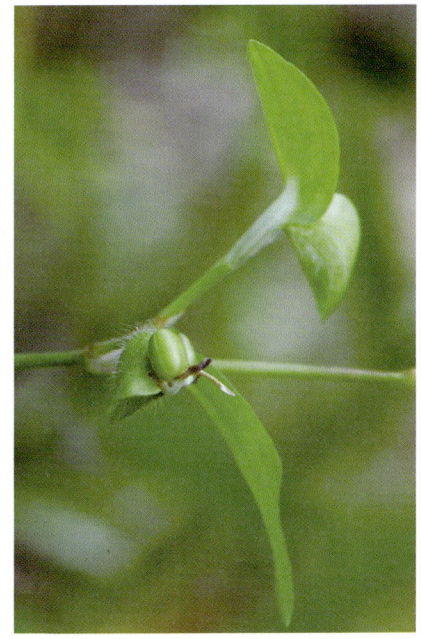

닭의장풀 열매

여도 맛이 좋고 볶거나 튀김으로 해도 좋다. 전혀 질기지 않고 연하여 잘 먹힌다. 이렇게 다양한 조리법으로 식용하노라면 위의 한의학에서 지적한 질환들이 저절로 사라지게 되는 것이다.

식물 특징

밭가나 길가 풀밭에서 흔히 자라는 한해살이풀이다. 줄기는 땅에 엎드려 가지를 먼저 치고 점차적으로 웃자란다.

굵은 마디마다 잎이 어긋나게 자리하는데 그 생김새는 대나무 잎과 흡사하다. 잎자루는 없고 밑동이 줄기를 감싸며 가장자리는 밋밋하다. 잎몸은 연하고 부드러우며 물기가 많다.

잎겨드랑에서 자라난 짤막한 꽃대 끝에 조개 모양의 받침잎에 둘러싸여 한 송이의 하늘빛 꽃이 핀다. 꽃잎은 세 개인데 위쪽의 두 개는 크고 하늘빛이며 아래의 것은 작고 희다. 6개의 수술을 가지고 있으나 이 중에 두 개만이 꽃가루주머니를 가지고 있다. 6월에서 9월 사이에 계속 꽃이 피고 지고 한다.

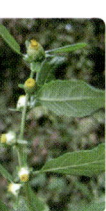

담배풀
급성 간염 · 악성 종양 · 대장염에 효험 있고, 해독 · 해열 · 살균 작용이 있다.

효능 해설

가을에 열매를 말려서 주된 약재로 삼는데, 잎 · 줄기 · 뿌리 전체를 꽃 필 때 채취하여 말려서 약재로 이용하기도 한다.

익은 열매는 회충 · 촌충을 죽이는 등 해충을 제거하는 구실을 하며, 무좀균을 없애는 강한 살균성을 가지고 있다.

자그마한 종기들, 고질적인 부스럼, 타박상 · 악성 종기 · 염증, 상처에서 피가 나는 것에 생풀을 짓찧어 붙인다. 또는 열매 · 잎 · 줄기 · 뿌리를 달인 물로 자주 씻어 내곤 한다. 때로는 전초를 빻은 가루를 깨기름에 이겨서 고약을 만든 것을 환부에 바르기도 한다.

열매를 포함한 전초를 말렸다가 달임약으로 복용하면 습기로 인하여 뼈마디가 저리고 아픈 데, 배가 불룩하게 붓고 아픈 데, 가래가 끓는 데, 그리고 급성 간염 · 악성 종양 · 대장염 등에 효과가 있다고 한다. 아울러 혈액 순환이 잘되게 하며 해독 작용이 있다. 이 해독 작용이 여러 가지 병증을 완화시키는 구실을 하고 있다.

담배풀과 같은 속은 우리나라에 8종이 자라고 있다. 긴 담배풀도 약용 · 식용한다. 하루의 열매 복용량은 4~8g이다.

식용 방법

봄에 어린 순을 채취하여 나물 무침이나 국거리로 해서 먹는다. 맵고 쓴맛이 좀 나므로 데쳐 찬물에서 우려낸 다음에 조리해야 좋으며, 생잎을 깨끗이 씻어 그대로 튀기면 쓴 기운이 사라진다. 또한 맵고

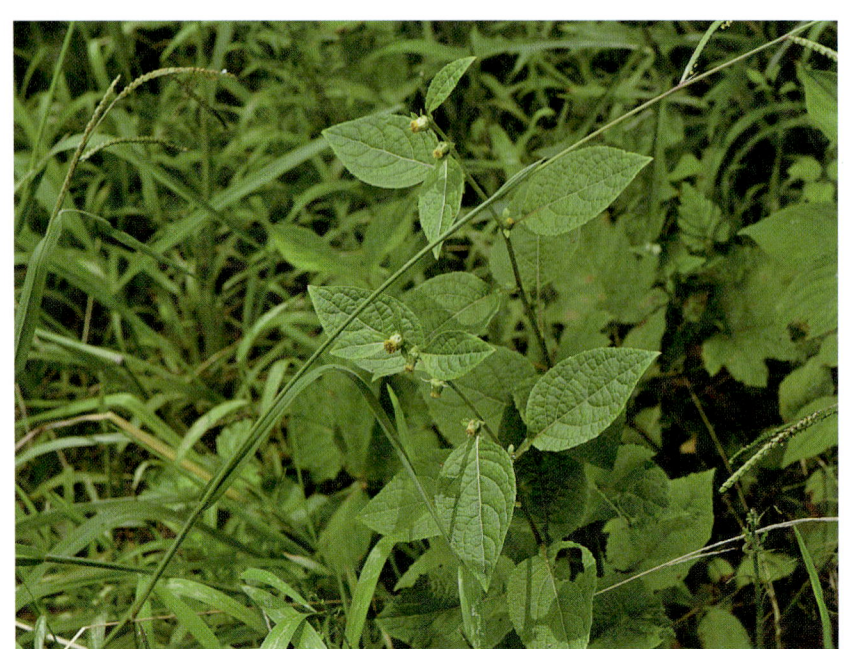

담배풀

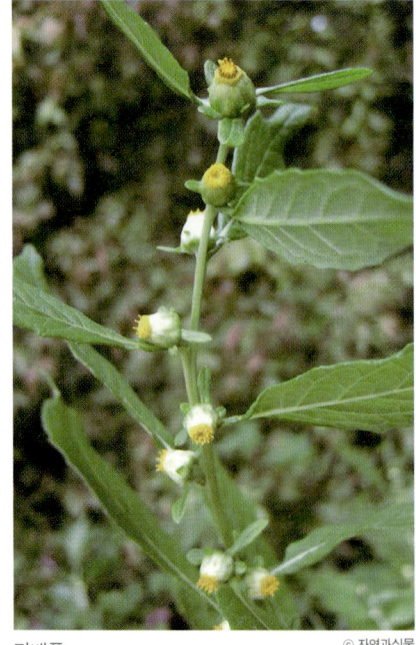

담배풀

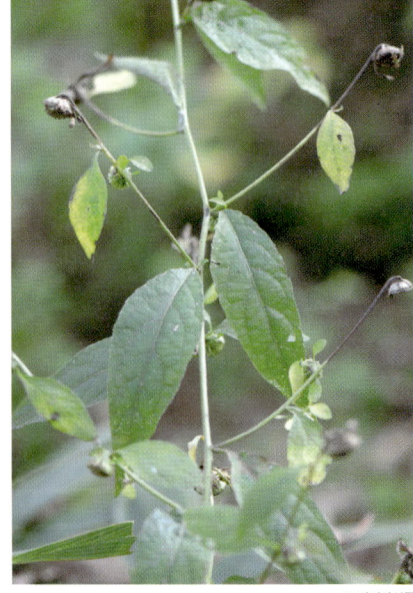

담배풀

쓴 기운은 양념고추장이나 참기름을 넉넉히 넣거나 간을 짙게 하면 수월하게 먹을 수 있다. 식물의 특이한 맛을 조금은 살려야 산나물다워진다.

🎁 식물 특징

여러해살이풀로서 온몸에 털이 산재해 있다. 줄기는 곧게 서서 약 30~60cm의 높이로 자라며 약간의 가지를 친다.

잎은 서로 어긋나게 자리하며 얇다. 아래의 잎은 넓은 계란꼴이고 끝이 뾰족하며 가장자리에는 고르지 않은 톱니가 생겨나 있다. 위로 올라갈수록 잎몸이 가늘어지고 잎자루도 짧아지며 잎 가장자리도 밋밋해진다.

줄기 끝과 잎겨드랑이 끝부분에서 긴 꽃대가 자라나 각기 한 송이의 꽃을 피운다. 꽃 바로 밑에는 주걱꼴의 받침잎이 마치 꽃받침처럼 둥글게 배열된다. 8~10월에 꽃이 피며 꽃의 지름은 1.5cm 안팎이고 빛깔은 노랗다.

꽃이 옆으로 기울어져서 피어 있는 모양이 마치 담뱃대를 보는 듯하다. 전국적으로 분포하며 산의 나무 그늘에 난다.

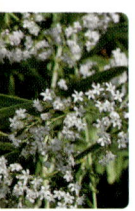

대나물

가래기침약으로 쓰이는 중요한 약재이다. 강장 효과가 있어 몸이 쇠약한 데 쓴다. 몸 구석구석의 여러 잡병에 효험 있다.

효능 해설

이른봄과 가을에 뿌리를 캐어 햇볕에 말린 것을 약재로 쓴다.

동물 시험에서 뿌리 달임약은 가래를 내보내고 기침을 멈추어 준다는 결과를 얻었는데, 사람에서도 가래 기침을 삭여 주는 좋은 효과가 나타난다.

가래 기침 삭임은 대나물 뿌리의 주된 효용으로 여기고 있다.

다음으로는 혈액 속의 콜레스테롤을 내리는 작용을 갖고 있다.

세번째는 몸이 쇠약해졌거나 항상 피로하고 열이 생기는 증세, 또 허약한 탓으로 몸이 여위어지는 것을 개선하는 효과를 나타낸다. 이는 강장 작용이 있기 때문이다.

병명 모르는 증세 그리고 사람의 몸 곳곳을 흔들어 놓는 묘한 질병을 바로 고쳐 주는 구실도 한다. 뼛골이 말라붙어 쑤시는(골증) 증세, 음식 조절이 잘못되고 기생충을 없애 주지 않아 생기는 영양 장애(감질), 영양불량과 기생충으로 소화 안 되고 배가 아프면서 여위어지는 어린이의 질병, 오랫동안 계속 열이 올라 있는 증세, 손으로 살을 세게 누르면 뜨거움을 몹시 느끼는 병 등 의사의 진찰로써 병명이 아리송한 온갖 잡병들에는 대나물의 뿌리가 효과적이다.

달이는 약재의 양은 하루 3~9g 정도이다. 그런데 많은 양을 오래 약용하면 기침·구토·메스꺼움·설사를 일으키는 부작용이 생기므로 반드시 알맞은 양을 조절해야 한다. 이러한 부작용은 뿌리에 유독 성분이 있기 때문이다.

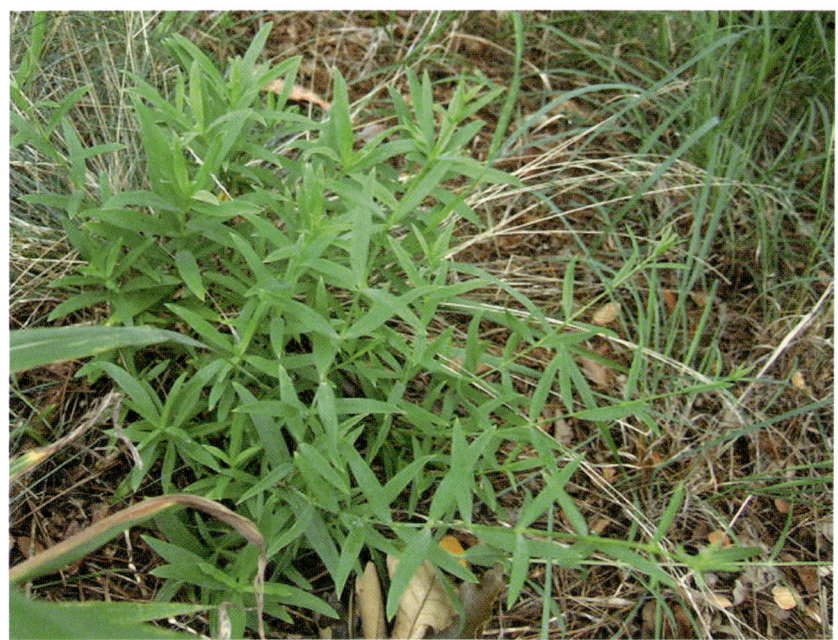
대나물

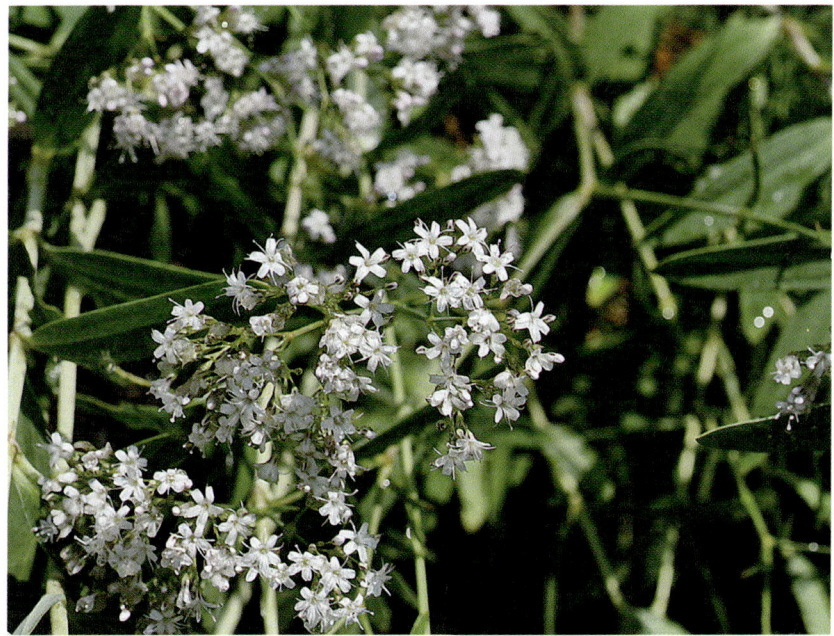
대나물 꽃

🍊 식용 방법

봄철의 어린 순을 살짝 데쳐서 갖은 양념으로 무쳐 먹는다. 뿌리에는 유독 성분이 함유되어 있으나 잎에는 없으므로 어린 잎을 식용하는 데에는 아무런 문제가 없다. 별다른 해가 없는 미미한 독은 오히려 약이 될 수 있으며, 독성을 치료약으로 삼는 경우가 많이 있다. 주목(朱木)의 독성이 센 껍질은 난소암의 특효약으로 인정받고 있다. 여하튼 대나물의 어린 잎은 맛이 담백하고 달기 때문에 데쳐서 바로 식용한다. 크게 성숙한 여름의 잎은 건드리지 않는 것이 좋다.

🌱 식물 특징

여러해살이풀로서 줄기는 곧게 서서 가지를 치면서 50~60cm의 높이로 자란다.

피침꼴의 잎은 마디마다 2매가 서로 자리하며 끝이 뾰족하다. 세 줄의 잎맥이 뚜렷하게 평행하고 있으며 가장자리는 밋밋하다.

줄기와 가지 끝에 작은 흰꽃이 많이 뭉쳐 피어서 원뿌리꼴을 이룬다. 길쭉한 타원꼴인 다섯 장의 꽃잎을 가지고 있으며 10개의 수술과 두 개로 갈라진 암술을 가지고 있다. 꽃의 지름은 5㎜ 안팎이다. 6~7월 중에 꽃이 핀다. 꽃편 뒤에 작고 둥근 열매를 맺는데 익으면 네 개로 갈라져 씨가 쏟아진다.

원래 유럽에서 나는 풀인데 귀화하여, 전국 각지에 널리 분포하고 있다. 산이나 들판의 양지바른 풀밭에 난다.

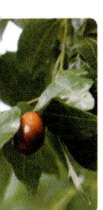

대추나무

대추에 짚신나물을 섞어 달여 자주 마시면 위암으로 인한 통증을 누른다. 신경안정제·해독제로 뛰어나며, 간을 보호하고, 고혈압·신장병에도 좋다.

대추의 부작용 먼 옛날부터 대추나무의 열매(대추)는 식용·약용으로서 높은 평가를 받아 왔고 오늘날에도 널리 두루 애용되고 있다. 옛부터 대추를 많이 먹어 왔던 탓인지 부작용을 지적한 옛 기록들을 만날 수 있다. 생선회와 함께 먹으면 허리 복통이 생기느니, 많이 씹으면 이를 약하게 하고, 파와 함께 먹어도 안 되며, 많이 먹으면 오장을 불리하게 한다는 등이다.

효능 해설

대추는 워낙 유명한 것이어서 여러 가지 성분 분석이 다각도로 밝혀져 있으며, 일단 몸에 유익한 성분이 다양하게 들어 있다는 것이 입증되어 있다. 강장 작용이 있으며 간을 보호하고, 고혈압과 신장 질환 등 여러 가지 증상에 효력이 있는 것으로 알려져 있다. 해독제로도 좋으며 탕약에는 으레 대추가 첨가된다.

잎도 유효하다. 잎을 달여 마시면 고혈압·소변 불리·신장염·심부전증에 효과를 보이며, 특히 어린이의 신장염 치료에 효과가 좋다는 기록이 있다. 그 밖에도 여러 증상에 효과가 있다고 한다.

잎을 갈분에 버무려 땀띠에 문지르면 좋다고 한다. 대개 하루에 6~12g을 달여 먹는다.

위암 처방 중국에는 짚신나물 40g과 대추 30g을 섞어 짙게 달여서 하루에 6회씩 1개월 이상 계속 복용하면 위암의 통증을 누르는 데 효과를 보았다는 임상 기록이 있다.

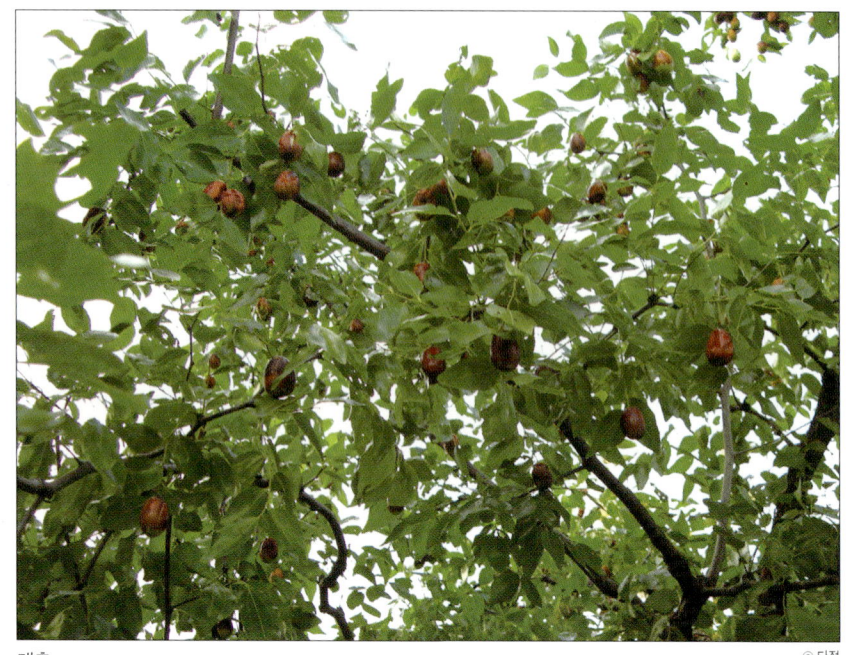
대추 ⓒ 다전

　멧대추나무의 열매가 한방에서는 신경안정제로 쓰이며 스트레스를 해소하는 작용이 있는 것으로 알려졌는데, 근년에 과학자들이 그 성분 구조를 밝혀냈다고 한다.
　이런 여러 질환 치료를 위해 특별히 대추의 식용·약용을 서두를 필요는 없다. 대추만 많이 먹는다고 확실한 효력이 생기는 것이 아니다. 병치료는 서둘러서 누그러뜨리는 것이 아니라, 우선 음식 섭취를 갖가지로 즐길 때 모름지기 원기를 얻는 것이다.

🍊 식용 방법

　대추는 여러 가지 음식으로 조리해 먹는다. 약밥에는 대추가 들어가야 제맛이 나고, 대추미음은 병후 회복에 가장 좋다. 대추인절미·대추전·대추송편을 통해 자주 섭취한다. 시루떡을 만들 때에 필수적으로 들어가는 재료가 되고 있으며, 제삿상에는 반드시 올려야 하는 것이다. 잘게 썰어 수정과나 식혜에 띄우며 날것을 심심풀이로 먹기도 한다. 살짝 쪄서 말려 저장해 두었다가 오래도록 식용한다.

대추를 으깨어 소주에 담가서 3개월쯤 지나 마시면 향미가 그윽하며 황색의 술 색깔이 보기도 좋다. 이것을 아침저녁으로 조금씩 마신다. 오래 묵은 술일수록 맛이 더 좋다. 또 과자와 빵에 넣으면 입맛을 썩 돋운다.

어린 잎은 나물로 무쳐 먹을 수도 있지만, 아무때든 잎을 따서 힘껏 문질러 말린 뒤 가끔 차로 우려 마시기를 권하며, 필자의 경험으로는 별 해로움이 없었다.

이렇게 갖가지 음식으로 자주 먹음으로써 모름지기 약효를 발휘하여 건강을 도모하게 되는 것이다.

🌱 식물 특징

낙엽활엽수로서 키는 5m 안팎이다. 잔가지는 한군데에서 여러 개가 자라나지만 일부는 크게 자라지 못하고 말라 떨어져 버린다. 잎은 서로 어긋나게 자리하며 계란꼴로서 윤기가 난다. 잎 끝은 뾰족한 편이고 밑동은 둥글며, 잎의 길이는 2~6cm이다.

꽃은 새로 자라난 가지의 잎겨드랑이에 2~3송이씩 달리는데, 다섯 장의 꽃잎을 가지고 있으며 지름이 5~6mm이고 빛깔은 초록색이다. 5~6월 중 꽃이 핀 뒤에 살이 두터운 타원꼴의 열매를 맺어 붉은색을 띤 갈색으로 익는다.

전국 각지에 분포하며 시골 마을에서 흔히 만난다.

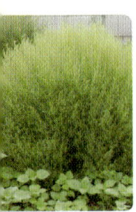

댑싸리

손상된 간세포를 보호하고, 간염·간경변증에 효험이 있다. 각종 피부 질환의 치료, 살균력이 강하다. 맛좋은 음식으로 강장 효과가 있다.

🔴 효능 해설

시골 마을에서는 집 담장이나 밭가에 댑싸리를 몇 포기씩 심곤 하는데, 이것은 식용·약용을 위한 것이 아니라 잎이 떨어질 무렵에 밑둥을 잘라내어 빗자루로 만들어 쓰기 위한 것이다.

여름에 무성한 잎을 따고, 9~10월에 열매가 여물면 이것을 말린 뒤 약재로 쓴다.

우선 간세포를 보호하는 작용이 있다는 것이 약리 실험에서 밝혀졌다. 어느 때든지 잎과 줄기를 달임약과 가루약으로 복용하고, 가을이 오면 열매를 털어 씨앗만 거두어 가루로 빻아 꿀로 빚은 알약을 씹어 먹는다. 이렇게 약용하노라면 간염·간경변증으로 고생하는 분들에게 희소식을 전해 줄 것이다. 간경변로 인하여 생긴 배에 고인 물이 천천히 빠져나갈 것이다. 하루의 달임약은 6~12g 정도 복용한다.

열매는 몸속에 붙어 있는 독성을 풀어 주고 오줌이 잘 나오게 하며, 신장의 부실로 인한 신장염·방광염 치료에 효과가 있다.

그리고 두드러기·습진·고질적인 종기·피부 가려움증 등의 피부 질환에는 잎과 씨를 달인 물로 계속 씻으면 효험이 있다. 살균 작용이 현저히 나타나는 것이다.

🟠 식용 방법

댑싸리 잎을 맛있게 식용한다니까 얼떨떨해하는 사람들이 있는데, 그도 그럴 것이 빗자루나 만들어 쓰는 식물로 천시해 왔기 때문이다.

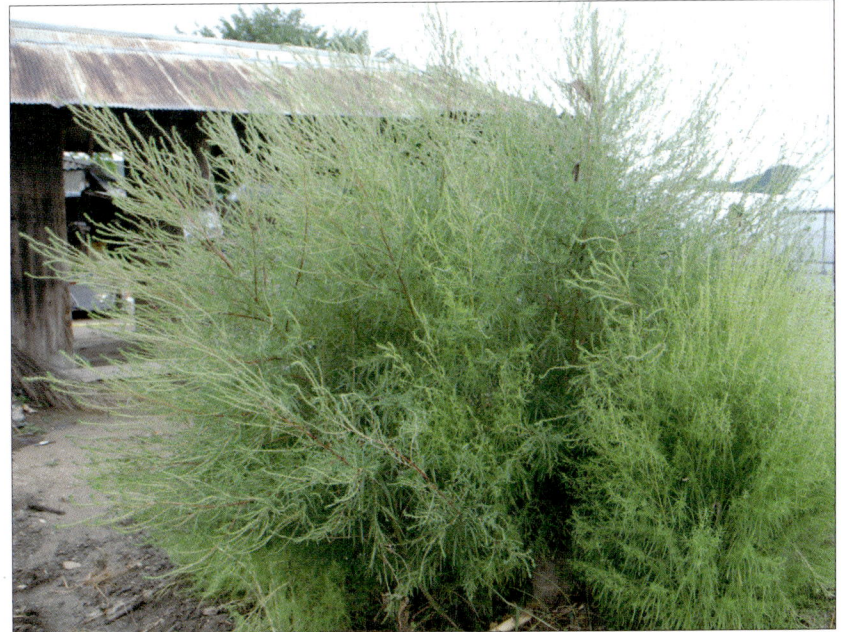

댑싸리

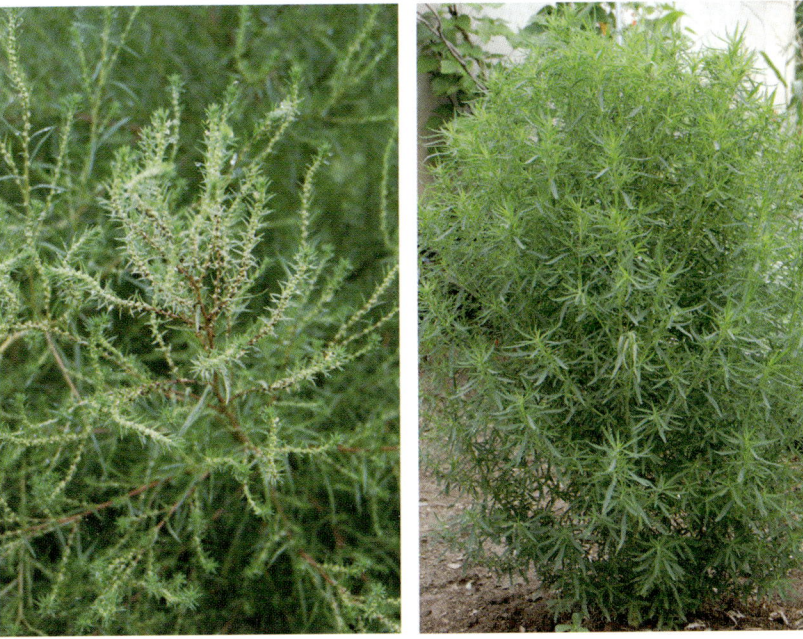

댑싸리　　　　　　　　　　　화초 댑싸리

늦봄에 어린 잎을 따서 나물이나 국거리로 해서 먹는다. 생식하거나 녹즙을 내어 먹어도 좋다. 쓴맛이 거의 없으므로 가볍게 데쳐 한 번 헹구기만 하면 된다. 무침·부침개·튀김 등 여러 가지 방법으로 조리하며, 밥이 뜸들 때 위에 얹어 쪄서 밥과 함께 비벼 먹기도 한다.

여름철의 잎도 데쳐서 양념장에 찍어 먹으며, 두 손바닥으로 비벼 말렸다가 녹차처럼 마신다. 이와 같은 여러 방법으로 식용하면 강장·강정 효과가 있으며, 옛부터 건강식으로 일부에서 식용해 왔으나 그런 이점이 있다는 사실을 몰랐을 뿐이다.

🌱 식물 특징

중국이 원산지인 한해살이풀이다. 줄기는 나무처럼 빳빳하고 곧게 서며 많은 가지를 치면서 1.5m 정도의 높이까지 자란다.

많은 잎이 서로 어긋나게 자리잡고 있으며 피침꼴 또는 줄꼴로서 잎자루는 없고 가장자리는 밋밋하다. 암꽃과 수꽃이 각기 다른 포기에 피어나며 잎겨드랑이에 두세 송이의 꽃이 밀착한다. 꽃잎은 없으며 다섯 갈래로 갈라진 꽃받침이 꽃처럼 보인다.

꽃 바로 밑에는 잎처럼 생긴 받침잎이 붙어 있고 수꽃은 다섯 개의 수술을 가지고 있다. 암꽃은 하나의 암술을 가지고 있는데, 암술대는 두 갈래로 갈라진다. 꽃의 빛깔은 초록빛이고 지름은 3㎜ 안팎이다. 7~8월에 핀다.

전국 각지에서 가꾸어진다.

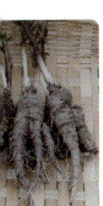

더덕

잎도 약이 되는 훌륭한 산나물감이다. 맛좋은 식품으로서 강장 효과가 나타난다.

🔴 효능 해설

여러 가지 요리를 다양하게 즐기노라면 우선 식욕이 증진되고 건위제로서 효험이 있으며, 가래를 삭여 준다.

식품으로의 약   더덕은 해열·해독 작용이 있으며, 과잉된 콜레스테롤을 저하시키고 혈압을 낮추며, 유선염·모유 부족·피로·갈증·오랜 기침에 유효하고, 폐·비장·신장을 튼튼히 하는 효험이 있다. 식품으로 자주 먹으면 저절로 그런 증상들이 방지되는 것이다. 될수록 냄새가 짙은 것이어야 약효가 뛰어나다. 그리고 상처나 종기에 뿌리를 으깬 즙을 바르면 효과가 있다는 응급조치의 민간요법이 전해지고 있다.

🟠 식용 방법

더덕 하면 사삼이라 불리는 뿌리만이 강장식품으로 유용하게 쓰이고 있는데, 실은 잎도 훌륭한 산나물감으로 이용되며 약성이 있다. 식물의 양분이 뿌리에 다량 저장되긴 하지만 잎에도 그러한 영양 물질과 각종 화합물이 함유되어 있으며, 뿌리가 지니지 못한 잎의 풍부한 엽록소와 여러 성분들이 인체에 유익한 요소가 되는 것이다. 그러므로 뿌리만 채취하지 말고 잎과 줄기도 소중히 간수해야 한다.

5~6월 중 어린 잎과 덩굴 줄기 끝 부분을 채취하여 나물 무침으로 삼든지 생으로 식사에 곁들이면 그윽한 더덕 내음이 입맛을 돋운다. 또한 성숙한 잎도 버리지 말고 생째로 잘게 썰어 비빔밥이나 채소무

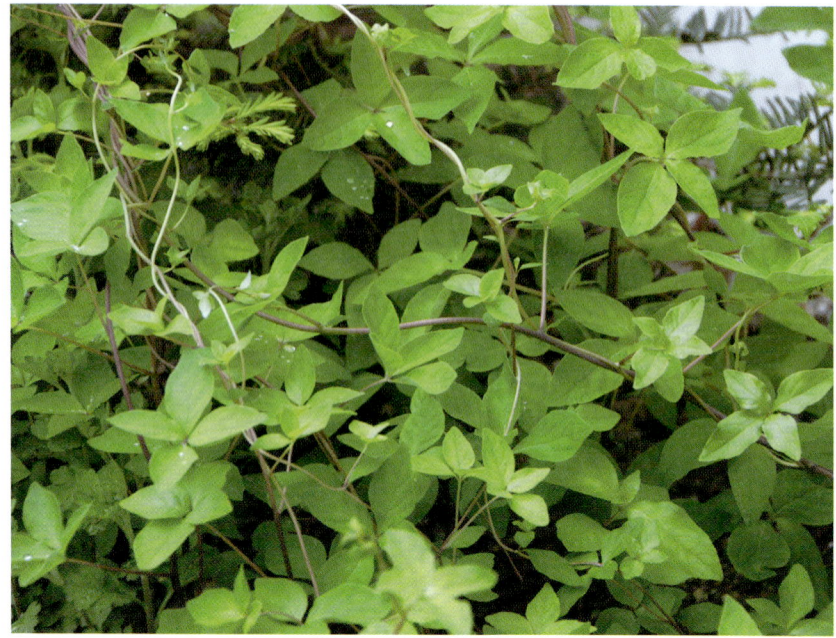

더덕 덩굴

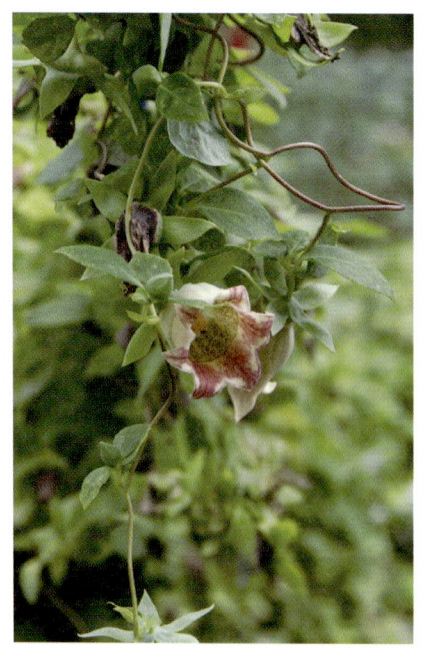

더덕 꽃

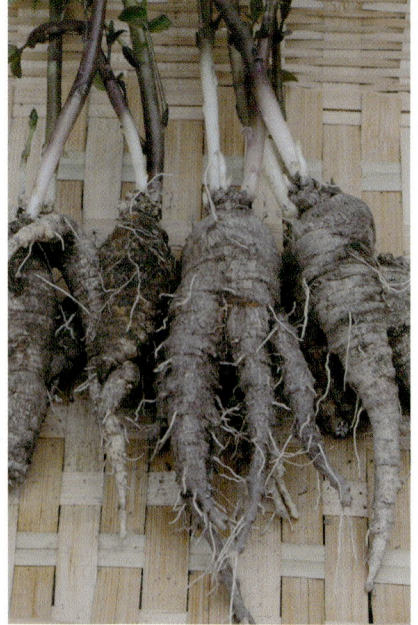

더덕 뿌리

침·볶음밥·부침개에 조금씩 가미하면 역시 더덕 향취가 은근히 풍기는 별미에 친근감을 갖게 된다. 또 살짝 데쳐 갖은 양념으로 무치면 꽤 먹을 만하다.

그리고 성숙한 잎을 말렸다가 차(茶) 대용으로 삼아도 좋다. 뿐만 아니라 다량의 잎과 줄기를 말려 두었다가 짙게 삶아서 뜨거운 욕탕물에 붓고 목욕을 하면 더덕의 독특한 향기가 풍기는 가운데 피로 회복과 스트레스 해소에 효과가 있다.

더덕의 살찐 뿌리는 껍질을 벗긴 뒤 가볍게 두들겨 납작해진 것에 양념고추장을 발라 구워 먹는다. 그리고 생더덕을 그대로 또는 잘게 썰어 소주에 담가 3개월이 지나면 강장제로 마신다.

식물 특징

여러해살이 덩굴풀로서 살진 덩이뿌리를 가지고 있다. 덩굴은 2m 이상으로 자라나면서 다른 풀이나 나무로 감아 올라간다.

잎은 서로 어긋나게 자리하는데, 3~4매의 잎조각으로 이루어져 있다. 잎조각의 생김새는 타원꼴로서 양끝이 뾰족하며 가장자리는 밋밋하다.

잔가지 끝에 한 송이씩 꽃이 피는데, 그 생김새는 얕은 종꼴로서 끝이 다섯 갈래로 갈라진다. 꽃 바로 밑에는 꽃을 받들고 있듯이 3~4매의 잎조각이 배열되어 있다. 꽃의 지름은 2.5cm 안팎이고 겉은 초록빛이며 안쪽에 자갈색 반점이 있다. 대개 8~10월 사이에 개화하며 꽃이 지고 난 뒤 원뿌리꼴의 열매를 맺는다.

전국적으로 분포하고 있으며 주로 깊은 산의 덤불 속에 자생하는데 토양에 따라 냄새의 강약이 다르다. 요즘은 재배를 많이 하고 있다.

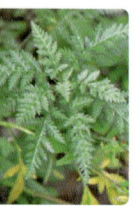

더위지기

간염·간경변증·지방간에 확실한 치료약. 간의 해독 기능과 그 독의 배설 기능이 높다.

🔴 효능 해설

꽃이 피기 전, 줄기가 굳어지기 전에 잎이 붙은 줄기를 베어다가 밝은 그늘에서 말려 약재로 쓴다.

동물 시험에서 더위지기의 달임약을 먹인 결과 간의 해독 기능이 있었으며, 해독시킨 독을 배설시키는 기능이 높아졌으며, 간의 지방화를 막는 작용이 있다는 것을 밝혔다.

옛 선조들은 더위지기를 간과 관계되는 질환에 치료했는데, 경험의 타당성을 동물 시험이 새삼 입증해 주고 있는 것이다. 따라서 급성 간염·만성 간염·지방간·간경변증·황달 등 간장 질환에 효과가 있음을 알 수가 있다. 또 간을 맑게 하고 쓸개를 이롭게 함으로써 간담(간과 쓸개) 질병 치료에 유익하다.

그리고 항염증·해열 작용이 있어서 담낭염·열성 질환·다한증·발열성 황달에 약용하며, 소변 불리·소화 장애·간질병 등 여러 증상에도 쓰인다. 단지 위궤양과 위염에는 쓰지 않는다는 말이 있다.

쑥과 섞어 달이면 더 효과적이며 특히 간염에 특효약이 된다고 한다. 하루 복용량은 8~20g 정도이다.

🌱 식물 특징

1m 정도의 높이로 자라는 여러해살이풀로서 관목류처럼 더부룩하게 자라며 줄기 밑둥은 나무처럼 굳어진다.

잎은 서로 어긋난 자리에 달리며 두 번 깃털꼴로 갈라진다. 갓 피어

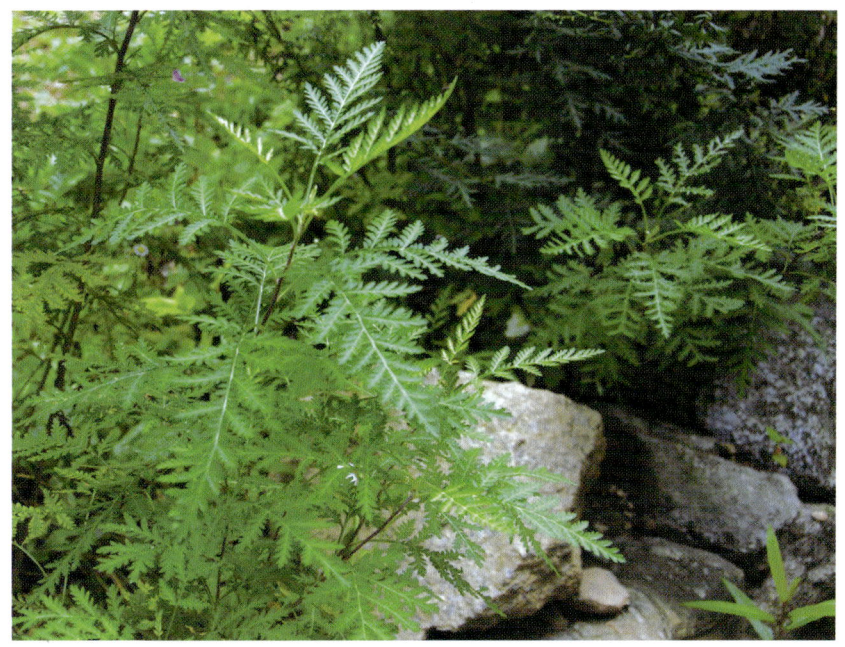
더위지기

　난 잎 양면에는 거미줄과 같은 털이 생겨나 있으며 표면에는 오목한 점이 산재해 있다. 또한 2~3cm 길이 정도의 잎자루를 가진다.
　줄기의 가지 끝에서 작은 꽃이 이삭 모양으로 뭉쳐 피어난다. 꽃의 생김새는 종꼴로서 꽃잎을 가지지 않으며, 황갈색이다. 꽃의 크기는 4㎜ 안팎이고 8월 중에 핀다.
　중부 이북의 지역에 분포하며 산지의 풀밭이나 바위 틈에 난다.

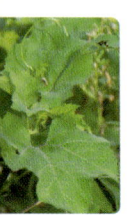

도꼬마리

팔다리가 쑤시고 저린 통증·두통·치통에 효험. 뱀독·충독을 해독하고, 동맥경화를 예방한다.

효능 해설

가을에 익은 열매를 따서 모아 햇볕에 말린다. 볶아서 쓰기도 한다.

열매는 진통 작용이 강하다. 감기로 인한 두통, 팔다리가 쑤시고 저린 통증, 냉기를 받아 생긴 관절통, 치통과 신경통을 잘 다스리는 약초이다.

노란 콧물이 흐르기도 하는 코의 염증, 축농증, 기타 문둥병과 류머티즘에도 효과 있다.

전초는 갑상선 기능 저하에 쓰이며 열성 질병과 동맥경화증 예방, 이뇨 장애에 약용한다. 또 뱀독과 벌레독을 해독하는 작용도 있다. 하루 복용량은 8~12g 정도이다.

궤양성 피부병과 가려움증, 발진, 급성 두드러기, 마른버짐에는 잎과 열매를 함께 달인 물로 하루 몇 차례씩 씻어 낸다. 또는 잎줄기를 짓찧어 붙이기도 한다.

옛날 중국에서는 잡초로 무시해 오다가 이 열매에서 식용유를 얻기 위하여 널리 가꾸어 오던 중 약효를 알게 되었다.

일본에서는 학질에 걸렸을 때 볶은 씨를 가루로 빻아 1회에 2~5g씩 술에 타서 복용한다.

식물 특징

한해살이풀로서 온몸에 짧고 빳빳한 털이 치밀하게 깔려 있으며, 줄기는 곧게 서서 1m 안팎의 높이로 자라나 약간의 가지를 친다.

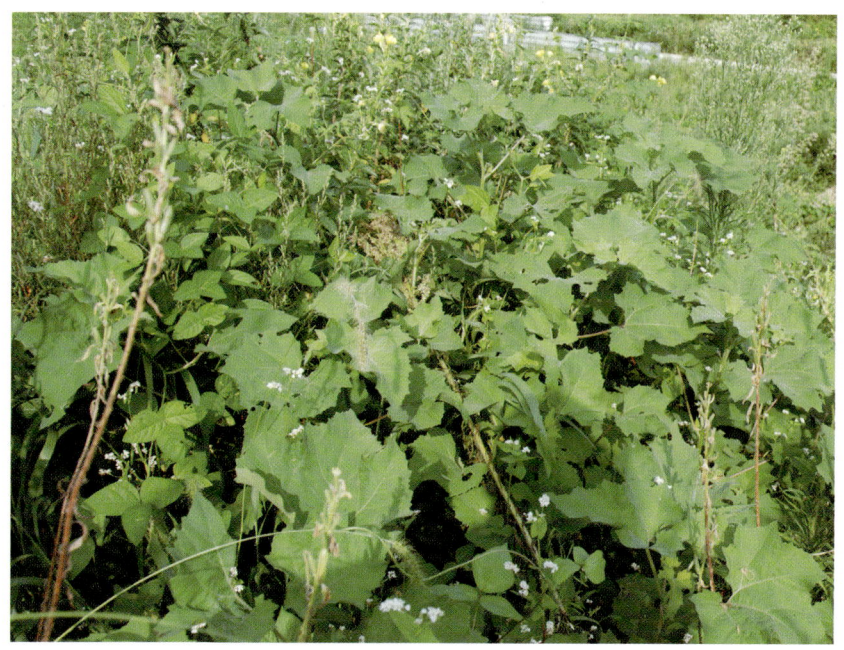
도꼬마리

　잎은 서로 어긋나게 자리하며 넓은 세모꼴로 가장자리가 얕게 3~5개로 갈라진다. 갈라진 조각의 끝은 뾰족하고 뒷면에는 세 개의 잎맥이 뚜렷하게 보인다. 잎 가장자리에는 거친 톱니가 나 있고 긴 잎자루를 가지고 있다.
　꽃은 암꽃과 수꽃이 따로 피는데, 수꽃은 둥글고 줄기와 가지 끝에 많이 뭉쳐 핀다. 꽃의 빛깔은 노랗고 8~9월 중에 핀다.
　꽃이 지고 난 뒤에 많은 가시를 가진 1cm 정도 크기의 열매가 달리고 그 속에 두 개의 씨가 들어 있다.
　전국에 분포하며 길가나 황폐지 등에 난다.

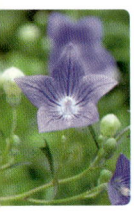

도라지

뿌리의 진짜 약효를 보려면 될수록 오래 묵은 야생의 것이어야 한다. 어린 잎은 기막히게 맛있는 식재료다.

🗒 효능 해설

도라지는 그 뿌리가 가진 뛰어난 맛으로 널리 알려졌을 뿐 약효에 대해서는 그다지 많이 알려져 있지 않은 편이다.

도라지 뿌리는 소중한 약재이다. 감기는 물론 가래가 끓고 심한 기침이 나오며 숨이 찬 데, 또 가슴이 답답하고 목 안이 아프고 목이 쉬는 등의 호흡기 질환에 쓰인다. 일시적으로 혈압을 낮추기도 하며 고름을 빨아내는 성질이 있다.

즐겁게 반찬거리로만 먹던 도라지 뿌리가 그런 질병에 쓰인다는 것을 처음 알게 된 사람은 도라지 음식을 먹으면서 문득 섬뜩한 느낌이 들 것이다. 하지만 그런 약성을 갖고 있다는 것이지 줄곧 도라지 뿌리만 먹는다고 해서 그런 병이 사그라지는 것은 아니다. 자주 식단에 올리다 보면 이윽고 기침 가래를 은근히 수그러뜨리는 효험이 나타나는 것이다.

뿌리를 소주에 담그곤 하는데, 이 도라지술은 감기·기관지염·천식·편도선염 등에 효과가 있으므로 식사 때마다 반주로 마신다. 또 뿌리를 푹 삶아서 자주 마시곤 하면 가래를 가라앉힌다.

제대로 약효를 보려면 야생의 것이어야 한다. 밭에서 2~3년 재배한 것, 또 이것을 가공하여 물에서 우려낸 것은 순하여 음식으로 먹기가 좋으나 약효를 기대하기는 어렵다.

하루 복용량은 6~12g이다.

10년 가까이 자라난 뿌리는 꼭 인삼 모양과 비슷하여 종종 착각하

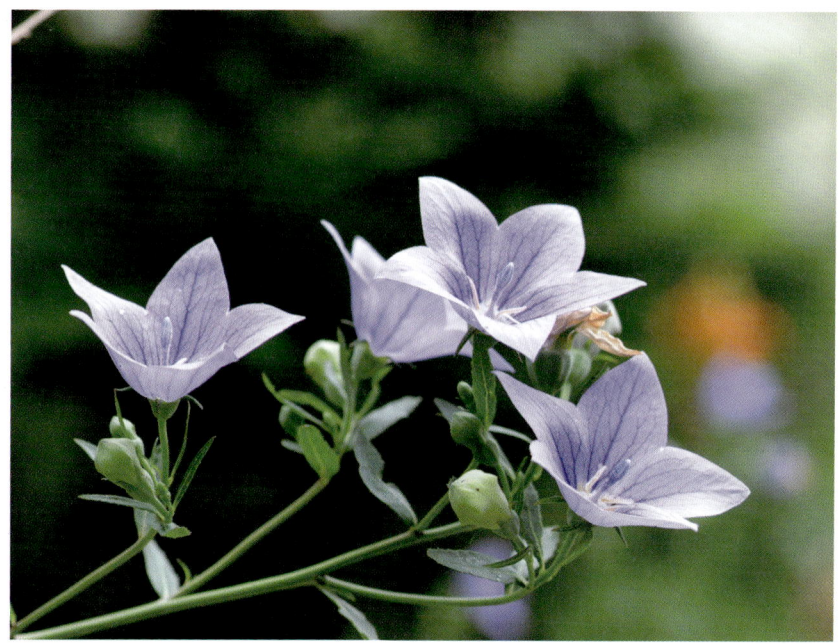
도라지꽃

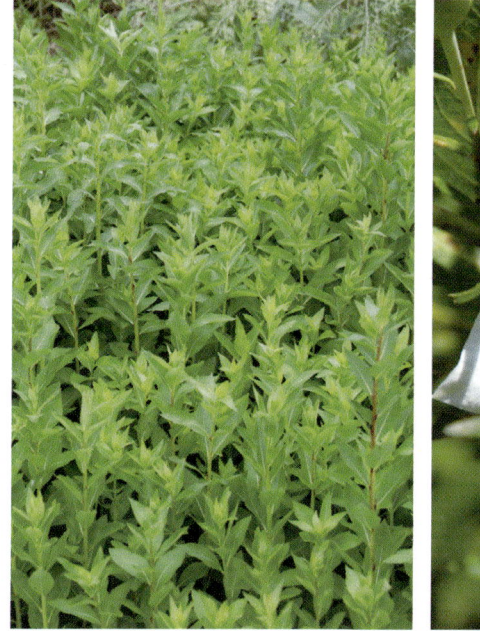
도라지 순

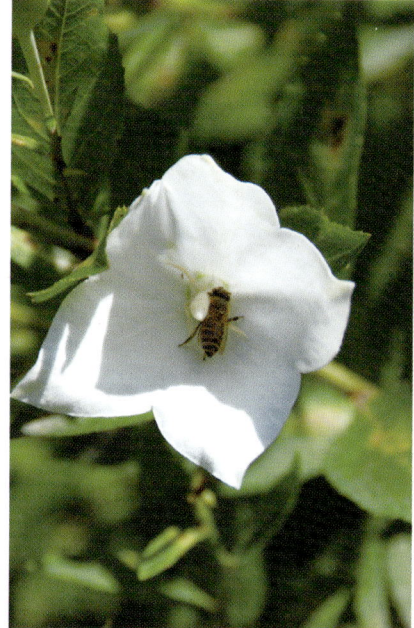
백도라지

는 수가 있다. 오래 묵은 도라지 뿌리를 캐어다가 산삼이라고 떠들썩하게 한 일도 있었는데, 사실 인삼 뿌리를 닮은 늙은 도라지 뿌리가 진짜 약효를 발휘한다. 재배한 것이라도 10~20년 묵은 것은 각종 생활습관병에 특효하다는 발표가 있었다.

뿌리를 약용할 때엔 겉껍질을 마구 벗기면 약효가 떨어진다. 껍질 부위에 사포닌 성분이 들어 있기 때문이다.

늙은 뿌리 20년 이상 묵은 도라지 뿌리를 동맥경화·고혈압·당뇨병 환자에게 1~2개월씩 복용시킨 결과 좋은 성과를 거두었다고 한다. 또 자양 강장의 작용으로 인하여 감퇴되었던 정력이 되살아났다고도 한다. 이 귀한 늙은 뿌리는 음식으로 먹을 것이 아니라 진짜 약재로만 취급해야 한다. 말린 약재를 1회에 5g 이내로 200cc의 물을 붓고 천천히 그 양이 달여 반으로 줄면 이를 복용한다. 또는 가루로 곱게 빻아 찻숟갈 가득히 담아 복용한다. 하루에 세 번 식후에 약용한다.

야생의 도라지는 땅속 깊이 뿌리를 박고 있어서 채굴에 어려움이 있다. 봄과 가을에 뿌리를 캐어야 원칙이지만, 봄가을엔 어떤 게 도라지인지 전문가가 아닌 이상 분별하기가 쉽지 않다. 그러므로 여름에 꽃이 피어 있는 것을 보고 캐어도 무방하다.

🥣 식용 방법

도라지는 뿌리만 먹는 것으로만 아는 사람이 대부분이다. 그런데 부드럽게 자란 잎과 줄기도 나물로 조리해 먹는다. 어린 잎을 비벼서 냄새를 맡아 보면 도라지 뿌리 냄새가 코에 닿는다. 이 잎이 미식가의 구미를 돋우어 주는 것이다.

도라지의 어린 잎을 나물로 무쳐 먹는 것은 물론 기름에 튀겨도 감칠맛이 있다. 또 뿌리와 잎, 줄기를 한꺼번에 살짝 쪄서 묵나물로 말려 두었다가 야생의 푸성귀가 귀한 겨울철에 먹으면 영양 섭취에 도움이 된다.

옛 글에서 도라지는 뿌리·잎·줄기를 나물로 삼아 일년 내내 먹는다고 했다. 어린 잎은 나물로 먹고, 줄기와 뿌리는 된장이나 고추장 속에 박아 장아찌로 해서 먹어도 좋다. 고기와 파와 함께 대꼬치에 꽂아 산적을 만들어도 좋다.

🌱 식물 특징

굵은 뿌리줄기를 가지고 있는 여러해살이풀로서 줄기는 곧게 서고 40~80cm 정도의 높이로 자라며 가지를 거의 치지 않는다.

잎은 마디마다 서로 어긋나게 자리하거나 또는 두세 잎이 한자리에 나기도 한다. 잎자루라고 할 만한 것은 없고, 생김새는 길쭉한 계란꼴 또는 타원꼴이다. 잎의 양끝이 뾰족하고 가장자리는 날카로운 톱니 모양이다. 잎 뒷면은 흰 가루를 쓰고 있는 것처럼 보인다.

줄기 끝에 종과 같은 생김새의 큰 꽃이 여러 송이 핀다. 꽃 끝부분이 다섯 갈래로 갈라져 있고 다섯 개의 수술을 가지고 있다. 꽃의 지름은 4cm 내외이고 빛깔은 짙은 하늘빛이며, 흰꽃이 피는 것도 있다. 7~9월 사이에 꽃이 핀다.

전국 각지의 산이나 들판의 양지쪽 풀밭에 난다. 농가에서 널리 재배하고 있다.

독말풀

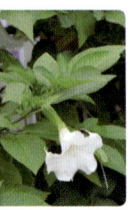

경련성의 여러 질환에 쓰이며, 심장 박동을 빠르게, 눈동자를 크게 한다. 천식에 중요한 약재가 된다.

효능 해설

독말풀의 씨·잎·꽃은 각기 조금씩 다른 효능을 나타낸다. 그리고 독말풀 전체가 독성을 가지고 있으며, 뿌리와 씨에 가장 강한 독성을 품고 있다. 그러므로 독말풀을 약용할 경우에는 너무 오래 사용하지 말아야 하고, 허약한 환자는 피해야 하며, 아주 적은 양을 복용하도록 유념해 둬야 한다.

가을에 열매를 따서 잘 말린 다음에 털어서 씨를 모은다. 내장의 각 장기에서 생겨나는 경련성 질환, 위·십이지장궤양, 담낭염, 간과 신장에서 심하게 갑자기 일어나는 간헐적인 통증, 경련성 변비에 씨를 달여 소량씩 복용하는데, 약의 효능이 느리게 나타난다. 심장병으로 인하여 맥박이 느려지는 경우에도 이 씨를 약용한다. 1회 복용량은 0.03g씩 가루로 빻아 먹는다.

씨를 술에 담가 우려낸 추출물을 하루 두 번 약간씩 마신다.

여름과 가을 사이에 막 피기 시작하는 꽃을 따서 달여 마시거나 가루로 빻아서 꿀을 넣어 알약으로 빚어 먹곤 한다. 기관지 천식으로 경련성 기침이 심할 때 알약을 약간씩 물로 삼킨다. 또는 얇은 종이에 꽃잎을 돌돌 말아서 담배처럼 피우기도 하며, 통증을 멈추어 주는 마취 작용을 일으킨다. 따라서 위통·복통·월경통·어린이의 경기에 일시적인 효과가 나타난다.

잎도 약용하며, 꽃이 필 때쯤에 잎을 따서 씻어서 말렸다가 필요할 때 달여 마신다. 이 탕약은 심장 박동을 빠르게 하고 눈동자를 크게

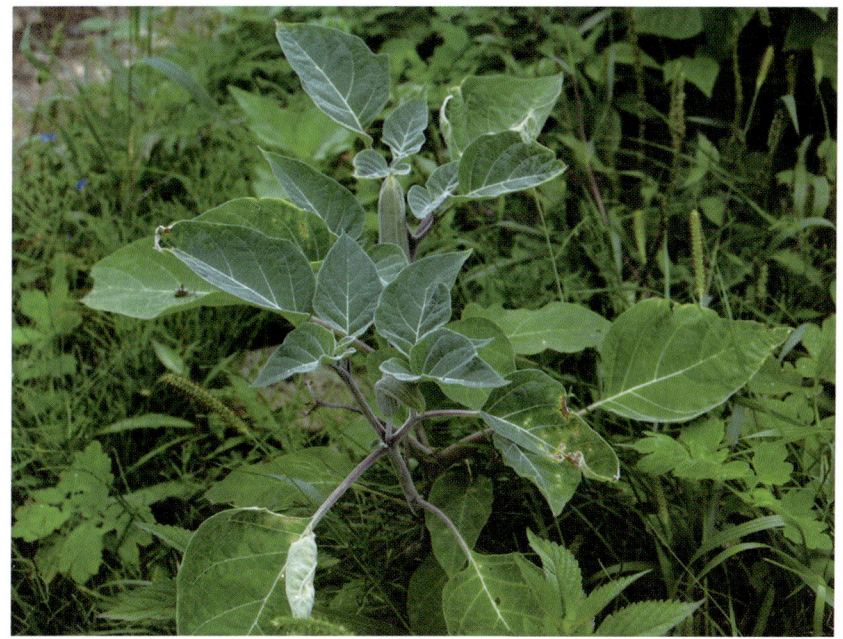

독말풀

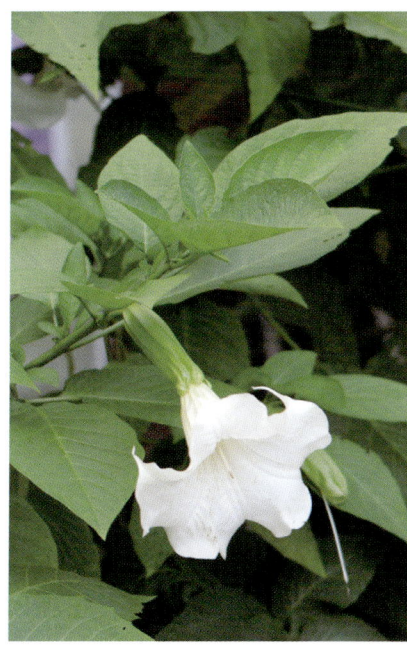

독말풀 꽃

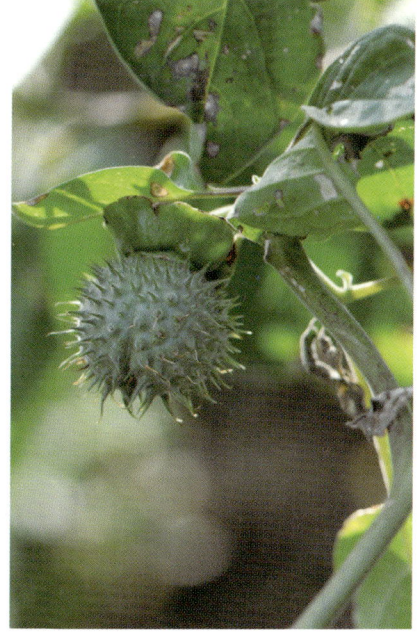

독말풀 열매

하며 멀미에 효험이 있다. 또한 기관지의 경련에 의해 일어나는 천식·경기, 각종 통증을 가라앉힌다.

🌱 식물 특징

황폐지에서 나는 한해살이풀로서 1~1.5m의 높이로 자라며 줄기 밑둥에서 여러 개의 가지를 치면서 넓게 퍼진다. 일반적으로 줄기와 가지는 보랏빛을 띤다. 잎은 서로 어긋나게 자리하며 계란꼴로서 잎 자루를 가지고 있다. 잎 가장자리에는 고르지 않은 크고 작은 톱니를 가진다.

가지 끝에 나팔꼴의 큰 꽃이 핀다. 꽃의 밑부분은 대롱과 같은 생김새의 꽃받침으로 감싸여 있으며, 꽃의 길이는 8cm 정도이고 지름은 4cm 안팎이다. 6~7월에 피는 꽃의 빛깔은 연한 자줏빛이다.

꽃이 핀 뒤에는 지름 2.5cm쯤 되는 많은 가시가 돋친 계란꼴의 열매를 맺으며, 익으면 네 개로 갈라져 검은 씨가 쏟아진다. 잎과 꽃과 씨에 강한 독성분이 함유되어 있다.

원래 아메리카의 열대에서 나는 풀인데 전국 각지에 야생하고 있다. 마을 부근의 황폐지 같은 곳에서 난다.

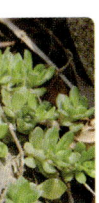

돌나물

고급 요리로 이용할 가치가 있으며, 신선한 즙을 계속 먹으면 전염성 간염에 좋다. 열을 내리고, 독을 풀며, 부기를 가라앉힌다.

효능 해설

주로 식용으로 쓰일 뿐이며 약용에 대해 관심을 두는 사람은 그리 많지 않다. 약용하기 위해서는 잎·줄기·뿌리 모두를 채취하여 햇볕에 말린다.

열을 내리고 독을 풀어 주는 작용이 양호하다. 목 안이 붓고 아픈 증세와 황달에도 좋다고 한다. 화상을 입었을 때 잎을 짓찧어 환부에 붙이면 시원해진다. 신선한 잎을 짓찧은 즙으로 계속 먹으면 전염성 간염에 효과를 나타낸다고 북한의 본초학에서 밝히고 있다. 한약처럼 달여 복용하지 말고 자주 음식으로 섭취하여 효력을 보도록 한다. 아무쪼록 생채로 무치거나 생식 녹즙용으로 이용하는 것이 좋다. 하루 세 번 15~30g 정도 달여 먹는다.

식용 방법

산기슭의 숲 속이나 들판, 논밭가에서 이 돌나물을 자주 발견하게 된다. 쉽게 구할 수 있는 풀이므로 옛부터 민가에서는 소채감으로 많이 식용했다. 특히 여름에는 김치에 넣어 신선한 향미를 즐기곤 했다. 잎에 많은 물기가 있어 나물 무침에 적합하지 않다고들 하지만 그 물기가 더 담백한 풍미를 자아내며 고깃국에 넣어도 괜찮다.

햇볕이 잘 드는 뜰 한구석에 심으면 번식력이 워낙 왕성하여 귀찮을 정도로 잘 자라는데, 이를 자주 식단에 올린다. 봄부터 가을까지 계속 뜯어 먹을 수 있으며, 맛이 순하고 거부감이 생기지 않으므로

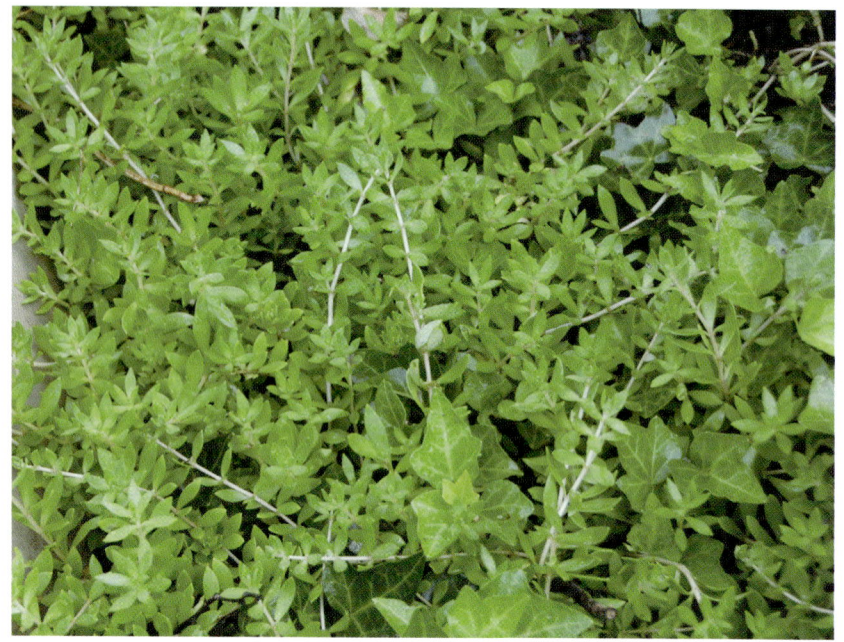
돌나물

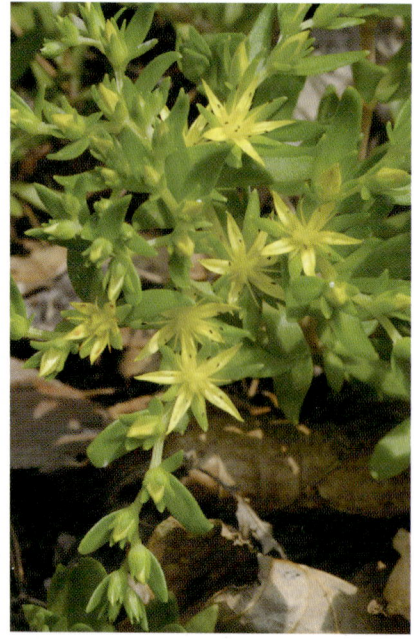
돌나물 꽃

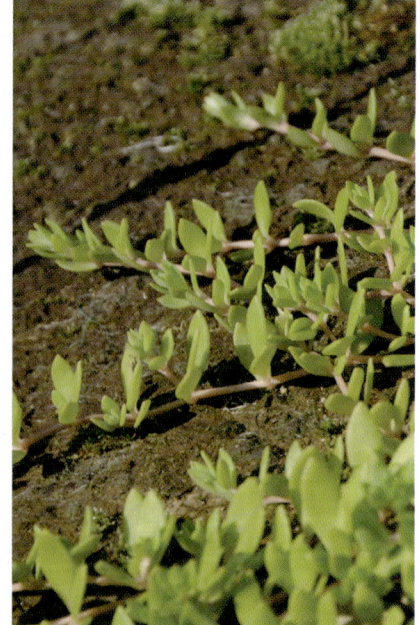
돌나물

산채로서의 가치가 높다.

아무튼 야생하는 풀이므로 인체에 이로운 여러 물질이 듬뿍 함유되어 있으며, 재배 채소처럼 식용하기에 유순하다는 장점이 있다. 돌나물을 식용하여 중독증으로 시달렸다는 이야기는 아직 듣지 못했다.

식물 특징

다육질의 여러해살이풀이다. 줄기는 땅에 붙어서 자라는데 마디 마다에서 뿌리를 내리고 있다.

잎은 한 자리에 3장씩 생겨나며 길쭉한 타원꼴 또는 피침꼴로서 잎자루를 가지지 않는다. 잎 가장자리에는 톱니가 없고 밋밋하며 많은 물기를 갈무리하여 두텁게 살져 있다.

꽃대는 곧게 서서 높이가 15cm 내외로 자라며 지름이 6㎜ 정도 되는 노란 꽃이 평면적으로 뭉쳐 핀다. 다섯 장의 꽃잎으로 이루어져 있으며 별과 같은 외모를 가지고 있다. 5~6월 중에 주로 꽃을 피운다.

전국 각지에 분포한다. 양지바른 들판이나 논밭, 산기슭의 풀밭 또는 바위 등에서 흔히 자란다.

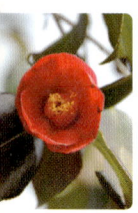

동백나무

꽃을 달이면 자양 강장제가 되며, 여러 가지 출혈을 멈추어 준다. 항암 · 강심 작용이 있다.

효능 해설

늦겨울이나 초봄에 꽃이 피기 직전의 꽃봉오리를 따 모아서 말린 것이 주된 약재가 된다.

이 꽃에는 뚜렷한 지혈 작용이 있으므로, 토혈 · 멍 · 코피, 혈변, 자궁 출혈 · 장염으로 인한 하혈 · 월경과다 및 산후 출혈이 계속될 때, 혈액 순환이 좋지 않아 피가 맺혀 있을 때 약용하면 효과가 있으며, 특히 장출혈의 구급약으로 쓰인다.

달임약과 빻은 가루약으로 복용하는데, 가루를 참기름에 이겨서 부은 데나 타박상, 화상을 입은 데 붙이면 시원하게 낫는다.

꽃의 항암 꽃에는 항암 작용이 있으며 강심 작용도 있다.

위의 병증세들을 가만히 살펴보면 10여 가지 질환에 두루 쓰인다는 것을 알게 되는데, 꽃 하나가 별의별 병을 다 고치는구나 하는 의아심이 든다. 하지만 이와 같은 갖가지 치료 효과는 충분한 타당성이 있다. 강한 지혈 작용의 성분이 있으면 피 흐르는 증상엔 다 쓰이는 것이다. 피가 나오는 것을 멈춰 주므로 어떠한 출혈에도 모두 효과가 나타나므로 출혈의 모든 증세를 나열하노라면 한 송이의 꽃이 10여 가지가 넘는 병을 고치는 것으로 지적하게 되는 것이다. 출혈을 지혈하는 과정에서 몸에서의 다른 악영향을 물리치는 효과도 기대할 수가 있다.

하루 5~9g을 달여 먹는다.

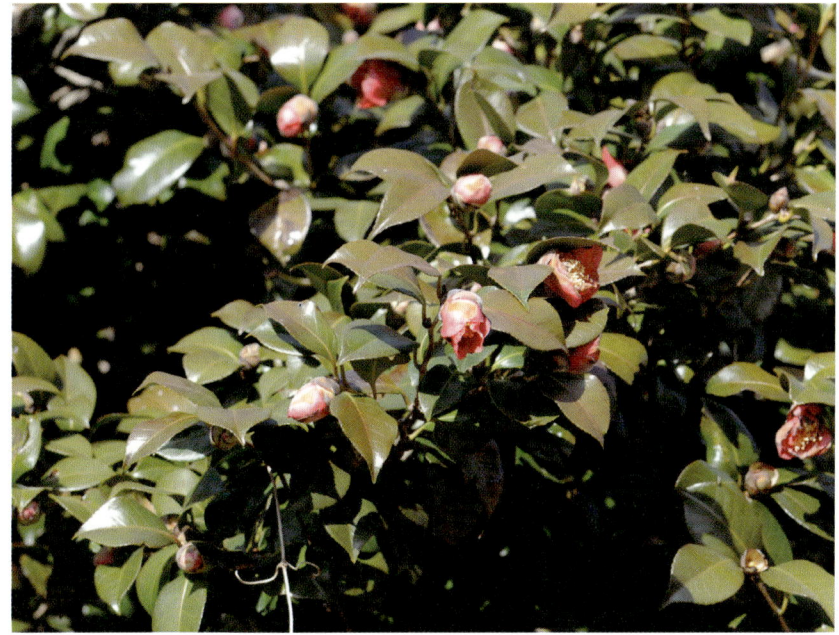

동백

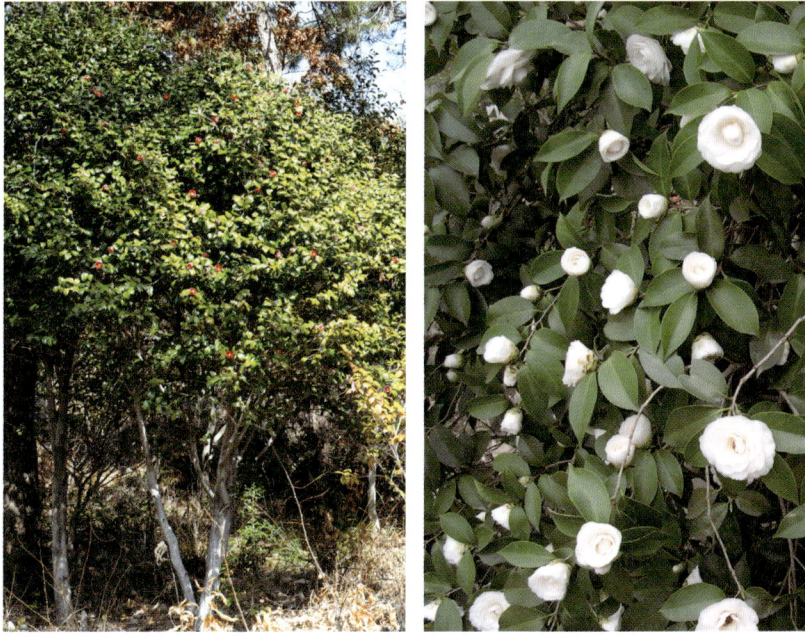

동백   흰동백

🍊 **식용 방법**

　꽃이 지고 난 뒤 맺은 열매 속에는 암갈색의 씨가 들어 있는데, 이 씨를 털어 자디 잘게 부수면 기름이 나온다. 이것이 동백기름으로, 참기름이나 콩기름과 같은 용도로 쓸 수 있으며, 맛도 괜찮다.
　말린 꽃을 건강차로 삼아 설탕을 약간 넣고 마시다 보면 자양 강장의 효력이 은근히 생긴다.
　절반쯤 핀 꽃은 튀김으로 하기도 하고, 데쳐서 무침으로 먹어도 되며, 생꽃 한 두 송이를 음식 곁에 놓아 장식하면 매우 먹음직스러운 음식이 된다. 찹쌀가루 반죽에 올려 화전을 만들기도 한다.

🌱 **식물 특징**

　상록성의 활엽수로서 크게 자라면 7m 정도의 높이가 된다. 수피는 회갈색이고 크게 자라도 밋밋하다.
　잎은 서로 어긋나게 자리하며 타원꼴 또는 길쭉한 타원꼴로서 양끝이 뾰족하다. 잎 길이는 5~12cm이고 가장자리에는 잔 톱니가 물결치듯이 배열되어 있다. 잎 표면은 짙은 녹색이고 윤기가 나며 뒷면은 황록색이다.
　꽃은 잔가지의 끝이나 잎겨드랑이에 한 송이씩 피어나며 꽃대는 없다. 5~7매의 꽃잎이 밑동에서 합쳐지며 꽃송이의 한가운데는 많은 수술이 뭉쳐 있다. 꽃의 지름은 5cm 안팎이고 붉은 빛깔인데, 3월을 전후해서 핀다.
　제주도와 울릉도를 비롯하여 남쪽의 따뜻한 고장에 분포하며 해변의 상록수림 속에 난다.

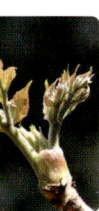

두릅나무

남자의 발기력 부족, 심신 피로에 쓰며, 위암·신경 쇠약·당뇨병에 효력이 있다. '봄철 산나물의 왕자'라고 부른다.

효능 해설

봄과 가을에 뿌리껍질과 줄기껍질을 채취하여 깨끗이 씻은 뒤 말려서 약재로 쓴다.

헤아리기 어려운 미지의 성분들이 숱하게 함유되어 있어서 이것들이 엉뚱스럽다 싶은 질환에까지도 효력을 나타낸다.

저혈에 쓰이곤 하지만 혈압을 뚝 떨어뜨리므로 지나친 저혈압증에는 사용하지 말아야 한다.

신체 허약·신경 쇠약·수면장애·무력증·정신이 피로하고 육체가 고단할 때에 효과가 생기며, 또 그로 인하여 남자의 발기력이 부족해질 경우 계속 달여 마시면 효험이 나타난다. 즉 정신과 육체가 나약할 경우에 힘을 돋우고 안정시키는 강장의 효과가 있다.

당뇨병 치료를 위한 처방에 이 약재를 듬뿍 첨가하면 훨씬 뛰어난 약효를 발휘한다. 약리 실험에서 강장 작용, 중추신경 흥분 작용과 혈당을 낮춰 준다는 것이 입증된 바 있다.

두릅나무의 껍질은 정신분열증·심장신경증, 심장의 기능 장애에도 약용한다. 민간에서는 위궤양과 위경련 등의 위장 질병에 잎과 잔가지를 삶아 먹으면 좋다고 전해진다. 또 관절염에도 쓰인다는 기록이 있다. 하루에 6~12g을 달여서 먹는다. 위암과 기허증에도 쓰인다고 한다.

껍질을 달임약으로 쓰는가 하면 독한 술에 우려내어 마시는 방법이 있는데, 한편 독성이 좀 있다는 설이 있다.

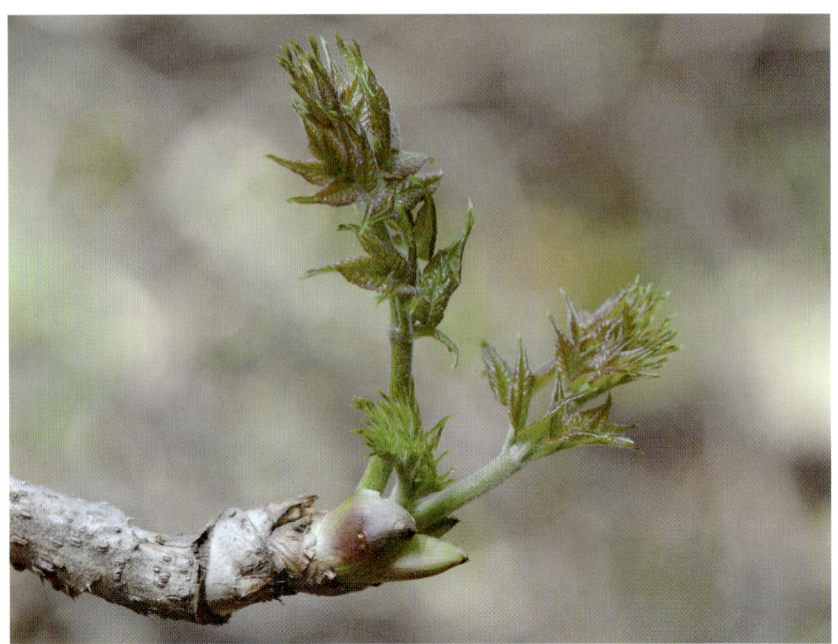
두릅 어린 순

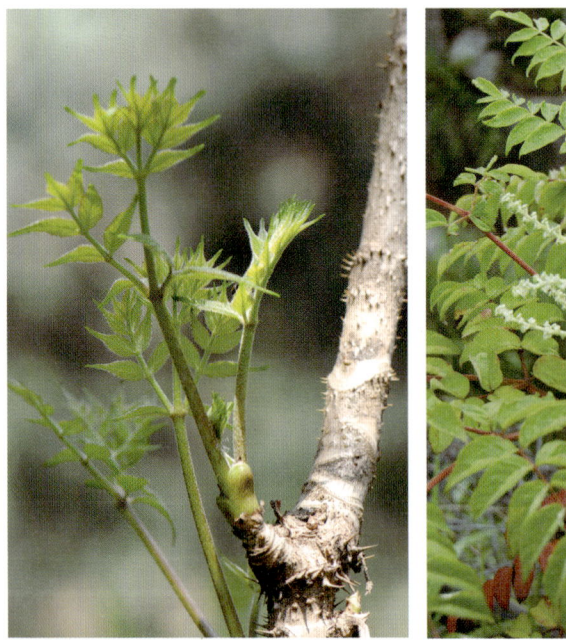
두릅 어린 순

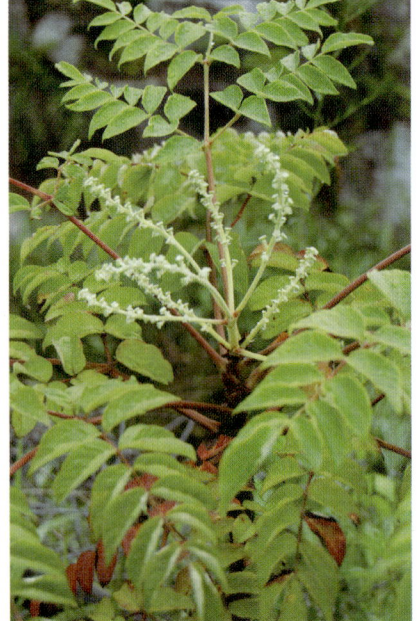
두릅 꽃

🥣 식용 방법

봄에 돋아나오는 순을 따다가 살짝 데쳐서 초고추장에 찍어먹는다. 약간 자란 것은 찢어서 나물로 먹기도 하며 튀김으로 조리한다. 6cm 이상 자란 것은 소금을 넣어 데치면 쓴 기운이 약해진다. 어린 순을 토마토 케찹과 섞으면 별미가 있다.

야생 나물의 왕자 이 두릅나물은 봄철 산나물의 고급품에 속하며 뛰어난 미각이 있어서 나물의 왕자라고까지 부른다. 건강식품으로서 으뜸으로 칠 만하다.

🪴 식물 특징

3~4m의 높이로 자라는 키작은 낙엽활엽수이다. 줄기는 별로 갈라지지 않고 굳센 가시가 많이 돋쳐 있다.

잎은 서로 어긋나게 자리하는데, 주로 줄기와 가지의 끝부분에 몰려 나며 40~100mm의 길이를 가지고 있다. 거대한 잎이 두 번 깃털 모양으로 갈라지는데 잎조각은 넓은 계란꼴 또는 타원꼴에 가까운 계란꼴로서 끝은 뾰족하고 밑동은 둥글다. 잎조각의 길이는 5~10mm이고 가장자리에는 큰 톱니가 배열되어 있다. 잎자루와 잎조각에도 작은 가시가 돋쳐 있다.

꽃은 가지 끝에서 자라난 꽃대에 큰 우산꼴로 뭉쳐 핀다. 5장의 꽃잎을 가지고 있으며 지름이 3mm 정도이고 빛깔은 희다. 열매는 둥글고 크기는 3mm 내외인데 가을에 익으면 검게 물든다. 9월에 꽃이 핀다.

전국에 분포하며 산의 양지쪽 골짜기에 난다.

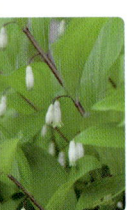

둥굴레

재난을 당했을 때 식량 대용이 되는 둥굴레 뿌리. 노화 방지 · 체력 증강 · 정신허약 · 성 기능 강화 효과가 있다.

식량 대용인 뿌리

험준한 산속에서 갈길을 잃어 방황하는 등 급작스런 재난을 당해 굶주림으로 고통을 받을 경우 영양가 높은 식량 대용을 공급 받을 방도를 찾아야 한다.

수풀에는 먹을 식물들이 많이 있지만 장기적인 식량 대용으로는 둥굴레 · 각시둥굴레 · 진황정 · 퉁둥굴레 · 용둥굴레 등의 뿌리가 제일 좋다. 이것과 같은 속의 식물이 산야 곳곳에서 15종이나 널리 자라고 있으므로 잎 생김새만 익혀 두면 누구든지 쉽게 얻을 수 있다. 이들의 잎 생김새는 다 비슷하다.

이들 뿌리는 땅속 깊이 박히지 않고 얕게 옆으로 구불구불 뻗는 특징이 있으며, 겉에 흙을 살살 헤집으면 힘 안 들이고 몇 끼 정도 먹을 양을 거뜬히 굴취하게 된다. 군생 지역을 만나면 한보따리 정도를 캘 수도 있다. 위의 여러 종류 가운데서 진황정을 가장 으뜸의 약재로 꼽는다.

뿌리를 씹어 보면 약간 질긴 듯하면서 단맛이 샘솟고 구뜰한데 많은 점액질이 있어 끈적한 느낌이 있지만 간식거리로도 꽤 먹을 만하다. 이 뿌리에는 당분 · 회분 · 다량의 전분과 미지의 영양 물질들이 듬뿍 함유되어 있으며, 예로부터 자양 강장제로 애용해 왔다. 노인 건강에 아주 효과적이다.

조난을 당했을 때 이 뿌리를 오랫동안 날것으로 또는 구워서 식용하면 별 탈 없이 튼튼한 몸을 지탱할 수 있다.

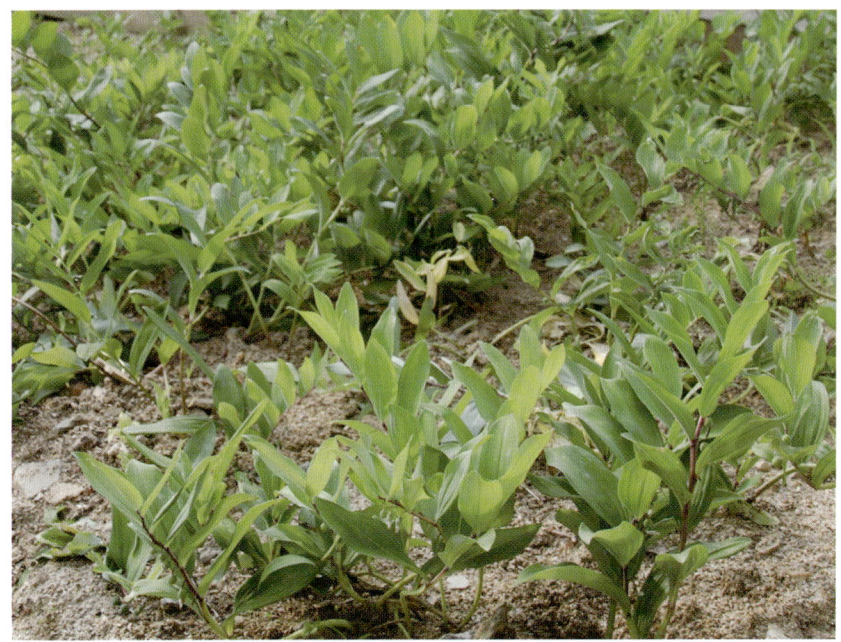
둥굴레 밭

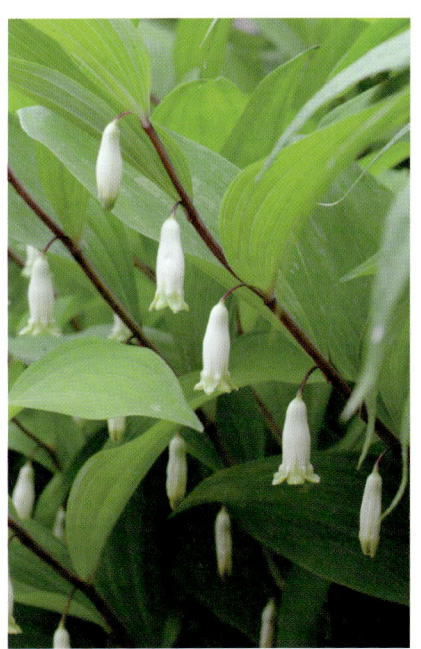
둥굴레 꽃

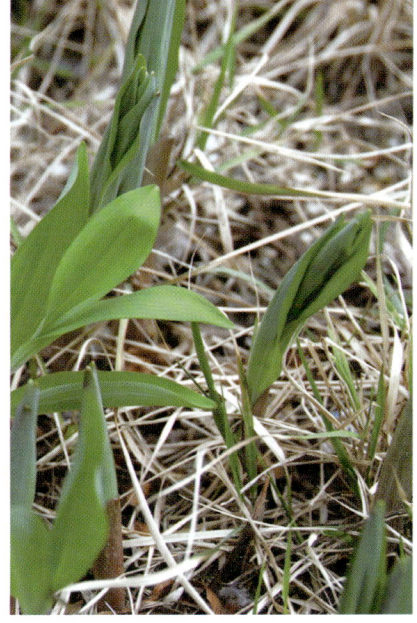
둥굴레 어린 순

뿌리는 장수 식품 필자의 이웃에는 늘 생활이 가난하여 푸짐한 식사를 제대로 못하면서도 90세 넘도록 정정하게 사신 할머니가 계셨는데, 그 할머니의 장수 비결은 봄가을마다 야생 뿌리를 직접 캐어다가 말려 두고 항시 달여 마신 덕이라고 일러 주었다.

🔴 효능 해설

진황정을 비롯한 이 뿌리들을 계속 식용하면 안색이 윤택해지면서 얼굴의 얼룩반점이 없어지고 노쇠하지 않으며 오래 산다는 옛 기록들이 있다. 민간요법에서는 거의 30여 가지에 달하는 여러 가지 질환에 쓰였다.

병후 쇠약·정신 허약·피로 회복에 효험 있는 소중한 약재인 것이다. 이 뿌리에는 신진대사의 촉진, 혈액 순환의 개선, 강심 작용이 있고 혈압을 높이는 약리성이 있다. 특히 동물 시험에서 결핵 환자에게 유익하다는 결과가 나왔으며, 당뇨병에도 효과가 좋다는 임상 경험을 의서에 밝히고 있다.

🟠 식용 방법

어린 순과 꽃을 데쳐서 나물로 무치거나, 조림이나 튀김, 기름에 볶으면 맛있게 먹을 만하다. 또 녹즙에 조금씩 첨가해도 괜찮으며 생뿌리 역시 녹즙용이 된다.

뿌리를 밥에 찌든지 구워 먹으면 삶은 밤만큼 구수하고 달며 감칠맛이 있다. 뿌리를 고추장이나 된장에 박아 장아찌로 삼기도 한다. 또 뿌리를 잘게 토막 내어 음식을 조리할 때 섞으면 더 풍미를 돋운다. 캐 온 뿌리의 양이 많을 경우 잔뿌리를 제거하고 깨끗이 씻어 따가운 햇볕에 말려서 저장해 두면 아무때든 수시로 유용하게 쓰인다. 그리고 오래 먹어도 부작용이 없음을 중국 의학서에서 지적하고 있으며, 필자도 꽤 먹어 보았지만 몸에 별 지장이 없었다.

뿌리를 소주에 담가 조석으로 조금씩 마시노라면 노화 방지·성 기능 강화에도 유효한 장수 식품으로 알려져 있다.

야생식물의 뿌리는 메꽃·참나리·쇠무릎·민들레·원추리·질경이·산부추·무릇·도라지·더덕·칡·잔대·산달래 등 식용할 수 있는 종류가 수두룩하다.

필자는 이런 뿌리들을 인삼만큼 소중히 여기고 있다. 단 식물의 생김새와 뿌리를 분명하게 식별할 줄 알아야 하며, 어림짐작으로 비슷하다고 해서 아무거나 캐어 식용하다가는 엉뚱한 탈이 생기는 수가 있다.

🌱 식물 특징

여러해살이풀로서 땅속에서 옆으로 뻗어 나가는 길고 살진 뿌리줄기를 가지고 있다.

줄기는 곧게 서되 윗부분은 비스듬히 기울어지며, 키가 30cm쯤 자라는데 가지를 치지는 않는다.

잎은 극히 짧은 잎자루를 가지고 있으며 타원꼴로서 양끝이 무디다. 잎몸이 약간 두터우며 가장자리는 밋밋하다.

중간 부분의 잎겨드랑이마다 한두 송이의 대롱꽃이 계속 늘어져 핀다. 4~5월에 피는 꽃의 길이는 2cm이고 빛깔은 초록빛을 띤 흰빛이다.

전국적으로 분포하며 산의 나무 그늘에서 자주 발견된다.

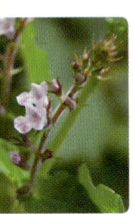

들깨풀

살충 작용이 있어 구충약으로 쓴다. 악성 종기·습진·두드러기에 바른다.

🟥 효능 해설

늦여름과 이른 가을 사이에 잎과 줄기를 채취하여 그늘에 말린다. 꽃도 약재로 쓴다.

풍습(습한 데서 오래 기거하여 습기로 인하여 뼈마디가 아프고 저린 증세)을 없애고 부은 것을 내리며, 몸에 독기가 있으면 이를 풀어 준다(해독). 그리고 감기·기침·두통·더위증에 약용한다. 간과 신장의 질병에 쓰며 임신부에게는 쓰지 않는다.

들깨풀 전초(全草)는 살충 작용을 가지고 있어서 몸속의 십이지장충·회충·촌충 따위를 죽이는 구충약으로 긴요하게 쓰인다.

너무 많은 양의 약재를 계속 달여 마시면 어쩌다가 메스꺼움·어지러움·두통·귀울림 등의 여러 증상이 나타나는데, 이 경우에는 곧 설사를 강하게 시켜야 한다. 따라서 하루에 5~9g만 달임약으로 써야 한다.

피부에 생기는 두드러기·습진·악성 종기 등의 살갗 질환에는 잎을 짓찧어 붙인다든지 즙을 내어 바르든지 또는 달인 물로 자주 씻어 내도록 한다.

🟠 식용 방법

4월 무렵이 되면 어린 잎을 뜯어다가 저마다의 기호에 맞는 양념을 넣어 나물로 무쳐 먹으며, 볶음·튀김으로도 해서 먹는다. 고추장·막장과 버무려 조리해도 먹을 만한데, 될수록 짜지 않고 싱겁게 하여

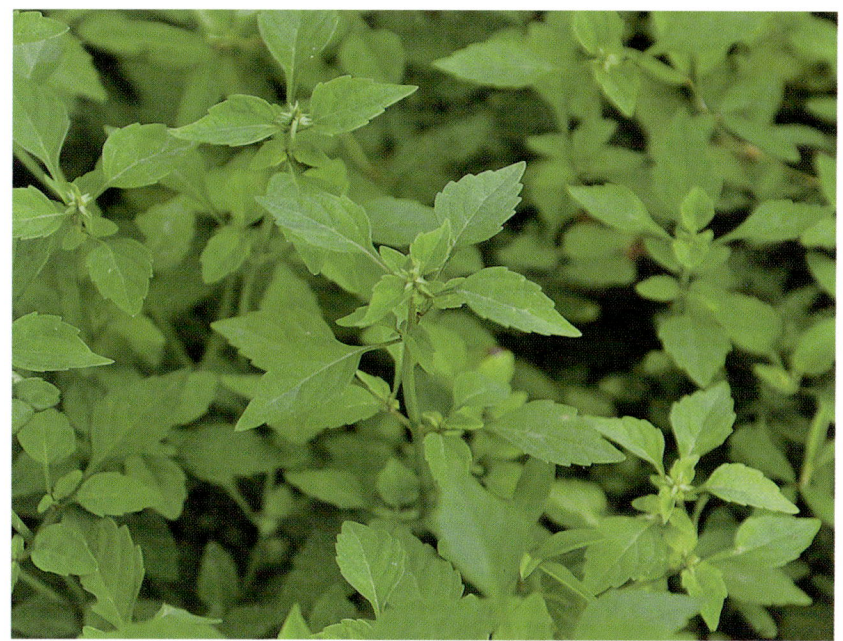

들깨풀

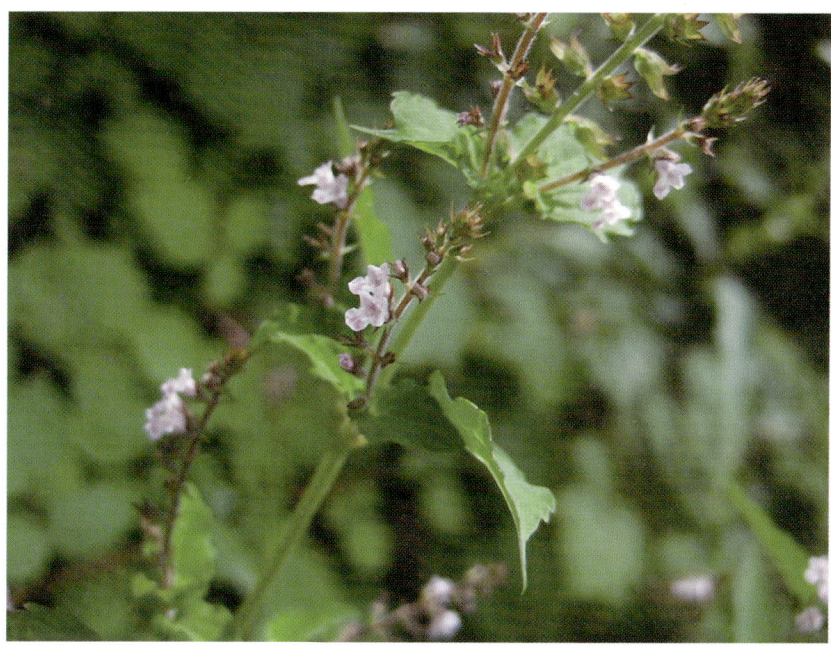

들깨풀 꽃

먹어야 좋다. 이것은 많이 먹기 위한 목적인데, 산나물이면 모든 종류가 보약의 기능을 갖고 있기 때문이다.

들깨풀의 어린 잎은 정유 성분으로 인하여 특이한 냄새가 나고 쓴맛이 있으므로 데쳐서 한참 동안 찬물에 우려내어 조리해야 담백해진다.

식물 특징

한해살이풀로서 온몸에는 잔털이 생겨나 있다. 모가 진 줄기는 보랏빛을 띠며 곧게 서고 많은 가지를 치면서 60cm 안팎의 높이로 자란다.

잎은 계란꼴에 가까운 피침꼴 또는 길쭉한 타원꼴로서 마디마다 2개가 서로 마주 자리잡고 있다. 잎의 밑동은 둥그스름하고 끝은 일반적으로 무딘 편이다. 잎 가장자리에는 낮은 톱니가 생겨나 있고 잎 뒷면에는 작은 점이 치밀하게 깔려 있다.

줄기와 가지 끝에 많은 꽃이 길게 모여 피는데 꽃의 생김새는 대롱꼴이고 끝이 입술 모양으로 두 갈래로 갈라진다. 꽃의 길이는 3~4㎜이고 아래 입술은 세 갈래로 갈라져 있다. 꽃의 빛깔은 연한 보랏빛이다. 8~9월 중에 꽃이 핀다.

전국에 분포하며 낮은 산이나 들판의 풀밭에 난다.

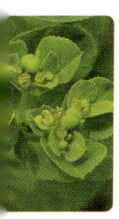

등대풀

식도암 · 전염성 간염 · 몸이 퉁퉁 부을 때 · 학질 · 골수염 · 대장염 · 숨이 찰 때 약용한다.

효능 해설

동물 시험에서 경구 투여한 결과 뚜렷한 해열 작용을 가지고 있는 것이 밝혀졌다. 그러므로 수많은 질병들 가운데 학질처럼 열이 달아오르는 증세에는 해열을 시키면서 몸을 안정시키는 효과가 있다. 열이 오르는 질환은 꽤 많은데 병명이야 어떻든 다 약용할 수가 있는 것이다.

단 과다 복용하면 중독이 생기므로 소량씩 달여 마시도록 한다. 줄기를 꺾어서 잎을 찢어 보면 백색의 젖즙이 나오는데, 이것이 피부에 묻어 자극되면 물집이 생긴다. 이 등대풀을 나물처럼 또는 날것으로 먹으면 구토 · 복통 · 설사 및 소화기관에 이상이 생기고 맥박이 빨라지며 위험한 고비를 만나게 된다. 하루에 달임약으로 3~9g 정도를 복용한다.

일부 지방에서는 봄철에 연한 잎을 따서 나물로 먹기도 한다. 이 경우에는 맵고 쓰며 독성분이 함유되어 있어서 푹 데쳐서 하루 이상 물에 충분히 우려낸 뒤 식용해야 한다. 그리고 일부 지방에서는 아예 식용하지 않는데, 그 지역의 내력을 거슬러 알아보면 이 등대풀을 먹고 한두 명이 사망했던 일이 있었음을 알 수 있다. 산야초의 어린 잎 모양은 엇비슷한 종류가 많은데, 등대풀의 어린 순을 산나물감으로 뜯어다가 먹은 것이 아닌가 싶다. 여하튼 먹지 않는 것이 상책이다.

등대풀의 잎줄기를 꽃필 때에 채취하여 데쳐서 말려 약재로 쓴다.

심장 · 간장 · 신장에 이상이 생겨 몸이 퉁퉁 부어오르면 약용하여

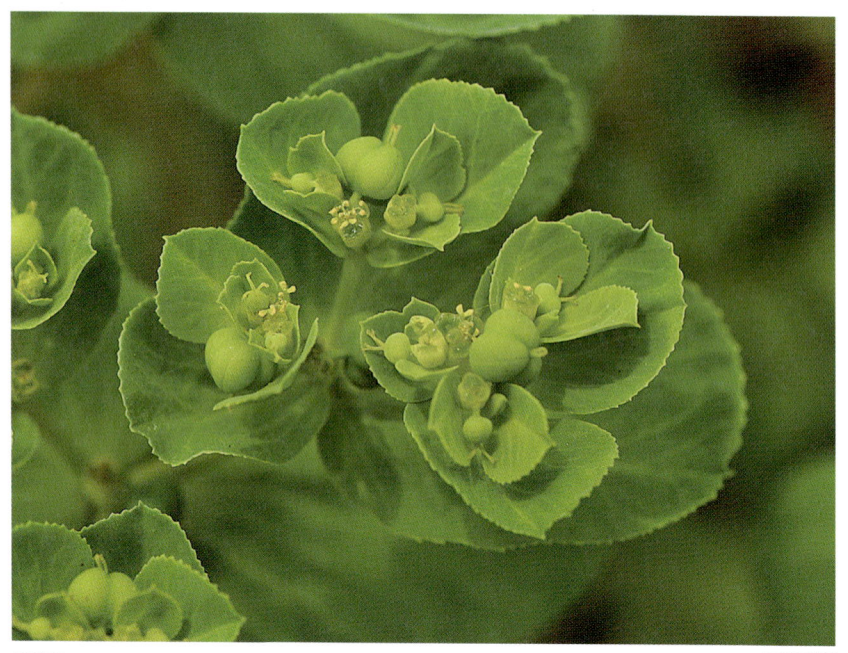

등대풀 ⓒ 자연과식물

가라앉힌다. 그리고 결핵성 임파선염·골수염·대장염·전염성 간염에 효험이 있다고 한다. 또 가래 기침을 멈추고 오줌이 잘 나오게 하며, 한편 설사를 시키는 구실도 한다.

회충·촌충 등 벌레를 죽이고 몸속의 독성을 풀어 준다.

식도암 치료를 위해 시험적으로 쓰인다고 한다. 달임약·가루약으로 복용한다. 버짐 등 피부 질환에는 달인 물로 자주 씻어 내며 피부가 쓰리다 싶으면 사용을 중단한다.

식물 특징

독성이 있는 두해살이풀로서 한 자리에서 여러 대의 줄기가 자라나 가지를 치면서 30cm 내외의 높이로 자란다.

잎은 서로 어긋나게 자리잡고 있으며 계란꼴 또는 주걱꼴 모습이고 가장자리에는 무딘 톱니를 드물게 가진다. 잎과 줄기를 자르면 흰 즙이 스며나온다.

줄기와 가지 끝에 다섯 장의 잎이 둥글게 배열되고 그 한가운데에서 네다섯 대의 꽃대가 자라나 그 끝에 몇 장의 작은 받침잎에 둘러싸여 꽃이 핀다. 이 꽃은 한 송이처럼 보이지만 그 속에는 하나의 암꽃과 몇 개의 수꽃이 함께 자리한다. 꽃 하나의 지름은 2㎜ 내외이고 빛깔은 노란빛을 띤 초록빛이다. 4~5월에 꽃이 핀다.

전국적으로 산이나 들판의 수분이 많고 토양이 윤택한 양지바른 곳에서 자란다.

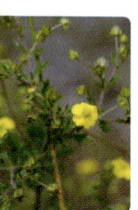

딱지꽃

급성 세균성 적리 · 아메바성 적리에 약용하며, 살균 · 항염증 · 모세혈관 강화 작용이 있다.

🔖 효능 해설

이른봄과 가을에 뿌리를 캐서 물에 씻어 햇볕에 말린다. 때로는 잎과 줄기를 약재로 쓴다.

잎에는 다른 식물에 비해 비타민C가 매우 풍부하므로 녹즙으로 상용하면 비타민C 부족으로 발생하는 온갖 증세에 도움이 된다.

약리 실험에서 뿌리 달임약은 아메바 원충을 죽이고 균을 억제하는 작용이 밝혀졌고, 임상에 의해 항염증 작용 · 모세혈관 강화 작용도 알려졌다. 또한 해열 · 해독 · 지혈 · 풍습을 없애고 설사를 멈추는 약성을 품고 있다고 한다. 따라서 급성 전염성 적리(이질) · 아메바성 적리를 치료하고, 자궁내막염 · 대장염 · 관절염을 낫게 한다. 토혈 · 혈변 · 월경과다 · 자궁 출혈 · 비혈(코피) · 각혈 · 혈뇨 등의 피 흐름을 억제한다. 그 밖에도 마비성 질환 · 지랄병 · 풍습성의 근골통 · 기관지천식 · 폐결핵 · 월경 불순에 약용한다. 달임약으로 하루 15~30g을 쓴다. 마른버짐 · 심한 종기 · 부스럼 등의 피부 질환에는 달임약으로 씻거나 생잎을 짓찧어 붙인다.

🥄 식용 방법

봄철에 갓 자라난 어린 순을 나물로 먹는다. 살짝 데쳐서 국거리나 비빔밥에 넣어도 좋다. 별로 쓰지 않으므로 오래 우려낼 필요가 없다. 물론 볶음이나 튀김 요리도 좋다. 생잎을 상추에 싸서 초고추장에 찍어 먹거나 녹즙을 내어 마시면 건강에 유익하다. 털딱지꽃 · 당

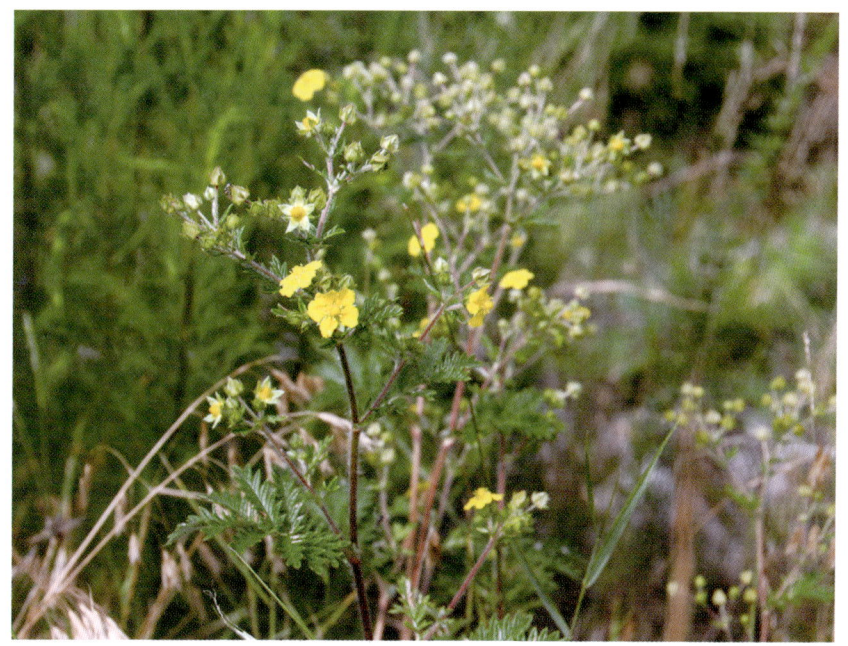
딱지꽃

딱지꽃도 같은 요령으로 나물무침이나 다른 조리법으로 식용한다.

🌱 식물 특징

굵은 뿌리를 가지고 있는 여러해살이풀로서 한 자리에서 여러 대의 줄기가 퍼져 자라난다. 줄기는 비스듬히 기울어져서 30cm 안팎의 길이로 자라나며 전체적으로 거친 외모를 가지고 있다.

잎은 서로 어긋나며 깃털 모양으로 갈라지는데 갈라진 조각은 또 한 번 깃털 모양으로 갈라진다. 잎 표면에는 털이 없고 뒷면에는 흰 솜털이 치밀하게 깔려 있다. 6~7월 중에 노란 꽃이 피는데, 줄기 끝에 여러 송이가 모여 핀다. 둥근 꽃잎이 다섯 장이고 지름은 1cm 안팎이다. 전국 각지에 분포하며 산기슭이나 강가, 해변 등 양지바른 곳에서 흔히 볼 수 있다.

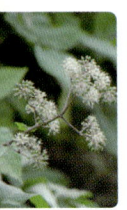

땅두릅나무

혈액 응고 촉진 · 혈압 강하 · 심장 운동 기능 강화 효과가 있으며, 중풍 후유증 · 풍습으로 인한 마비 · 수족 경련 · 류머티즘성 관절염 · 열성 질병에 약용한다.

효능 해설

이른봄과 가을에 뿌리를 캐어 물로 씻은 뒤 말려서 약재로 쓴다.

동물 시험에서는 뿌리 추출액이 심장 운동을 강화하고 심장 수축의 진폭을 크게 하며, 원활한 호흡 작용과 장 운동을 항진시키는 것을 보였다고 한다. 또 다른 실험에서는 진통 · 항염증 · 피응고 촉진 · 강심 작용 · 혈압 강하 작용이 있었다고 한다. 이처럼 조금씩 다른 실험 결과가 나온 것은 실험 방법과 동물의 종류 선택에 따른 것이 아닌가 싶다.

그런데 뿌리의 약용으로 효과가 나타나는 질병의 지적에서 심장에서 생기는 질병이나 고혈압증, 호흡 작용에 관한 것을 몇 군데 자료에서는 언급하지 않았다. 사실 동물 시험의 결과를 가지고 임상 과정을 거치지 않은 채 곧바로 인체에 결부시킨다는 것은 바람직스럽지 않다. 그러나 때로는 동물 시험에서 얻어진 지식이 곧 인체의 질병 치유에 거의 100% 활용되는 수도 다분히 있다.

세 군데의 자료를 종합해 보면 땅두릅나무의 뿌리는 류머티즘성 관절염 · 신경통 · 중풍 후유증에 효과가 있고, 다한증 · 구풍(창자 안에 가스가 차 있는 증세) · 감기 · 부종 · 두통 · 치통 · 피부 가려움증에 쓰인다고 했고, 다른 한편에서는 풍습으로 인한 마비성 · 수족경련 · 현기증 등에 약용한다고 했다.

민간에서는 전초(全草)를 해열 · 이뇨 · 열성질병 · 신장질병에 써 왔다고 한다.

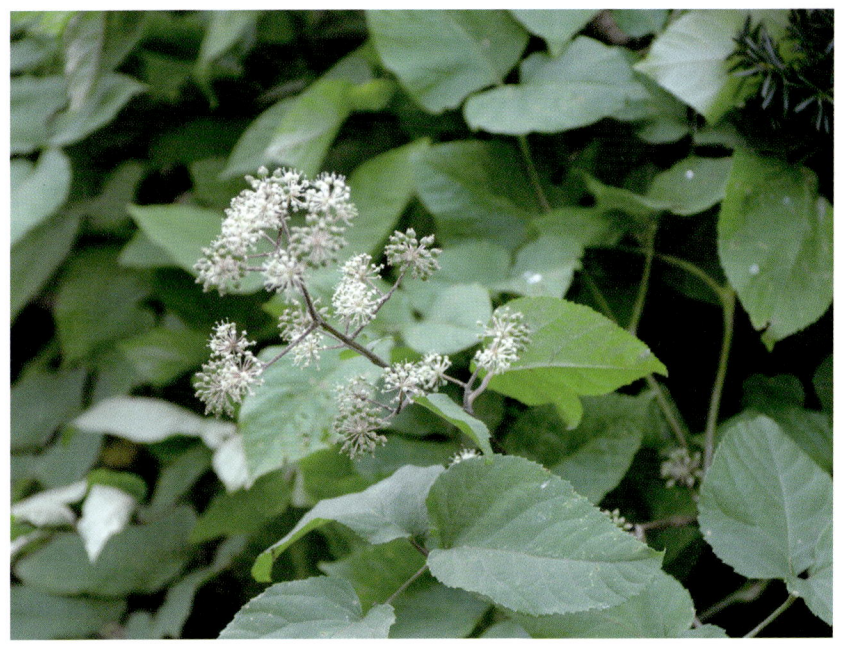
땅두릅나무

하루의 달임약은 6~9g 정도를 복용한다.

중구난방 약효 이처럼 중구난방식(?)으로 여러 가지 맥락을 잡을 수 없는 질병 치유의 나열에 대하여 현대 과학과 의학자들 중엔 의아스러워하고 신뢰하지 않으려는 경향을 띤 계층이 있다. 그러나 오랜 역사를 지닌 경험의학은 그러한 질병 치료의 사례가 있었기 때문에 기록으로 남긴 것이다. 이것은 깊이 연구해야 할 과제이며 숙제이다.

풀 한 포기가 별의별 질병을 다 치료할 수 있다는 점을 필자는 긍정적으로 받아들이고 있으며 신뢰하는 입장이다. 이런 문제에 관해서는 필자의 다른 졸저(拙著)에서 해설하였다. 땅두릅나무의 뿌리가 위에 열거한 질병들에 대해 거의 효과가 나타난다는 것을 믿어 주기 바란다.

🍊 식용 방법

어린 순을 뜯어다가 나물로 무쳐 먹거나 조개나 멸치를 넣어 끓인 국에 넣는다. 또한 어린 줄기의 껍질을 벗겨 잠깐 데치든지 날것 그대로를 된장이나 고추장에 찍어 먹는다. 우리의 식성에는 된장·고추장이 가장 적합하다. 여린 잎과 갓 자라 나온 줄기의 껍질은 산뜻한 맛과 씹히는 느낌이 좋다.

될수록 생식하는 것이 건강에 유익하며 녹즙을 내어 마셔도 좋다. 차를 만들어 입 안이 심심할 때마다 우려 마셔도 되고, 뿌리를 잘게 썰어 3배량의 소주에 담가 가끔 휘저어 주며 2개월 이상 차고 어두운 곳에 묵혔다가 날마다 조금씩 마시면 별스런 향이 나며 약술의 구실을 한다.

🌱 식물 특징

여러해살이풀로서 줄기는 굵고 길며 높이는 2m에 이른다. 온몸에 짤막한 털이 약간 나 있고 좋은 냄새를 풍긴다.

잎은 두 번 세 갈래로 갈라지며 갈라진 잎조각은 넓은 계란꼴 또는 타원꼴로서 밑동은 둥글고 끝은 뾰족하다. 잎조각의 가장자리에는 작은 톱니가 규칙적으로 배열되어 있다.

가지 끝에 작은 꽃이 많이 뭉쳐 원뿌리꼴을 이룬다. 꽃은 다섯 장의 꽃잎과 다섯 개의 수술을 가지고 있으며 암술 또한 다섯 갈래로 갈라져 있다. 꽃의 지름은 3㎜ 안팎이고 빛깔은 연한 초록빛이다. 7~8월 중에 꽃이 핀다.

꽃이 지고 난 뒤 물기 많은 작은 열매를 맺고 익어 감에 따라 검게 물든다.

전국에 분포하며 산의 음지에 난다.

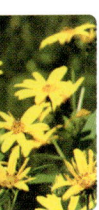

뚱딴지

자양 강장·진통의 효능이 있다. 감자처럼 쪄서 설탕에 찍어 먹으면 맛있다.

효능 해설

늦가을에 꽃이 진 뒤 덩이뿌리를 캐어서 물로 깨끗이 씻은 뒤 말려서 약재로 쓴다.

덩이뿌리는 당분이 섞인 녹말 덩어리이며 성분 조성이 일부 밝혀져 있지만 분석 연구를 계속하면 약용·식용의 가치가 더 나타날 것이다.

여러 가지 아픔을 가라앉히는 진통의 효능이 있으며, 특히 자양 강장의 효과가 있다고 한다. 이 뚱딴지를 약용·식용하면 속을 든든히 하고 영양을 축적시킴으로써 질병의 침입을 근본적으로 제거하는 효과가 있다.

민간에서는 신경통·류머티즘의 치료약으로 써 왔다.

말린 약재를 1회에 10~20g씩 넉넉하게 넣어 유리컵 하나 반쯤의 물이 절반 정도로 줄어들 때까지 뭉근히 짙게 달여서 하루 세 번 복용한다.

식용 방법

이전에는 덩이뿌리를 알코올이나 전분의 제조 원료로 하기 위해 많이 재배한 일이 있었다. 오늘날에는 간혹 캐어서 감자처럼 삶아먹는 일이 있으나 맛이 있는 것이 아니므로 돼지고기와 함께 끓여 먹기도 한다. 워낙 맛이 없어서 돼지의 먹이로 삼는 일이 많았고, 땅속의 뿌리가 감자덩어리처럼 생긴 탓으로 돼지감자라는 이름이 생겨났다.

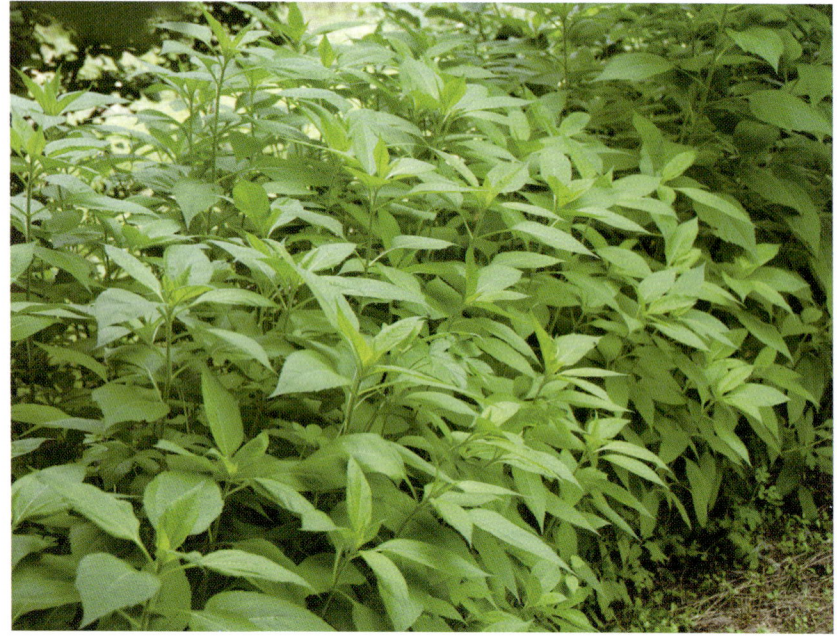

뚱딴지

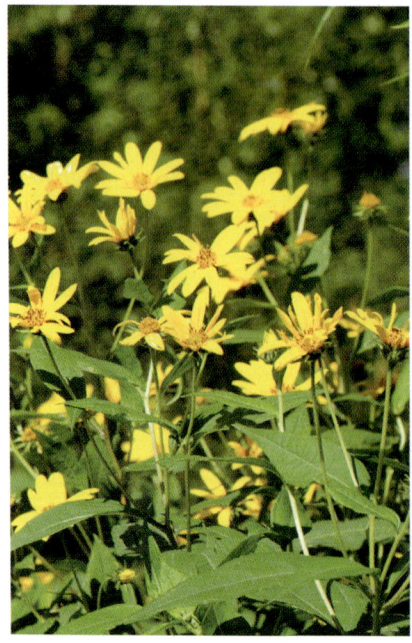

뚱딴지 꽃

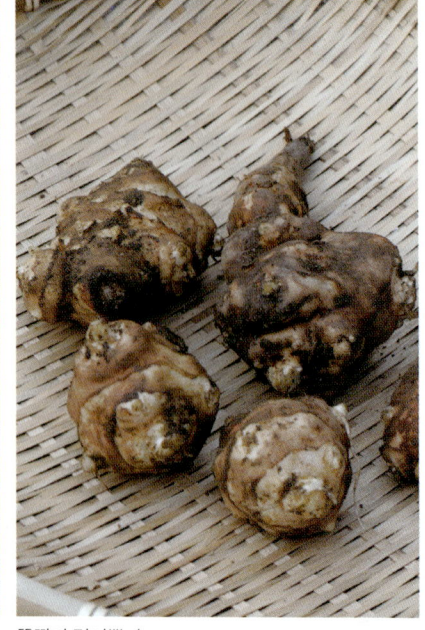

뚱딴지 덩이뿌리

주로 가축의 사료로도 널리 쓰인다.

일본에서는 덩이뿌리를 튀김으로 해서 식용한다. 끓는 물에 넣어 물크러지지 않을 정도로 익혀서(익히듯이 쪄서) 설탕에 찍어 먹으면 감자 맛 못지않다고 한다. 그리고 봄철의 어린 잎을 날것 그대로 생식하며 튀김으로 해서도 먹는다. 또 소금을 조금 넣은 끓는 물에 잎을 살짝 데쳐서 버터나 마요네즈와 버무려 먹는다.

식물 특징

미국에서 들어온 여러해살이 귀화 식물이다. 온몸에 짧고 뻣뻣한 털이 나 있고 뿌리에는 감자처럼 생긴 덩이줄기가 생겨난다.

굵고 실한 줄기는 곧게 서서 가지를 치며 2m 안팎의 높이로 자란다.

잎은 계란꼴 또는 계란꼴에 가까운 길쭉한 타원꼴로서 끝이 뾰족하고 가장자리에는 다소 넓은 간격으로 톱니가 나 있다. 줄기의 아래쪽에서는 2매의 잎이 한자리에 마주 나고 위쪽에서는 서로 어긋나게 자리한다.

가지 끝에 작은 해바라기처럼 생긴 노란꽃이 핀다. 꽃의 지름은 8cm 안팎이다. 8~9월 중에 꽃이 핀다.

전국적으로 뜰이나 밭가에 심어서 가꾸어지고 있으며 때로는 야생 상태로 자라는 것도 볼 수 있다.

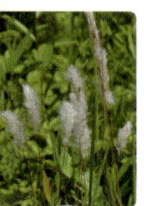

띠

몸을 보호하는 강력한 이뇨 작용이 있고, 월경 불순, 각종 출혈을 막는다.

📑 효능 해설

봄과 이른 가을에 뿌리줄기를 캐어서 비늘을 다듬은 뒤 물로 씻어 햇볕에 말린다.

약리 실험에서 혈액응고촉진 작용과 이뇨 작용이 있음을 밝혔다. 동물 시험에서도 뿌리 달임약에 이뇨 작용, 즉 오줌을 잘 나오게 하는 작용이 있음을 알게 되었다. 임상 실험에서도 좋은 이뇨 작용이 있다는 것을 관찰하였다. 잎과 줄기에도 이뇨 작용이 있다는 것이 알려져 있다.

여하튼 뿌리줄기에는 아주 강한 이뇨 작용이 있는 것이 확실하다. 이 뛰어난 이뇨 작용은 몸이 부어오르는 증세를 가라앉히며 소변 불리를 해결해 준다. 더욱이 신장염·방광염·신장병으로 인한 고혈압 등의 치료에 상당한 성과를 올리고 있는 것이다.

이뇨의 효력 활발한 이뇨 작용으로써 몸속의 쓸데없는 노폐물을 밖으로 잘 배설시킨다는 것은 많든 적든 미미하든 간에 여러 가지 다른 질병 치유에 간접적인 도움을 준다. 소변은 얼핏 보기엔 하찮게 보일 수가 있겠지만 신체 기능의 조절에 중요한 구실을 한다. 노폐물 배설이 잘 안 될 경우 몸 구석 구석에 미치는 악영향은 보이지 않게 크다. 이러한 점에서 강력한 이뇨 작용을 가진 띠의 뿌리줄기는 매우 긴요한 약재이다. 부작용도 거의 없다.

뿌리줄기의 혈액 응고 촉진 작용은 토혈·비혈·혈뇨·자궁 출혈·혈변을 개선하는 지혈 역할을 한다. 그 밖에 월경이 없을 때, 목

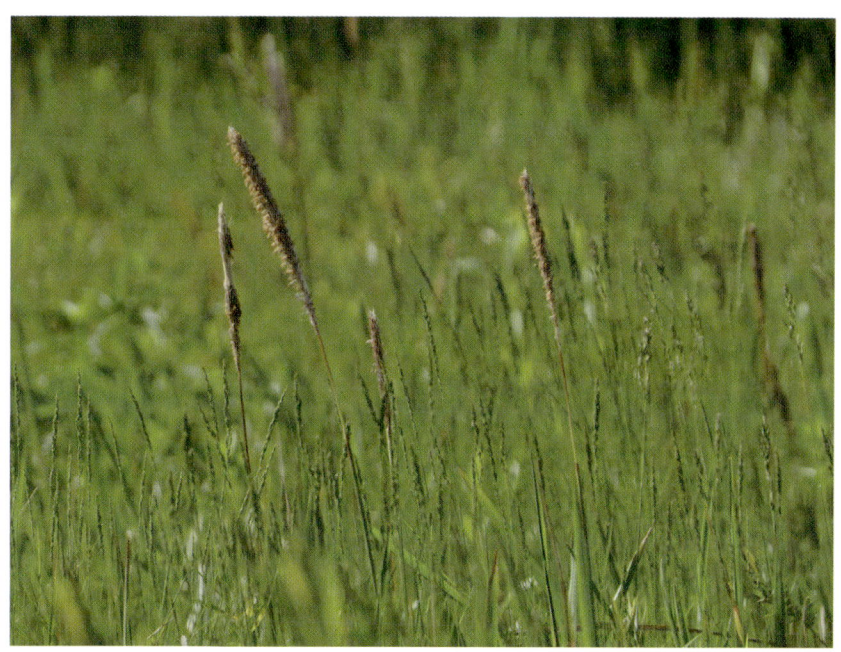

띠

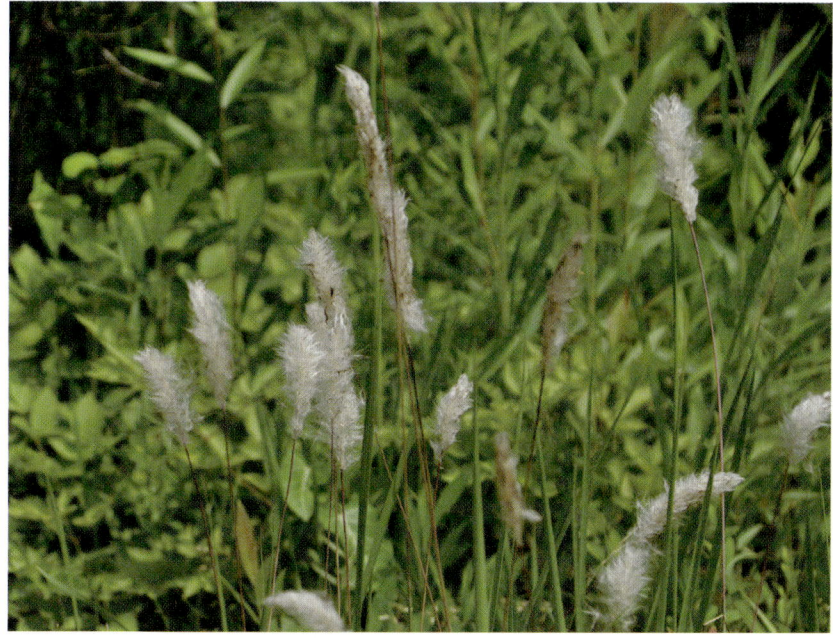

띠

이 말라 물이 자꾸 먹히는 증세(소갈) · 간염 · 황달 · 기침 · 구역질 · 열병으로 인한 갈증 · 피가 엉켜 머무는 어혈 등에 약용한다.

하루에 6~12g씩, 신선한 생것은 하루 20~30g을 달임약으로 쓴다. 일본의 경우는 민간에서 자양 강장제로 쓰고 있으며, 하루 복용량은 12g 정도이다.

식용 방법

갓 피어난 어린 꽃은 어린이들이 뜯어 먹기도 한다. 또 어린 이삭을 그대로 씹어 단물을 빨아먹는다. 생장점의 어린 이삭을 나물 무침이나 나물밥을 지어 먹으며, 튀김과 기름으로 볶음해서도 식용한다. 이 어린 이삭의 조리 방법은 거의 연구되어 있지 않다.

식물 특징

여러해살이풀로서 가늘고 긴 뿌리줄기를 가지고 있으며 줄기는 밑동에서 굽었다가 곧게 서서 30~60cm의 높이로 자란다.

벼잎과 같은 생김새의 좁고 긴 잎이 서로 겹치면서 포기를 이룬다. 잎 가장자리는 밋밋하게 보이나 만져 보면 깔깔하다.

줄기 끝에 길이 6~15cm쯤 되는 이삭이 자라난다. 이삭은 흰 털에 덮여 있고 곳곳에 갈색빛의 수술이 나타난다.

이삭의 생김새는 길쭉한 원뿌리꼴이고 처음에는 곧게 서 있다가 흰 털이 길게 자라나면서 점차적으로 휘어진다. 5~6월에 꽃이 핀다.

전국에 분포하며 산이나 들판의 양지바른 풀밭과 냇가 등에 난다.

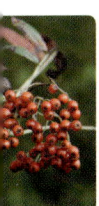

마가목

신체 허약 개선 · 피로 회복 효과가 있다. 비타민 결핍증 · 괴혈병에 특효약이다.

효능 해설

열매가 익는 대로 채취하여 햇볕에 말려서 그대로 쓴다.

열매는 괴혈병의 특효약이다. 그리고 비타민 결핍증 예방 치료에 특별한 효험을 나타낸다. 열매에는 여러 가지 비타민이 풍부하게 함유되어 있어 강장 효과가 있어서 신체 허약증을 막아 준다.

말린 꽃을 달여 마시면 거담 · 기침을 멈추며, 초기의 고혈압과 뼈마디 아픔, 기관지염 · 폐결핵 · 위염에 달임약으로 쓴다. 피로 회복에도 썩 좋다. 1회 10g씩 하루 세 번을 가루로 먹는다.

식용 방법

말린 열매를 손바닥으로 비벼서 말렸다가 차(茶)로 우려 마시거나 열매를 오래 뭉근히 끓여서 음료수 대용으로 삼는다. 신선한 줄기껍질과 열매를 생으로 즙을 내어 먹기도 한다.

열매를 3~5배량의 소주에 담가 3개월 이상 차고 어두운 곳에 묵혔다가 조금씩 마시면 색깔이 좋고 향기가 높아 풍미가 있다. 또한 잼을 만들면 진미가 있다.

이렇게 식용하는 가운데 위에서 지적한 질환에 대하여 자연스럽게 효험을 나타낸다.

식물 특징

낙엽성의 활엽교목으로서 높이는 6~8m까지 이른다.

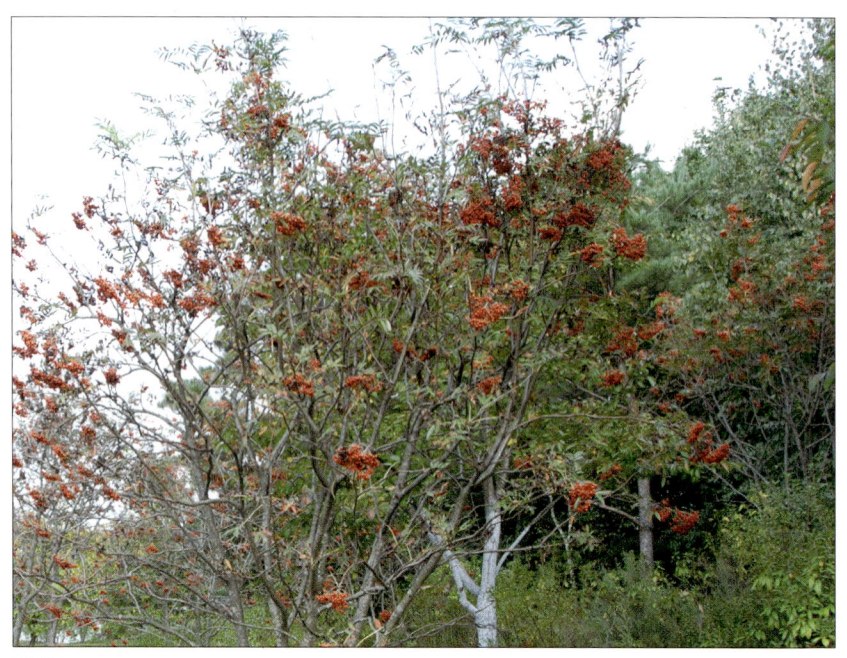
마가목

　잎은 9~13매의 잎조각이 깃털 모양으로 모여 이루어지며 마디마다 서로 어긋나게 자리한다. 잎조각 가장자리에는 길고 뾰족한 톱니가 있다. 잎몸은 잎맥에 따라 깊이 패이고 주름이 잡힌다.
　잔가지 끝에 희고 작은 꽃이 우산꼴로 모여서 피어난다. 5~6월에 피는 꽃은 다섯 장의 꽃잎으로 이루어져 있고 지름이 8~10㎜이다.
　꽃이 지고 난 뒤에는 팥배나무의 열매와 흡사한 열매를 맺는데, 지름이 5~8㎜이고 익으면 붉게 물들어 아름답다.
　제주도와 전라남도 및 강원도에 분포하며 깊은 산속의 꽤 높은 자리에 난다.

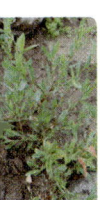

마디풀

신장결석 · 방광염 · 신장염에 약용하며, 산부인과 계통에서 좋은 약으로 쓴다.

🔖 효능 해설

여름철 꽃 피는 시기에 잎과 줄기를 채취하여 밝은 그늘에서 말려 약재로 쓴다.

약리 실험에서 마디풀에는 이뇨 · 혈압 강하 · 피 응고 촉진 · 자궁 수축 작용이 있음을 밝혔는데, 이 작용들은 임상 실험에서도 효과가 나타나는 것이 확인되었다.

흰생쥐에게 마디풀 달임약을 먹인 결과 쥐꼬리 상처에서 흐르던 피가 15~20분쯤 지나서부터 줄어들기 시작했으며, 이 지혈 작용은 2~3시간 계속되었다. 이 효과는 임상에서도 곧 적중되었다.

달임약이나 알코올 추출액은 지혈(피응고촉진 작용)과 자궁 수축을 시키기 때문에 해산 후나 유산 후의 출혈과 자궁이완증에 약효가 발휘되며, 월경 과다와 여러 원인에 의한 자궁 출혈에 효과가 있다. 따라서 산부인과 계통에 좋은 약으로 쓸 수 있다고 한다.

또한 마디풀의 달임약은 호흡 운동의 폭과 폐활량을 늘리며 혈압을 떨어뜨린다. 이 약은 두꺼비의 심장의 활동을 세게 했으며 흰쥐에게 다량 먹여도 특별한 중독 증상이 없었다고 한다. 신장을 중심으로 한 주변의 질환에도 효력을 나타낸다. 신장 질환의 경우에는 마디풀에 질경이 씨와 으름덩굴의 줄기를 함께 달이면 더 효과적이다.

그 밖에 어린이의 회충증 · 세균성 적리 · 복통, 황달에 쓰며, 폐 조직을 강화시키는 성분이 들어 있어서 폐결핵에도 약용한다.

하루에 6~12g씩 달여 마시며 각종 피부병에는 그것을 달인 물로

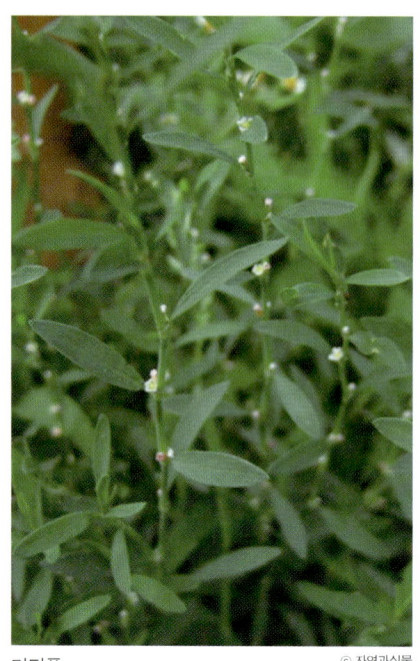
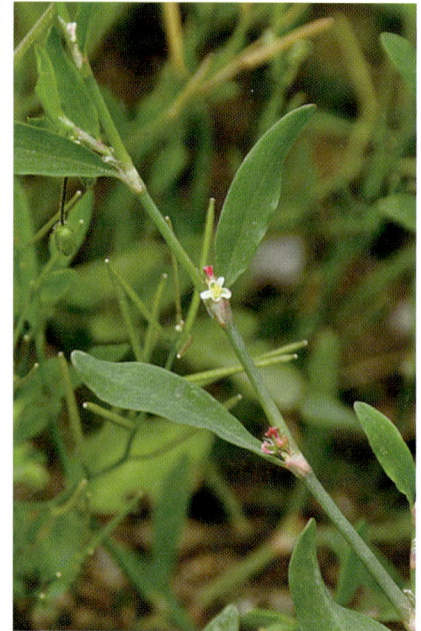

마디풀 ⓒ 자연과식물   마디풀 ⓒ 자연과식물

씻는다.

신장결석 처방 마디풀의 잎과 줄기에 으름덩굴 줄기·패랭이꽃·질경이 씨, 골풀 속살, 치자나무 열매, 대황 뿌리, 감초 뿌리를 각각 4g씩 배합한 것을 한 첩으로 하여 두 첩을 지어서 재탕까지 하면 하루 세 번 복용하게 된다. 신장결석을 비롯하여 급성요도염·방광염·신장염·소변 불리·몸이 붓는 데 좋은 효력이 있다. 신장결석일 때는 약 20일 복용하면 결석이 점점 부풀어오르다가 완전히 녹아 버리거나 잘게 부서져서 오줌으로 배설되어 나온다.

이 첩약을 지을 때에 위에 열거한 약재 중 구하지 못한 두세 가지를 빠뜨려도 신장결석을 제외한 다른 질환에는 다 좋은 효과를 가져온다. 이 처방은 아주 강한 이뇨 작용을 발휘한다.

마디풀은 세계적으로 널리 퍼져 자라고 있으며, 많은 나라에서 민간약초로 두루 쓰이고 있다. 폐결핵·신경 쇠약·방부약·신장결석·신장염·위장병·어린이 설사·호흡기 질환·위궤양·두통 등의 증세와 여러 가지 다른 질환에도 많이 써 오고 있다.

🍊 식용 방법

4~5월에 연한 잎을 따 모아서 나물로 무쳐 먹는다. 약간의 쓴맛이 나므로 데쳐서 찬물에 헹구어 국에도 넣는다. 때로는 약간의 쓴기운이 위장 소화를 좋게 하므로 굳이 오래 우려낼 필요가 없으며, 산나물의 야취를 풍기는 구실을 한다. 잘게 썰어 밥과 섞어서 감칠맛 있는 양념장을 첨가하여 상추쌈에 싸서 먹거나 김밥으로 만들어 먹으면 꽤 독특한 식사가 이루어진다. 각자의 조리 솜씨에 따라서 식구들의 입에 맞는 좋은 음식이 될 것이다.

🌱 식물 특징

한해살이풀로서 가늘고 긴 줄기는 비스듬히 눕거나 또는 곧게 서고 가지를 치면서 30cm 안팎의 높이로 자란다.

짤막한 잎자루를 가진 잎은 마디마다 서로 어긋나게 자리한다. 잎은 피침꼴 또는 길쭉한 타원꼴이고 끝이 무디며 길이는 3~4cm이다. 잎 가장자리는 밋밋하다.

잎겨드랑이를 흰 칼자루와 같은 생김새의 받침잎이 둘러싸고 있으며 그 속에서 좁쌀알 만한 크기의 꽃이 피어난다. 꽃은 잎겨드랑이마다 한 송이 내지 서너 송이가 피어나며 꽃잎은 없다. 6~7월 중에 꽃이 핀다. 다섯 갈래로 갈라진 꽃받침이 붉은빛을 띠기 때문에 꽃 전체가 분홍빛으로 보인다.

전국에 분포하며 산이나 들판의 양지바른 풀밭과 냇가 등에 난다.

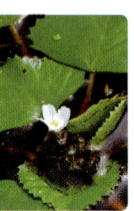

마름

식도암 · 자궁암 · 위암 예방 치료에 약용하며, 자양 강장 효과가 있어 허약한 사람의 영양제가 된다. 해독 작용이 있어 숙취 · 술독을 풀어 준다.

🔖 효능 해설

늦여름과 초가을 사이에 숙성한 열매를 따서 모아 햇볕에 말린다. 열매를 알코올에 담가 우려낸 액체에 항암 작용이 있는 것으로 나타났는데, 식도암 · 자궁암 · 위암 등에 효력이 있다고 한다.

마름의 줄기와 잎꼭지, 열매꼭지를 합친 것 30~40g과 열매 60g을 함께 달여서 하루에 세 번씩 지속적으로 복용하면 암 치료에 효과가 있으며, 위궤양에도 좋다고 한다.

암 치료를 위해 쓰는 약재의 분량은 인체에 손상을 입히지 않는 범위 내에서 많은 양을 사용해야 한다. 이 다량의 약용법은 암에 보다 적극적으로 강력하게 대처하기 위해서이다. 한편 열매의 항암 작용이 확실치 않다는 설은 미확인된 것이며, 과학적인 분석과 실험을 거쳐 그 진위를 알 수 있게 될 것이다. 어쩌면 특출한 항암약으로 각광 받을지도 모를 일이다.

항암은 기본 필자는 열매에 자양 강장의 성분이 들어 있고 해독 작용이 있는 것으로 보아 열매에 항암 작용이 있다고 믿는다. 사람은 우선 몸이 튼튼하고 영양을 축적해야 암에 대항할 힘이 생기게 마련이다.

열매는 후손을 퍼뜨리기 위해 수많은 화합물의 결정체로 뭉쳐 있는 품질 좋은 자양 강장제다. 또한 열매는 해독약으로서, 술독 · 오디독 · 식물의 독을 풀어 주며, 달임약으로 계속 복용하면 보약이 되고 부인병의 영양제 구실을 한다. 또 기(氣)와 오장을 보하고, 심한 더위

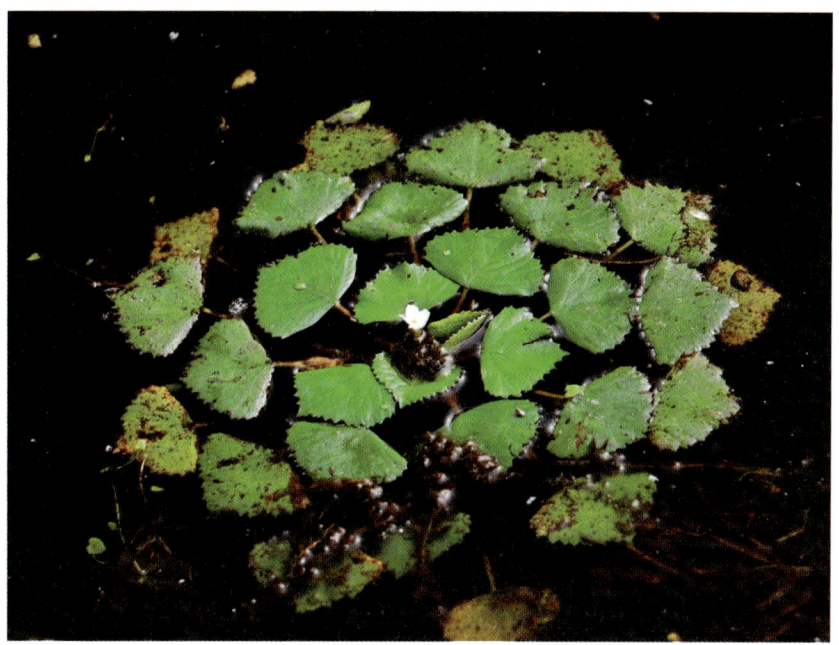
마름

로 가슴이 답답하면서 갈증이 생겨 물을 자꾸 먹게 되는 소갈증을 없애 준다. 허약체질에 큰 효험을 나타내는데, 예로부터 민간에서도 암의 치료와 술독을 푸는 데 써 왔다.

하루에 15~60g의 열매를 깨뜨려서 달임약으로 쓴다.

식용 방법

어리고 연한 잎과 줄기를 날것으로 싱거운 양념에 버무려 먹으며 씨도 생식한다. 데쳐서 나물로 먹기도 하고, 말려 두었다가 때때로 나물로 먹기도 한다.

마름죽 열매를 잠깐 쪄서 말린 뒤 가루로 빻아 떡이나 죽을 만들어 먹는다.

마름죽은 열매 가루 30~60g, 멥쌀 80g, 약간의 설탕을 넣어 만든다. 먼저 멥쌀을 끓여 절반쯤 익으면 열매 가루를 넣고 다시 끓인다. 다 익으면 설탕을 가미하여 아침저녁 그리고 새참에 한 공기씩 먹는다. 지속적으로 먹으면 노인의 허약한 몸을 든든하게 하며, 여름에 더위로 인하여 생기는 병을 예방한다. 또한 이 죽은 암 치료를 위한 보조적인 식사요법이 된다.

덜 익은 열매도 생식이 가능하지만 맛이 달지는 않다. 그러나 잘 익은 열매를 가볍게 찌면 맛이 달콤하여 밥에 비벼 먹기가 좋다. 삶은 열매는 밤과 비슷해서 물밤이라 부르기도 하는데 맛이 좋다.

어린 잎과 줄기도 잘 씻어 말린 뒤 가루로 곱게 빻아서 갖가지 음식을 조리할 때 넣어도 괜찮다.

식물 특징

물에 떠서 자라는 한해살이풀이다. 길쭉한 줄기를 가지고 있으며 마디마다 깃털 모양으로 갈라진 물속뿌리 수중근(水中根)를 형성하여 떠다닌다.

줄기 끝에 기다란 잎자루를 가진 잎이 둥글게 뭉치는데 잎자루의 중간부는 혹처럼 부풀어 부레의 구실을 한다. 잎의 생김새는 마름모꼴에 가까운 세모꼴로서 길이는 6cm쯤 된다. 잎 가장자리에는 약간의 톱니가 있고 잎 표면은 유난히 윤기가 난다.

꽃은 잎겨드랑이에서 자라나며 여러 장의 흰 꽃잎으로 이루어지고 지름은 1cm 안팎이다. 꽃이 핀 뒤에 두 개의 가시를 가진 큰 열매를 맺는다. 꽃은 7~8월 중에 핀다.

전국에 널리 분포하며 연못이나 늪 등 고여 있는 물에서 떠다니며 자란다.

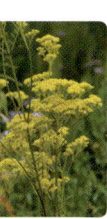

마타리

간세포의 재생 촉진, 간경변·간염을 치료한다. 피를 잘 돌게 하며 맺혀 있는 피를 풀어 준다.

📔 효능 해설

이른봄과 가을에 뿌리를 캐어 물에 씻어 햇볕에 말려 약재로 쓴다.

뿌리의 달임약은 동물 시험과 임상에서 쥐오줌풀과 비슷한 작용을 갖고 있는 것이 밝혀졌으며, 치료 효과는 쥐오줌풀보다 더 좋은 것으로 밝혀졌다. 마타리의 말린 뿌리에서 나는 냄새가 간장 썩은 냄새와 비슷하다고 해서 패장(敗醬)이라는 별명이 붙었다. 별도의 다른 실험을 보면 진정·살균·항염증 작용이 있다고 했다.

뿌리 달임약은 혈액을 맑게 하여 몸속을 잘 돌게 하며 어혈을 흩어지게 한다. 또 고름이 빠져나오게 하고 독성을 풀어 주는 작용을 한다. 산후 통증·뿌연 물이 나오는 악성 대하증·산후 어혈로 인한 복통·자궁내막염·자궁 출혈·산후병 등의 부인과 계통의 치료약으로도 쓴다. 정평 있는 자료에 의하면, 간세포의 재생을 촉진하며 간 기능 장애와 간 작용의 변성을 방지하므로, 간염·간경변증·간종양 등의 치료약으로 쓰이는 경우가 많다고 한다.

눈이 벌개지면서 붓고 아픈 증세(유행성 눈병)에는 즙을 내어 눈을 씻는다. 부종·위장통증·위궤양·적리(이질)·폐결핵·각종 출혈 등에는 뿌리를 달여 약용한다.

뿌리를 말려 가루로 빻아서 가루 그대로 또는 가루를 꿀로 둥글게 빚어 복용한다. 때로는 뿌리를 잘게 토막 내어 소주에 담가 1개월 이상 숙성시켜서 조금씩 빈속에 마시는데 이것이 좋은 약의 효과를 나타낸다.

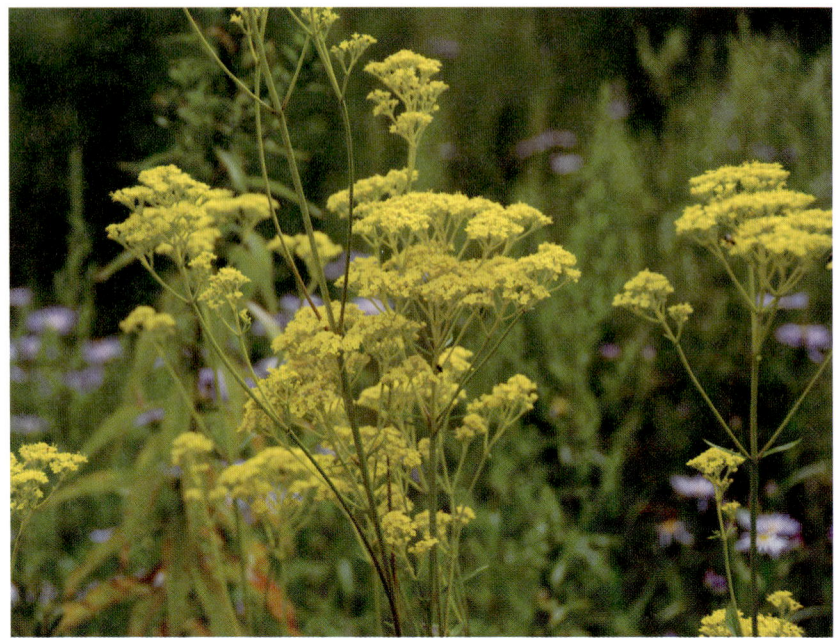

마타리꽃

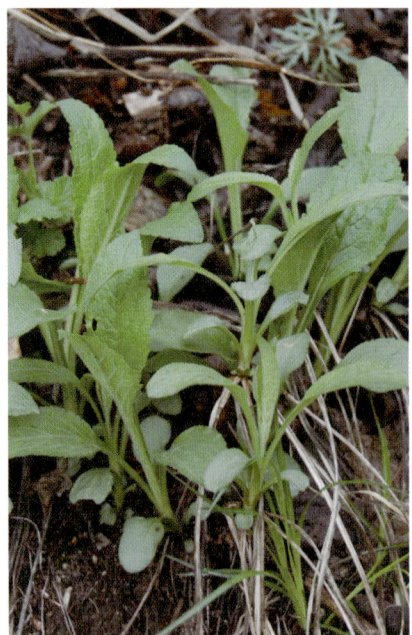

마타리 어린 순(봄)

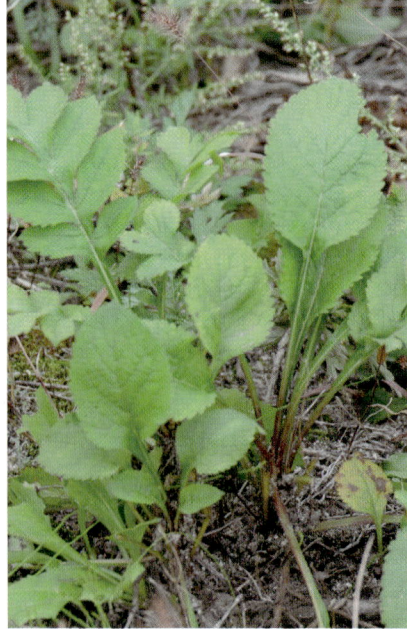

마타리 순(가을)

위의 모든 질환에 하루 6~10g을 달여 마신다. 과량을 섭취하면 어지러움증과 구역질이 생기는 수가 있다.

심한 종기·버짐·옴·단독·부스럼·붓는 가려움증 같은 각종 피부 질환에는 잎과 뿌리를 짓찧어 붙이고 즙을 내어 바르기도 하는데, 바른 다음에는 그 위에 기름종이를 덮어 테이프로 고정시킨다. 각종 피부병에는 마타리 뿌리 2g, 백작약 8g을 함께 달여 하루 세 번 빈속에 마시면 효과가 크다고 한다.

식용 방법

봄철에 어린 순과 부드러운 잎을 따서 나물 무침을 해 먹거나 쌀과 섞어서 나물밥을 지어 먹으며, 볶음밥·잡채밥에도 적당량 넣는다. 쓴맛이 있으므로 데쳐서 우려내어 조리해야 한다. 나물에는 식초나 겨자를 가미하면 맛이 더욱 좋아진다. 그리고 잘 말려 두었다가 가끔씩 불려서 여러 가지 기호에 맞는 조리법으로 만들어 먹는다.

식물 특징

여러해살이풀로서 온몸에 잔털이 산재해 있으며, 줄기는 곧게 서고 약간의 가지를 치면서 1~1.5m 정도의 높이로 자란다.

뿌리에서 자라나오는 잎은 계란꼴 또는 길쭉한 타원꼴로서 여러 장이 한자리에 모여 둥글게 배열되면서 땅을 덮는다. 가장자리에는 거친 톱니가 생겨나 있다. 줄기에서 자라는 잎은 마디마다 2매가 마주 자리하며 잎자루는 극히 짧고 깃털 모양으로 깊게 갈라진다. 가장자리에는 역시 거친 생김새의 톱니를 가지고 있다. 줄기 끝에 넓은 종꼴의 작은 꽃이 많이 모여 피며 우산꼴을 이룬다. 꽃의 지름은 3㎜ 안팎이고 빛깔은 노랗다. 8~10월 중에 꽃이 핀다.

전국에 분포하며 산이나 들판의 양지바른 풀밭에 난다.

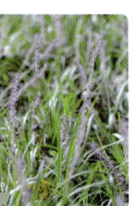

맥문동

뛰어난 자양 강장 효과로 신체 허약을 회복하며, 목 타고 입이 마르는 기침 가래에 좋다.

효능 해설

뿌리에 달려 있는 살진 덩어리를 이른봄이나 늦가을에 굴취하여 깨끗이 씻어 햇볕에 말렸다가 약재로 쓴다. 처음에는 뿌리째 캐어서 잔뿌리를 제거하고 덩이뿌리만 모으는 것이다. 약용하기 전에 말린 것을 물에 담가 연하게 불린 뒤 중심부의 심을 빼내고 사용한다. 천문동과 약성이 같고 약효도 비슷하므로 천문동을 약용해도 좋다.

약리 실험에 의하면 강심·이뇨·거담·진해·영양 작용이 있다고 한다. 여성의 음을 보하고 폐를 편안히 하며, 심열(심화로 생기는 병)을 다스리고 오줌을 잘 누게 한다. 폐와 위장을 보하는 가운데 특히 자양 강장의 효과가 뛰어나서 일반적으로 신체 허약에 널리 쓰고 기력이 뚝 떨어지는 데 약용하면 힘이 솟는다. 또 젖을 잘 나오게 하고 변비를 없앤다. 그리고 목구멍과 입 안이 마르면서 생기는 갈증을 다스린다. 마른기침이 계속되는 미열, 열이 오르면서 가슴이 답답한 데에 맥문동 덩이뿌리를 삶아 마시면 자연히 없어진다. 폐결핵·만성 기관지염·당뇨병 치료에 효과가 있다.

덩이뿌리를 달여 탕약으로 삼고 가루로 빻아 가루약으로 복용한다. 또한 잘게 썰어 소주에 담가 2개월 이상 어둡고 찬 곳에 두었다가 아침저녁에 소주잔으로 하나씩 마시면 자양 강장의 효험이 있으며, 몸의 찌뿌드드한 구석이 사라진다. 또 덩이뿌리를 잘게 썰어 10배량의 물로 달인 뒤 꿀을 좀 타서 음료수로 마시는 방법이 썩 좋다.

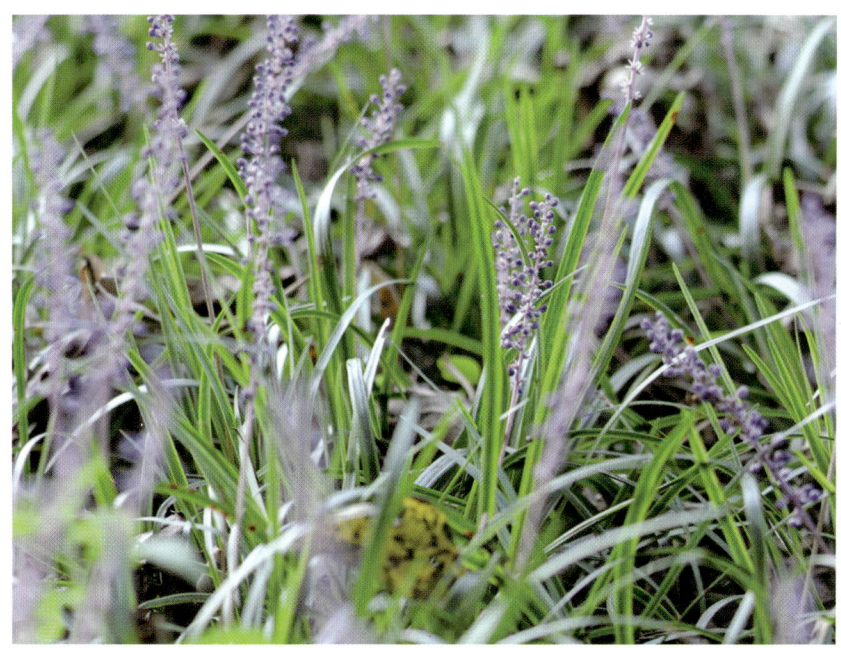

맥문동

🌱 식물 특징

여러해살이풀로서 뿌리의 곳곳에 살진 덩어리가 붙어 있다. 줄기는 없고 짤막한 뿌리줄기에서 난초 잎 비슷한 잎이 자라난다.

잎의 길이는 50cm 안팎이고 너비는 1cm 가량 되며, 잎의 절반 이상은 아래로 처진다. 검푸른 빛깔이면서도 윤기가 난다.

잎 사이에서 30~50cm쯤 되는 기다란 길이를 가진 꽃대가 자라나서 그 끝에 작은 꽃이 이삭 모양으로 뭉쳐진다. 꽃은 여섯 장의 꽃잎으로 이루어지며, 빛깔은 연한 보랏빛이고 지름이 6mm 안팎이다.

5~6월에 피었던 꽃이 지고 난 뒤에는 둥근 열매가 생기고 그 열매는 익어 감에 따라 검은빛을 띤 짙은 보랏빛으로 물든다.

중부 이남·제주도·울릉도에 분포한다. 산속의 음습한 곳에 난다.

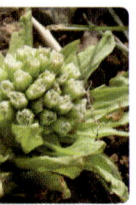

머위

잎·줄기·꽃의 맛이 각각 다르며, 맛을 아는 사람만이 즐기는 산나물이다. 기침·감기·가래·폐 질환 등에 효험이 있다.

🔖 효능 해설

머위는 해독 작용이 있으며 옛날부터 민간약으로서 꽃이삭과 뿌리를 건위약과 땀 내는 약으로 써 왔다. 기침·가래·기관지염·인후염·편도선염에도 약용했다.

근래에는 잎 서너 장을 즙으로 내어서 계란 흰자위를 넣고 빨간 매실 하나를 찧어 섞은 뒤 정종을 조금 첨가하여 가끔씩 마시면 중풍을 예방, 치료한다는 소문이 퍼진 바 있다.

☕ 식용 방법

머위는 독특한 향미가 있어 기호성 산채로 먹으며, 맛을 아는 사람만이 즐기고 있다. 줄기는 데쳐서 껍질을 벗겨 나물로 먹으며 생것을 장아찌로 한다. 줄기만 식용하고 잎을 버리는 경향이 있는 것은 쓰고 아린 맛이 있기 때문이다. 하지만 잎을 삶아서 한동안 우려낸 뒤 소금을 뿌려 두었다가 밀가루에 버무려 쪄서 먹으면 별미가 있다. 흐르는 물에 잘 우려낸 잎은 갖은 양념으로 무치거나 기름으로 볶아 먹기도 한다. 봄철에 덩어리로 뭉쳐 갓 자라나는 꽃은 날것을 된장에 박아 장아찌로 삼거나 또는 조림으로 하면 맛이 대단히 좋다. 줄기나 잎보다는 꽃을 튀긴 것을 일품으로 치는데 단 초봄에만 만날 수 있다는 아쉬움이 있다.

다른 산야초도 마찬가지지만 특히 머위는 잎과 줄기와 꽃부분이 각각 유효 물질의 함유량이 다르다는 점이다. 그래서인지 잎·줄기·꽃

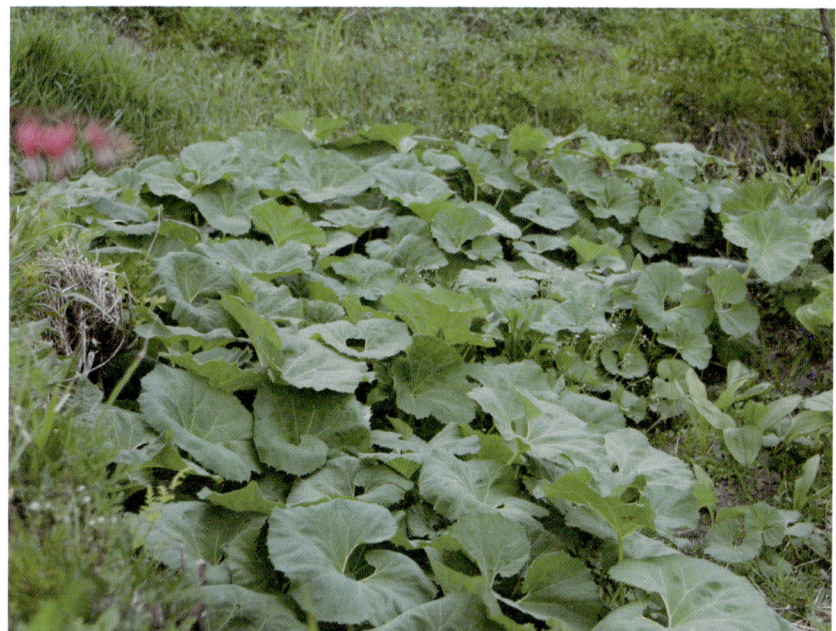

머위밭

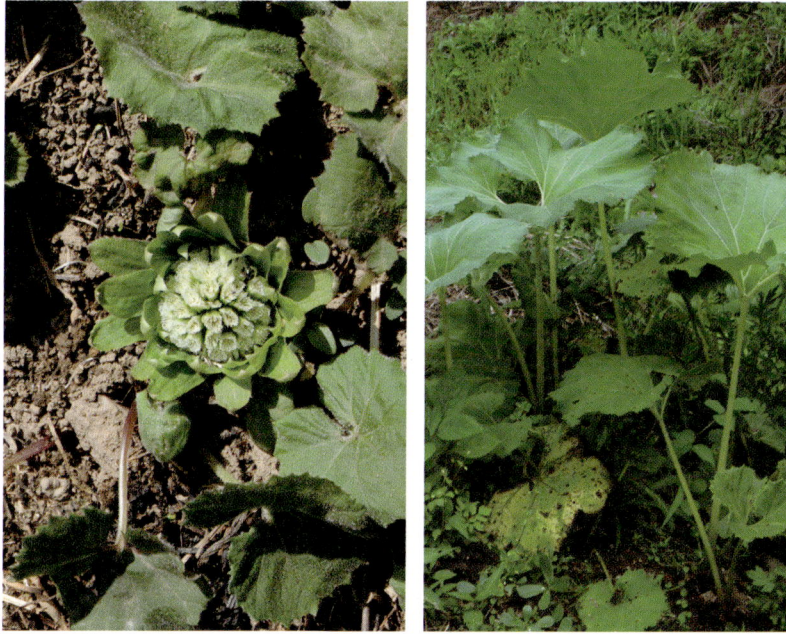

머위꽃   머위 줄기

의 맛이 확실히 구분된다.

어렸을 때의 잎이 썩 맛있는데, 성장하여 잎이 손바닥보다 크게 벌어져도 슬쩍 데쳐서 흐르는 물에 담가 두면 쓴맛이 수그러져 먹을 만하며, 양념을 잘해야 한다.

🌱 식물 특징

암꽃과 수꽃이 각기 다른 포기에서 피는 여러해살이풀이다. 아주 짧은 뿌리줄기를 가지고 있으며, 이른봄 잎이 나오기 전에 꽃이 덩어리로 피어난다.

꽃은 큰 비늘과 같이 생긴 받침잎에 둘러싸여 땅 위로 뭉실하게 나오는데, 꽃잎은 없고 여러 송이가 둥글게 뭉친다. 한 송이의 꽃은 대롱꼴이고 지름이 7~8mm이다. 꽃자루는 꽃이 진 뒤 30cm 안팎의 길이로 자란다. 암꽃의 빛깔은 희고 수꽃은 연한 노란빛이다. 4월쯤에 꽃이 핀다.

잎 역시 뿌리줄기에서 자라나며 둥근꼴에 가까운 심장꼴로서 길이가 60cm나 되는 굵은 잎자루를 가지고 있다. 잎 가장자리에는 고르지 않은 톱니가 배열되어 있다.

습한 지역에서 왕성한 번식력으로 자라며 집 주변에 심어 가꾸는 일이 많다.

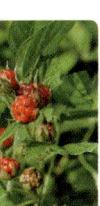

멍석딸기

열매는 영양 물질이 많은 강장제. 오줌을 자주 누는 증세를 고쳐 준다.

📔 효능 해설

산딸기속으로는 약 21종이 있는데, 겨울딸기 · 단풍딸기 · 산딸기 · 섬나무딸기 · 맥도딸기 · 사슴딸기 · 덤불딸기 · 복분자딸기 · 장딸기 · 붉은가시딸기 등이 그것이다. 거의 모두 강장 효과가 있으며, 비타민과 미네랄이 다량 함유되어 있다.

열매가 익기 시작할 때에 따서 말려 두었다가 달임약으로 쓰면 오줌이 나오는 양을 줄여 주므로 오줌을 자주 보거나 오줌량이 너무 많이 나올 경우 이를 정상으로 다스려 준다. 또 어지럼증을 해소한다.

민간에서는 류머티즘 · 염증 · 치질 치료를 위해 뿌리를 잘게 썰어 달여 먹는다. 또 잎과 열매와 뿌리를 한꺼번에 채취하여 풍증 · 눈의 염증 · 감기 · 기침 · 월경 불순 · 신경 쇠약 · 동맥경화 등의 치료를 위해 약용한다고 한다. 입 안에 염증이 생기면 달인 물로 입가심하면 치료된다. 열매와 줄기에 지혈 작용이 있다.

🍽 식용 방법

잘 익은 열매에는 당분과 산이 알맞게 함유되어 있어서 맛이 좋다. 아이 어른 할 것 없이 열매를 좋아하는데 몸 보양에 이로울 것으로 여겨진다. 열매의 생식은 물론 잼으로 가공해서 식용하는 맛이 별미다. 또한 열매를 소주에 담가 숙성시켜서 마시노라면 향취가 좋아 즐길 만하며 건강주로서 인기를 모은다.

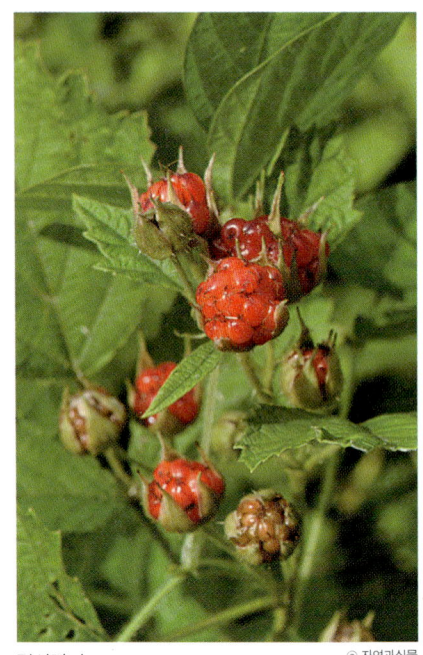
멍석딸기 ⓒ 자연과식물

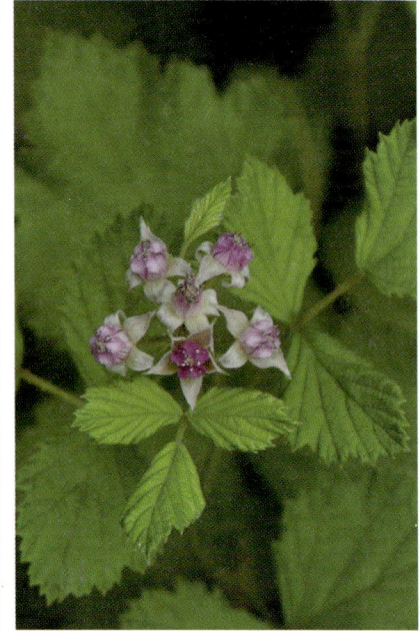
멍석딸기 꽃 ⓒ 자연과식물

🌱 식물 특징

  산비탈의 낮은 풀밭에서 자라는 키 작은 낙엽활엽수로서 줄기는 처음에 곧게 서는 듯하지만 점차 옆으로 기어간다. 줄기와 가지에는 짧은 가시와 털이 나 있다. 잎은 세 장의 잎조각으로 구성되어 서로 어긋나게 자리하고 있다. 그러나 땅속에서 힘차게 자라오르는 맹아(萌芽)의 경우에는 다섯 장의 잎조각을 가진다. 잎조각의 생김새는 넓은 계란꼴 또는 둥근꼴로서 가장자리에는 고르지 않은 톱니가 생겨나 있고 뒷면에는 흰 털이 깔려 있다.

  꽃은 잔가지 끝에 여러 송이의 우산꼴로 모여 피어나며 분홍빛의 꽃잎이 다섯 장이다. 5~6월에 피는 꽃은 지름이 8cm 안팎이다.

  한여름에 붉은빛으로 익은 열매는 달콤하면서도 신맛이 썩 좋다.

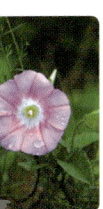

메꽃

자양 강장 효과가 뛰어나다. 당뇨병·고혈압·피로 회복에 식용·약용한다. 폐농지에 심어 농가 소득을 높인다.

효능 해설

신체가 허약하다든지 피로가 겹칠 경우에 뿌리와 잎은 좋은 효험을 나타낸다. 그리고 당뇨병과 고혈압을 다스리는 탁월한 효과를 나타내며 몸속의 나쁜 기운을 없애는 작용을 한다.

여름의 찜통더위에 신진대사가 원활하지 못해 온몸이 노곤해지고 지쳐 버렸을 때는 이 메꽃의 잎과 뿌리를 열심히 식용하는 것이 바람직하다. 한약 달여 복용하듯이 하지 말고 푸짐하게 식용하는 것이 약용의 면모를 살린다.

식용 방법

산야초 중에서 맛있게 먹을 수 있는 종류로, 봄부터 가을까지 식용한다. 옛날 식량이 부족했을 때 야초식(野草食)으로 많이 먹었으며 6·25한국전쟁 때도 메꽃 뿌리로 끼니를 때우곤 했다. 2차세계대전이 끝난 뒤 만주에 주둔했던 일본군들이 식량이 떨어져 허기진 배를 이 뿌리로 채워 연명했다고 한다. 필자도 어린 시절엔 메꽃의 뿌리를 캐어 간식으로 즐겨 먹곤 했다.

메꽃은 비타민·무기질·당질 등 기초 영양소가 풍부하여 훌륭한 영양식이 되며 허기질 때 식량 대용으로 쓸 수 있다. 뿌리를 쪄서 어린이에게 1개월 이상 먹이면 살이 오르고 노인에게는 긴요한 자양식품이 된다. 봄가을에 땅속의 희고 살진 뿌리줄기를 캔다.

뿌리 생김새는 젓가락보다 좀 가는 모양으로 힘차게 구불구불 뻗어

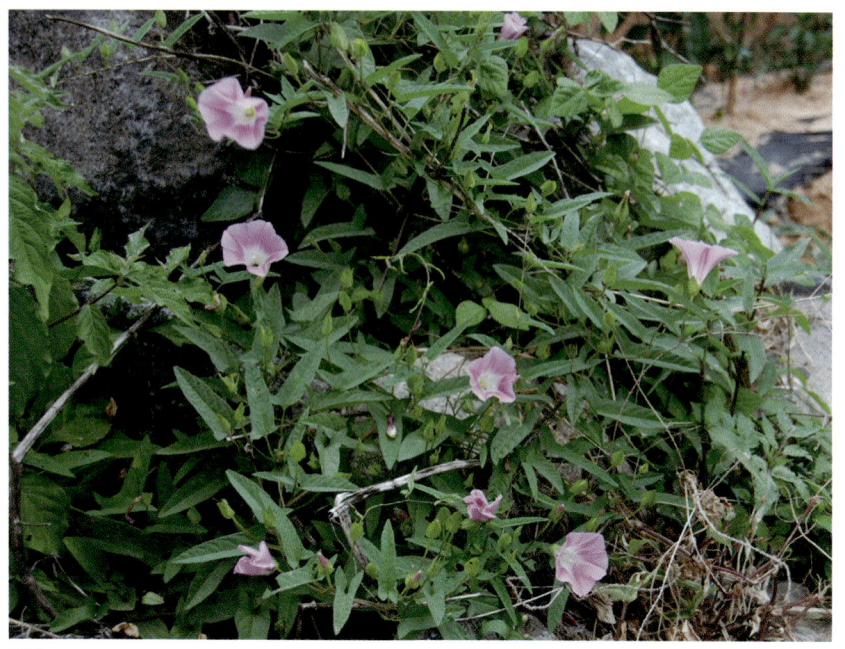
메꽃

나가 땅속 깊은 곳까지 파고든다. 살짝 찌면 단맛이 있어서 군것질감으로 누구든지 좋아하며 술안주감으로도 적격이지만 생장력이 왕성한 여름철의 뿌리는 맛이 떨어진다. 쌀과 함께 죽을 쑤거나 떡에 넣어서 먹기도 한다.

  잎 또한 맛이 좋아 여름의 푸성귀감으로 적절하다. 이 잎은 병충해가 생기지 않아 생식·녹즙용으로 청결하게 식용할 수 있다. 또한 쓴맛이 거의 없어서 날것으로 고추장과 함께 쌈으로 삼아도 좋고, 살짝 데쳐서 양념에 무치면 시금치보다 맛있다.

  꽃은 기름에 튀겨서 먹는다. 꽃의 모양은 나팔꽃과 같으나 색깔이 연분홍이다. 서너 종류가 되는 나팔꽃의 색깔은 모두 다 진하며 잎 모양이 판이하다. 메꽃 종류는 큰메꽃·애기메꽃·갯메꽃 등으로, 세 가지 다 식용하기 좋으며 약용의 가치가 있다.

농가 소득

요즘 농촌에는 버려둔 빈 땅이 많은데, 여기에 약용·식용하기 좋고 수확량 또한 좋은 산야초를 재배하면 농가 소득 증대에 도움이 될 것이다. 우선 적합한 것이 메꽃이다. 잔털이 많이 붙은 뿌리를 10cm 이상의 길이로 끊어서 초봄에 5cm 깊이로 땅속에 묻으면 새순이 올라오고 뿌리와 잎의 신장력이 활발해진다. 재배 증식이 잘 이루어져서 이 뿌리와 잎을 고급 음식점에 공급하면 대환영을 받아 소득이 생기지 않을까 싶다.

산야초 농사 메꽃은 물론 차즈기·갯고들빼기·배초향·어수리 등 재배 증식할 종류는 많다. 이것들은 수확량이 많은 편이며 병충해가 없어 재배하기가 쉽다. 앞으로 산야초 농사가 퍼져 가리라 전망한다.

식물 특징

여러해살이 덩굴풀로, 땅속에 희고 살진 긴 뿌리줄기를 가지고 있으며, 줄기는 길게 자라면서 다른 풀이나 키 작은 나무를 감아올라간다.

긴 잎자루를 가진 잎은 마디마다 서로 어긋나게 자리잡고 있다. 생김새는 긴 타원꼴에 가까운 피침꼴인데 끝은 뾰족하고 밑동의 양쪽은 귀처럼 벌어져 있다.

잎겨드랑이에서 자라나오는 긴 꽃대 끝에 나팔꽃처럼 생긴 분홍빛 꽃이 한 송이씩 핀다. 꽃의 지름은 5cm 내외이고, 낮에 피었다가 밤에는 오므라든다. 꽃이 지고 난 뒤에도 일반적으로 씨를 맺지 않는다. 어쩌다 씨앗을 맺기도 하지만 이 메꽃은 씨앗으로서 증식되지 않는다.

6~8월 사이에 화사한 꽃을 피우며, 전국 각지에 널리 분포하므로 풀밭과 길가와 논밭가에서 자주 발견할 수 있다.

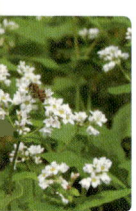

메밀

등산이나 험난한 여행에 긴요한 비상 식량. 동맥경화·간염에 이로운 자양 강장제

🔖 효능 해설

가을철 씨가 여물면 윗가지의 꽃을 베어서 햇볕에 말린 뒤 탁탁 털어 잡것을 없애고 씨만 모아 약재로 쓴다.

메밀은 기를 보하고 위를 튼튼하게 하며, 장과 위에 음식이 적체되어 있는 것을 풀어 주는가 하면 만성 설사를 멈추게 한다. 메밀묵이나 메밀죽은 동맥경화의 예방과 치료에 효과가 있다. 또 메밀은 뇌출혈을 예방하고 그 재발을 방지하기 위해 널리 쓰인다. 또한 항염증 작용이 있어서 가벼운 염증은 쉽게 가라앉힌다. 몸속의 독성을 풀어 주고 열을 내리게 하며, 폐결핵·이질에 약용한다.

메밀은 의료적인 전문약으로는 별로 쓰이지 않고 음식요법으로서의 질환 치유에 치중되어 있다. 자양 강장에 으뜸 식품으로 치며, 민간에서는 민속약으로 소중히 여겨 왔다. 고혈압·간염·체한 데에 메밀죽을 쑤어 먹었다.

메밀 가루를 술로 반죽하여, 매를 맞아 멍든 데·타박상·손가락 부은 데에 붙이면 효과가 있다고 한다. 또한 메밀 짚을 태워서 물을 부어 우려낸 짚물에 생손앓이의 손을 오래 담그고 있으면 통증이 없어지며, 메밀 가루를 생강즙에 개어서 뼈를 삔 데에 붙이면 특효가 있는 것으로 전해진다. 맹물에 개어서 종기나 부스럼 등의 피부염에 붙이면 그 독을 뺀다고 한다.

씨와 잎을 생것으로 먹으면 체내의 기생충을 몰아낸다고 한다.

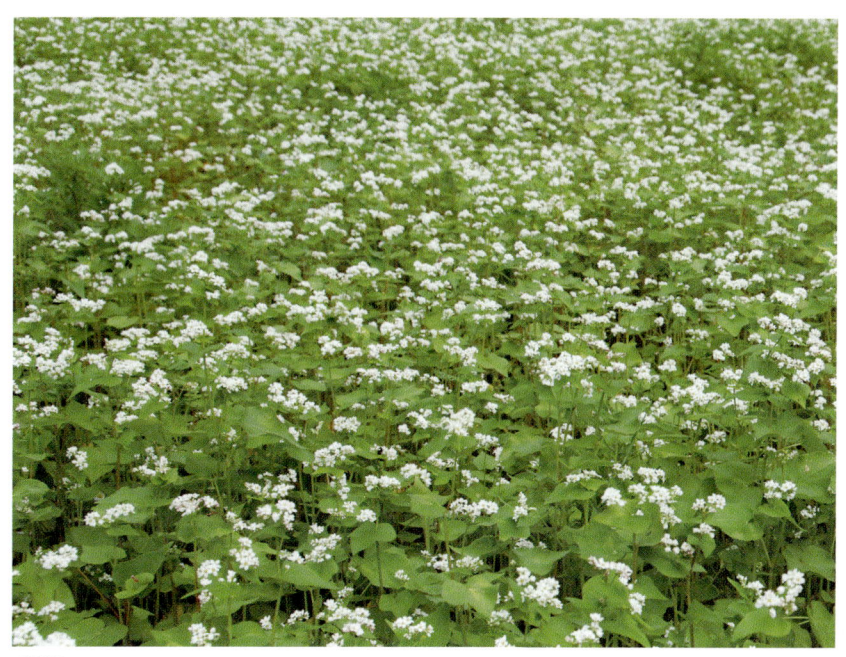
메밀밭

🍊 식용 방법

다들 알다시피 흔히 국수를 해서 먹는 기호식품이다. 어린 순은 쓴맛이 전혀 없으므로 생채로 녹즙을 내어 식용하면 건강에 도움이 된다. 또한 어린 잎을 살짝 데쳐서 한 번 헹구어 바로 나물 무침으로 해서 먹는다. 이 메밀은 밀원식물(꿀 식물)의 하나이기도 하다. 자양 강장에 좋은 건강식품으로 정평이 나 있다.

다양한 음식 메밀을 재료로 온갖 음식을 만들어 먹는다. 메밀냉면·메밀묵·메밀밥·메밀전병·메밀범벅·메밀만두·메밀수제비·메밀산자·메밀국수·메밀죽·메밀누룩·메밀 씨를 소주에 담가 묵힌 메밀소주·메밀나물 등 음식의 종류가 다양하다. 메밀 가루를 반죽할 때는 더운 물을 쓰지 말고 반드시 찬물로 반죽해야 한다.

비상 식량 메밀의 씨와 잎을 바싹 말려 섞어 빻은 가루는 생으로 먹어도 소화가 잘되므로 입산 수도하는 사람들이 주식으로 많이 삼았다. 등산할 때나 험난한 곳을 여행할 경우에 요긴한 비상 식량이 된다.

식물 특징

중앙 아시아 원산의 한해살이풀이다. 줄기는 많은 가지를 치면서 40~70cm의 높이로 자란다. 줄기는 원래 연한 풀빛이지만 흔히 붉은 빛을 띤다.

잎은 서로 어긋나게 자리하며 심장꼴로서 끝과 밑동의 양쪽 날개 부분도 모두 뾰족하다. 아래쪽에 나는 잎은 긴 잎자루를 가지고 있으나 위쪽의 꽃대가 자라나는 부분의 잎은 잎자루가 없고 줄기를 감싼다.

꽃은 가지 끝과 그에 가까운 잎겨드랑이에서 자라나는 꽃대 끝에 여남은 송이가 둥글게 뭉쳐 핀다. 다섯 장의 흰 꽃잎을 가지고 있으며 지름은 5mm 안팎이다. 7~10월 사이에 꽃이 핀다. 꽃이 지고 난 뒤에 세모꼴의 열매를 맺는다.

식용작물로 널리 가꾸어지고 있으며, 간혹 야생의 것도 볼 수 있다.

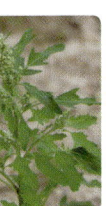

명아주

다량으로 오래 먹으면 일광 피부염이 생긴다. 고혈압·대장염·간장병·동맥경화에 쓴다.

🎐 효능 해설

여름에 잎과 줄기를 채취해서 말려서 보존했다가 뭉근히 달여서 식후에 복용하면 고혈압·인후통증·대장염·설사 등에 효험이 있다는 사실이 임상 실험에 의해 밝혀졌다. 꽃 피기 전에 채취해야 효력이 좋으며, 잎과 줄기를 약재로 삼는다.

명아주는 흔해빠진 풀인만큼 민간약으로 두루두루 쓰여 왔다. 염증·통증·위통·치질·폐결핵·가래·기침·기관지염·신경 쇠약·간장병 등 별의별 질환에 쓰인다. 짐작컨대 이것은 풍부하게 함유된 영양 물질이 간접적으로 효용을 나타낸 것으로 믿어지며, 의약적인 가치는 분석되어 있지 않다.

또 충치의 통증이 있을 때 잎을 씹든지 달인 물을 입 안에 오래 머금고 있으면 그 아픔이 가라앉으며, 독충에 물렸을 경우 생잎을 짓찧어 붙이면 해독이 되고, 상처에도 응급조치용으로 이용했다. 요즘은 민간약초로 잘 쓰이지 않고 있다.

🍵 식용 방법

명아주 잎으로 생즙을 내어서 레몬이나 꿀을 첨가하여 아침저녁으로 복용하면 동맥경화 예방에 효험이 있다고 오래 전부터 알려져 있는데, 안전한 양을 지켜 소주잔으로 조금씩 먹어야 한다.

봄부터 초여름 사이에 생장점이 되는 어린 잎을 따서 나물감이나 국거리로 삼는다. 이때 잎에 붙어 있는 밀가루 같은 물질은 씻어 내

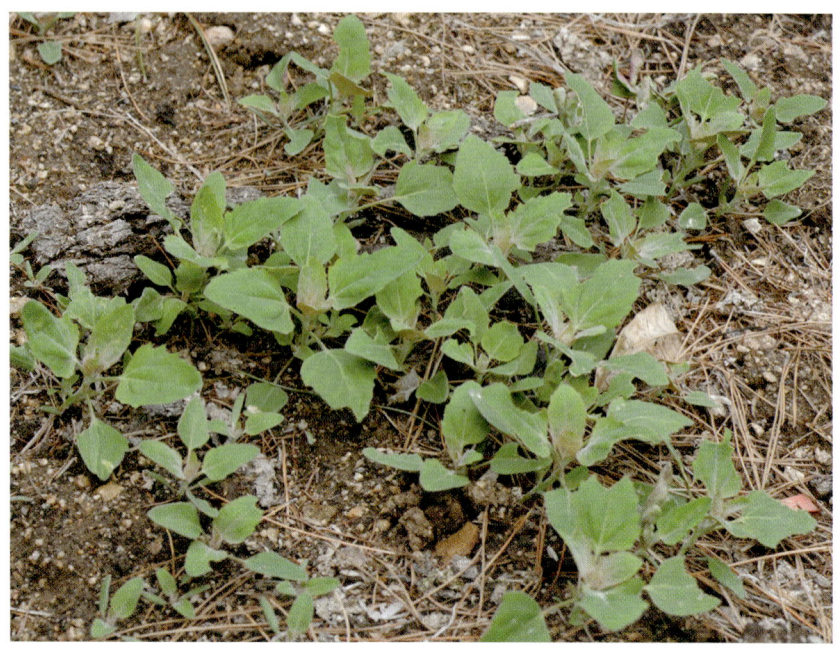
명아주 어린 순

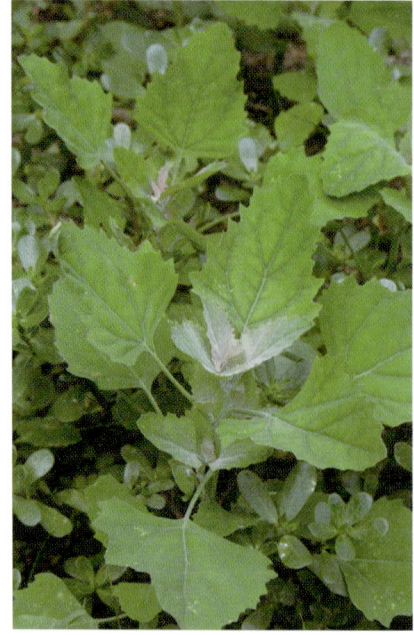
명아주

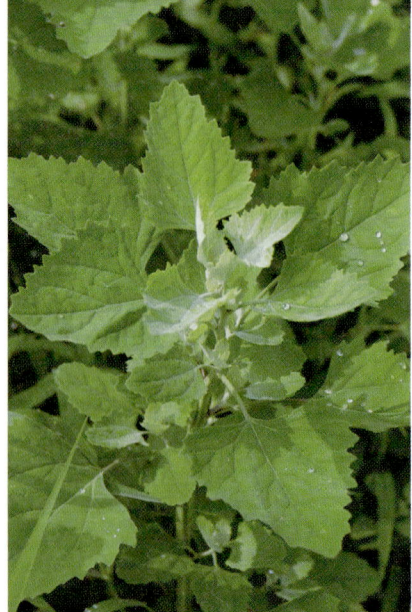
흰명아주

고 식용해야 한다. 식량이 부족했던 시절에는 명아주죽을 많이 먹었다.

그런데 한꺼번에 많은 양을 섭취하거나 너무 오랫동안 식용하면 부작용이 생기곤 한다. 우선 강한 햇볕을 받으면 체질에 따라서는 얼굴이 달아오르고 피부가 부어 오르며 문드러지는 등 일광피부염이 생길 수 있다는 점을 유의해야 한다. 일본이 2차대전에서 패망할 무렵 식량 부족으로 명아주를 죽으로 쑤어 계속 먹는 중에 그런 증상이 많이 나타났다는 것이다.

🌱 식물 특징

명아주는 우리나라에 7종이 자라고 있는데 새순의 잎이 보라색과 흰색을 띠는 두 종류로 크게 나눌 수 있다. 전국 각지의 들판과 산기슭에서 흔하게 볼 수 있으며, 풀이 적은 기름진 땅이면 어디서든지 잘 번식한다.

한해살이풀로서 줄기는 곧게 서고 가지를 치면서 기름진 땅에서는 2m에 가까운 높이로 자란다. 잎은 서로 어긋나게 자리하고 있으며 마름모꼴에 가까운 계란꼴 또는 세모꼴에 가까운 계란꼴이고 기다란 잎자루를 가지고 있다. 잎의 양끝은 뾰족하고 가장자리에는 물결과 같은 생김새의 톱니를 가지고 있다. 얇고 연한 생장점의 어린 잎은 보랏빛을 띤 붉은빛의 가루와 같은 것에 덮여 있다.

가지 끝과 잎겨드랑이에 좁쌀만 한 작은 꽃이 이삭 모양으로 뭉쳐 피어나는데 6~7월경에 활짝 핀다. 꽃잎은 없으며 다섯 장의 꽃받침과 다섯 개의 수술 및 두 개로 갈라진 암술로 꽃이 이루어진다.

꽃의 빛깔은 대개 연한 초록빛이다.

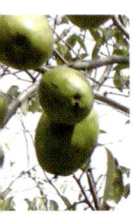

모과나무

열매는 각종 염증과 통증, 경련을 제거하며, 향기가 그윽하여 식용으로서 으뜸이다.

🔴 효능 해설

열매를 썰어서 말려 약재로 쓴다. 열매를 끓는 물에 5분쯤 넣었다가 건져내어 껍질에 주름이 생길 때까지 말려서 쓴다.

기침이 나거나 몸 전체가 붓고 뼈마디가 아플 때에 한약 처방에 많이 들어간다. 신진대사를 돕고 소화 효소의 분비를 촉진하며 근육경련 따위의 여러 가지 경련 증세를 가라앉힌다. 또한 곽란 토사·폐렴·기관지염·급체·일사병·두통·목이 쉬었을 때 등에 약용한다. 여러 가지 통증과 염증을 제거하는 작용이 있으며 위장 기능을 좋게 한다. 다리에 힘이 빠졌을 때에도 원기를 돋우어 준다.

이와 같은 약의 효력은 예로부터 널리 알려져 왔으며, 몸에 어떤 나쁜 증상이 생기면 우선 모과 열매로 만든 탕약과 모과주, 모과차를 마시면 좋으리라 하는 기대를 갖는 사람들이 많다.

모과의 과당은 당분의 흡수를 더디게 하고 흡수된 당분을 빨리 소비시켜 혈당의 상승을 막아 주는 효과가 있다.

🟠 식용 방법

못생긴 사람을 보고 모과 닮았다는 말이 있지만 식용으로 으뜸이다.

얇게 썰어 설탕이나 꿀에 재워 두었다가 뜨거운 물을 부어 모과차를 만들고, 이것을 소주에 넣으면 즉석 건강주가 된다. 또 얇게 썬 모과 1kg을 200g의 설탕과 함께 2ℓ의 소주에 담가 1개월 이상 묵히면

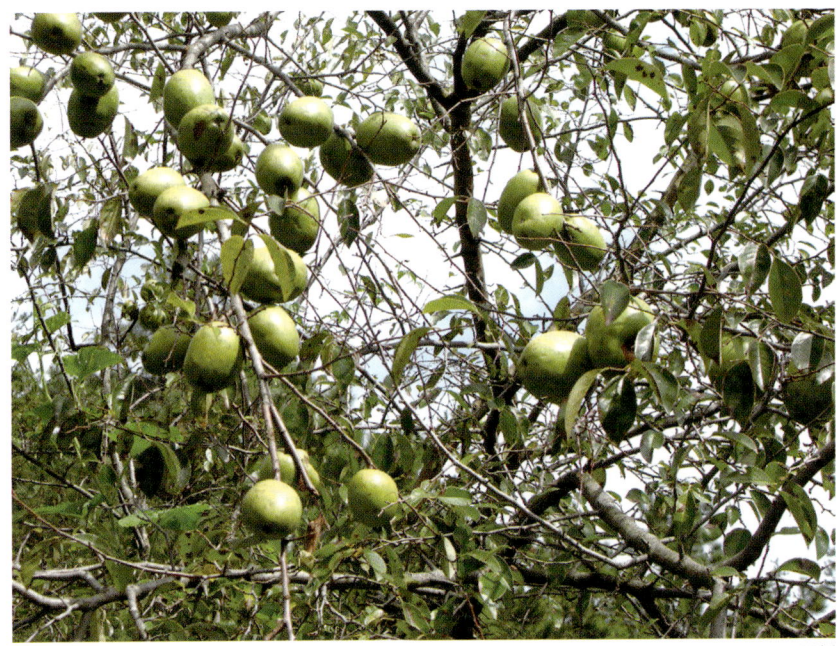

모과

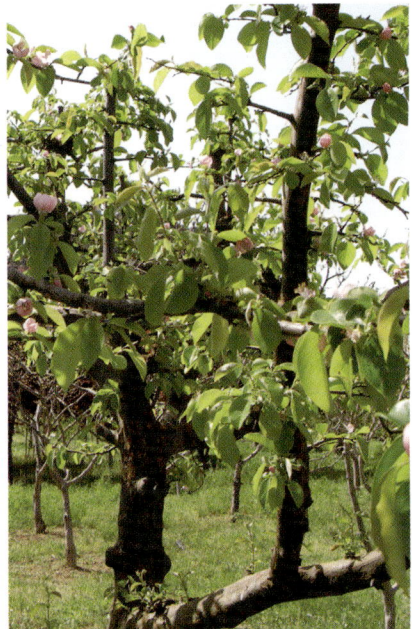

모과나무

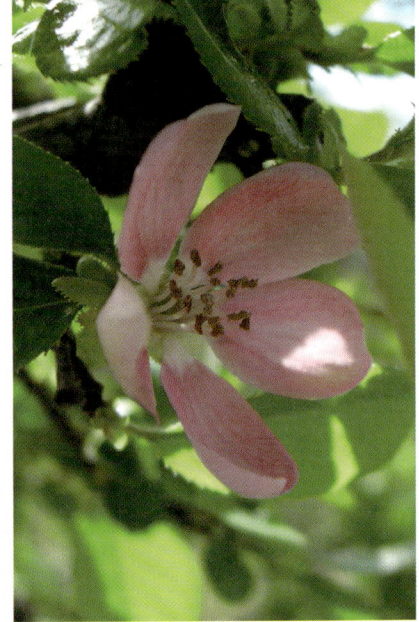

모과 꽃

향기 좋은 진짜 풍미 있는 모과주가 된다. 모과주는 피로 회복에 효과가 있으며 식욕을 증진시키는 데도 좋다.

껍질을 벗겨 속까지 익도록 삶아서 여러 가지로 조리한다. 흠집 없는 신선한 것을 새들새들하게 말려 가루로 빻은 뒤 이 가루를 좁쌀과 찹쌀 뜨물과 섞어 모과죽을 쑤어 먹기도 한다.

모과는 향기가 좋으나 아주 단단해서 사과처럼 씹어 먹기는 어렵다. 이런 점에서 과일 대접을 못 받고 있다.

🪴 식물 특징

높이가 10m까지도 자라는 낙엽활엽수로서 꽃과 열매를 즐기기 위해 흔히 정원에 심어 가꾸고 있다.

수피는 보랏빛을 띤 갈색으로 윤기가 나며 봄마다 들떠 일어나 떨어지고 떨어진 자리는 푸른빛을 띤다.

잎은 서로 어긋나게 자리하고 있으며 타원꼴에 가까운 계란꼴 또는 길쭉한 타원꼴의 모습으로, 양끝이 무디며 가죽과 같이 빳빳하고 잎 가장자리에는 아주 작은 톱니가 규칙적으로 배열되어 있다.

꽃은 다섯 장의 둥그스름한 꽃잎을 가지고 있으며 5월이 되면 잔가지의 끝에 한 송이씩 피어난다. 꽃의 빛깔은 연한 분홍빛이고 지름은 2.5cm 안팎이다.

열매는 타원꼴로서 매우 딱딱하며 지름이 8~15cm 정도이다. 가을에 노랗게 물들어 좋은 향기를 풍긴다. 그러나 맛은 시고 약간의 단맛이 있다.

중국 원산의 나무로서 중부 이남의 지역에 널리 심어져 있다.

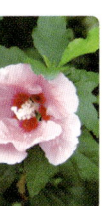

무궁화

무궁화는 무좀 치료의 특효약이며, 몸속의 나쁜 독성 기운을 풀어 준다.

🔖 효능 해설

국화(國花)로서 사랑받으며 대개 관상용으로만 아끼고 있는데, 실상은 요긴한 약으로 이용된다.

꽃이 피어나기 시작할 즈음이나 꽃이 덜 피어났을 무렵에 꽃을 따서 말려 약재로 쓴다. 이 약재는 위장염·급만성대장염·이질·설사·무좀·옴·탈홍·구토와 목마름을 없애버리며 독성을 풀어 주는 효력을 나타낸다. 뿌리껍질도 같은 목적으로 사용한다.

봄에 뿌리껍질과 줄기껍질을 채취하여 깨끗이 씻어서 햇볕에 말린 것은 월경 전과 해산 전에 나오는 누르스름한 액체(이슬)와 대하증을 없애 주는 등 여자의 음부를 깨끗이 한다. 몸의 습기를 없애고 해충을 죽이며 혈액 순환을 좋게 하는 동시에 장출혈 등의 지혈과 치질, 해열에 약효가 있다. 각종 피부 질환의 외용약으로는 달인 물로 씻어 내고 술에 우려낸 추출액을 바른다.

일찍이 중국에서는 무궁화의 껍질에서 뽑은 추출액을 위주로 하여 사리치루산과 소다를 첨가하여 무좀약으로 발랐는데, 특별한 효험을 보았다고 한다.

말린 나무껍질을 잘게 썬 것 10g에 45℃의 독한 술 20cc를 넣어 3개월 이상 묵힌 것을 무좀에 자주 바르면 특효를 본다고 알려져 있다.

꽃과 껍질을 달여 눈병을 씻으면 곧 나으며, 그 달임약을 차로 마시면 불면증을 이기고 잠을 푸근히 잘 수 있다고 한다.

국화(國花)의 멋과 아름다움을 고조시킬 목적으로 가지가지 꽃색깔

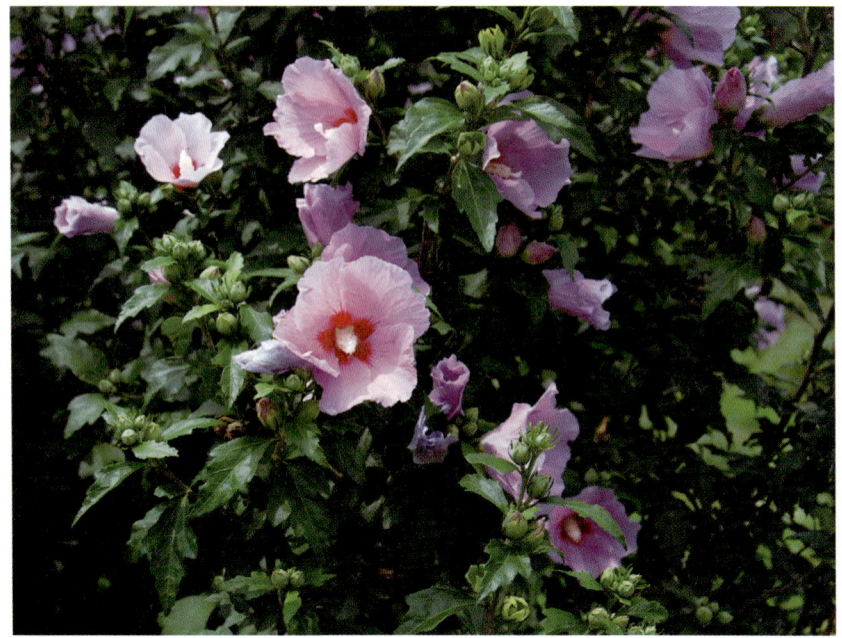

무궁화

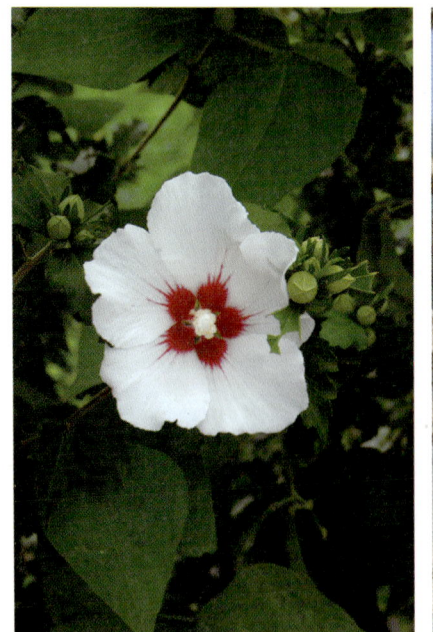

무궁화

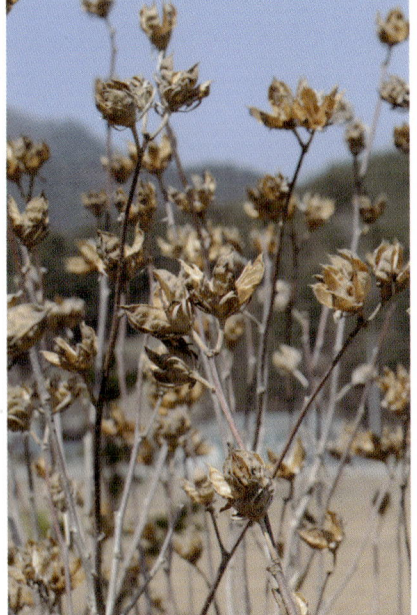

무궁화 열매

로 개량한 종류가 많은데 흰빛의 꽃이어야 효험이 훨씬 크다고 한다. 즉 약용으로는 백화종(白花種)이어야 한다는 것이다.

무궁화의 어린 잎도 역시 맛있게 조리해 먹는다고 한다.

🎁 식물 특징

키 작은 낙엽활엽수로서 크게 자라도 3m 정도밖에 되지 않는다. 많은 가지를 치며 어린 가지에는 잔털이 많이 생겨나 있으나 점차 없어진다.

잎은 마디마다 서로 어긋나게 자리하고 있으며 계란꼴 또는 마름모꼴에 가까운 계란꼴로서 일반적으로 얕게 세 개로 갈라진다. 잎 끝은 뾰족하고 가장자리에는 무딘 생김새의 톱니를 가지고 있다. 잎 표면에는 털이 없고 뒷면 잎맥 위에 잔털이 있다.

가지 끝과 그에 가까운 잎겨드랑이에 한 송이씩 꽃이 피어난다. 계란꼴의 모습을 지닌 다섯 장의 꽃잎이 밑동에서 서로 붙어 있으며 꽃의 지름은 6~10cm 정도이다. 8~9월에 피는 꽃의 빛깔은 일반적으로 연분홍빛이고 중심부가 붉게 물드는데, 전체가 희고 중심부가 붉은 것도 있으며 이 꽃만을 약용으로 삼는다. 꽃 빛깔의 변화가 다양스럽다.

꽃이 지고 난 뒤 길쭉한 타원꼴의 열매를 맺으며 익으면 다섯 갈래로 갈라진다.

소아시아 또는 중국 원산의 꽃나무로서 널리 재배하고 있다.

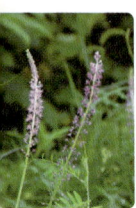

무릇

팔다리 · 허리가 쑤시고 아픈 데 약용한다. 알뿌리를 파 · 마늘의 대용으로 삼기도 한다.

🔖 효능 해설

무릇을 약용으로 삼을 경우에는 아무때든 알뿌리를 캐서 겉껍질을 벗기고 물에 씻어서 생으로 또는 말려서 달여 마신다. 알뿌리를 조금씩 달여 복용하면 팔다리나 허리가 쑤시고 아픈 증세 및 타박상에 효험이 있다. 끓는 가래나 소갈병에도 쓴다. 종기와 유방염에 생 알뿌리를 짓찧어 환부에 붙이는 일이 있는데, 이 경우 피부에 물집이 생길 염려가 있다. 쓰라리면 떼었다가 얼마 후에 다시 붙이기를 되풀이한다. 하루 3~9g 정도 사용한다.

약리 실험에서 강심 · 이뇨 · 자궁 수축 등의 작용이 밝혀져 있다. 무릇의 성상을 한 번만 익히고 나면 어디서든지 채취하기 쉽다. 갖가지로 식용하는 가운데 마늘과 같은 약효를 보게 되며, 위에서 지적된 증상들이 절로 가라앉는 동시에 또 발생하지도 않는다.

🍚 식용 방법

흔하디흔하게 자라는 식물이며 여름에 붉으스레하게 피는 꽃 모습을 자주 만날 수 있다. 이 무릇의 구슬 같은 작은 알뿌리가 향신료로 쓰인다는 것을 아는 사람은 드물다. 봄부터 가을까지 언제든지 식품 재료가 되며 약용이 된다.

옛날에는 4~5월경에 알뿌리를 캐서 잎과 함께 약한 불로 장시간 고아 엿처럼 걸죽해진 것을 먹었다. 단맛이 나므로 농촌 어린이들의 간식거리로 소중히 여겨 왔다.

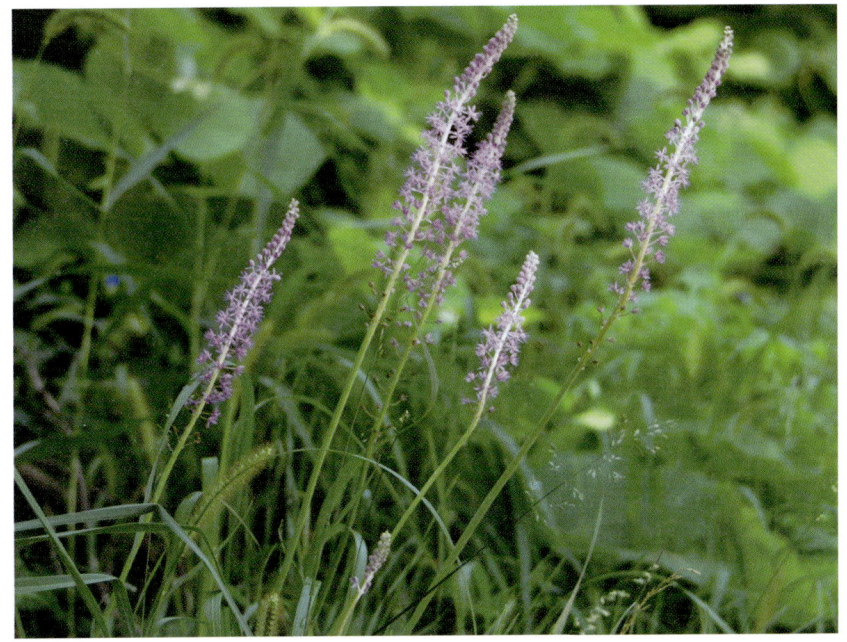
무릇 꽃

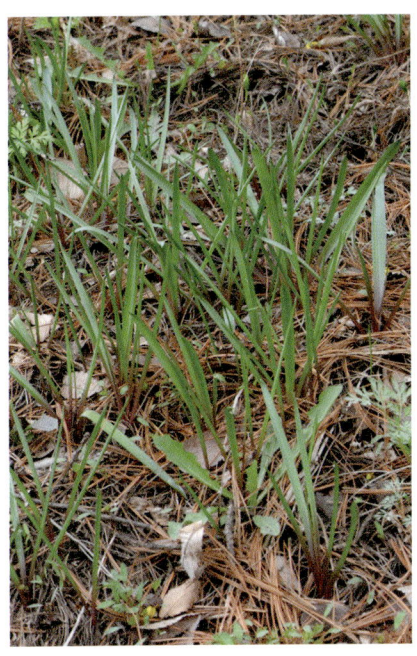
무릇

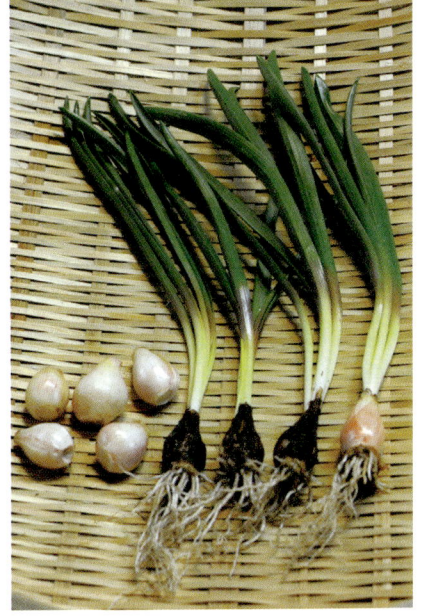
무릇 알뿌리

봄에 기름한 잎이 여리게 자라나온 것을 알뿌리째 채굴해서 겉껍질을 벗긴 뒤 김치 양념감으로 삼아도 좋다. 파와 마늘의 대용품이 되는 셈인데, 약간의 쓴맛이 오히려 향미를 보태 준다. 그리고 데쳐서 찬물에 우려내어 다른 양념으로 버무리기도 하고, 전에 넣어 부쳐 먹기도 하고, 쪄서 먹기도 한다.

가을에 씨앗을 받아 이듬해 뿌리면 한 해 걸러 꽃이 피는데, 꽃도 단정하고 번식력이 강해 가정에서 키워 식용할 만하다. 여름과 가을에는 쓰고 떫은 기운이 강하므로 오래 우려내어 조리해야 특미를 느낄 수 있다.

🌱 식물 특징

여러해살이풀로서 2~3cm 정도 굵기의 알뿌리를 가지고 있다.

네댓 장의 가늘고 길쭉한 잎이 알뿌리에서 자라나오는데 보통 두 장씩 마주보는 상태로 자리한다. 잎의 길이는 15~30cm로서 연하고 꺾어지기 쉽다. 봄에는 갈색 기운을 띠고 작게 일찍 자라나온다.

꽃자루는 잎 사이에서 길게 자라며 높이는 50cm에 이른다. 꽃자루 끝에 많은 꽃이 이삭 모양으로 모여 피는데, 여섯 장의 꽃잎을 가지고 있으며 지름이 3mm 정도이다. 꽃의 빛깔은 보랏빛을 띤 연분홍빛이며 7~9월 사이에 활짝 피어난다.

전국 각지에 널리 분포하고 있으며 산기슭이나 들판의 풀밭 또는 둑과 같은 지역에서 흔하게 자생한다. 습기를 좋아하는 편이다.

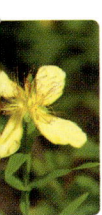

물레나물

인체 조직의 재생 과정을 빠르게 하고, 심장 수축 작용을 힘차게 한다.

효능 해설

여름에 한창 꽃필 때 잎과 가지, 줄기 등 전초를 채취하여 씻어서 말린 뒤 약재로 쓴다.

전초를 우려낸 물을 동물에게 먹였더니 심장과 혈관의 수축이 강해졌으며, 인체 조직의 재생 과정과 속도가 빨라졌다.

민간에서는 전초 달임물을 두통·현기증·위염·편도염·류머티즘에 약으로 썼으며, 뿌리는 건위약·해열약으로 썼다. 씨의 우림약은 구강염에 입가심용으로 사용했고, 대장염·이뇨·해열·통경약으로 이용했다. 또 독성을 풀어 주는 기운이 있어서 몸속을 청결하게 한다.

산모나 갓난아기의 급작스러운 경련 같은 병이나 가슴 두근거리는데 달임약을 복용하고, 술에 담가 숙성시켜 약술로 삼는다. 토혈·장출혈 등에 지혈 작용을 나타내며, 몸 전체가 붓는 증세에 효험이 있다.

고치기 어려운 모진 부스럼, 일반적인 부스럼, 종기, 곪는 귀의 염증, 곪는 피부염, 화상, 타박상에 전초를 끓는 물이나 술에 넣어 우려낸 것으로 씻고 바르면 피부가 시원해지는데, 이는 국소 마취 작용이 있는 탓이기도 하다. 하루 5~10g을 달여 마신다.

여하튼 전초를 잘게 썰어서 30도 이상의 술에 담가 2개월이 지나서 식사 때마다 반주로 조금씩 마시다 보면 위와 같은 질환이 서서히 개선된다.

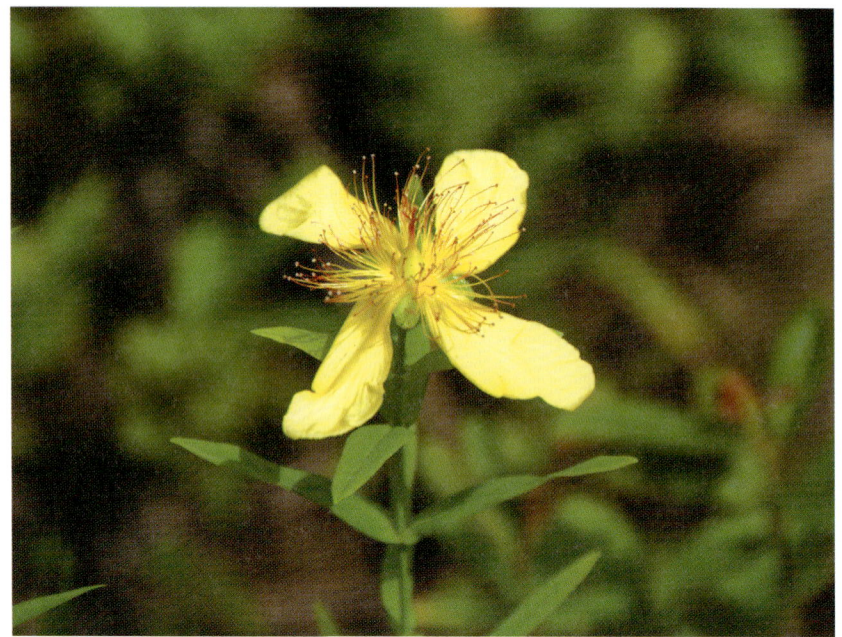

물레나물 꽃

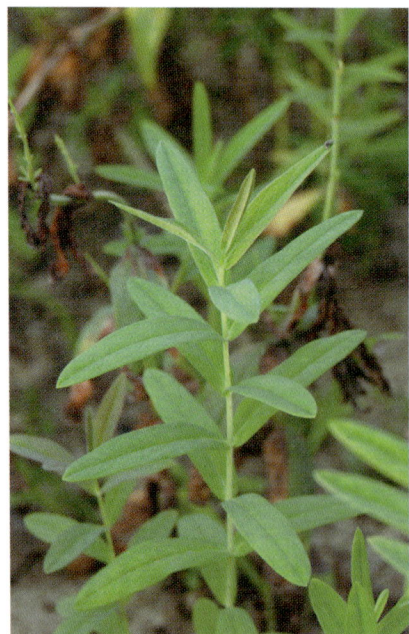

물레나물 줄기

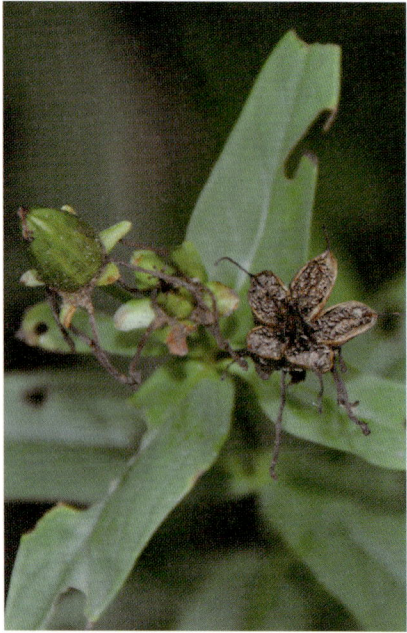

물레나물 열매

🍵 식용 방법

봄에 어린 순을 나물로 먹으며, 생식·녹즙도 가능하다. 쓴맛이 거의 없으므로 가볍게 데쳐서 찬물에 한 번 헹구기만 하면 되며, 구태여 우려낼 필요는 없다. 다만 어떤 양념, 어떤 솜씨로 조리하느냐에 따라 산나물의 맛이 좌우된다.

성숙한 잎은 10배량의 물에 넣어 60℃ 정도의 불길에서 뭉근히 오래 달여 음료수 대용으로 삼아도 좋다.

🌱 식물 특징

여러해살이풀로서 줄기는 모가 져 있고, 나무처럼 딱딱하며, 1m 정도의 높이로 곧게 자란다.

계란꼴에 가까운 길쭉한 타원꼴 또는 피침꼴의 잎은 마디마다 90도씩 방향을 바꾸어 가면서 두 장이 마주 나며 잎자루를 가지지 않는다. 잎 표면에는 작은 갈색 반점이 산재해 있고 끝이 뾰족하며 가장자리는 밋밋하다.

약간의 가지를 치며 가지 끝마다 3~12송이씩 꽃망울이 생겨나 한 송이씩 차례로 피어나는데, 햇볕이 직접 닿아야만 피는 습성이 있다. 꽃의 지름은 4~6cm 정도이고 다섯 장의 노란 꽃잎을 가지는데, 길쭉한 꽃잎은 약간 비뚤어져 팔랑개비처럼 보인다. 7~8월에 꽃이 핀다.

전국 각지에 널리 분포하며 산의 양지쪽 풀밭에 난다.

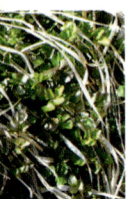

미나리

간경변증·간염에 매우 좋은데, 다양한 식용 산야초를 곁들이면 더 효과적이다.

🔖 효능 해설

논에 심어 재배한 것보다는 골짜기나 물가, 습한 땅에서 절로 자라는 야생 미나리가 훨씬 향취 짙고 약효가 뛰어나다. 봄, 여름에 재배한 미나리 중엔 농약을 뿌린 것이 있으므로 유의해야 한다.

간경변증 미나리는 간경변증과 간염에 특효인 것으로 알려져 있다. 미나리를 간 질환에 약용할 때는 많은 양을 달여 복용하든지 될수록 푸짐하게 생식하는 것이 효과적이다. 그런데 어떤 연구가는 가을에 잎과 줄기를 채취하여 말려서 하루 200g을 달여 자주 복용하라고 하고, 또 신선한 날것을 하루 1kg씩 다량으로 즙을 내어 마셔야 탁월한 효과가 나타난다고 강조한다. 그런데 미나리가 아닌 다른 산야초들도 고루 섭취함으로써 상승 효과가 나타나며, 미나리 한 종류에만 편중하는 것은 영양상 번폐로울 수가 있다.

미나리는 콜레스테롤을 낮춰 주며 고혈압·해열·지혈 등에도 효험을 나타낸다. 그윽하면서도 독특한 향취는 입맛을 잃었을 때 식욕을 되찾아 주는 효과가 있다. 예로부터 수많은 사람들이 즐겨 먹어 온 것은 그만큼 건강 효과가 있다는 의미다.

🍚 식용 방법

미나리는 다른 채소에서 맛보지 못하는 독특한 향미가 있어서 누구나 환영하는 좋은 식품이다. 김장을 담글 때 없어서는 안 될 재료이며, 생선찌개에 넣고 자주 나물 무침하여 식단을 장식한다. 멥쌀에

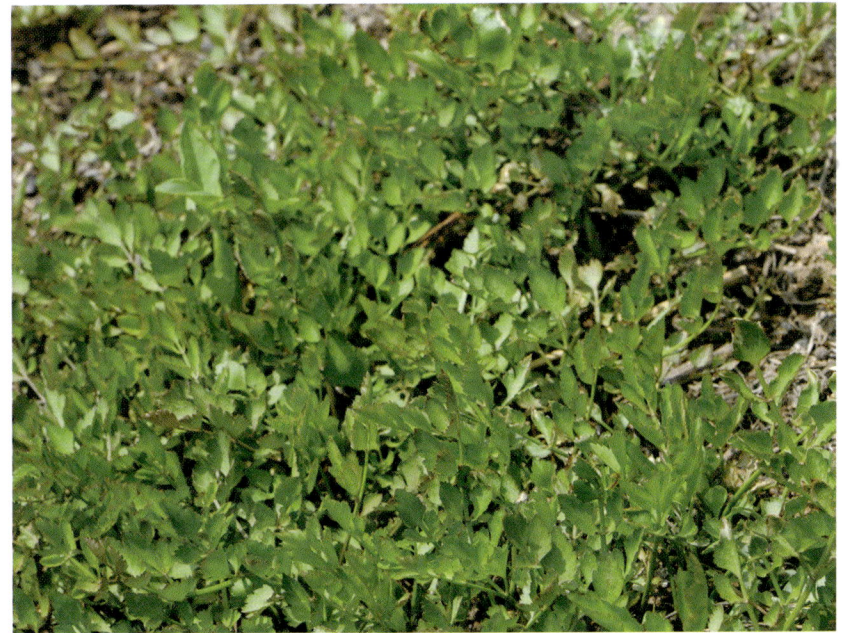

밭미나리

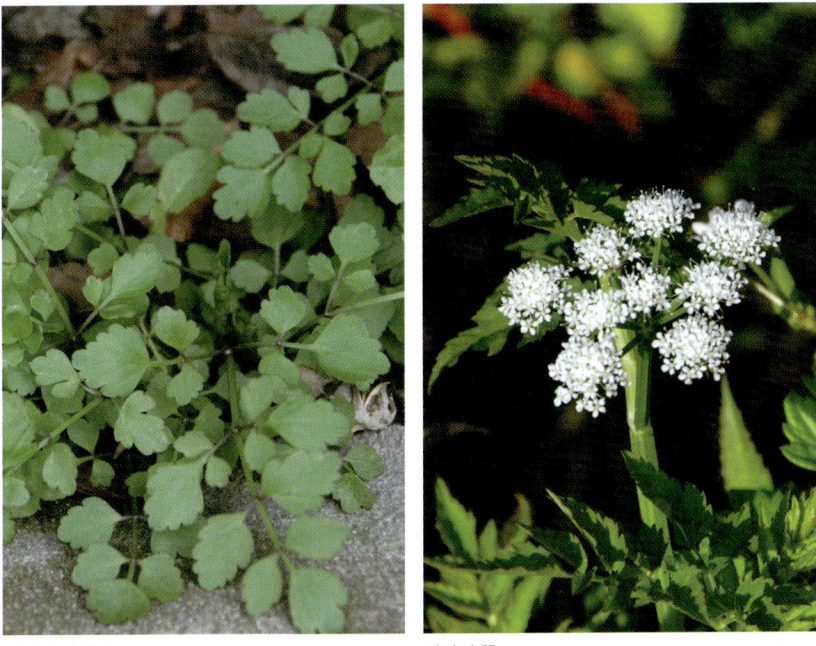

미나리 어린 순
미나리 꽃

미나리 뿌리까지 넣어서 죽을 쑤어 먹기도 한다. 이런 미나리 음식은 생선 중독 및 여러 출혈증에도 효과가 있다고 한다.

미나리를 조리할 때 지나치게 데치면 특이한 풍미가 사라지므로, 가벼운 데침이나 약간의 소금에 절였다가 조리하는 것이 좋다. 그러나 아무래도 양념고추장을 곁들여 쌈을 싸 먹는 등 생채로 버무려 먹는 것이 가장 바람직하다.

미나리가 일품의 식품이긴 하지만 거머리가 많이 있다는 번거로움이 있다. 요즘은 식초를 뿌린 물에 담가 거머리를 제거하곤 하는데 옛날에는 놋수저를 담가 거머리가 빠지도록 했다. 여하튼 거머리 제거가 음식 조리의 기본이다.

독미나리

독미나리를 잘못 먹어 구토·현기증·경련이 생기는 식중독으로 고생하는 일이 있다. 독미나리는 다 자라면 키가 1m 정도로, 키가 30cm 정도 되는 보통 미나리보다 키가 아주 크다. 굵은 지하경(밑둥치)에는 마디가 있는데, 마디 사이는 속이 비어 있는 대나무 같은 특징이 있으므로 잘 식별하여 식용하지 말아야 한다. 보통 미나리 모양과 거의 흡사하고 또한 한창 자라기 시작할 무렵에는 보통 미나리의 키와 비슷한 탓으로 착각하는 수가 있다. 이 경우 밑둥치의 마디 사이를 갈라 보아서 대나무처럼 속이 비어 있으면 독미나리이다.

예로부터 인디언들 중에는 독미나리의 날뿌리를 먹고 자살하는 사람들이 많이 있었다고 한다. 이 뿌리를 소가 먹어도 죽는다고 한다.

식물 특징

습지와 물가에 나는 여러해살이풀로서, 땅을 기는 가지줄기를 가지고 있으며 시원스런 독특한 향내를 풍긴다. 줄기는 곧게 서서 30cm

내외의 높이로 자란다.

잎은 서로 어긋나게 자리하며 두 번 깃털 모양으로 갈라지는데, 갈라진 잎조각은 계란꼴이고 가장자리에 무딘 톱니를 가지고 있다.

줄기 끝에 가까운 잎겨드랑이의 반대쪽에서 꽃대가 자라나 작은 꽃이 무수히 뭉쳐 우산꼴의 꽃차례를 이룬다. 다섯 장의 꽃잎과 다섯 개의 수술을 가지고 있으며 지름이 3㎜쯤 된다. 꽃의 빛깔은 희며 7~8월에 피어난다.

전국 각지에 널리 분포하며 들판의 습지와 물가에 흔히 나는데 도처에서 가꾸어지고 있다. 번식력이 왕성하다.

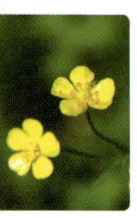

미나리아재비

악성 종양의 세포가 분열하는 것을 억제한다. 곪은 상처와 고혈압 치료에 효과 있다.

효능 해설

꽃이 피어날 때 뿌리를 포함한 잎과 줄기를 채취하여 햇볕에 말린다.

약리 실험에서 악성 종양 세포가 사방으로 흩어져 번지는 분열을 억제하는 작용이 있음을 밝혔다고 한다. 그래서 일부에서는 암 치료 처방에 뿌리를 첨가한다고도 하는데, 이 경우 소량을 약재로 써야 한다.

잎과 뿌리는 고름을 세게 빨아내는 성질이 있는데, 그렇다고 해서 곪은 상처 속으로 짓찧은 즙액을 넣어서는 안 된다. 독성을 가지고 있기 때문이다.

고혈압 치료약으로 쓰면 효과가 있지만 독성이 있으므로 복용량에 주의를 기울여 한 번 복용량이 1~2g을 넘지 않도록 해야 한다.

여하튼 악성 종기·두드러기·습진 따위의 피부병에 잎을 짓찧어 붙이면 독기 때문인지 효력이 있다.

잎과 뿌리 전체를 간질병·부종·만성대장염·위통·편두통·황달·학질·치통·관절통에 복용한다. 특히 성가신 각종 부인병 증상에 약용한다.

민간에서는 발포약으로 썼으며, 곪은 상처가 낫지 않고 부풀기만 할 때 잎을 짓찧어 붙이면 고름이 터져 나왔다고 해서 신기하게 여겼다고 한다.

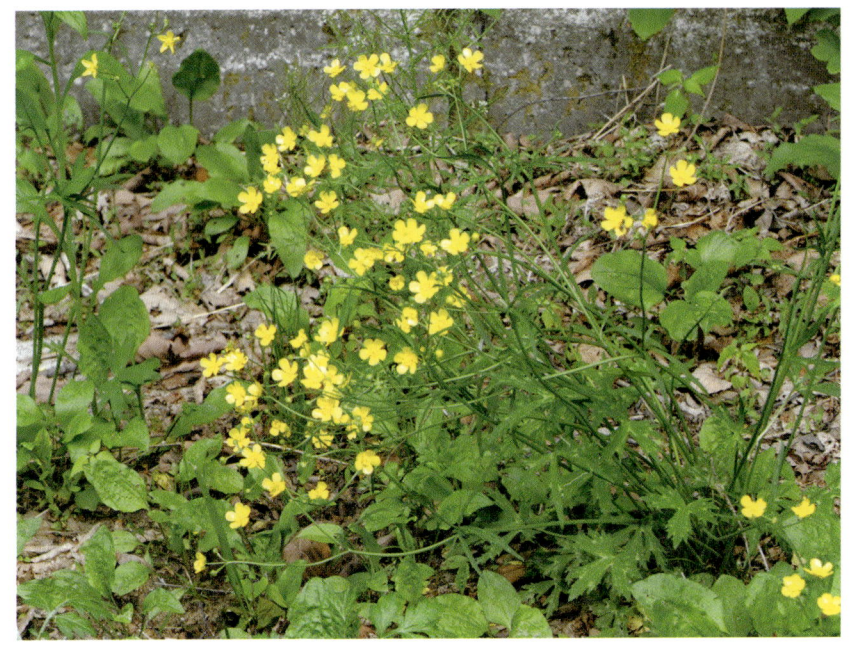
미나리아재비

🌱 식물 특징

물기가 많은 자리에 나는 여러해살이풀로, 온몸에 짧으면서도 거친 털이 생겨나 있다.

줄기는 곧게 서고 가지를 치면서 60cm 정도의 높이로 자란다.

잎은 주로 뿌리에서 자라나며 줄기에는 약간의 잎이 서로 어긋나게 자리한다. 그 생김새는 둥근꼴인데 세 갈래로 깊게 갈라져 있으며 갈라진 잎자루는 두 갈래 또는 네 갈래로 얕게 갈라져 있고 가장자리에는 거친 생김새의 톱니가 있다.

줄기와 가지 끝에 몇 송이의 노란 꽃이 피는데 지름이 1.5~1.8cm 정도이고 다섯 장의 꽃잎을 가지고 있다. 4~6월 사이에 꽃이 핀다.

전국에 분포하며 산과 들판의 물가 양지바른 자리에 난다.

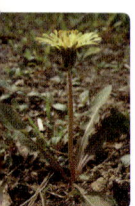

민들레

만성 위장병 · 위궤양 · 간염에 탁월한 효험을 나타낸다.

강한 번식력

민들레의 꽃이 지고 나면 꽃줄기 위에 솜털 같은 실들이 둥글게 뭉쳐 모여 우아한 공 모양을 이루고 있는데, 이 씨앗들은 바람이 불어오면 쉽사리 공중으로 날아오른다. 어린이의 숨결에도 씨앗들은 수십 개씩 날아올라 멀리까지 여행한다. 기류(氣流)가 잘 흐르면 흰 털을 가진 씨앗이 8~40㎞까지 날아가고 6㎞의 높이로 비상하며, 아무데서나 왕성한 번식력을 자랑한다. 이 민들레처럼 번식하는 식물들이 꽤 많이 있다. 번식력이 강하므로 햇볕이 잘 드는 마당에 씨앗을 얕게 뿌려 심으면 저절로 번성한다. 집 마당에서 재배 증식시키면 날마다 생으로 식용 · 약용할 분량을 충분히 공급받을 수 있다.

효능 해설

민들레의 싱싱한 잎을 아침저녁으로 계속 먹으면 만성위장병과 위궤양에 탁월한 효험을 나타낸다. 그러나 많은 양을 섭취하면 뒤통수가 지끈거리는 부작용이 일어나므로 반드시 한 줌 정도의 소량을 끼니마다 생으로 장복해야 한다는 점을 유의한다. 고추장이나 된장에 쌈싸 먹으면 밥맛도 좋아진다. 이렇게 날마다 장복하면 정력이 강해지고 뼈와 근육이 튼튼해진다는 이야기가 옛부터 전해지고 있다.

민들레 잎의 생식은 풍성한 섬유소로 인하여 대변량의 부피가 비지 상태처럼 불어나고 부드러워져서 변비를 없앤다. 이 변비 해소의 효과는 민들레에 가벼운 설사 작용의 성분이 있는 탓이기도 하다. 그리

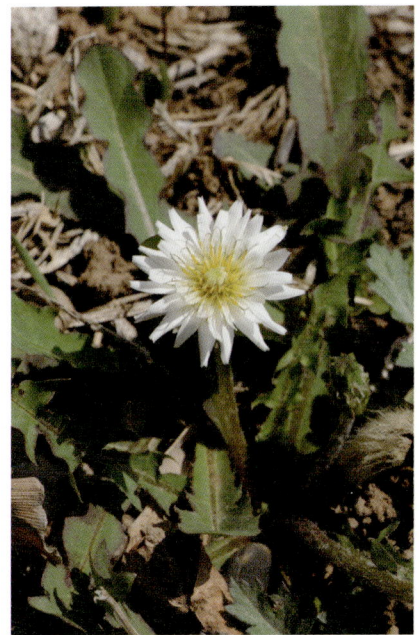
흰민들레. 토종

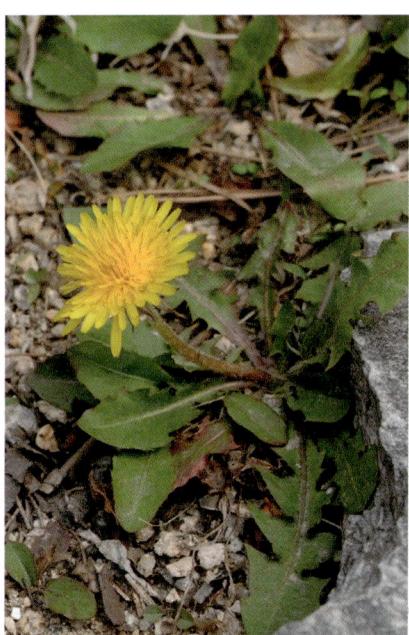
서양민들레

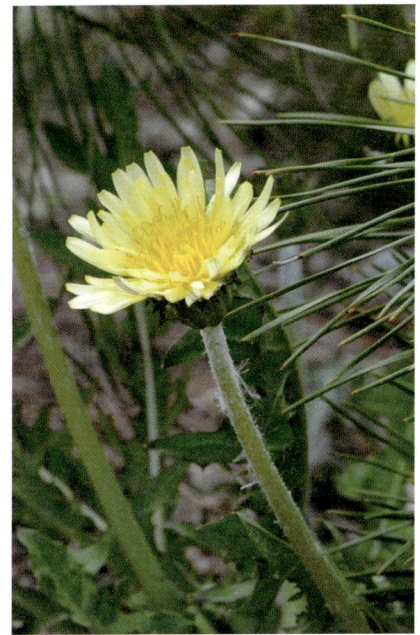
토종민들레

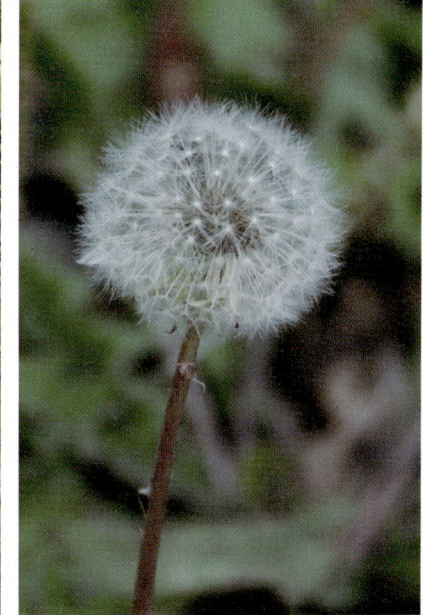
민들레 홀씨

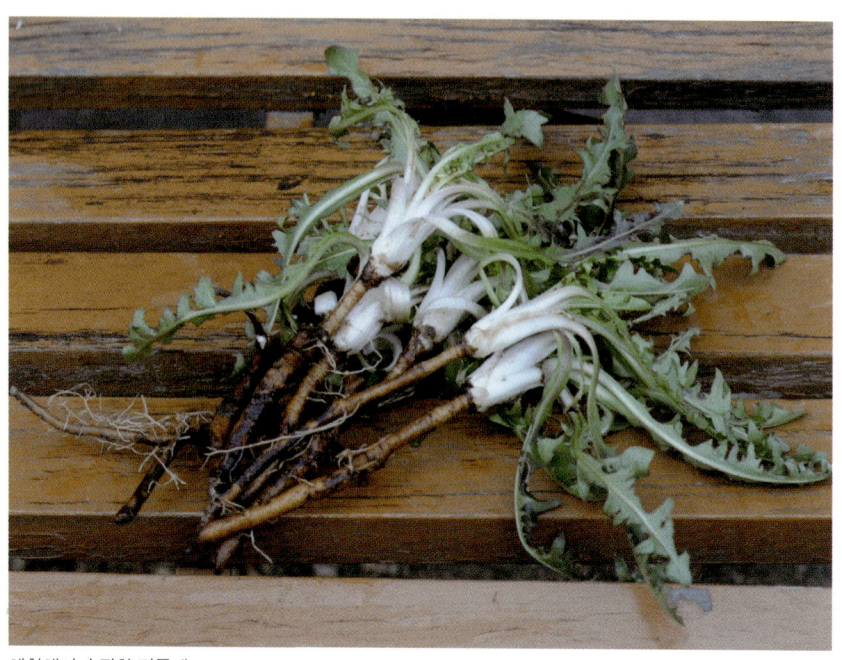
채취해서 손질한 민들레

고 뿌리를 캐어 뜨거운 물에 잠시 담갔다가 껍질을 벗겨 데친 뒤 썰어서 말린 것을 끈적하게 달여 소량씩 복용함으로써 위장의 불편함을 고친 사례가 허다하다. 말린 뿌리를 가루로 곱게 빻아 뜨거운 물에 풀면 커피 비슷한 맛이 난다.

본초학에서 민들레는 간염·기관지염·해열·정혈(淨血)·건위·발한(發汗)·이뇨 등의 효능 효험이 있고, 담즙의 분비를 촉진하며, 일반적인 소염해독제로도 쓰인다고 하였다. 민간 약초로서 간경변증·변비·감기·관절염·폐암 등에도 두루 쓰여 왔고, 나물감으로 널리 먹어 온 식물이다.

최근 학자들의 연구에 의하면 민들레 추출물 동물 시험 결과 위점막 보호 작용을 나타냈으며, 알코올이나 아스피린 등에 의한 위의 손상을 80~90%까지 억제해 주는 것으로 밝혀졌다. 이런 효과는 한의학에서 밝힌 민들레가 위장 질환에 효험이 있다는 오랜 임상 경험을 확증해 주고 있으며, 결국 경험의학의 가치가 높이 평가받는 사례가 계속 과학적으로 해명되고 있다. 민들레가 위염을 막고 위장 질환의 증상 개선에 효과가 있다는 것이 동물 시험에서 입증됨으로써 민들레를 이용한 신약 개발 가능성이 높은 것으로 평가되었다고 한다.

식용 방법

민들레는 일년 중 어느때든지 상용할 수 있으며 다양한 음식 조리로서 이용할 만하다. 잎을 살짝 데쳐서 나물 반찬으로 삼을 수 있으며, 튀김이나 샐러드로 해도 괜찮다. 꽃은 소금에 절였다가 살짝 데쳐서 잠시 우려낸 뒤 무쳐 먹는다.

맛이 약간 쓰긴 하지만 식사 때마다 생잎을 쌈으로 싸서 먹든지 양념고추장에 푹 찍어 먹노라면 차츰 그윽한 감칠맛을 느끼게 되고 모름지기 위장이 편해지게 된다. 이 경우 질경이 같은 식용 산야초를 곁들이면 더욱 효과적이며, 비타민과 무기질을 더 풍부하게 섭취하는 이로움이 있다. 신선한 잎을 녹즙으로 내어 마셔도 좋다.

식물 특징

이른봄에 꽃이 피는 여러해살이 키 작은 풀로서 잎은 뿌리에서만 자라난다. 뿌리는 굵고 길며 토막이 잘려도 다시 살아난다.

잎이 땅 위에 뭉친 한가운데에서 대여섯 개의 꽃자루가 자라나 각기 한 송이의 노란 꽃을 피운다. 꽃자루 길이는 20cm 정도이고 꽃의 지름은 3.5cm 내외이다. 흰꽃이 피는 흰민들레는 우리나라 토종으로, 번식력이 약하다.

누구나 고향의 꽃으로 여기는 친근한 식물이며 10월에 꽃을 피우기도 한다. 전국의 들판이나 길가, 경작지 주위에 널리 분포한다.

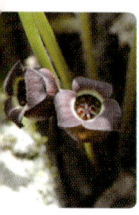

민족도리풀

진통 작용이 강하여 온갖 통증에 효과 있다. 냉기를 가시게 하고 신진대사의 기능을 촉진한다.

효능 해설

이른 여름에 뿌리를 캐어서 물에 씻어 햇볕에 말린다. 때로는 잎도 약재로 쓴다.

뿌리의 달임약은 진통 작용이 뛰어나 두통·신경통·요통·치통·관절통·근육통·배꼽 언저리의 통증·가슴과 옆구리가 아픈 증세에 좋은 약효가 나타난다.

흰쥐에게 달인 물을 먹였더니 진통 작용이 일어났다. 이것은 사람에게 진통의 효과가 있다는 것을 뒷받침하고 있다.

감기와 기침, 몸이 부어 오르는 증세, 가슴 답답할 때에 약용한다. 냉기를 가시게 하고 신진대사의 기능을 촉진하는 작용도 한다. 이 뿌리에 오미자를 섞어 달이면 더 효과가 있다. 하루 약용하는 양은 2~4g 정도이다.

민간에서는 살충을 위해서, 또 간염 치료약과 염증약으로 써 왔다.

식물 특징

여러해살이풀로서 가늘고 긴 뿌리줄기를 가지고 있으며 살진 뿌리가 많다. 뿌리를 씹어 보면 아주 매운맛이 난다.

줄기는 없고 뿌리줄기에서 단 두 장의 잎이 자라난다. 15cm나 되는 긴 잎자루는 보랏빛이 감도는 갈색빛이다. 잎몸은 심장꼴이고 밑동은 깊게 패여 있으며, 살이 얇고, 잎 가장자리는 밋밋하다.

꽃은 잎이 완전히 펼쳐지기 전에 잎 사이로 짤막한 꽃대를 뽑아올

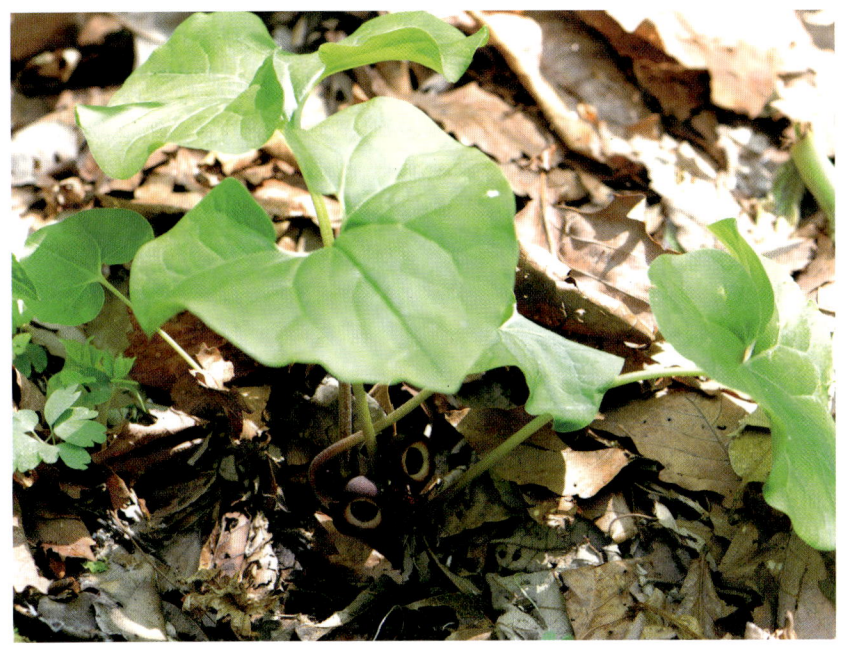

족도리풀

려 단 한 송이만 핀다. 꽃의 생김새는 종꼴로서 끝이 세 갈래로 갈라져 있고 지름이 1.5cm쯤 된다. 꽃의 빛깔은 보랏빛이 감도는 지저분한 갈색빛이다. 4~5월에 꽃이 핀다.

열매는 둥글고 해면질(海綿質)로서 그 속에 스무 개 안팎의 씨가 들어 있다.

우리나라 전국 각지에 분포하며 산의 숲 속 그늘진 자리에 난다.

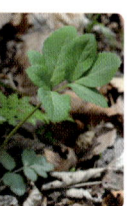

바디나물

뿌리는 신진대사를 촉진, 오장을 통하게 하고, 구토·구역질·가래 기침에 유효하다.

효능 해설

봄에 꽃이 피기 전 꽃망울이 발아한 것을 채취하고 또 가을에 뿌리를 캐어 씻은 뒤 햇볕에 말려 약재로 쓴다.

동물 시험에 의하면 공기가 허파로 들어가는 기도(氣道)에서의 분비를 증가시킨다고 했다. 따라서 호흡 곤란·기관지염·가래 기침에 현저히 효과가 나타난다.

그리고 열성 질병, 폐열 증상, 감기로 인한 두통, 열이 나는 기침을 비롯하여 모든 증후에 의해 열이 오를 때 해열 작용이 있으며, 두통·골절통 등의 여러 통증을 진정시키는 작용도 한다. 한 번 달이는 데 적당한 양은 2~4g이다.

구토·구역질·어린이의 감기에는 진하게 달여 복용해야 효력이 생긴다. 뿌리는 건위약의 배합제로 쓰기도 한다.

뿌리 약재는 신진대사를 촉진하고 오장을 통하게 하는데, 신경 쇠약과 곽란과 땀을 내는 발한에는 초기에 달여 마셔야 효과가 있다. 바디나물속의 종류는 우리나라에 약 12종이 야생한다.

식용 방법

봄에 연한 어린 잎을 뜯어다가 나물로 무쳐 먹는다. 씹히는 느낌은 좋으나 약간 달고 쓰고 매운 맛이 복합되어 있으므로 우선 소금을 약간 넣은 끓는 물에 데쳐서 흐르는 물에 담가 잘 우려낸 뒤 조리하도록 한다. 역시 조리 방법과 양념 첨가에 따라서 산나물의 특성을 맛

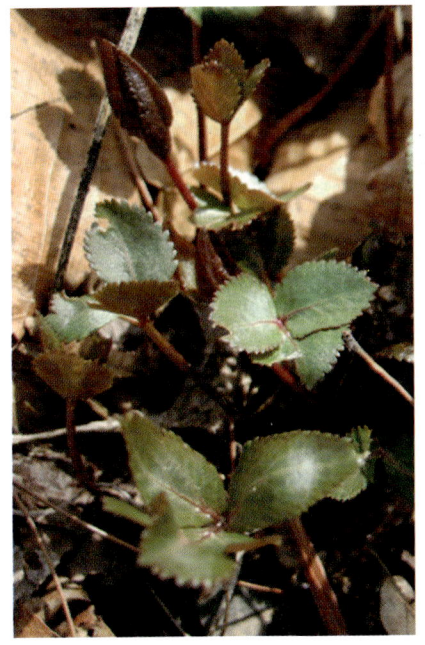
바디나물 새순

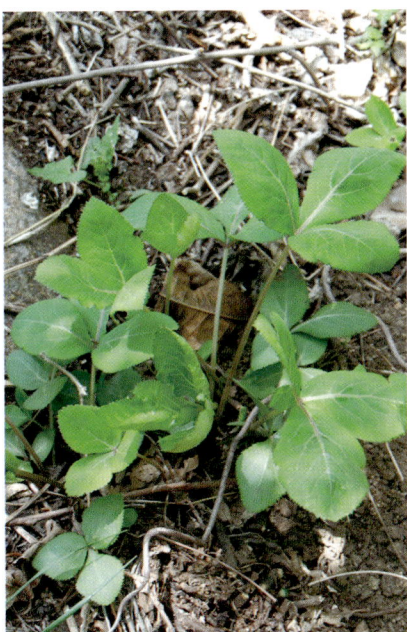
바디나물 어린 순

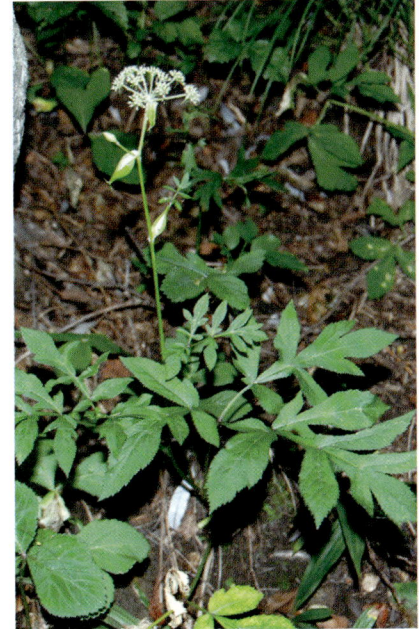
바디나물 꽃

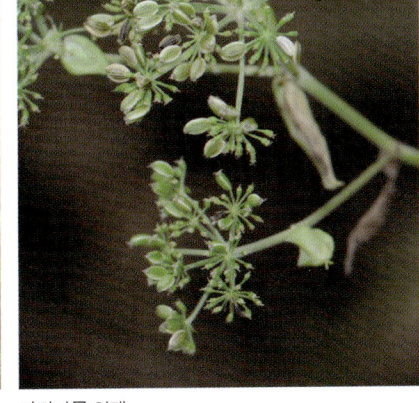
바디나물 열매

있게 식용하는 것이다.

🌱 식물 특징

여러해살이풀로서 줄기는 곧게 일어서고 약간의 가지를 치면서 1.2m 내외의 높이로 자란다.

매우 큰 잎이 서로 어긋나게 자리하며 깃털 모양으로 갈라지는데 일반적으로 갈라진 잎조각이 다시 세 부분으로 깊거나 얕게 갈라진다. 그러므로 하나의 잎은 세 개로 갈라진 잎조각 세 장으로 구성되는 꼴이 된다.

잎자루 중간 부분의 양 가장자리에 각기 한 장의 잎조각이 자리하고 끝에 또 하나의 잎조각이 자리한다. 그래서 전체적으로 볼 때 세모꼴에 가까운 외모를 갖춘다.

줄기와 가지 끝에 지름이 3mm도 채 안 되는 작은 꽃이 우산꼴로 모여 피는데, 흰꽃을 피우는 것과 보랏빛 꽃을 피우는 것이 있다. 8~9월에 꽃이 핀다.

중부 이남 지역에 분포하며 산지의 양지쪽 습한 땅에 난다.

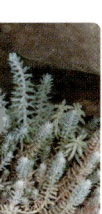

바위솔

암 치료에 널리 쓰여 효과를 낸다. 요즘은 멸종 단계에 이르러 인위적으로 배양, 증식시켜야 약용 가능하다.

🔖 효능 해설

바위솔(瓦松, 와송)은 옛날부터 꽃을 포함한 모든 부분이 학질·간염·습진·이질설사·치질·악성 종기·화상 등의 치료에 쓰였으며, 종기나 상처에 짓찧어 붙이면 고름을 빨아내는 효과가 큰 것으로 알려져 있다. 또 독을 풀어 주면서 해열·지혈 작용도 강하게 나타낸다.

유명한 항암약   오래 전에 바위솔은 암 종양의 억제 치료에 71%의 효과가 있다는 한의학의 임상 경험이 발표된 바가 있다. 이 경우 바위솔 한 가지로 약용하는 것이 아니라 대추와 생강을 첨가한 사군자탕(四君子湯 : 인삼·백출·백복령·감초)과 배합해야 한다는 것이다.

동물(쥐) 실험에서 바위솔의 탕액 투여로 항암 작용이 현저하게 나타났음이 입증되었다. 특히 소화기 계통의 암 환자는 77%가 호전, 회복되었다는 것이다. 주로 위암 치료에 쓰이지 않는가 싶다. 그 이후 바위솔을 주제로 한 여러 가지 처방전에 의해 암 환자들의 병세가 호전되거나 회복되었다는 사례들이 책으로 소개되면서 바위솔은 멸종 단계에까지 이르게 되었다.

각종 암에 효능 효험이 있는 약초는 바위솔뿐만 아니라 그 종류가 매우 많다. 중국 한의서에는 수백 종의 식물이 소개되어 있으며, 그런 약초 처방으로 암 환자를 치유했다는 임상 기록도 꽤 있다. 하지만 암의 자각 증상이 나타났다면 거의 중병(重病)에 도달한 상태이기 때문에 약초로만 치료하겠다는 생각은 무리가 있다. 현대의학의 도움을 받는 가운데서 보조적으로 병행하는 것이 합리적이다.

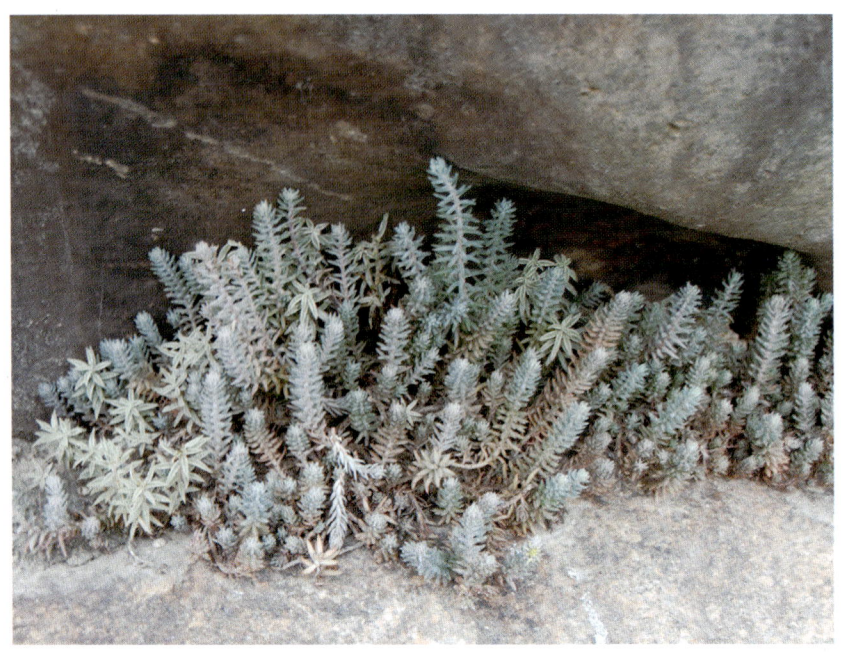
바위솔

🥣 식용 방법

야생하는 항암식물 150종을 검토해 보았더니 산나물감으로 식용할 수 있는 종류가 대단히 많았다. 이러한 식물들을 다양하게 꾸준히 식용함으로써 몸 구석구석의 영양을 충분하게 보강하여 병을 이기는 힘을 키우도록 하는 일이 우선되어야 한다.

　필자의 경험으로는 술을 마신 후에, 또 속이 더부룩할 때 바위솔의 생잎을 씹어 먹으면 위장이 편해진다. 맛은 시고 다소 쓰며, 성질은 서늘하다. 소주에 담가 숙성시켰다가 마셔도 괜찮으며, 해로움이 없다. 녹즙을 내어 마시는 것이 좋다.

바위솔 증식

산지의 양지바른 바위틈이나 전통 가옥의 기와와 돌각담에 붙어 사는 이 유용한 바위솔의 자생 상태를 지금은 찾아보기가 어려운 실정이다. 인위적으로 증식시켜야 하는 번거로움이 따른다.

  가을에 피어난 꽃이 시들어 갈 무렵에 채취하여 말린 뒤 탁탁 털면 먼지 같은 작은 씨앗이 떨어지는데, 정말 먼지 같고 너무 작아서 버리게 되는 경우가 있다. 이 씨앗의 먼지알(?)은 엄청난 수이며, 이를 차고 어두운 곳에 보존했다가 이듬해 봄에 파종한다.

  씨앗을 축축한 마당에 뿌리면 대개 발아되지 않는다. 나무상자나 스치로폴 용기에 거친 산모래(마사토 : 분재 용도 중에 제일 가는 것)와 배양토를 섞어서 10여cm 두께로 담아 여기에 씨앗을 뿌려 놓으면 가득하게 작은 새 움이 돋아난다. 어느 정도 자라면 이것을 솎아 옮겨 심어 생장에 지장이 없도록 여유 있는 환경을 만들어 줘야 한다. 솎아 옮겨 심기를 2~3년 계속 노력을 쏟으면 수십만 포기까지 증식할 수 있다. 배양토 역시 가는 산모래를 10cm 두께로 깔면 되며, 물을 날마다 주지 않아도 된다.

🌱 식물 특징

  여러해살이풀로서 피침꼴의 살진 잎이 서로 밀착한 상태로 둥글게 배열되어서 탑꼴을 이룬다. 잎 끝에는 작은 가시가 나 있고 흰빛을 띤 푸른빛인데 때로는 보랏빛을 띠는 일도 있다. 줄기의 밑동에서 자라난 짧은 곁가지에 어린 묘가 생겨나 대를 이어 나간다.

  9~10월이면 줄기 끝에서 길이가 15cm 이상 되는 꽃대가 자라나 무수히 많은 자그마한 꽃이 이삭 모양으로 모여 피는데, 워낙 수가 많아 꽃대를 완전히 덮어서 꽃방망이가 되어 버린다. 꽃은 다섯 장의 꽃잎을 가지고 있으며 지름은 7㎜ 내외이고 흰빛으로 피어난다.

  전국적으로 분포하고 있지만 어쩌다가 기와 지붕이나 돌각담에서 발견되는 경우가 있다.

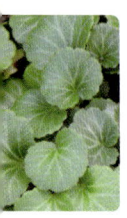

바위취

전염성 피부병과 고질적인 종기 부스럼에 약효가 있다. 해독 · 해열 · 염증약으로 쓰인다.

🔖 효능 해설

꽃 필 때 전초를 채취해 말려서 약재로 쓰며 신선한 생잎도 약용한다. 해열 · 해독 · 염증약, 감기와 열이 심할 때 달임약으로 복용한다.

피부 질환 바위취는 특히 피부 질환에 쓰고 있다. 습진 · 두드러기 · 종기 · 부스럼 · 전염성 피부병 · 벌레 물린 데에 생잎을 붙이거나 불에 쪼인 생잎을 환부에 붙인다. 고름이 나오는 중이염에 생잎의 즙을 두세 방울 귓속에 떨어뜨린다. 동상과 화상에도 생잎을 이용한다. 동상은 달인 물에 담갔다 건졌다 한다. 하루에 10~15g을 달여 먹는다. 어린이에게서 이따금 일어나는 경풍이나 간질 증세에는 생잎 7~8매를 약간의 소금과 함께 비벼 생즙을 내어서 여러 차례 먹인다.

감기와 고열에는 생잎 4~5장과 말린 지렁이 한 마리를 함께 달여서 복용한다. 폐렴 · 기침 · 토혈 · 자궁 출혈 · 혈열 · 풍 등의 질환에 바위취를 달여 마시며, 가루로 복용하기도 한다. 달임약과 가루약을 지속적으로 복용하다 보면 갖가지 피부 질환에 효과를 보게 된다. 다만 바위취에는 약간의 독성이 있다는 것을 염두에 두어야 한다.

🥣 식용 방법

초봄~초여름 사이에 신선한 잎을 따서 쌈으로 먹으며, 밀가루를 입혀 튀겨도 산뜻한 맛이 난다. 잎줄기는 살짝 데쳐서 무치거나 기름에 볶아 먹는다. 데쳐서 말린 묵나물은 겨울철의 나물거리나 국거리로 요긴하게 이용할 수 있다. 쓴맛이 없으므로 나물로 먹을 경우 데

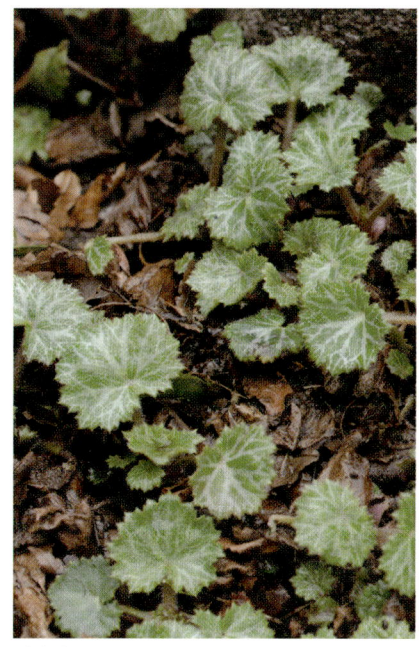 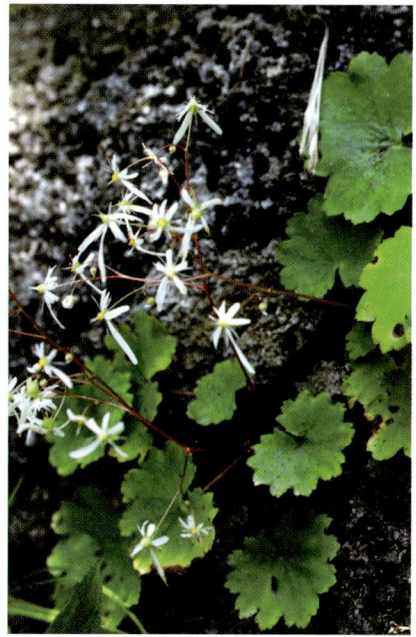

바위취　　　　　　　　　참바위취　　　　　　　ⓒ 산들네이버블로그

쳐서 우려낼 필요 없이 간을 맞추면 된다. 녹즙으로도 먹는다.

🌱 식물 특징

상록성의 여러해살이풀로 온몸에 털이 덮여 있다. 땅거죽을 기는 줄기가 자라나 그 곁에 새로운 풀이 생겨남으로써 쉽게 번식된다. 일본이 원산지인 관상식물로, 서울에서도 월동이 잘된다.

잎 가장자리는 물결처럼 갈라지고 작은 톱니가 있다. 잎 표면엔 흰 얼룩무늬가 있고 뒷면은 잎자루와 함께 어두운 붉은빛으로 물든다.

초여름에 잎 사이에서 긴 꽃자루가 자라나 많은 꽃이 원뿌리꼴로 모여 핀다. 꽃잎은 다섯 장인데, 위의 세 장은 짧고 연분홍빛이며 아래 두 장은 길고 희다. 꽃잎의 배열 상태가 큰 대(大)자와 흡사하며 크기는 1cm 안팎이다. 5~6월에 꽃이 핀다.

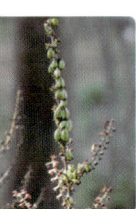

박새

피부 기생충과 농작물 해충을 박멸한다. 폐결핵 치료와 고혈압 완화에 효과가 있다.

효능 해설

이른봄과 가을에 뿌리를 캐서 물에 씻어 햇볕에 말린다.

옛날에는 뿌리를 법제하여 중풍에 걸려 거동이 불편할 때, 가래가 심하게 끓어오를 때, 기침이 거칠게 자주 나고 숨이 찰 때, 목구멍이 막힐 때, 지랄병, 후두염 치료에 먹는 약으로 써 왔으나 지금은 주로 외용약으로 많이 쓰고 있다.

살충 작용 박새 뿌리에는 강한 살충 작용이 있어서 파리·구더기·곤두 벌레를 없애는 데 쓰이며, 구충약으로도 이용한다. 민간에서는 가축의 피부 기생충과 해충을 박멸하는 데에 써 왔다. 그리고 결핵균 억제 작용이 있어서 폐결핵에 효과를 보았다고 한다. 쥐 실험에서 박새 달임약이 결핵에 대해 뚜렷한 저항력이 있는 것이 밝혀졌다.

약리 실험 결과 혈압을 낮추는 성질을 알아냈으며, 고혈압 치료는 물론 구토증에도 쓰이고 있다.

뿌리를 작게 토막 내어 짓찧은 것을 말렸다가 빻은 가루를 바셀린과 같은 기초제에 이기고 개어서 심한 두드러기나 마구 번지는 악성 종기 같은 피부병에 바르고 붙인다. 질환의 정도에 따라 다르겠지만 거의 치료 효과가 나타난다.

너무 과량으로 약용하면 구토증 같은 중독성을 일으킨다.

식용 방법

여러해살이풀로서 짧고 굵은 뿌리줄기와 거친 뿌리를 많이 가지고

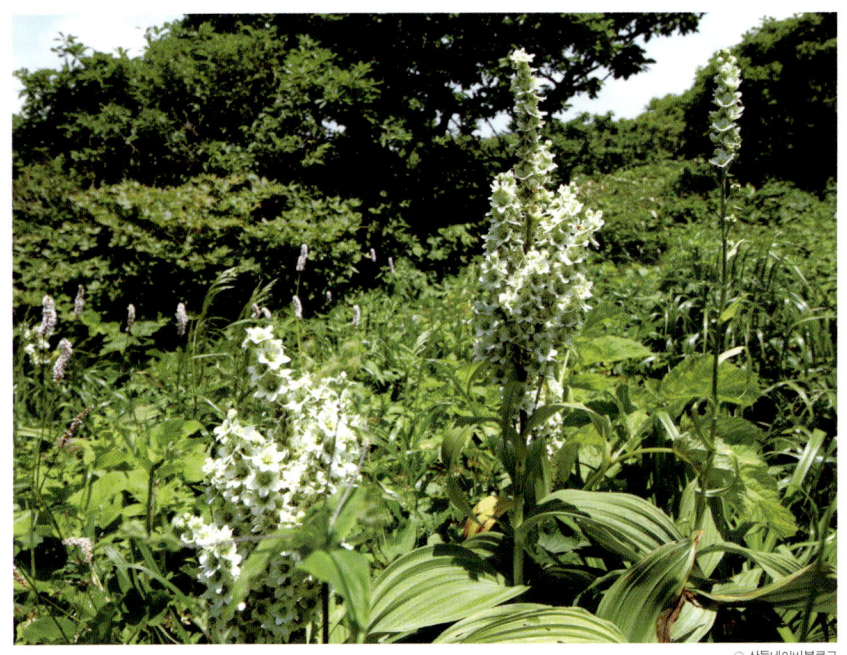
박새

있다. 굵고 살진 줄기는 속이 비어 있으며 1.5cm 정도의 높이로 곧게 자란다.

  가지를 전혀 치지 않으며 넓은 타원꼴의 큰 잎이 좁은 간격으로 서로 어긋나게 자리한다. 잎 밑동은 줄기를 감싸 있고 수많은 평행된 잎맥에 따라 주름이 잡힌다. 잎 가장자리는 밋밋하고 잔털이 나 있다.

  꽃은 줄기 끝에 원뿌리꼴로 모여 피는데 여섯 장의 꽃잎과 여섯 개의 수술을 가지고 있다. 꽃의 지름은 2.5cm 안팎이고 넓은 깔때기꼴을 이루며 빛깔은 노란빛을 띤 흰빛이다. 6~7월 중에 꽃이 핀다.

  전국에 분포하며 깊은 산속 양지바른 풀밭에 난다.

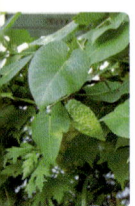

박주가리

남자의 성 기능을 뚜렷하게 높이며 허약한 몸을 튼튼하게 보강한다.

효능 해설

지상부의 잎줄기를 여름에 꽃필 때 채취하며, 열매는 약간 덜 익은 것이 좋다. 열매가 여물면 솜털이 붙은 씨앗을 털어내 따로 모아서 약용한다.

강장강정약 박주가리씨 16g에 구기자 껍질·오미자·측백나무씨· 멧대추의 씨·지황 뿌리를 각각 10g씩 배합하여 달이거나 가루로 빻아서 하루 세 번으로 나눠 계속 복용하면 강장강정약으로서 뛰어난 효과가 있으며, 집을 떠나서 천리길을 너끈히 걸을 수 있다는 옛 글이 있다. 잎도 같은 목적으로 약용한다.

박주가리의 잎과 씨는 남자의 성 기능을 높이는 데에 뚜렷한 효과가 있다는 것이 실험적으로 밝혀졌다고 한다. 그리고 장기를 젊게 보하고 젖이 잘 나오게 하며 허약한 몸을 건강하게 하는 효험이 있다. 또 새살을 나오게 하고 폐결핵과 음위증에 약용한다. 민간에서는 씨의 털을 상처에 붙이고, 각혈·장출혈·혈변 등의 피가 나오는 증세에 지혈약으로 썼다. 두드러기·종기·전염성 피부병에는 잎의 즙을 내어 바른다. 하루 15~60g을 달여 먹는다.

특히 몸속의 장기를 어지럽히는 독기를 풀어 주고 배출시키는 작용이 있으며, 베타카로틴과 같은 효력을 발휘한다.

식용 방법

봄철의 어린 순을 나물로 무쳐 먹는다. 잎줄기를 찢어 보면 흰 즙이

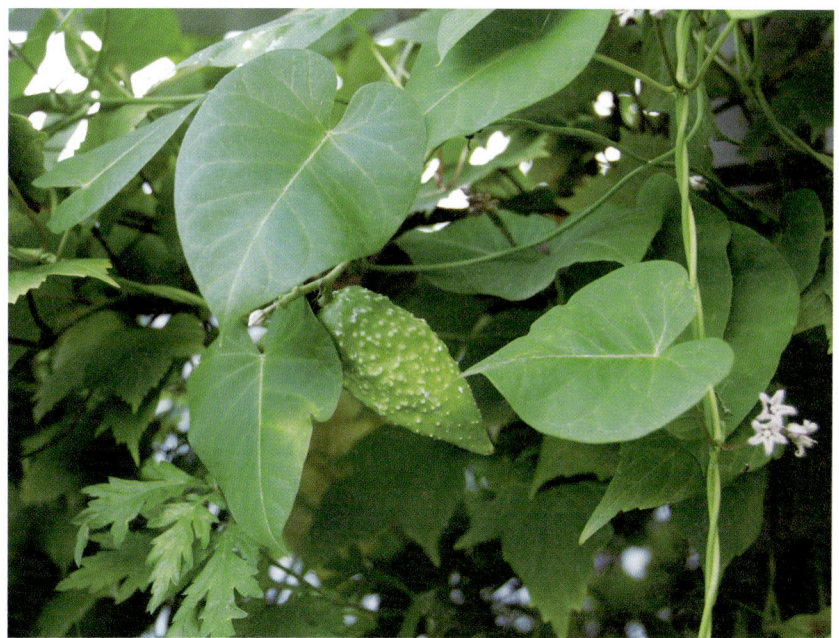
박주가리 열매

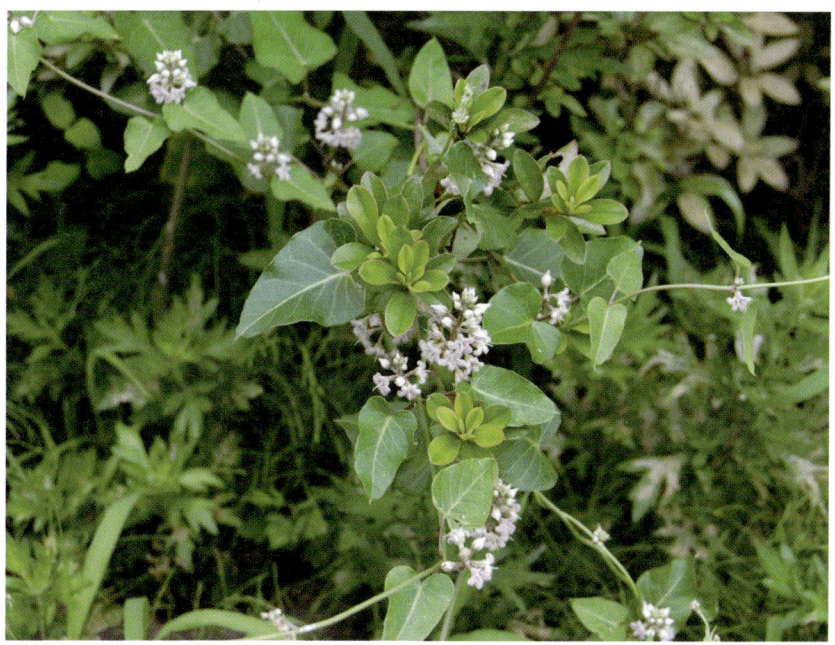
박주가리 꽃

나오는데 이 흰 즙에는 경련을 일으키는 약간의 독 성분이 들어 있으므로 데쳐서 잘 우려낸 다음에 나물로 무쳐 먹으면 맛이 대단히 좋다. 덜 익은 씨는 아이들이 심심풀이로 먹기도 한다.

🎁 식물 특징

덩굴로 자라는 여러해살이풀로서 온몸에 부드러운 잔털이 나 있다. 땅속 줄기로 번식되며, 줄기는 다른 풀이나 관목으로 기어오르면서 3m 정도의 길이로 자란다.

잎은 길쭉한 심장꼴로서 마디마다 두 장이 마주 자리잡고 있으며 끝이 뾰족하고 가장자리는 밋밋하다. 긴 잎자루를 가지고 있으며 잎 뒷면은 희다. 줄기와 잎을 자르면 흰 즙이 스며나온다.

잎겨드랑이에서 긴 꽃대가 자라나 열 송이 안팎의 작은 꽃이 둥글게 뭉쳐 핀다. 꽃은 얕은 종꼴로서 끝이 별모양으로 다섯 갈래로 갈라져 있다. 꽃의 안쪽에는 잔털이 밀생해 있고 지름은 1cm 안팎이며, 빛깔은 연보랏빛이다.

꽃이 지고 난 뒤에는 10cm 길이가 피침꼴의 열매를 맺는데, 속에는 솜털이 붙은 납작한 씨가 들어 있다. 7~8월 중에 꽃이 핀다.

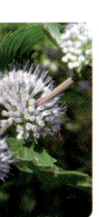

박하

박하 음료수는 건강 향상에 도움이 크며, 강심약·위장약·방부약의 효능이 있다. 각종 식품·의약품에 널리 쓰인다.

효능 해설

잎과 줄기를 한꺼번에 채취하여 그늘에서 말린다. 1년에 세 번 잎을 채취하는데, 꽃 피기 전 6월에, 꽃 핀 뒤 8월쯤에, 가을을 맞은 10월, 이렇게 세 번에 걸쳐 줄기와 잎을 딴다. 이것을 하루 동안 햇볕에 놔뒀다가 수증기에 증류해서 말리는 것이다. 맑은 날 낮에 딴 것이 정유가 많다.

박하의 정유는 위와 창자를 자극하여 장 운동을 촉진하며 위와 창자 내의 세균에 대한 방부 작용을 한다. 그리하여 위액의 분비가 잘 이루어지는 동시에 창자 속의 쓸데없는 내용물이 빠르게 몸 밖으로 나가게 된다. 더불어 방귀도 자주 나와 기분좋게 한다. 따라서 위장 기능 장애가 없어지고 위를 좋게 하여 소화 불량이 생기지 않는다. 그리고 심장의 혈액 순환에 장애가 생긴다든지 심장 혈관의 경련, 심장 부위의 근육 통증에 치료 효과가 있다. 따라서 어쩌다 생길 수 있는 심장 마비를 예방하게 되는 것이다.

박하에는 진통 작용이 있어서, 두통·신경통·편두통·치통·목 안이 붓고 아픈 통증들을 가라앉혀 준다. 약리 실험에서 피부의 실핏줄을 확장하고 땀의 분비를 촉진한다는 점을 알게 되었다.

박하의 우림약은 여러 병증에 효력이 있다는 것이 예로부터 잘 알려져 있다. 약용에는 너무 오래 달이지 않는다는 것도 옛부터 전해지고 있다. 술에 담가 우려낸 용액을 약용으로 삼곤 하는데, 이 용액을 종기·부스럼·가려움증 등의 피부 질환에 바르면 시원스럽게 효과

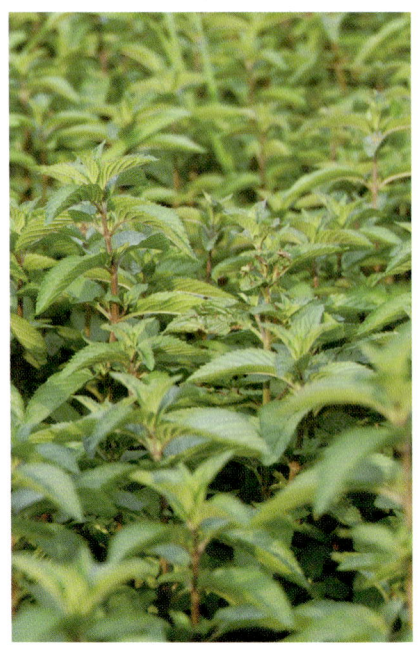
박하

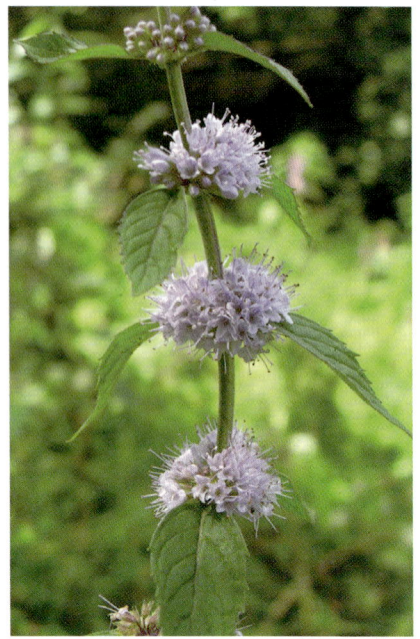
박하 꽃

ⓒ 다전

를 본다. 이 우림약은 기도 염증·기관지염·위염·경련성 대장염·감기·구토·메스꺼움·해열에도 쓰이며, 입 안이 헐고 아플 때에 이것으로 입가심을 자주 한다.

박하 기름을 방부약으로 치약에 넣으면 입과 목구멍, 치아를 깨끗하게 한다. 하루 4~9g을 달임약으로 쓴다.

박하 음료수 박하는 한약 처방에 두루 많이 들어가며 각종 식품과 의약품에 첨가되는 경우가 많다. 박하를 연하게 끓여서 설탕을 넣지 말고 그냥 '박하 음료수'를 만들면 상품 가치가 있지 않을까 싶다.

식물 특징

온몸에 잔털이 덮여 있는 여러해살이풀로서 시원스럽고 좋은 향기를 풍긴다. 땅속 줄기를 뻗으면서 번식되어 나가기 때문에 하나의 집단을 이룬다. 줄기는 모가 져 있고 곧게 서서 가지를 치면서 60cm 안팎의 높이로 자란다.

잎은 길쭉한 타원꼴의 모습을 갖고 있는데 마디마다 두 장의 잎이 마주난다. 잎 끝이 뾰족하고 잎 가장자리의 상반부에는 거친 톱니를 가지고 있다. 네 개의 꽃잎을 가진 아주 작은 꽃이 잎겨드랑이마다 둥글게 뭉쳐 핀다. 꽃의 빛깔은 연한 보랏빛이다. 7~9월 사이에 꽃이 핀다.

전국 각지의 도랑가 같은 습한 땅에 무성하며 재배하기도 한다.

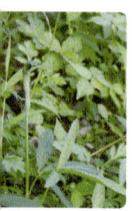

반하

반하와 생강을 섞어 바르면 탈모증 방지. 불면증 · 현기증을 물리치며, 구토를 멈추게 한다.

🔖 효능 해설

땅속의 둥근 덩이줄기를 7~9월 사이에 캐어 잔뿌리를 뜯어내고 겉껍질을 벗긴 뒤 햇볕에 말린다. 여름에 잎이 스러져서 '반하'라 불려졌다고 한다.

독성이 좀 있으므로 복용량을 적게 한다. 덩이뿌리를 잘게 썰어 2~3시간 끓여야 안전하며, 생강과 같이 쓰면 부작용이 적고 치료 효과가 높다. 자극 작용이 심하므로 반드시 법제해서 약용해야 한다. 즉 아린 맛이 없어질 때까지 물에 우려낸 뒤 백반물이나 생강즙을 10분의 1 정도 넣고 뿌리 속이 익을 때까지 뭉근히 달여서 말렸다가 약용해야 한다는 것을 잊지 말아야 한다.

아린 맛이 있는 달임약을 동물에게 먹였더니 구토 증세가 멈춰졌다고 한다. 민간에서는 덩이줄기를 달인 물에 생강즙을 섞어서 탈모증을 없애기 위해 발랐다고 한다.

구역질약 반하 달임약은 구토증과 구역질을 멈추게 하는 중요한 약으로 치고 있으며, 불면증과 현기증에도 효과가 있다고 한다. 옛날부터 임신부의 구역질을 멈추는 데 흔히 써 왔다고 한다.

말린 덩이줄기를 빻은 가루를 찻숟갈 절반이 안 되게 하루 세 번 꿀물에 타서 마시면 급성위염 · 구토 · 멀미를 없애면서 입맛을 돋운다고 한다. 하루의 달임약은 4~10g(법제한 것)이다.

기침 · 가래 · 두통 · 눈 충혈 · 가슴속이 트적지근하거나 할딱거리는 데에도 약용한다. 고약한 종기 · 부스럼 · 연주창 등에는 법제하지 않

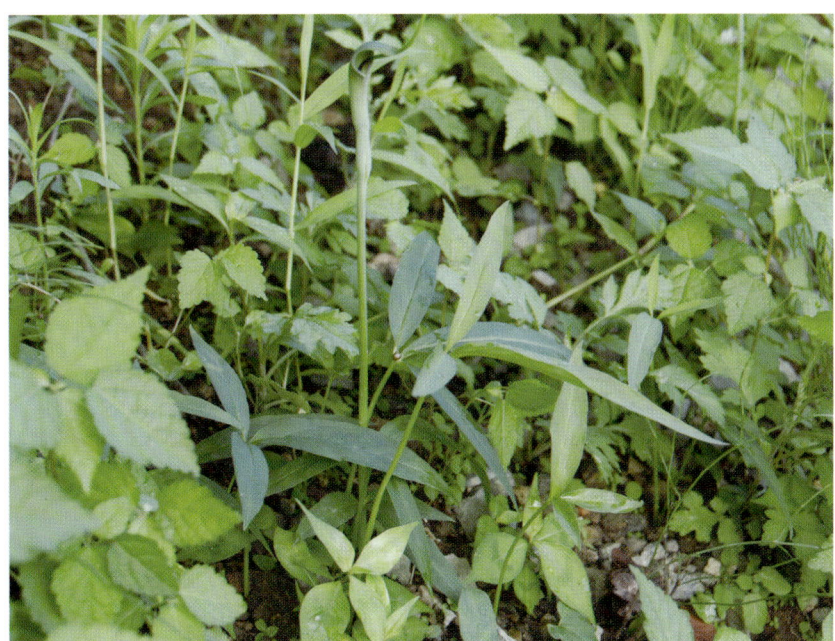

반하

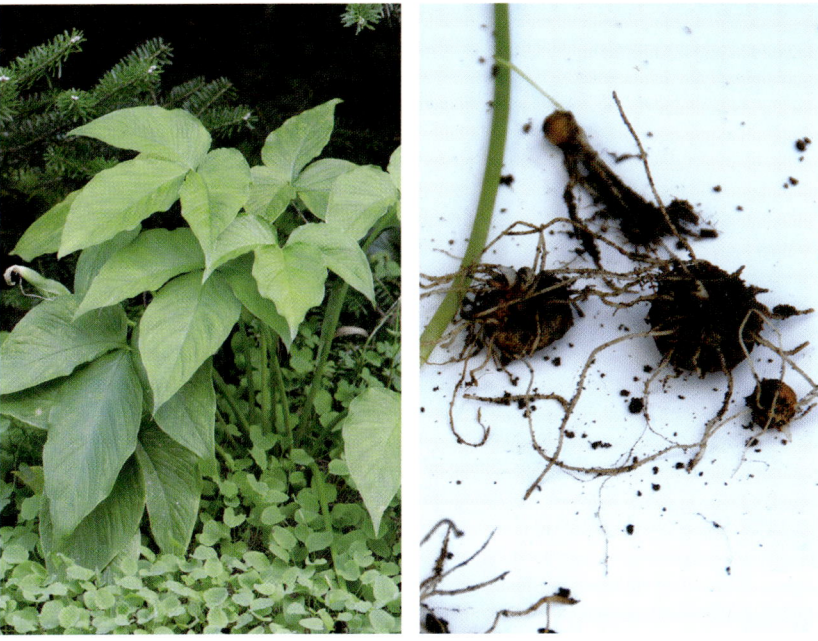

큰반하   반하 덩이뿌리

은 것을 가루로 내어 뿌리면 효능 효험이 생긴다.

 반하 자체가 독성을 조금 갖고 있으면서도 오히려 인체의 독성을 풀어 주는 묘한 성질이 있다.

식물 특징

 여러해살이풀로서 땅속에 지름이 1~2cm쯤 되는 덩어리의 알줄기를 가지고 있다.

 하나 또는 두 개의 잎이 잎줄기에서 자라나면 잎몸이 세 개로 갈라진다. 잎조각의 생김새는 계란꼴에 가까운 타원꼴로서 끝이 뾰족하고 가장자리는 밋밋하다. 가늘고 긴 잎자루의 중간부에 하나의 주아(珠芽)가 생겨나 식물체로 자라난다.

 잎줄기에서 하나의 꽃대가 자라나 통과 같은 생김새의 길쭉한 꽃이 한 송이 핀다. 이 통 속에 살진 막대기와 같은 조직이 자리하는데 그 위쪽에는 작은 수꽃들이 자리하고 아래쪽에는 암꽃이 위치한다. 통을 구성하는 조직의 일부가 회초리 모양으로 길게 자라난다. 꽃은 6~7월에 핀다. 꽃의 길이는 10cm 이내이고 빛깔은 초록빛을 띤 흰빛이다. 독성 식물의 하나이다.

 전국적으로 분포하며 논두렁이나 풀밭 또는 밝은 나무 그늘 등에 난다.

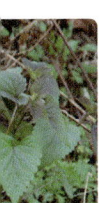

배초향

입냄새 제거, 메스꺼움 · 구토증 방지. 잎은 보신탕 · 추어탕 맛의 격을 높이며, 훌륭한 향신료가 된다.

🗒 효능 해설

음식으로 즐기다 보면 자연스럽게 위액 분비를 촉진하여 소화력을 강화하게 되고, 여름의 일사병도 예방하게 된다. 또한 여름감기 · 두통 · 복통 · 급성위염 · 설사 · 종양에도 효험을 나타낸다는 것이 옛부터 알려지고 있다. 메스꺼움이나 구토증을 자주 느끼는 사람이 배초향 잎을 씹든지 달여 마시면 그 증세가 슬며시 없어진다.

향유나 꽃향유 종류도 배초향과 동일하게 식용 · 약용한다. 이 식물들도 노화방지 및 암 예방 효과가 클 것이라 믿어진다.

구강 건강 꽃 필 무렵 전초를 채취하여 날것을 짓찧거나 말려서 뭉근히 달여 자주 입가심하면 입 안이 개운하고 입냄새가 없어지며, 구강 건강에 썩 좋다. 특히 전초를 짙게 삶아 낸 약물을 욕조의 뜨거운 물에 붓고 몸을 푹 담그면 피로 회복과 두통 감기에 효험이 있다.

🍵 식용 방법

시골에서는 비린내 나는 더러운 그릇을 이 배초향 잎으로 청결하게 설거지를 했는데, 냄새 짙은 성분이 그런 효과를 나타내는 것이다.

배초향의 잎과 꽃에서는 들깻잎 비슷한 향취가 강하게 풍기며, 그래서 처음 맛보는 사람은 다소 역겨움을 느끼곤 하지만 입맛에 길들이고 나면 그 짙은 향취에 매료되고 만다. 잎을 작게 썰어 보신탕 양념감으로 많이 쓰고 추어탕에도 넣어서 음식의 맛을 높인다.

봄철의 어린 잎은 유순하여 누구든지 날로 먹을 수 있다. 또한 초여

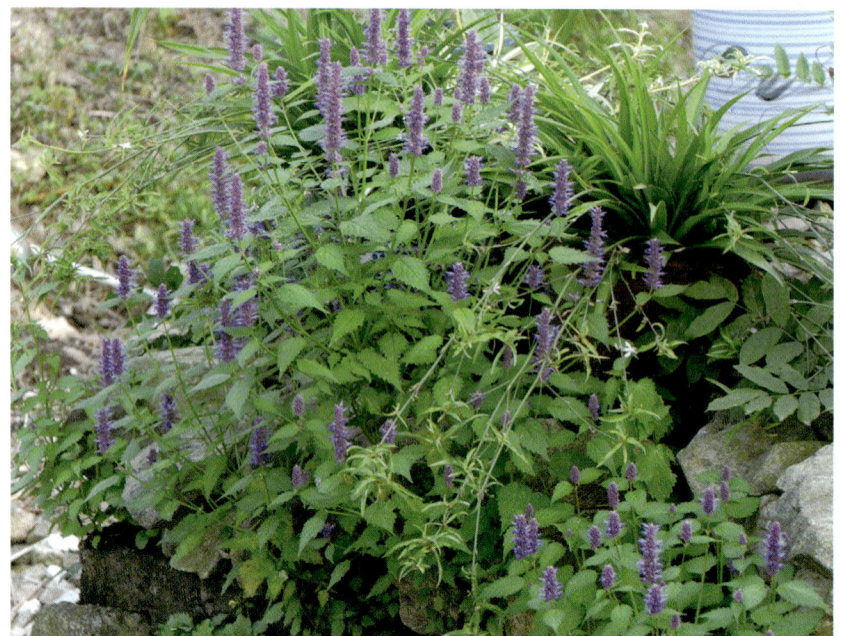
배초향

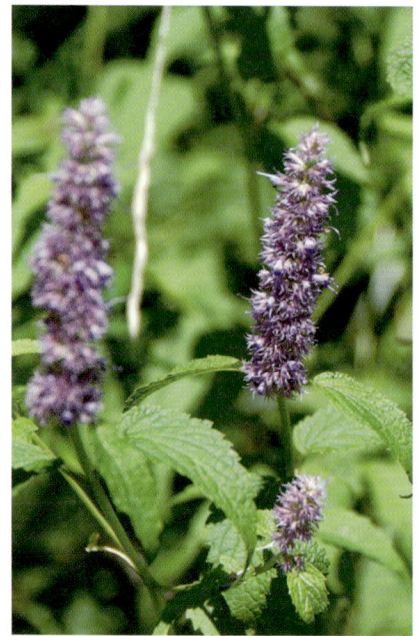
배초향 꽃

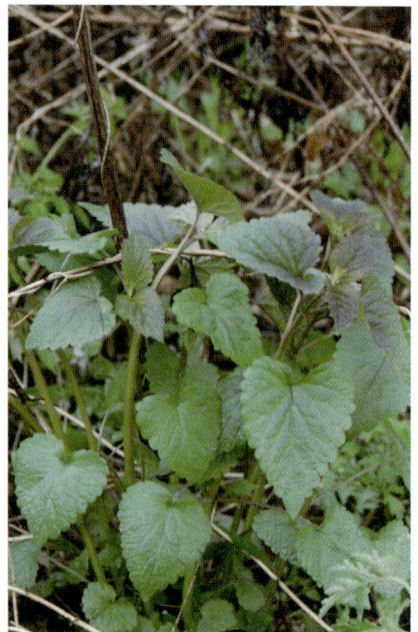
배초향

름에도 싱싱한 잎을 따서 상추에 한두 잎씩 얹어 쌈 싸 먹으면 밥맛이 좋으며 잃었던 식욕이 살아난다. 하루 달임약 분량은 6~12g이다.

8월 중의 성숙한 잎도 청결한 새 잎이면 가볍게 데쳐 한동안 우려낸 뒤 잘게 썰어 비빔밥이나 잡채밥에 조금씩 넣어 향신료로 삼아 버무려 먹으면 역시 그 독특한 향취에서 풍미를 느끼게 된다. 또 김치에 약간 썰어 넣어 익히면 별미를 맛볼 수 있다. 잎을 마구 비벼 부스러뜨려서 바싹 말렸다가 차(茶)로 우려 마시기도 한다.

마당에 한두 포기만 심으면 씨앗이 퍼져서 이듬해엔 숱하게 번식하므로, 이렇게 불어난 것을 수시로 요긴하게 이용할 수가 있다. 병충해가 없어서 관리하기가 편리하다.

식물 특징

여러해살이풀로 모가 진 줄기가 곧게 서고 많은 가지를 치면서 1m 이상의 높이로 자란다.

시골에서 방아풀이라고도 부르는데, 식물 분류상 방아풀이라 불리는 식물은 따로 있다. 배초향은 음식으로 맛있게 먹으면서 절로 몸에 이로움을 받는 향기가 독특한 풀이다.

잎은 심장꼴에 가까운 계란꼴로 마디마다 2매가 자리하며 끝이 뾰족하고 밑동은 둥그스름하다. 잎 가장자리에 무딘 톱니가 나 있다.

줄기와 가지 끝에 작은 꽃이 원기둥꼴로 모여 꽃방망이를 이룬다. 꽃은 대롱꼴의 꽃받침 속에 반 가량 묻혀 있으며, 입술꼴로서 윗입술은 아래로 굽고 아랫입술은 세 개로 갈라져 있다. 꽃의 길이는 8mm 내외이고, 꽃방망이 길이는 5~15cm이다. 8~10월 사이에 보랏빛 꽃을 피운다.

전국 각지 산과 들판의 양지쪽 다소 습한 풀밭에서 자라는데, 휴농지에 심으면 관리가 쉽고 농가 소득에 도움이 되지 않을까 싶다.

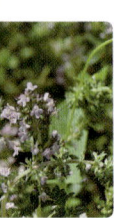

백리향

입냄새·몸냄새를 없애는 향수 대용 식물. 기침·가래·기관지염·관절통·가려움증에 좋다. 향취가 그윽한 음료수의 원료가 된다.

향수 대용

백리향의 잎을 손으로 슬쩍 스쳐 코에 대어 보면 짙은 독특한 냄새가 물씬 풍기며, 그 향기에 모든 사람들이 매혹을 느낀다. 방 안에 한두 포기 놓아두면 공기 냄새가 달라질 정도로 향기를 풍긴다. 잎을 조금 따서 휴지에 싸 주머니에 넣고 다니면 은은한 향기가 배어나와 몸냄새를 중화시키며 주위 사람들을 기분좋게 한다. 특별한 향수를 뿌리고 다니는 것처럼 오해받기도 한다.

백리향은 한국의 특이한 향수 개발에 좋은 재료가 되지 않을까 생각한다. 잎을 짙게 달여 입가심(양치질)을 자주 하면 입 안이 개운해지고 입냄새가 제거된다. 잎의 크기는 콩알 만한데 이 잎을 두세 잎 씹어도 입냄새가 사라진다. 그만큼 짙은 향취를 갖고 있으며, 은근히 주위에 풍기는 내음은 향수의 구실까지 한다.

입냄새를 제거하는 식물은 여러 가지 있으며, 배초향·향유·쑥을 짙게 달여 울꺽울꺽 입 안을 씻어 내고 일부는 마시기도 하는 습관을 들이면 구강 건강에 좋다. 향기로운 냄새가 멀리까지 퍼진다 하여 백리향이라 부른다.

효능 해설

백리향을 달여 복용하면 특히 기침과 가래에 특효가 있으며, 기관지염과 위장 질환에도 좋고, 강장 효과도 얻는다. 가벼운 치통에는 잎을 자근자근 씹으면 개운해진다. 한의서에 의하면, 소화가 안 되며

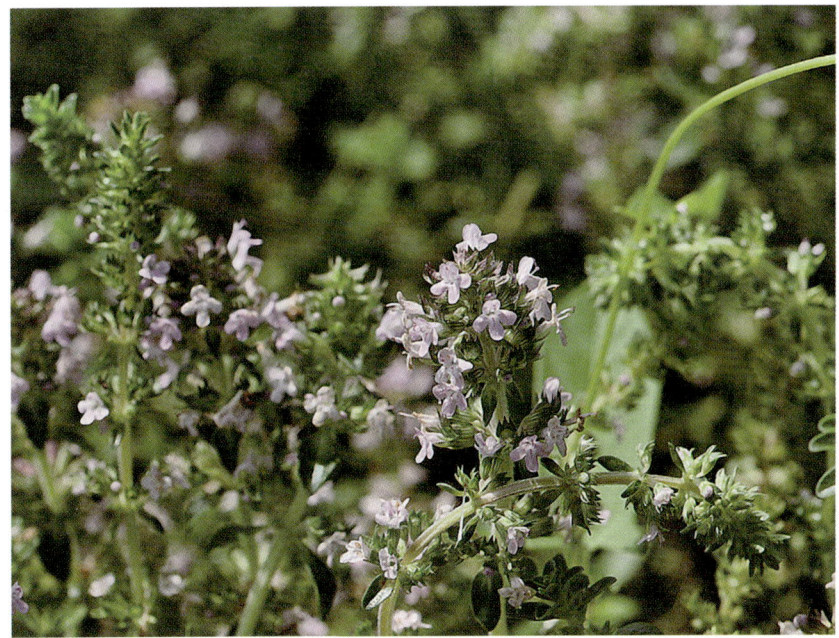

백리향

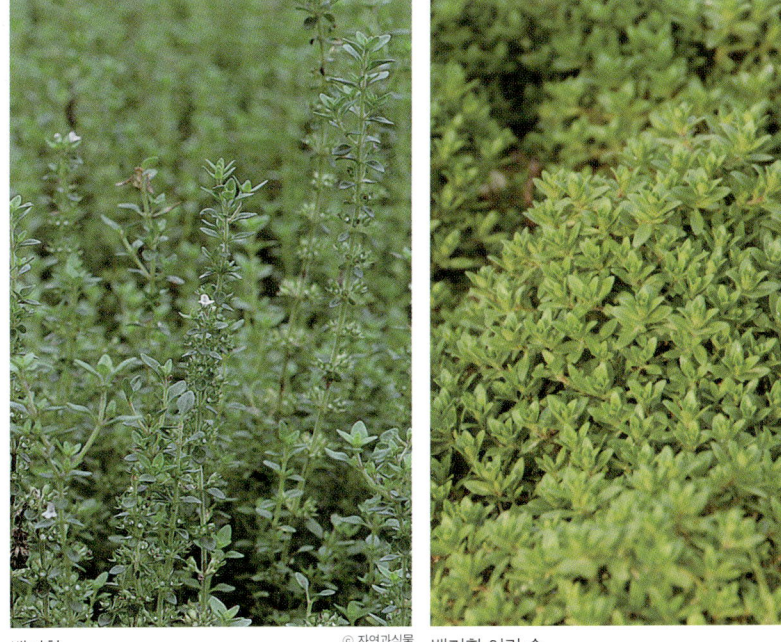

백리향 백리향 어린 순

배가 아픈 데 효력이 있으며, 구토·설사·관절통에도 효험이 나타난다. 피부의 가려움증에 달인 약물로 자주 씻으면 효과가 있다고 한다. 다만 독성을 품고 있으므로 과용하지 말아야 한다.

😊 식용 방법

대개 약용으로만 여기고 있지만 식용으로도 가치가 있다. 잎줄기를 뭉근히 연하게 우려내어 음료수로 마시는 것이다. 향이 아주 짙어 조금씩 넣어 달여야 마시기가 좋으며, 연한 물은 자주 마셔도 별 지장이 없으며 그 향이 은은하고 그윽하다. 우려낸 백리향 물을 냉장고에 넣어 두고 여름 음료로 삼아도 괜찮다. 이렇게 음료로 마시노라면 위에서 지적한 질환을 예방하는 효과를 얻는다. 또 백리향의 잎을 짓찧어 음식 조리에 약간씩만 첨가하면 색다른 풍미를 자아낸다.

증식

아무데서나 발견되는 식물이 아니므로 증식시키고 배양해야 쓸 양을 어느 정도 확보할 수 있다.

백리향은 줄기 한 포기만 얻어도 요란하게 번식시킬 수 있다. 길게 누워 뻗어 가는 줄기를 땅이나 다른 화분에 늘어뜨려서 줄기 곳곳에 작은 돌멩이를 놓아 꼭 눌러 주면 보름 뒤에 줄기 마디에서 뿌리가 새로 생겨나 자꾸 자라는 성질을 가지고 있다. 여름의 뜨거운 햇볕에서 힘있게 자라 번식하는 것이다. 이런 방식을 되풀이하면 많은 포기를 수확하게 되는데, 손길을 좀 필요로 한다.

🎁 식물 특징

겨울에 잎이 떨어지는 키가 아주 작은 관목이다. 가지 줄기가 많이 갈라지고 옆으로 퍼져 나가며 키는 10cm 정도밖에 안 되는 아주 나즈

막한 나무이다.

  잎은 계란꼴 또는 타원꼴의 모습이고 마디마디 두 장이 마주한다. 잎의 양면에는 선점(腺点)이 산재하여 있고 가장자리에는 톱니가 없고 밋밋하다.

  꽃은 가지 끝에 여러 송이가 뭉쳐 피는 외에 잎겨드랑이에도 2~4송이씩 핀다. 그러므로 전체적으로는 짧은 이삭과 같은 외모를 가진다. 꽃의 생김새는 입술꼴로서 길이는 7~9mm, 지름은 5mm 안팎이다. 꽃의 빛깔은 보랏빛을 띤 분홍빛이고, 잎에서는 짙은 좋은 향내가 난다. 6월 중에 꽃이 피는 이 식물은 배양을 잘하면 흐드러지게 꽃을 피우며, 관상 가치가 높다.

  높은 산꼭대기나 벼랑의 돌틈에서 자라며, 바닷가의 바위 틈에서도 곧잘 자생한다.

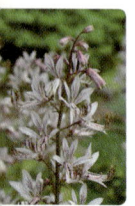

백선

팔다리 운동이 불안한 증세와 중풍에 중요한 약. 달임물을 대머리에 바른다는 옛 기록이 있다.

효능 해설

늦봄부터 여름 사이에 뿌리를 캐어서 물에 씻은 뒤 껍질을 벗겨 약재로 쓴다.

살충·살균 뿌리껍질은 여러 가지 병원성 진균을 억제하고 살충의 작용이 있다. 실험에서도 세균의 번식을 억제한다는 것이 밝혀졌다고 한다. 또한 독기를 풀어 주는 작용도 있다.

껍질의 달임약은 우선 팔다리의 운동이 불안한 증세와 중풍 치료에 중요한 약으로 알려지고 있다.

그리고 배꼽 주위가 딱딱하고 아픈 데, 월경 전이나 해산 전에 누르스름한 액체가 조금씩 흐르는 증세(이슬)·대장염·간헐적으로 열이 오르는 증세·두통·류머티즘·뇌막염·월경 장애, 황달에 약용한다고 하며, 해열 및 진통 작용이 있다. 껍질을 우려낸 물을 대머리에 바른다는 기록도 있다. 하루에 6~12g을 약용한다.

이 백선 뿌리의 껍질은 피부에 생기는 온갖 질병에 중요한 약으로 쓰이는데, 뚜렷한 효과가 있다고 한다. 이것은 살균·살충·해독의 약성이 한데 합쳐져서 이루어지는 효과이다. 특히 무좀 치료에 효과가 크다고 한다.

피부 가려움·사상성균 피부염·심한 종기·마른버짐·만성습진·고름집·두드러기·부스럼·옴·머리에 주로 생기는 피부질병 등에 약용한다. 이 경우 껍질과 잎을 함께 달여 환부를 자주 씻어 내거나 잎과 껍질을 함께 짓찧은 것을 붙인다.

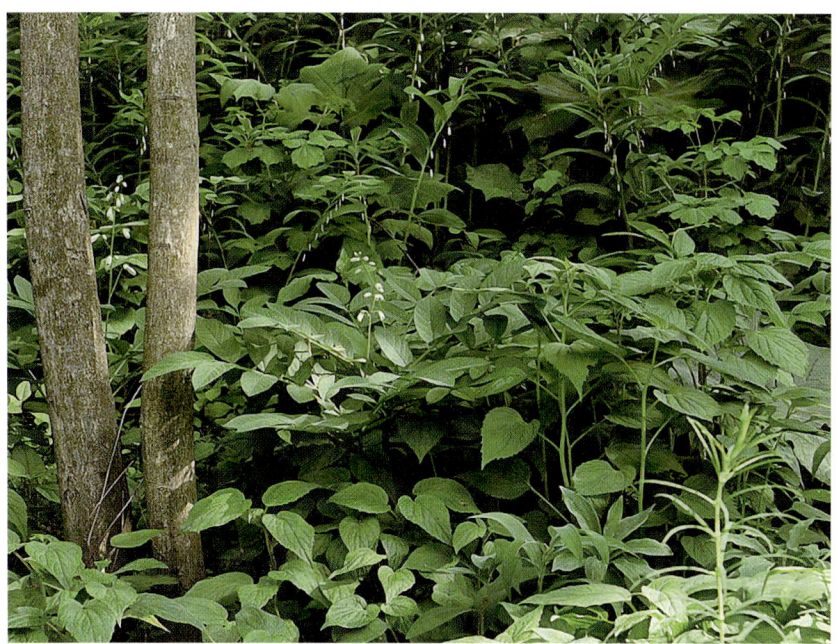

백선

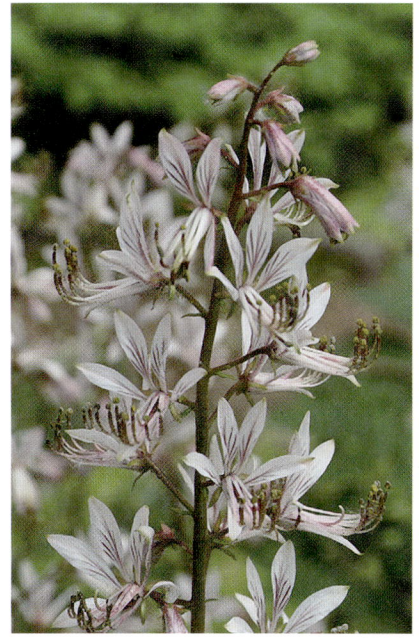

백선 꽃

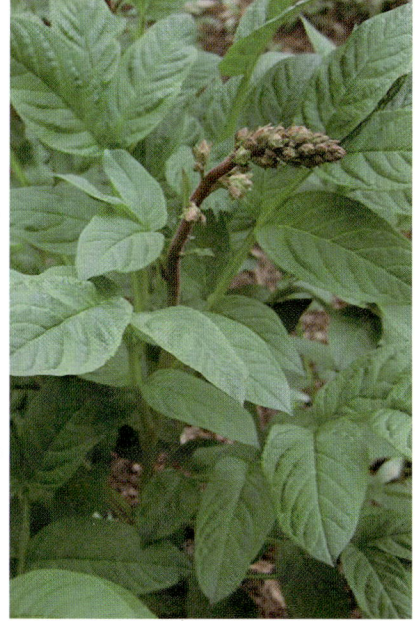

백선

민간에서는 씨를 기침약으로, 잎과 뿌리를 가래약으로 써 왔다고 한다. 하루 6~12g을 달여 세 번으로 나누어 복용한다.

식물 특징

여러해살이풀로서 희고 굵은 뿌리를 가지고 있으며 굵은 줄기가 곧게 서서 50~80cm 높이로 자란다. 가지는 거의 치지 않으며 줄기의 상반부에는 잔털이 나 있다. 잎은 깃털꼴로서 서로 어긋나게 자리하는데 좁은 간격으로 모여 나는 습성이 있다. 잎자루에는 좁은 날개와 같은 조직이 붙어 있고 잎조각의 생김새는 계란꼴 또는 타원꼴 모습이다. 양끝이 뾰족하고 잎몸 도처에 작고 투명한 점이 산재한다. 잎 가장자리에는 작은 톱니가 규칙적으로 배열되어 있다.

줄기 끝에서 자라난 긴 꽃대에 여남은 송이의 꽃이 이삭 모양으로 성글게 뭉쳐 핀다. 꽃은 2.5cm 정도의 지름을 가지고 있으며 다섯 장의 꽃잎으로 이루어져 있다. 흰빛의 꽃을 피우며 꽃대에 기름기가 스며나오는 조직을 가지고 있어서 좋지 못한 냄새를 강하게 풍긴다. 꽃은 5~6월에 피어난다.

전국에 분포하며 산기슭의 양지바른 풀밭에 난다.

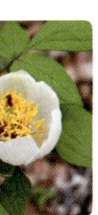

백작약

진통 작용이 강하여 갖가지 통증에 효험이 있다. 보혈 강장약으로, 부인병에 약용한다.

📔 효능 해설

가을에 뿌리를 캐어서 겉껍질을 긁어낸 뒤 끓는 물에 가볍게 데쳐 햇볕에 말린다.

약리 실험을 보면 백작약 뿌리에 진정·진통·진경·해열·항염증·항궤양 작용 및 혈압을 낮추는 작용이 있다는 것을 밝히고 있다.

통증 제거 백작약 뿌리는 진통 작용이 특히 강하여 여러 종류의 통증을 진정시키고 멈추게 하는 효과가 현저히 나타난다고 한다. 즉 복통·위장 경련으로 오는 위통·팔다리가 오그라드는 통증·신경통·월경통·가슴속의 통증·두통·급성복통 등을 가라앉혀 주는 것이다. 여기에는 백작약 뿌리와 감초 뿌리를 각 4g씩 배합하여 달인 것을 하루 세 번에 나누어 복용하면 더 효과가 있다고 한다.

원기 부족 이 뿌리 약재는 보혈 강장약으로도 쓰이는데 혈액이 부족하여 생기는 원기쇠약(혈허)·저절로 식은땀(도한)이 흐르는 증세·일반적인 허약으로 생기는 현기증·지나친 피로·잘 먹지 못해 생기는 원기 부족·노쇠하여 일어나는 신체 허약증 등을 정상으로 회복시키는 약효를 나타낸다. 그 밖에 월경 불순·자궁 출혈·월경이 멈추지 않는 증세·대하증 등의 골치 아픈 부인과 질환을 고치는 데 약용한다. 전초는 헛배 부른 데와 설사에도 쓰인다고 한다. 일반적인 복용량은 하루에 6~12g 정도이다.

민간에서는 개가 설사할 때 달여 먹이면 낫는다고 해서 개의 보약 또는 개의 인삼(개삼)이라고 한다. 뿌리 달임물은 밥맛을 돋우며, 위

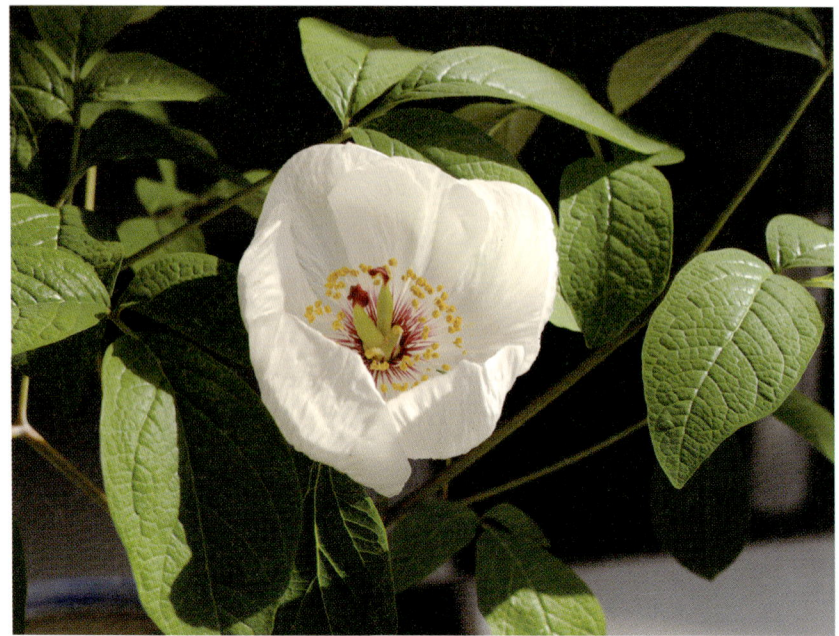

백작약

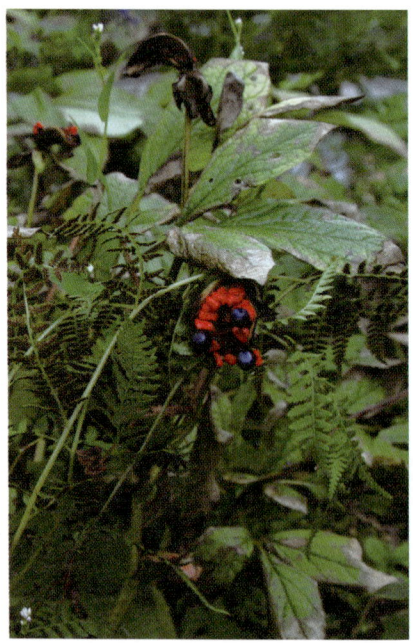

백작약

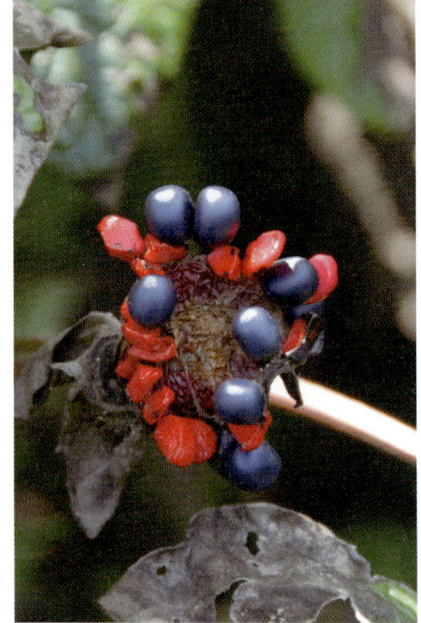

백작약 열매

와 간에서 생기는 질병·지랄병·천식에 쓰여 왔다고 전해진다.

🍊 식용 방법

봄에 어린 잎을 따 모아서 나물로 무쳐 먹는다. 쓰고 신맛이 있으므로 데쳐서 우려낸 뒤 먹는데, 약간 쓰고 신맛이 어우러진 것은 그런 대로의 야취를 맛볼 수 있으므로 너무 우려내지 않는 게 좋을 것 같다. 실제로 드물게 나는 풀이므로 이것만 가지고 나물로 하기는 어려우므로 다른 풀과 섞어서 먹는다. 그리고 뿌리를 잘게 토막 내어 3~4배량의 소주에 담가 2개월 이상 숙성시킨 뒤 날마다 빈속에 조금씩 마신다. 술맛이 독특해 호감을 갖게 되며, 위에서 지적한 병의 증세를 완화시키는 약술이기도 하다.

🪴 식물 특징

길고 살진 뿌리를 가지고 있는 여러해살이풀로서 줄기는 곧게 서고 60cm 안팎의 높이로 자란다. 잎은 서로 어긋나게 자리하는데, 두 번에 걸쳐 세 장의 잎조각이 한 자리에 합치거나 또는 단 한 번 합치기도 한다. 잎조각은 타원꼴이고 끝이 뾰족하며 가장자리에는 톱니가 없다.

줄기 끝에 한 송이의 꽃이 피어나는데 5~7장 정도의 꽃잎을 가지고 있다. 꽃은 활짝 피지 못하고 반 정도 벌어진 상태에 머무는데 그 지름은 4~5cm이다. 꽃 피는 시기는 5~6월이다.

꽃의 빛깔은 흰빛이며 붉게 피는 것도 있다. 이것이 참된 산작약이다.

전국에 분포하며 깊은 산속의 수림 밑에서 드물게 난다.

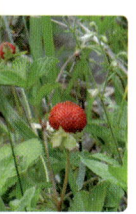

뱀딸기

푸른 잎을 즙으로 내어 마시면 만성 질환에 효험을 보았다는 사례가 많다. 위암 · 자궁경부암 · 코암 · 인두암 · 폐암에 효험. 암 치료에는 좀 많은 양의 즙을 먹는다.

효능 해설

일본에서는 어린 잎이나 성숙한 잎을 녹즙으로 내어 마시면 각종 만성 질환을 고친다고 한다. 북한 한의학 서적에 의하면 위암 · 자궁경부암 · 코암 · 인두암 · 폐암에 효험이 있다고 한다. 그 밖에 목 안이 아픈 데, 디프테리아 · 창양 · 화상 · 기침 · 감기 · 백일해 등에도 쓰인다고 한다. 민간에서는 붉은 열매를 가슴과 배가 아프고 열이 심할 때 해열제로도 쓰곤 했다지만 그 효과의 진위는 알 수 없다. 하루 10~30g, 날것은 30~60g을 약용한다.

뱀딸기의 전초를 여름부터 가을 사이에 베어서 물에 깨끗이 씻어서 햇볕에 바싹 말린다. 이것을 한 움큼씩 달여 하루 두세 차례 달여 복용하기도 하고, 물 분량의 10% 정도 재료를 넣어 60℃의 불길로 뭉근하게 달여 음료수처럼 마시노라면 이윽고 약효가 나타나기 시작한다. 곤충에 물린 상처나 종기, 습진에는 생잎을 짓찧어 붙인다.

식용 방법

초여름에 들판 우거진 수풀 속에서 구슬 모양으로 붉게 익은 열매를 자주 만난다. 부드러운 질감에 은은한 단맛이 난다. 열매에 독성분이 함유되어 있다는 설이 있으나 잘못된 이야기이다.

어린 잎은 데쳐 나물로 무쳐 먹거나 생것을 튀겨 먹곤 한다. 별다른 맛을 갖고 있지 않아 양념에 따라 맛이 좋고 나쁨이 판가름된다.

번식력이 뛰어나 키우기가 쉬워 화분에 심으면 그 붉은 열매가 조

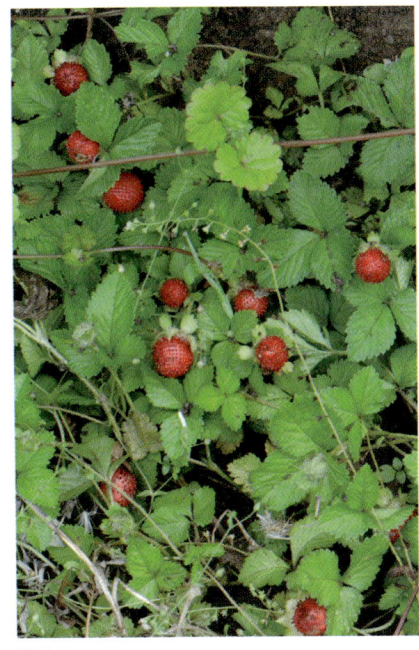 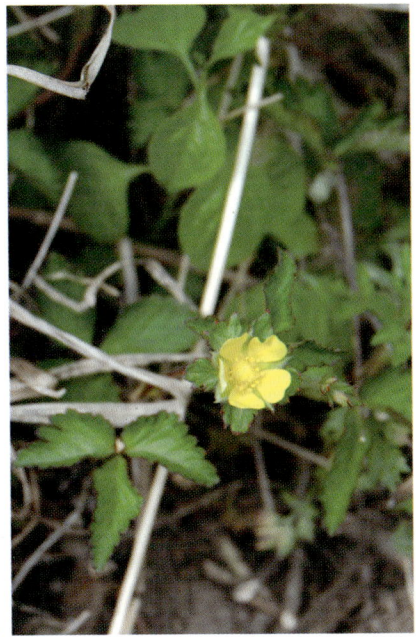

뱀딸기   뱀딸기 꽃

롱조롱 매달리는 모습이 그지없이 아름답다.

🌱 식물 특징

여러해살이풀로서 온몸에 잔털이 나 있고 줄기는 땅 표면을 길게 뻗어 나가면서 마디마디에서 어린 싹을 틔운다.

세 조각으로 구성된 잎이 마디마다 서로 어긋나게 난다. 잎조각은 계란꼴에 가까운 타원꼴로서 양끝이 둥그스름하고 가장자리는 거친 톱니 모양이다. 잎겨드랑이에는 피침꼴의 작은 받침잎이 자리한다.

4~6월경에 잎겨드랑이에서 꽃자루가 길게 자라나 노란 꽃이 한두 송이 핀다. 꽃잎은 다섯 장이며 지름은 1.5cm 내외이다. 꽃이 진 뒤에 지름 1.5cm 정도의 빨간 열매가 계속 맺힌다.

전국 각지에 분포하며 들판의 밝은 수풀에서 많이 자란다.

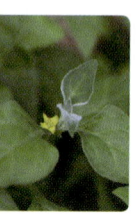

번행초

위암·식도암·자궁암의 치료 보조약이며, 화농균 침입·만성 위장병을 막는다. 재배하면 농가 소득을 올릴 것이다.

📔 효능 해설

번행초는 과거부터 재배 번식하여 약용과 푸성귀감으로 삼아 왔다. 여름부터 가을 사이에 아무때든 꽃이 있을 때에 잎과 줄기를 채취하여 말린다. 맑은 날이 계속되는 오전 중에 채취해야 짙고 다양한 성분을 함유하게 된다.

번행초는 위암·자궁암·식도암의 치료 보조약으로 쓰이며, 달여서 또는 생잎을 다량으로 오랫동안 섭취해야 한다. 위염 치료를 위해서도 다량 섭취가 필요하며 빈속에 복용한다.

피부의 땀구멍이나 기름구멍으로 화농균이 침입해 생기는 부스럼과 종기, 가려움증에 생잎을 짓찧어 붙이면 효과가 있다. 소화약으로서, 만성 위장병·위궤양·심장병·자궁 질환에 달임약으로 하여 장기 복용하면 서서히 치료된다. 1회 복용량은 10~20g이다.

1772년 영국의 한 탐험가는 뉴질랜드를 답사하다가 해변의 모래땅에서 이 번행초를 발견하고 신기하다 싶어 영국의 식물원으로 보냈다. 콩처럼 생긴 열매씨도 함께 보냈는데, 이것을 재배하기 시작했던 것이다. 열매가 잘 익으면 바닷물에 떠서 멀리 흘러가다가 바다 모래밭에 묻혀서 번식되는데, 태평양 각지에 퍼져 자란다.

해독 작용의 변화 번행초도 해독 작용을 갖고 있다. 모든 산야초는 모두 재배 채소보다 월등한 해독력을 품고 있지만 선택적으로 어떤 분야에 해독 작용을 특히 발휘하곤 한다. 해충과 병균이 일으키는 독기를 특별히 풀어 주는가 하면, 옴·종기·부스럼 등에서 생기는 독

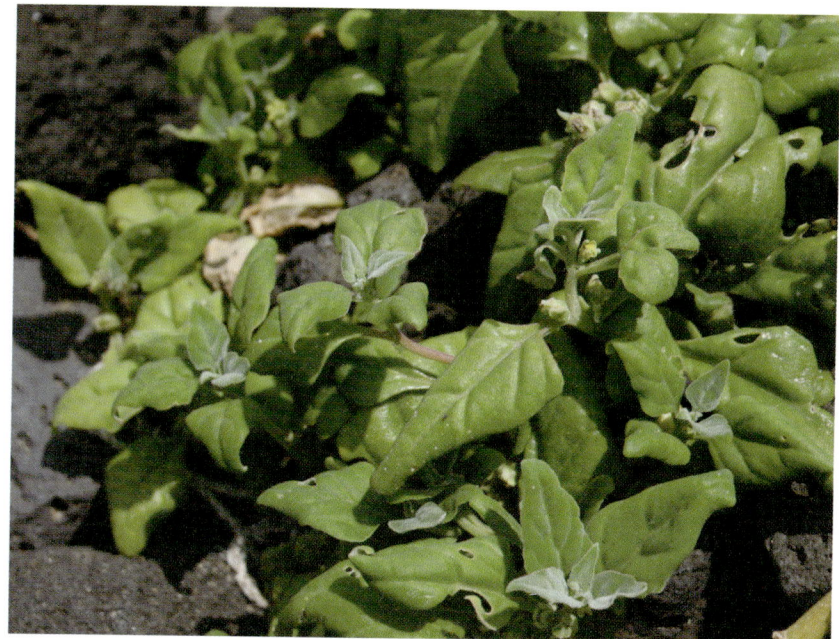
번행초

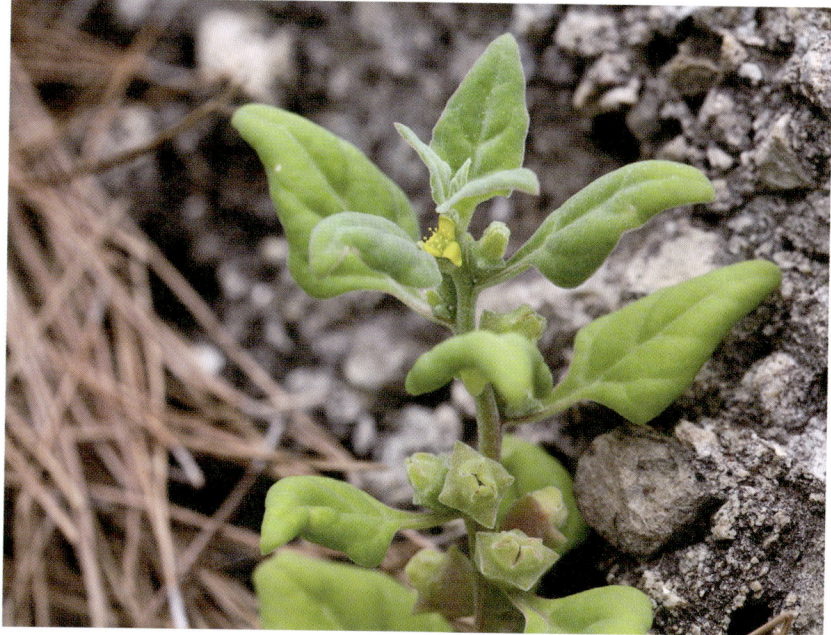
번행초

성을 강하게 제압하여 독을 풀어 주고, 의약품이 발생시키는 유독한 물질만을 소멸시키는 해독 작용을 하기도 한다. 이러한 점에서 번행초는 어떤 분야에 특별히 해독 작용을 발휘하는지는 알 수가 없다.

🍲 식용 방법

봄에 나오는 어린 싹을 뿌리와 함께 캐어서 나물 무침이나 또는 국 거리로 삼는다. 번행초 잎은 유순하고 항시 부드러워 먹기가 좋으므로 생식이나 녹즙을 내어 식용한다. 흰 즙으로 인하여 약간의 쓴맛이 나므로 데쳐 우려낸 뒤 간을 하거나 국에 넣는다. 그리고 뿌리만 따로 갈라내 조리해 먹기도 한다.

🌱 식물 특징

해변의 모래밭에 나는 여러해살이풀로서 온몸에 작은 점이 치밀하게 나 있다.

줄기는 땅에 엎드렸다가 점차 일어서며 50cm 정도의 높이로 자라나 약간의 가지를 친다. 두껍게 살진 잎은 서로 어긋나게 자리하고 있으며 계란꼴에 가까운 마름모꼴이고 끝이 뾰족하다. 잎 가장자리에는 톱니가 없고 밋밋하다.

꽃은 꽃대도 없이 잎 겨드랑이에 한두 송이가 달라붙어서 핀다. 꽃잎이 없고 다섯 갈래로 갈라진 꽃받침이 꽃잎처럼 보인다. 봄부터 가을까지 피는 꽃은 노란빛이고 지름은 6㎜ 안팎이다.

제주도와 다도해의 여러 섬에 분포하며 해변의 모래땅이나 바위틈에 난다.

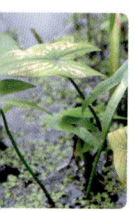

벗풀

잎의 즙은 해산을 쉽고 빠르게 한다는 민간약. 당뇨병·고혈압·동맥경화 치료에 약용한다.

🔖 효능 해설

봄과 가을에 덩이뿌리를 캐어 물에 씻은 뒤 햇볕에 말린다. 여름에 잎을 따서 약재로 삼기도 한다.

덩이뿌리에는 혈압을 낮추고 혈당량을 떨어뜨리며 콜레스테롤을 줄이는 작용이 있어 고혈압과 당뇨병 치료에 약용하며 혈액이 잘 돌도록 도와준다. 또한 임신부의 부종이나 뱃속에 물이 고이는 증세(복수)에 효과가 있다. 동맥경화·방광염·요도염·설사·미친 개에 물렸을 때·젖이 지나치게 많이 나올 경우에 덩이뿌리를 달여 마신다. 하루에 6~12g을 약용한다. 간을 이롭게 하는 성질이 있으므로 만성 간염에 효과적이다.

종기·상처 등의 피부 질환에 잎과 뿌리를 함께 짓찧어 붙인다. 또 뱀에 물렸을 때나 독충에 쏘였을 때에 그 짓찧은 것을 붙이면 한동안 효과를 보는데, 이것은 해독의 약성 때문이다. 독기를 풀어 주는(해독) 약성은 몸속에 퍼지면 몸에 이롭지 못한 잡것들을 소멸시킨다. 그러므로 해독 작용이 강한 식물일수록 몸에 썩 좋은 것이다.

민간에서는 생잎으로 즙을 내 마시면 해산을 쉽고 빠르게 한다고 해서 해산약으로 쓰여 왔다.

🌱 식물 특징

물에 나는 여러해살이풀로서 땅속 줄기의 끝에 작은 덩이줄기가 생겨나 증식되어 나간다.

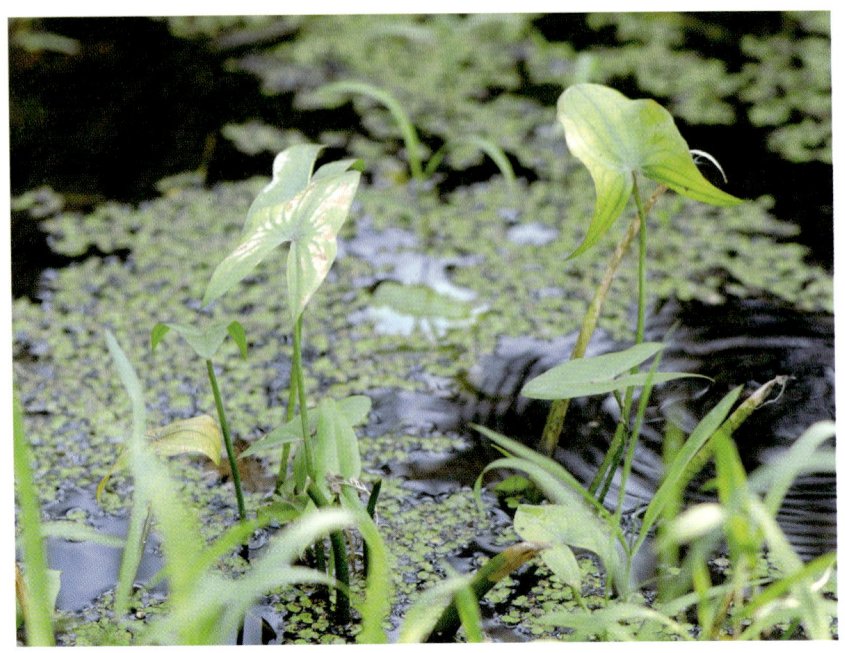
벗풀

잎은 뿌리에서만 자라나오며 긴 잎자루가 곧게 선다. 잎의 생김새는 화살촉과 비슷한 모양으로 매우 길쭉하고 끝이 뾰족하다. 잎 가장자리는 톱니가 없고 밋밋하며 잎 뒷면에는 잎맥이 부풀어올라 있다.

잎 사이에서 20~80cm 길이의 꽃줄기가 자라 올라와 윗부분에 층층의 꽃을 둥글게 피운다. 암꽃은 꽃줄기의 아래쪽에 피고 수꽃은 윗부분에 핀다. 모두 세 장의 꽃잎을 가지고 있으며 지름은 1cm가 채 안된다. 꽃의 빛깔은 흰빛이며, 8~9월에 핀다.

꽃이 지고 난 뒤에 양쪽에 넓은 날개가 달린 열매를 맺는다.

쇠기나물과 흡사한 외모를 가지고 있으나 잎이 약간 작으며 쇠기나물과 달리 식용하지 않는다.

일본이 원산지인 풀인데 꽃이 아름다워 관상용으로 가꾸던 것이 사람 손을 벗어나 연못이나 도랑가 등에서 야생화한 것을 볼 수 있다.

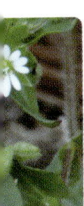

별꽃

산후 어혈로 인한 복통을 다스리고, 피멍과 어혈을 풀어 준다.

효능 해설

꽃이 필 때 잎과 줄기를 채취하여 말린다. 민간에서는 맹장염 치료의 명약으로 알려져 있으며, 실제로 고친 예가 있는데, 이 경우는 급성맹장염이 아닌 경우일 것이다. 다른 나라의 민간에서는 염증·가래기침·기관지염·감기·심장병·간염·어린이의 경련·치통·류머티즘·통풍·종양·위장병·변비·대장염·타박상 등 만병통치약으로 여길 정도로 여러 가지 질병 치료에 널리 쓰여 왔다고 한다.

별꽃은 혈액 순환을 돕는 가운데 피가 한군데 뭉쳐 있는 어혈 증세를 약화시키고 멍든 피를 풀어 주며, 해산 후의 어혈로 인한 복통을 낫게 한다. 하루 30~60g을 세 번에 나누어 복용한다.

입 안의 청소 별꽃의 잎과 줄기를 짓찧어 소금을 섞어 치약처럼 쓰면 입 안의 화농증·치통·잇몸의 출혈을 방지한다고 한다.

고질적인 종기, 심한 부스럼과 두드러기, 타박상에 생즙을 내어 바른다. 잎 줄기를 태우거나 볶아서 식초나 참기름에 개어 환부에 붙이면 치료가 쉬워진다. 짙게 달여서 장복하면 젖이 잘 나오게 되며, 위장을 편안하게 한다. 또한 심장병·구토·산전 산후의 불편을 해소하여 산부에게 도움이 된다. 짙게 달여 많이 복용해도 괜찮다.

식용 방법

봄에 어린 잎을 나물로 먹는데 맛이 담백하여 굳이 우려낼 필요가 없다. 잎이 작으므로 상추에 얹어 쌈으로 먹거나 된장국·찌개거리로

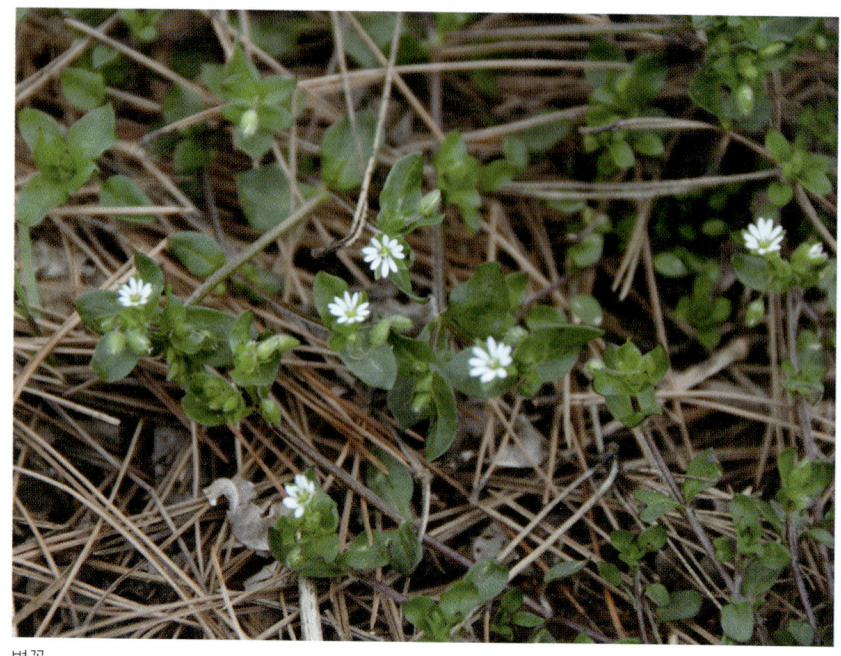
별꽃

이용한다. 여름에도 성숙한 잎을 생식하거나 녹즙으로 먹는다.

🌱 식물 특징

두해살이풀로, 한 자리에서 여러 대의 줄기가 서는데 밑동은 옆으로 누워 있으면서 비스듬하게 자라 30cm 정도에 이른다. 줄기에는 털이 난 하나의 가느다란 줄이 있다.

마디마다 넓은 계란꼴의 잎이 잎이 마주나는데, 잎자루는 없고 끝이 뾰족하며 가장자리는 밋밋하다.

가지 끝과 잎겨드랑이에서 자라난 꽃대 위에 꽃이 여러 송이 느슨하게 모여 핀다. 꽃잎은 두 갈래로 깊게 갈라진 다섯 장이며, 지름은 7mm 안팎이고 빛깔은 희다. 5~6월에 꽃이 핀다.

전국 각지에 분포하며 인가와 가까운 풀밭이나 길가에 난다.

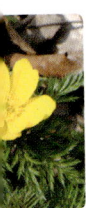

복수초

혈액 순환이 좋아져 심장 혈류의 장애를 막는다. 독성 식물이므로 소량씩 섭취한다.

효능 해설

봄에 꽃이 피어나고 열매 맺을 즈음에 뿌리를 포함한 잎줄기를 한꺼번에 뽑아서 물로 깨끗이 씻은 뒤 그늘에서 말린다.

동물 시험에서 복수초 달인 물을 먹인 결과 심장의 율동을 느리게 하면서 수축 작용을 힘차게 하고 박동량을 늘리는 것을 관찰하였다.

심장병 사람도 이 달인 물을 약용하면 동물 시험에서와 마찬가지로 강심 작용에 의해 심장 수축이 세게 이루어지며 율동을 느리게 하고 심장 박출량이 많아진다. 그리고 피의 순환을 부드럽고 좋게 하여 심장기능의 부전, 심장신경증, 가슴 두근거리고 숨가쁜 증세가 치료되는 효험이 있다.

또 정신 쇠약증 · 급성 녹내장 · 몸이 퉁퉁 붓는 증세에도 약효를 나타내며 심장 마비를 예방한다. 일본에서는 설사를 하게 하는 약으로도 쓰인다고 한다.

독성 식물이며 뿌리에 특히 강한 독성이 있다. 따라서 달임약으로 복용하고자 할 경우 아주 소량을 달여서 약용하는데, 1회 복용량을 0.6~1g 이내로 잡아야 안전하다.

식물 특징

여러해살이풀로서 많은 뿌리를 가지고 있으며 줄기는 곧게 자라 25cm 정도의 높이로 자란다.

잎은 줄기 위에서 서로 어긋나게 자리하는데 두 번 반복해서 깃털

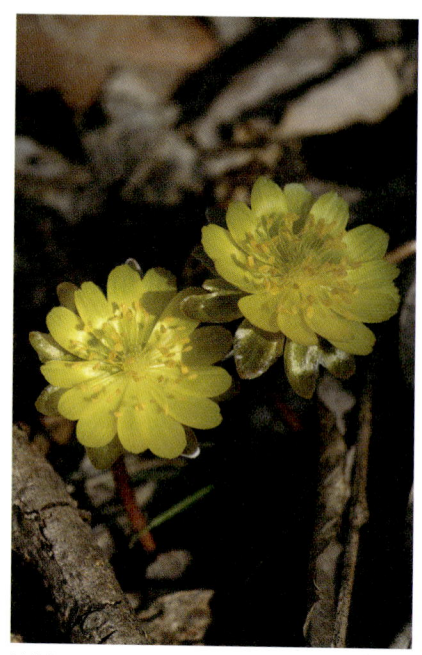 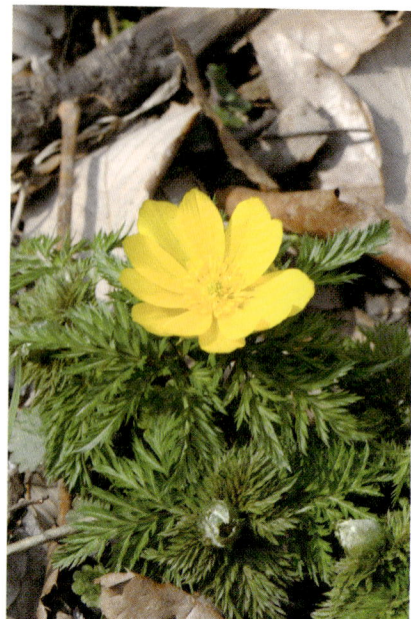

복수초 ⓒ 자연과식물 개복수초

모양으로 깊게 갈라진다. 그 갈라진 조각은 줄꼴에 가까운 피침꼴이고 끝이 뾰족하다.

  꽃은 줄기와 가지 끝에 한 송이씩 핀다. 길쭉한 타원꼴의 꽃잎을 많이 가지고 있으며 꽃잎의 끝은 톱니 모양으로 갈라져 있다. 꽃잎의 표면은 황금빛을 띠고 있으며 뒷면은 푸르다. 4~5월에 꽃이 피며, 크기는 지름이 3~4cm 정도이다. 꽃이 지고 난 뒤에는 작은 씨가 둥글게 뭉치는데 약간의 잔털이 산재해 있다. 초봄의 노란꽃이 아름다워 배양한다.

  전국 각지에 분포하며 산의 나무 그늘 등 음습한 자리에 난다.

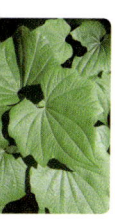

부채마

방사선 피해에 대한 치료 효과가 있다. 동맥경화 · 심장 질환 · 뇌혈관 질환에 약용한다.

🔖 효능 해설

가을에 뿌리줄기를 캐어 물에 씻어 잔뿌리를 다듬고 겉껍질을 벗겨 햇볕에 말린다. 약리 실험에서 부채마의 뿌리줄기는 핏속의 콜레스테롤을 줄이고 혈압을 낮추며 관상혈관의 혈액 순환을 좋게 하는 작용을 갖고 있음이 밝혀졌다. 일반적으로 뿌리줄기에는 풍습을 없애고 몸 전체에 혈액이 원활하게 잘 돌도록 하며 경락을 통하게 하는 작용이 있음이 알려져 왔다.

방사선 피해 뿌리줄기의 추출액은 뼈마디의 운동 장애를 풀어 주고 위의 운동 기능을 높이며 방사선에 대한 저항성을 강하게 해 준다. 방사선 피해에 대한 치료 효과는 대사 과정과 배설 기능을 높여 주기 때문인 것으로 여겨지고 있다.

달임약은 뇌혈관경화증 · 일반적인 동맥경화증 · 심장경화증의 예방과 치료에 유효하며, 장기적으로 복용해야 한다. 기타 갑상선 질환과 요통에도 쓰이며, 만성 기관지염과 이에 따라 생기는 숨이 찬 증세, 가래와 기침에도 약용한다.

알코올 추출액은 물 추출액보다 독성이 약 2배 가량 센 편이지만 일반적으로 독성은 매우 약하다. 하루에 9~15g 정도 약용하며 건조되지 않은 신선한 것은 하루 30~60g 정도 달임약으로 쓴다.

모든 식물들은 살충 · 살균력이 있는데, 살균 · 살충력이 강한 것일수록 피부 질병에 효과가 크게 나타난다. 뿌리줄기의 날것과 생잎을 함께 짓찧어서 악성 종기, 타박상으로 멍든 데, 부스럼 등에 붙인다.

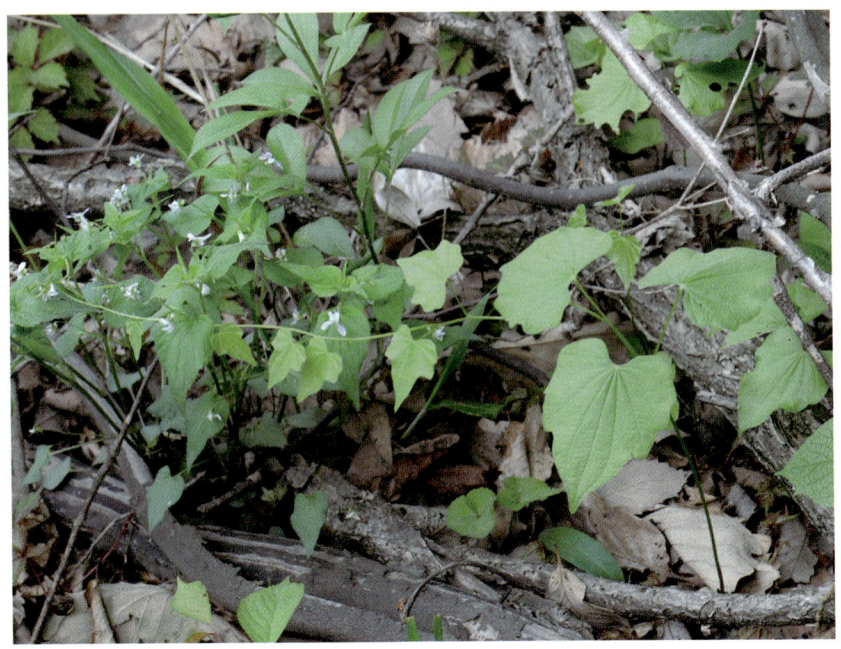

부채마

🌱 식물 특징

여러해살이 덩굴풀로서 원기둥꼴의 살진 뿌리줄기를 가지고 있다. 줄기는 가늘고 길며 다른 물체로 감아 올라간다.

잎은 서로 어긋나게 자리하는데 넓은 계란꼴로서 가장자리가 5~11개로 얕게 갈라져 있고 밑동은 심장꼴이다. 잎 뒷면에는 잎맥이 두드러져 보이며 줄기와 함께 잔털이 나 있다.

꽃은 이삭 모양의 꽃차례를 형성하는데 수꽃이 뭉친 꽃차례는 두세 갈래로 갈라지면서 꼿꼿이 서는 데 반해 암꽃의 꽃차례는 갈라지지 않고 아래로 처진다. 꽃차례는 모두 잎겨드랑에서 자라나며 꽃은 종꼴로서 여섯 장의 꽃잎으로 이루어진다. 꽃의 지름은 4mm 안팎이고 초록빛이다. 6~7월 중에 꽃이 핀다.

전국에 분포하며 산지의 덤불 속에 난다.

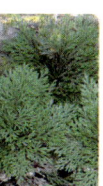

부처손

폐암·코암의 항암 및 지혈 작용이 강하다. 몸이 나른해진 노인들의 힘을 돋운다.

효능 해설

봄가을에 뿌리째 한꺼번에 뽑아서는 뿌리만 잘라내고 전초를 물에 씻어 불순물을 제거한 뒤 햇볕에 말려 약재로 쓴다.

우선 항암제로서 코암·폐암을 치료하는 데 보조적으로 쓴다. 심한 월경으로 출혈이 많을 때, 산후 자궁 출혈, 장 출혈, 토혈, 내출혈, 코피, 피똥, 피오줌, 월경 불순, 칼에 베인 상처에 피를 멈추게 하는 지혈 작용이 있다. 이 경우 전초를 태운 물에 꿀을 타서 계속 복용한다. 검게 볶아서 쓰기도 한다. 달임약으로는 2~9g을 쓴다.

영양요법 폐렴·기관지염·타박상·복통·월경 불순·기관지염·어혈·빈혈·탈홍·치질·뇌막염 등 별의별 병에 두루 쓰이는 것으로 기록상 전해지고 있다. 이것은 아마도 풍부한 영양 물질과 미지의 특수성분이 작용하는 탓이 아닌가 싶다.

수많은 미지의 성분 학자들은 식물들이 600여 종의 미확인 물질을 함유하고 있다고 추정한다. 토마토의 경우 집중적인 연구 끝에 150종의 화합물을 확인했는데, 미국의 코넬 대학 생화학연구팀은 1만 종에 가까운 화합물이 들어 있으리라 추측하고 있다. 그렇다면 자연의 풍상을 견디며 살아가는 산야초에는 얼마나 많은 화합물이 있겠는가. 그러므로 옛 경험의학의 본초학에는 우습기 짝이 없을 정도로 수다한 질병, 또 가지가지로 효험을 발휘한다는 기록이 많은 것이다.

부처손의 잎과 줄기를 달여 마시면 노인의 나른해진 몸에 원기를 불어넣으며, 장복하면 장수한다는 민간요법이 전해지고 있다. 술에

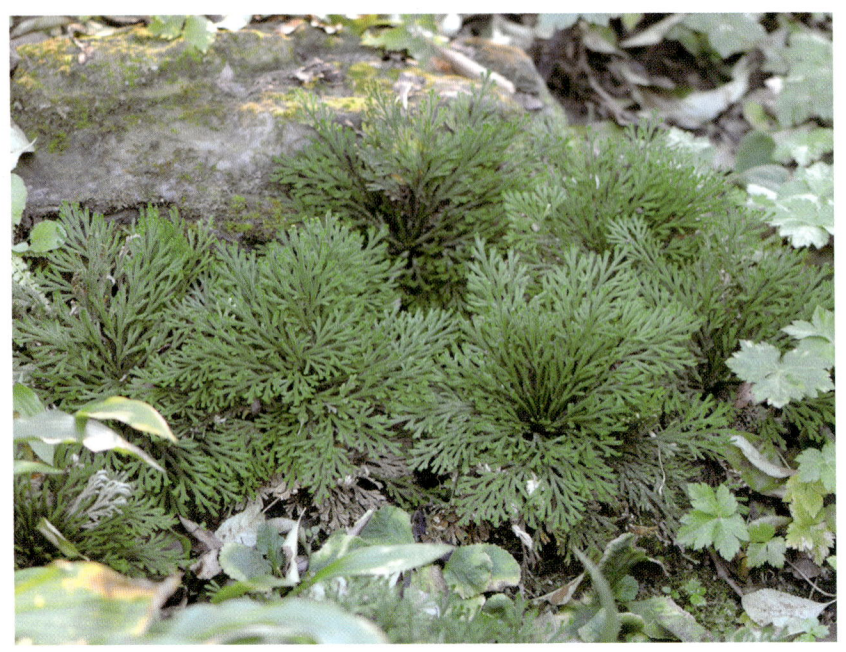
부처손

담가 숙성시켜 조금씩 마셔도 역시 그러한 효과가 있지 않을까 싶다.

🌱 식물 특징

상록성의 여러해살이풀로, 뿌리줄기는 매우 짧고 딱딱하며 잔뿌리가 많다.

줄기는 밑동에서 갈라져 10cm 길이로 자라면서 수많은 가지를 친다. 가지는 평면으로 펼쳐지고 비늘 모양의 작은 잎이 기와를 덮듯이 가지를 감싼다. 가지의 표면은 푸른빛, 뒷면은 흰빛이 감도는 푸른빛이다. 잎의 길이는 2cm 안팎이다. 홀씨주머니가 가지 끝에 생겨나는데 모가 난 기둥꼴로서 큰 홀씨주머니와 작은 홀씨주머니가 있다.

가뭄이 들어 심하게 마르면 안쪽으로 감겨들고, 수분을 얻으면 다시 활짝 펼쳐지는 습성이 있다. 전국 산지의 바위벽에 붙어 산다.

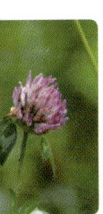

붉은토끼풀

주로 동맥경화증을 가볍게 하는 효험이 있다. 잎을 생식하거나 녹즙으로 먹으면 건강을 증진시킨다.

효능 해설

여름에 꽃이삭을 베어다가 밝은 그늘에서 말려 약재로 쓴다. 꽃이삭의 알코올 추출액은 동맥경화증을 가볍게 하는 좋은 효과를 나타낸다. 일본에서는 피부병과 허약한 체질 개선에 널리 쓰이고 있다.

꽃이삭 달임약은 경련과 기침을 멈추게 하고 진통 작용이 있다. 감기·학질·눈병의 염증·목 안이 아픈 염증·여러 가지 출혈·악성 종양 치료에 약용한다. 건위약·가래약·염증약으로 많이 쓴다. 눈 염증엔 달임물로 씻어 내고, 목 안 염증엔 달임물을 입에 담고 콜락콜락 소리를 내면서 거품을 일으키면 저절로 씻어진다.

전초를 방부약으로 쓰며, 피부병과 화상을 입으면 잎을 짓찧어 붙인다. 찜질을 할 때는 잎줄기를 사용한다.

민간에서는 기침과 신장염, 동맥경화증에 써 왔다.

식용 방법

산뜻하면서도 감칠맛이 있어서 먹을 만하다. 봄부터 초여름까지 어린 잎을 뜯어서 나물로 무쳐 먹거나 기름에 볶아 먹는다. 약간 데쳐서 헹구어 낸 것을 초간장이나 겨자를 푼 간장에 찍어 먹어도 맛이 좋다. 너무 오래 데치면 뭉그러져서 좋지 않으며, 담백한 양념으로 무쳐야 한다. 꽃이삭은 튀김을 해서 먹는다. 한여름에는 잎이 질겨져서 식용하기에 적합하지 않으므로 초여름까지 잎을 생식하며 녹즙으로 먹으면 건강을 도모한다.

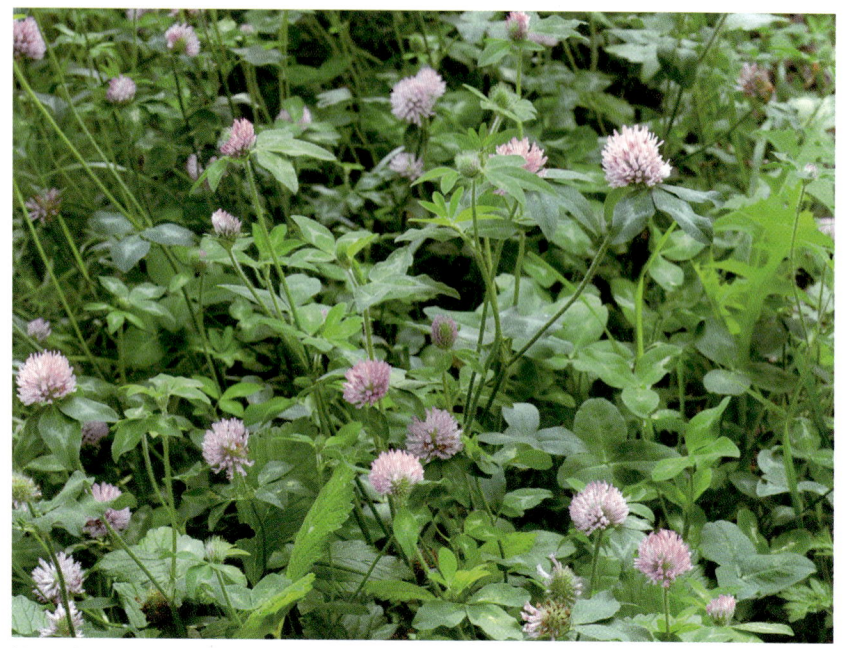
붉은토끼풀

🌱 식물 특징

목초용으로 유럽에서부터 도입된 여러해살이풀이다. 줄기는 땅에 붙어 가지를 치면서 뻗어 나간다.

마디마다 긴 잎자루를 가진 잎이 자라는데 토끼풀처럼 하나의 잎은 세 개의 계란꼴의 잎조각으로 이루어진다. 잎조각의 길이는 2~3cm이고 가장자리에는 아주 작은 톱니가 규칙적으로 배열되어 있다.

토끼풀은 전혀 털이 없는데 붉은토끼풀은 잎과 잎줄기에 약간의 털을 가진다.

잎겨드랑이에서 자라난 꽃대 끝에 많은 나비꼴의 분홍빛 꽃이 둥글게 뭉쳐 핀다. 뭉친 꽃의 지름은 5cm 안팎이다. 6~7월에 꽃핀다.

과거에 사료용 또는 녹비용으로 가꾸던 것이 도처에 야생하고 있다.

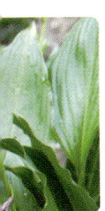

비비추

어디서나 발견되는 비비추 종류들. 초여름까지 쌈 싸 먹는 흥취가 있다.

효능 해설

옛날부터 비비추의 잎을 즙을 내어 환부에 바르곤 했다. 민간에서는 이 즙을 젖앓이·중이염·피부 궤양·상처 치료에 써 왔다. 산옥잠화의 뿌리줄기를 달여서 위통·치통·인후통·혈변 등에 복용했다. 이렇게 약용으로 쓰이기도 했지만 치료제로서보다는 식용을 위주로 삼아 왔다.

식용 방법

시골에서는 이 비비추 종류를 재배하여 식용하는 일이 흔히 있지만, 기록상으로는 그 식용의 가치와 약용에 대해서 부각되어 있지 않다.

주로 봄철에 돋아나오는 잎을 나물감으로 삼으며, 넓은 잎은 쌈을 싸 먹기에 적합하다. 생잎은 다소 미끈거리는 기운이 있긴 하지만 아삭아삭 씹히는 구수한 맛은 구미를 돋우며 양념고추장에 찍어 먹으면 썩 좋다. 봄이 지나 잎이 성숙해진 초여름부터는 질긴 기운이 있어서 구미가 내키지 않으나 새로이 돋아나오는 어린 잎은 먹을 만하다.

이 어린 잎은 많이 먹어도 해로움이 없다. 참비비추·산옥잠화·주걱비비추·흰비비추 등 그 종류를 가릴 필요 없이 씹어 봐서 꽤 먹을 만하다 싶으면 식용하면 된다. 단, 성숙해서 질긴 것은 독성이 약간 있으므로 식용하지 말아야 한다. 여름에 주로 꽃을 피우는데 종류마

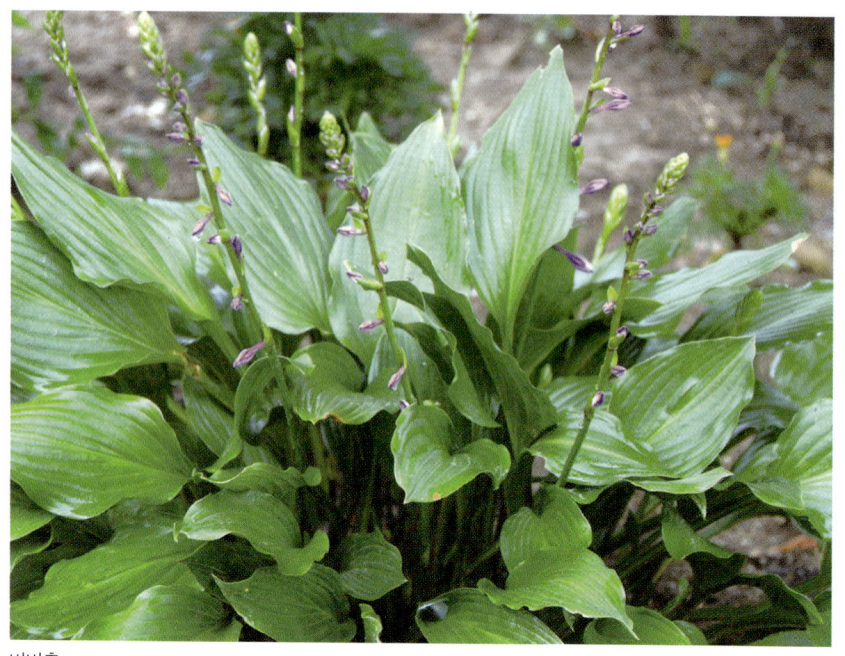
비비추

다 보랏빛 기운이 있는 백색, 자주색 등 갖가지 변화 있는 색깔을 띠고 있으며, 꽃은 튀김으로 만들어 먹는다.

 식용의 효용에 대해서는 별로 알려진 것이 없으며, 어린 잎은 먹을 만하고 해롭지 않아서 가끔씩 별미로 식단에 놓여지곤 했다. 필자의 경험으로는 재배 채소처럼 부드럽지는 않지만 특이한 향미가 있으므로 재배할 만하다고 여겨진다. 씨앗 번식은 어렵고 포기 나누기를 해야 빠르게 증식되는데, 그냥 내버려둬도 포기가 무럭무럭 번진다.

 비록 영양 성분에 대한 분석은 이루어지지 않았다 해도 자연 상태의 야생 식물체가 인체에 퍽 긴요하다는 점에서 재배 채소를 능가하는 영양, 효능 효험이 있으리라 본다.

 그런데 이 비비추 종류는 거의 관상용으로 가꾸어지는 것으로 아는 사람들이 대부분이다. 식용 식물이라고 해도 정작 식탁에 올리려는 용기를 내지 못하는 경우가 꽤 있다.

가끔 경동시장에 나가 보면 어쩌다가 이 비비추의 어린 잎을 한 바구니 뜯어다가 파는 것을 볼 수 있는데 반갑기 짝이 없다. 맛있는 식물이다. 잎이 성숙한 것은 햇볕에 말려 짙은 성분을 약화시킨 뒤 삶아서 일상 음료로 삼아도 괜찮다.

🌱 식물 특징

여러해살이풀로서 이 비비추와 같은 종이 우리나라에 대여섯 종이 자생하고 있으며, 흰 줄무늬가 곁들여진 관상용 등 외국에서 도입되어 번식하는 것도 몇 종류 있다.

이 비비추 종류의 잎 모양새는 다 비슷해서 잎만 봐도 비비추라는 것을 대부분 짐작할 수 있다.

산지의 냇가에서 잘 자라며, 잎이 모두 뿌리에서 돋아나와 비스듬히 퍼진다. 잎은 심장꼴·타원꼴로서 큰 주걱 형상을 이루고 있으며 끝이 뾰족하다. 잎의 길이는 12~15cm 정도이며 약간 우글쭈글해 보이는데, 잎이 훤칠하게 큰 것도 있다.

7~8월에 꽃이 피고 꽃줄기는 30cm 내외로 자라며 때로는 50cm까지도 치솟는 경우가 있다. 꽃은 자줏빛이 도는 백색이며, 자줏빛만 짙게 물들여지는 개체도 혹 나타난다. 백색꽃이 피는 흰비비추도 있는데, 드문 편이다. 산옥잠화와 넓은잎옥잠화가 특히 먹을 만하다.

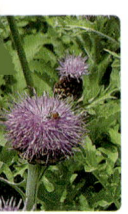

뻐꾹채

낮에 약용하면 활동력을 높이는 흥분성, 밤에 복용하면 신경을 억제하여 피로 회복. 마비와 경련, 근육과 뼈의 통증을 멈춘다.

효능 해설

이른봄과 가을에 뿌리를 캐어 물로 씻은 뒤 햇볕에 말린다.

약리 실험에서 뿌리 달임약에 중추신경의 흥분과 억제 작용이 있음이 밝혀졌다. 동물 시험에서는 동물의 활동 능력을 높이고 피로를 빠르게 회복시켜 주었으며, 심장의 수축을 강화하고 혈압을 높여 주는 약성이 있으며, 또 혈액의 흐름을 빠르게 하는 작용이 있다는 것을 알아냈다.

빠른 피로 회복 뿌리 달임약은 신경 계통의 기능 장애를 해소시키고 정신적·육체적인 피로를 빨리 회복시켜 주는 장점을 가지고 있다.

낮에 이 달임약을 복용한 뒤 10~20분, 또는 1시간 가까이 지나면 중추 신경계가 흥분되어 활발히 움직이게 되는데, 이 작용이 오랜 시간 지속된다고 한다. 저녁이나 밤에 복용하면 중추 신경계에 억제가 생기고 이에 따라 깊이 단잠을 자게 된다. 이것은 낮에 많은 일을 고되게 치른 결과에서 오는 보호성 억제이다. 이러한 흥분과 억제는 건강 생활에 매우 유익한 요인이 되는 것이다.

생약의 절묘 여기서 흥미를 끄는 것은 낮에 복용할 때와 밤에 복용할 때의 약효가 달리 나타난다는 점이다. 흥분은 일을 활발하게 진행시키고, 억제는 낮의 피로를 풀어 주는 역할이다. 여기서 우리는 생약의 효능 효험의 절묘함에 감탄을 하게 된다.

이 뿌리는 방광과 직장의 출혈을 멈추게 하고, 젖을 잘 나오게 하며, 류머티즘성 관절염, 풍습으로 인한 마비와 경련, 근육과 뼈의 통

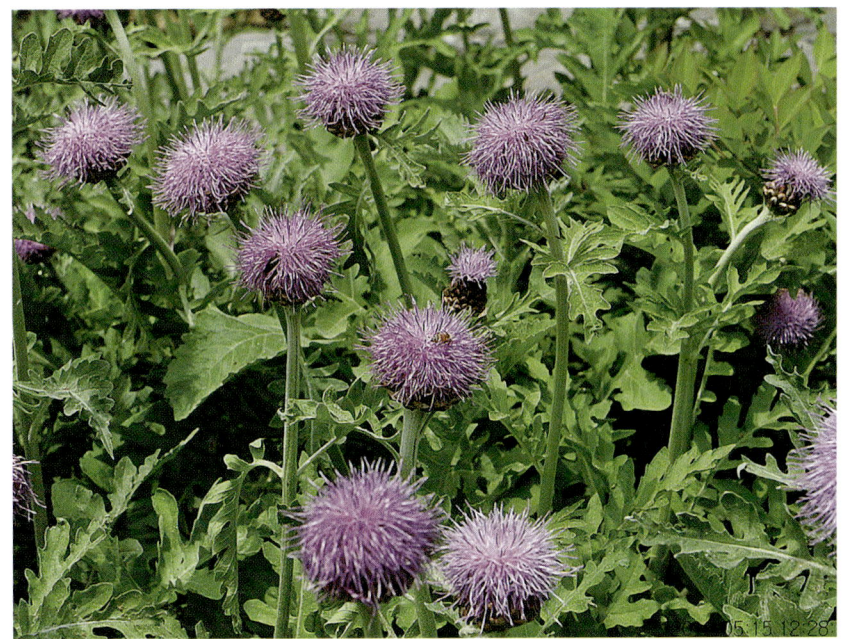
뻐꾹채

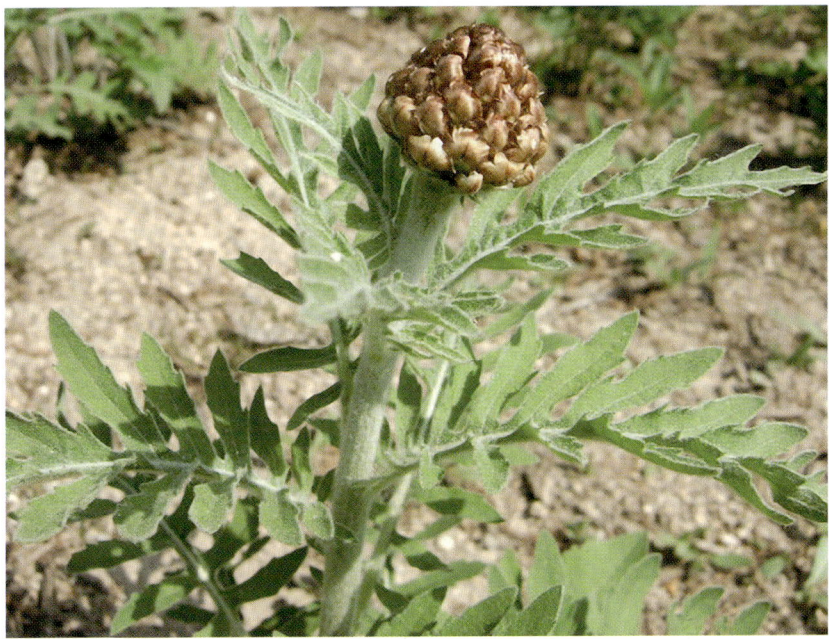
뻐꾹채

증을 약화시킨다.

잎과 뿌리를 함께 짓찧어 젖앓이·악성 종기·심한 부스럼·습진 등의 환부에 붙이면 해독 및 배농 작용을 한다.

하루 복용량은 6~12g이 알맞다.

식용 방법

어린 잎을 나물로 무쳐 먹는다. 쓴맛이 나므로 가볍게 데쳐서 한동안 물을 갈아 가면서 잘 우려낸 뒤 무치도록 한다. 우려낸 다음에 남는 약간의 쓴맛은 소화력을 돕는 구실을 한다.

어떠한 식물이라도 식용하는 것은 우선 새순과 어린 잎이며, 성숙한 것이라면 맛이 거북하지 않는 한 깨끗하고 싱싱한 꼭대기의 생장점을 뜯어서 갖가지 조리를 하게 된다. 잎을 씹어 보았을 때 지나치게 쓰다거나 혀끝을 톡톡 쏘고, 아리거나 역겨운 냄새를 풍기는 종류는 피해야 한다.

식물 특징

여러해살이풀로서 온몸에 솜털이 깔려 있으며, 줄기는 곧게 서서 1.2m 안팎의 높이로 자라며 가지를 치지 않는다.

잎은 깃털 모양으로 깊게 갈라지고 가장자리에는 거친 생김새의 톱니를 가지고 있다. 봄에 자라나는 잎은 길이가 50cm에 가까우며 땅거죽을 덮으면서 둥글게 배열된다. 줄기에서 자라나는 잎은 서로 어긋나며 위로 올라갈수록 작아지며 잎자루를 가지지 않는다.

꽃은 줄기 끝에 단 한 송이만 피며, 지름이 5cm 안팎이고 수술과 암술로만 이루어져 있다. 꽃의 빛깔은 아름다운 분홍색이며 6~8월 사이에 핀다.

전국에 분포하며 낮은 산의 양지쪽 풀밭에 난다.

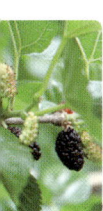

뽕나무

몸을 보호하는 자양 강장제, 영양식이 된다. 당뇨병에 탁월한 효과. 고혈압·중풍·근골통에 효험. 급히 다량 복용하면 설사와 복통을 일으킨다.

🟥 효능 해설

뽕잎을 장복하면 당뇨병과 고혈압을 비롯하여 폐 질환·근골통·관절염·중풍·두통·가래·눈병에 효험이 있다고 전해 왔으며, 백발을 방지하고 검은털이 나온다는 장수식물로도 알려져 있다.

봄철에 잎이 붙어 있는 꼭대기의 잔가지를 2~3cm 길이로 잘라 말렸다가 프라이팬에 슬쩍 볶아서 날마다 차로 우려 마시거나 뭉근하게 달여 조석으로 복용하는데, 고혈압을 비롯하여 수족마비·관절염·각기병·손발 저린 데에 소용된다. 가을과 겨울에 자잔한 가지를 잘라 이용해도 괜찮다.

무엇보다도 초여름에 검게 익은 오디가 꽤 쓸 만하다. 오디는 맛이 달콤하여 자양 강장식으로 먹기 좋으며 즙을 먹으면 정신이 맑아진다고 한다. 오디 즙은 술독을 풀어 주는 효과가 있으며, 변비와 갈증을 없애준다. 옛 기록에 의하면 오디는 오장과 관절통, 혈기 등에 이로우며, 오래 먹으면 정신을 안정시키고 총명케 하며 노화를 방지한다고 했다.

재배하는 것보다는 야생하는 산뽕나무가 보다 효과적이다. 반드시 주의할 사항은, 급히 효험을 보려고 잎과 가지를 짙게 달여서 너무 다량 복용하면 설사와 복통을 일으킨다는 점이다.

🟧 식용 방법

시골에서 흔히 볼 수 있는 이 뽕나무가 몸을 보호하는 자양 강장제

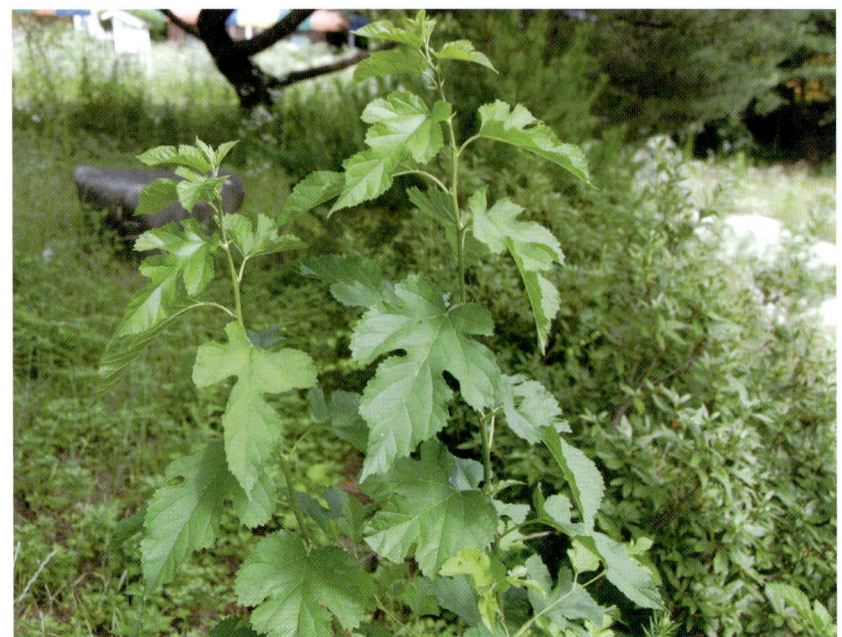

뽕나무

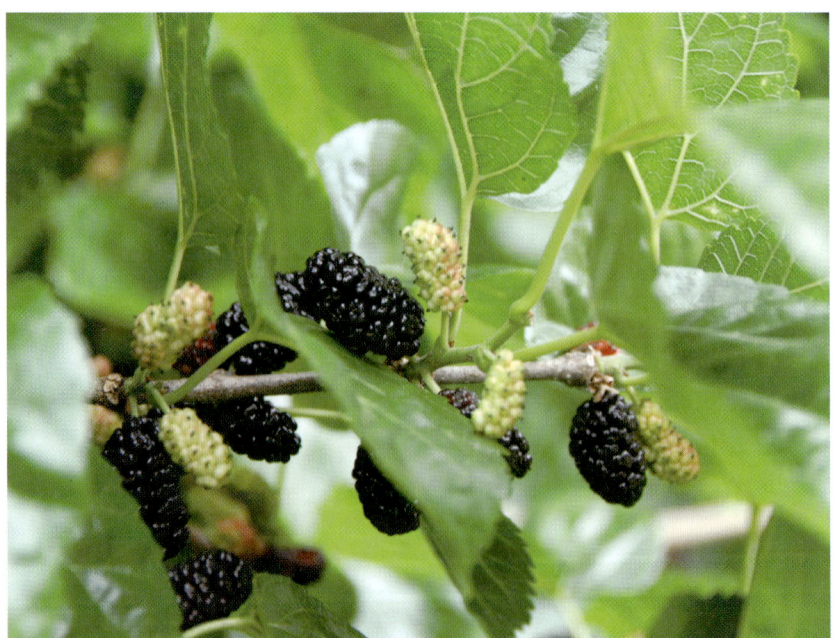

뽕나무 열매 오디

이며, 여러 가지 질환을 막는 대단히 유익한 식물이다. 그럼에도 너무 흔한 탓인지 대개 거들떠보질 않는다. 여하튼 몸에 무슨 병이 없더라도 질 높은 영양식이라 여기고 갖가지 방법으로 식용하기를 권한다.

봄철에 돋아난 어린 잎은 나물감으로 무쳐 먹으면 꽤 맛있고 식욕이 왕성해진다. 여름이라도 등산이나 들놀이 때에 여리게 자란 생장점의 잎을 따서 쌈으로 싸서 먹으면 다소 뻣뻣하긴 하지만 좋은 영양식이 된다. 또한 깨끗한 잎을 따서 바싹 말려 두었다가 수시로 차(茶)로 우려 마신다.

가을철 서리를 맞은 잎을 손바닥으로 표피가 파괴될 정도로 비벼서 말린 것은 뽕잎차로서 훌륭하다. 어린 잎을 생식하든지 녹즙용으로 삼기도 하는데 쓰고 떫은 기운이 없으므로 입맛에 거부감이 생기지 않는다.

장수 약술 뽕나무 열매(오디)로 담근 술을 오디주라고 하며, 오디를 3~4배 가량 되는 소주에 넣어 1개월 이상 보존했다가 조금씩 계속 마시면 오장을 보강하고 수명을 길게 한다고 해서 옛날부터 즐겨 온 약주이다.

뽕잎을 여러 가지 질환에 약용하기에 앞서서 항상 즐겨 식용하는 습관을 길러야 하며 이것이 마침내 약의 구실을 하는 것이다. 오디는 케이크에 넣기도 하고 잼을 만들어 식용한다. 또 말려서 가루로 빻아 먹곤 하는데, 이것이 자양 강장과 냉증에 효과적이라고 널리 알려져 있다.

실험 연구

우리나라 학자들은 뽕잎이 유익한 약효를 낸다는 것을 옛 문헌에서 발견하고 이를 참작하여 연구를 거듭한 결과 뽕잎에 당뇨병 치료 성분이 들어 있음을 발견하였다. 민간요법에서 전해지는 당뇨병에 효험이 있다는 것을 과학적으로 확인한 것이다.

당뇨병 치료제 어린 누에 수컷과 누에 똥도 당뇨병 치료제로 이용할 수 있음을 학술 논문에서 밝혔다. 뿐만 아니라 동물 시험에서 뽕잎과 오디는 콜레스테롤을 낮추고 동맥경화증·고지혈증 예방 치료에 효험이 있음을 밝힌 연구 보고가 있다.

잎과 가지는 중풍 예방과 장수에, 껍질은 기침에 효력이 있는 것으로 알려져 있다. 한편 누에똥으로 항암제를 개발할 수 있다는 가능성도 제시하였다.

식물 특징

누에의 먹이로 널리 가꾸어지는 낙엽활엽수로서 잎은 서로 어긋나게 자리하며 계란꼴에 가까운 둥근꼴로서 3~5개로 얕거나 깊게 갈라진다. 잎끝은 뾰족하고 밑동은 심장꼴로 얕게 패이며, 길이는 10㎝ 안팎이다. 가장자리에는 무딘 톱니가 규칙적으로 배열되어 있다.

꽃은 새로 자라난 가지 밑부분의 잎겨드랑이에서 피어나는데 암꽃과 수꽃이 각기 다른 나무에 달린다. 모두 꽃잎을 가지지 않으며 수꽃은 많은 양이 짧은 꼬나풀 모양으로 뭉쳐서 밑으로 처진다. 암꽃역시 여러 송이가 5~10㎜ 정도의 길이로 뭉친다.

중국이 원산지이다.

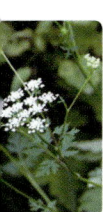

사상자

음부의 가려움증과 점액 분비물을 없앤다. 불임증·문둥병·발기력 부진에 약용.

🔖 효능 해설

늦여름~초가을 사이 열매가 익을 무렵 우산꼴의 꽃을 이삭째로 베어 햇볕에 말린 뒤 두들겨서 떨어져 나온 씨를 모아 약재로 쓴다. 전해지는 바에 의하면 뱀이 이 식물 밑으로 모여들어 열매를 곧잘 따먹는다고 사상자(蛇床子)라는 이름이 붙여졌다고 한다.

옛날부터 소염약으로서 여성의 음부 질병을 다스리며, 점액 분비물을 없애고 불임증을 고치는 데 써 왔다. 문둥병과 각종 가려움증을 물리치는 약이기도 하다. 여러 가지 피부 상처, 습진·종기·외치질·피부 가려움증에는 열매 달임물로 자주 씻곤 한다.

열매 달임약은 살충 작용이 있어 뱃속의 회충과 촌충을 몰아내며, 발기력 부진으로 성교가 어려운 증세(음위증)에 효력이 있고, 월경이나 해산 전에 누르스름한 액체(이슬)가 나오는 증세에도 도움이 된다.

민간에서는 잎과 줄기를 소화 건위약, 류머티즘 치료약, 오줌을 잘 나오게 하는 약으로 써 왔다. 하루 복용량은 대개 3~10g 정도이다.

🍲 식용 방법

이른봄에 어린 싹과 뿌리를 잘게 짓찧어 섞어서 나물로 먹었다. 쓴맛이 강하므로 데쳐서 잘 우려내야 하며, 생 잎과 뿌리를 튀김으로 먹으면 쓴맛이 많이 사라진다. 열매와 뿌리를 함께 3배량 이상의 소주에 담가 3개월 정도 묵혔다가 날마다 조금씩 마시면 강장 효과가 있다. 술에 담근 재료를 가끔씩 휘저어 잘 우러나오도록 한다.

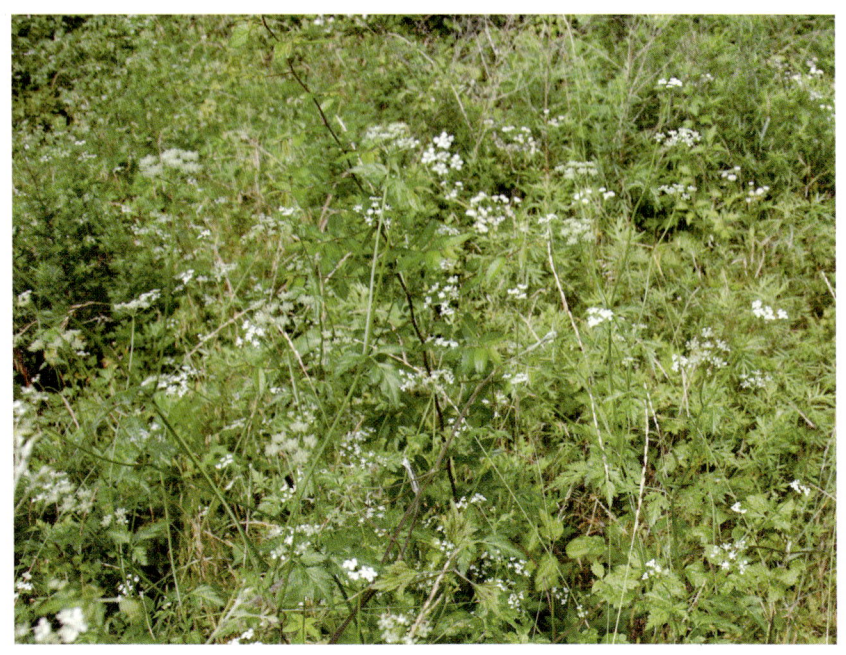
사상자

🌱 식물 특징

두해살이풀로서 온몸에 잔털이 나 있으며 줄기는 곧게 서고 가지를 많이 치면서 60cm 높이로 자란다. 잎은 마디마다 서로 어긋나게 자리하면서 두 번 깃털 모양으로 깊게 갈라진다. 갈라진 잎조각은 쐐기꼴로서 가장자리에는 톱니가 있다.

줄기와 가지 끝에 우산의 뼈대 모양으로 6~20개 정도의 꽃대가 서고, 많은 꽃이 뭉쳐 피어 우산꼴을 이룬다. 꽃은 다섯 장의 꽃잎으로 구성되어 있고 지름은 2㎜ 안팎으로 매우 작으며 빛깔은 희다. 6~8월 중에 꽃이 핀다. 꽃이 지고 난 뒤에 2.5~3㎜ 길이의 계란꼴 모양의 열매를 맺는데, 가시와 같은 털이 나 있어서 다른 물체에 잘 달라붙는다. 전국에 분포하며 들판의 풀밭에 난다.

사철쑥

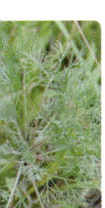

사철쑥으로 빚은 인진약술을 오래 마시면 몸이 가벼워지고 노화를 막는다. 혈압과 혈당량을 낮추며 각종 질병 예방에 좋다.

효능 해설

늦봄부터 이른 여름 사이에 10~15cm 정도 자라난 어린 잎과 줄기를 채취하여 그늘에서 말린다. 목질화된 밑동의 줄기와 아래쪽이 말라가는 잎은 이용하지 않도록 한다. 특히 꽃이삭의 채취는 잊지 말아야 한다. 이 사철쑥은 흔히 이용되는 일반 쑥과는 약효가 전혀 다르다는 점을 인지해야 한다.

사철쑥은 하루 15g씩 복용하면 황달을 정확하게 치료하는 선약(仙藥)으로 인정하는 약재이며, 풍습과 사기(邪氣)를 다스린다. 옛날부터 황달을 물리치기 위하여 사철쑥 한 줌에 생강 한 뿌리를 짓찧어서 가슴 둘레와 손발의 사지를 문질렀으며, 효력이 있었다고 한다.

간염 치유 손상된 간의 회복을 촉진하므로 간염 치유에 효력이 있다. 살균 작용이 있어서 무좀에 강한 약효가 나타나며, 몸속의 회충·촌충·십이지장충을 마비시키는 작용을 한다.

가려움증·심한 부스럼·옴 등의 피부병에는 하루 10~15g을 짙게 달여서 환부를 자주 씻어 내면 시원스럽게 효과가 나타난다.

눈에 열기가 나서 불편하면 사철쑥에 질경이 씨를 적당히 섞어 달인 물로 씻어 내면 열기가 난 충혈이 사라진다.

사철쑥에는 진통 항염증 작용이 있어서 관절통·두통·담낭염·신장염·담석증·요독증에 사용해도 좋다.

혈압과 혈당량을 낮추고 오줌을 다량 누게 하며, 풍습을 없애고 입안이 허는 증세, 각종 급성 열병과 해열에 효과를 나타낸다.

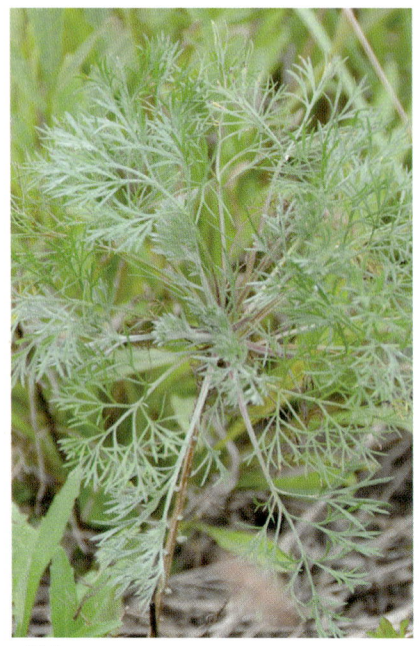 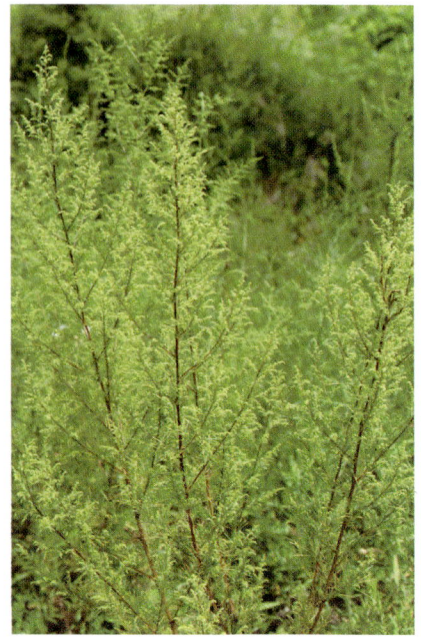

사철쑥　　　　　　　　　　가을 사철쑥

　　민간요법을 살펴보면 황당할 정도로 각종 질병에 효험이 있는 것으로 여겨지고 있는데, 이 점에 대해서는 워낙 약 성분이 다양하여 이해는 할 수 있다.

식용 방법

　　봄에 어린 풀을 뜯어다가 나물로 무쳐 먹는다. 쓴맛이 있으므로 여러 차례 우려낸 뒤 양념간을 해야 한다. 쓴맛을 우려낸 뒤 잘게 썰어 밥과 버무려 쑥떡을 만들어 먹기도 한다. 사철쑥을 넣어 만든 시루떡을 인진병(餠)이라 하며 이것을 많이 먹으면 여름 내내 더위를 먹지 않는다.

　　사철쑥의 생장점인 여린 잎을 따서 3배량의 소주에 담가 3개월 이상 숙성시켜 마신다. 이보다는 인진쑥을 삶거나 구운 것에 차조와 누룩을 섞어 빚은 술을 인진주라 하는데, 이 약술을 날마다 아침저녁으로 오래 마시면 몸이 가벼워지고 얼굴이 희어질 뿐만 아니라 기를 살리고 노화를 막는다. 또 생잎을 튀김으로 하고 조금씩은 생식해도 좋다.

🌱 식물 특징

모래땅에 사는 여러해살이풀이다. 줄기의 밑부분은 나무처럼 딱딱하고 가지를 치면서 50~60cm의 높이로 곧게 자란다.

뿌리에서 자라나는 잎은 두 번 깃털 모양으로 갈라지고 가는 솜털이 밀생한다. 줄기에 나는 잎은 서로 어긋나게 자리하고 한 번만 깃털 모양으로 갈라지며 털이 없다. 갈라진 잎조각은 모두 실처럼 가늘다.

줄기와 가지 끝에 많은 꽃이 원뿌리꼴로 피어나는데 꽃잎은 없고 암술과 수술이 둥글게 뭉쳐 계란꼴을 이룬다. 8~9월에 피는 꽃의 지름은 2mm 안팎이고 빛깔은 노랗다.

전국에 널리 분포하며 강가나 냇가의 모래밭에 난다.

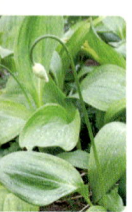

산마늘

산마늘은 재배 마늘보다 효능 효험이 더 좋다. 방광암의 암세포 활동력을 56%나 저하시키며 비타민 결핍증 등 약용되는 범위가 넓다.

🔖 효능 해설

가을에 알뿌리를 캐다가 물로 씻어서 그대로 쓰거나 햇볕에 말려서 약재로 삼는다. 산마늘 알뿌리의 약리 작용은 우리가 일상적으로 먹는 재배된 마늘과 같으며, 강한 항암 작용(방광암)이 있다.

산마늘죽 알뿌리 30g과 멥쌀 60g을 함께 섞어 마늘죽을 쑤어 먹으면 중년기와 노년기의 폐결핵 치료에 효과가 있으며, 고혈압·동맥경화에 큰 효험이 있다. 단 위가 나쁜 노인은 먹지 않는 것이 좋다.

알뿌리를 토막 내어 3배량의 소주에 담가 가끔 휘저어 주면서 차고 어두운 곳에서 2~3개월 숙성시킨 마늘술을 하루 한 번씩 취침 전에 20~40cc 정도 마시면 자양 강장에 썩 좋다.

암 억제율 56% 산마늘에 대한 학자들의 연구가 적극 진행되고 있으며, 방광암에 효과가 있고, 콜레스테롤을 크게 낮춘다는 것이 보고되었다. 이 산마늘의 효용과 응용은 일반 마늘과 마찬가지이다.

마늘은 일반적으로 민간요법으로 널리 쓰이고 있다. 흔히 먹는 일반 마늘에 대한 연구 실적은 대단히 많은데, 간단히 추려 보면, 동맥경화증·고혈압증·전염성장염·위염·당뇨병 등의 치료약으로 쓰며, 건위약·가래약·살균약·구충약 등으로 쓰인다. 또 장무력증·간염·담낭염·유행성 감기·폐렴·만성 변비·화농증·기침 등에 약용한다. 마늘이 힘을 길러 주고 여러 가지 질병을 고친다고 하더라도 너무 많이 먹으면 위장이 상하므로 유의하는 것이 좋다.

산마늘의 알뿌리는 민간에서 비타민 결핍증·구충약·위장 질환·

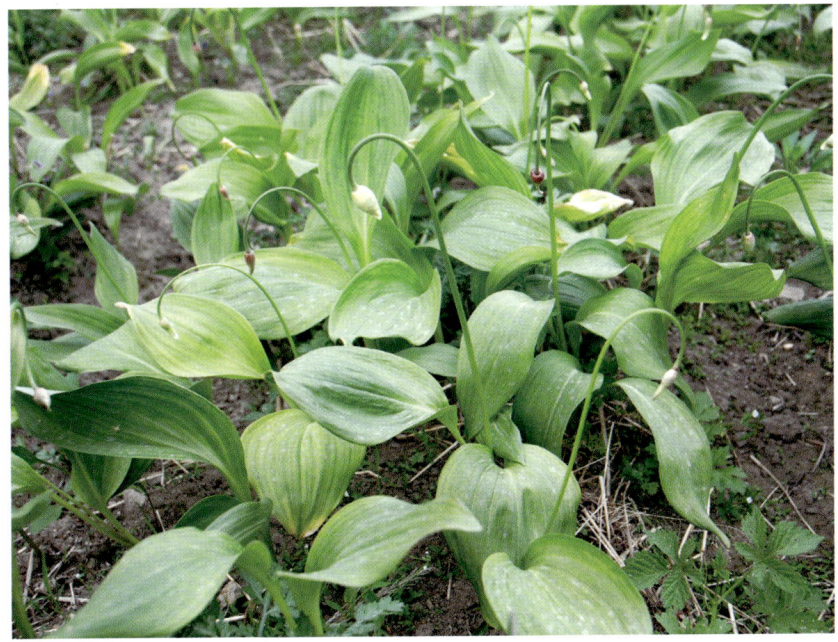
산마늘

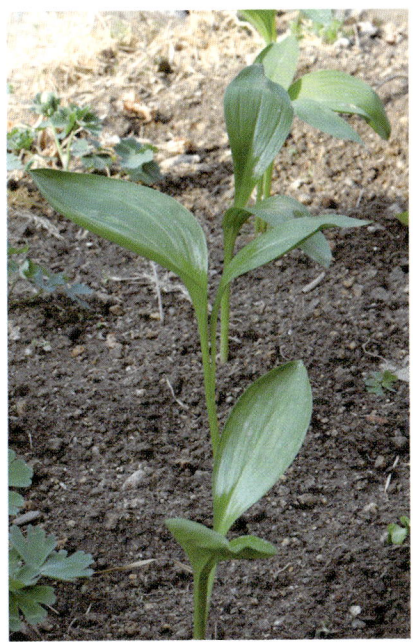
산마늘

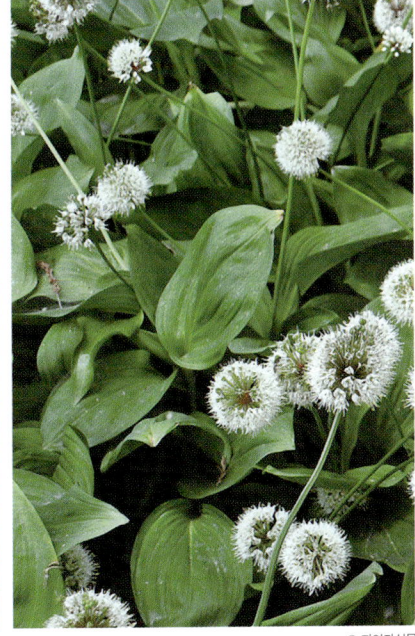
산마늘 꽃

ⓒ 자연과식물

월경이 없을 때·땀을 낼 때·신경 쇠약·심장병·기관지 질병 등에 두루 쓰여 왔으며, 오래 약용하면 눈이 맑아진다고 하였다.

민간에서 산마늘의 잎과 줄기는 위장병·신경 쇠약·심장병·기관지병·헛배 부를 때·월경이 없을 때·땀을 흘리고자 할 경우에 두루 써 왔다.

🥣 식용 방법

산마늘의 식용은 일반 가정에서 마늘을 조리할 때와 마찬가지로 쓴다. 알뿌리는 1년 내내 기름으로 볶거나 튀김으로, 장아찌로 해서 먹는다. 잎은 6월경까지 나물로 무치고 쌈으로 먹는다. 산채로서는 고급품으로 손꼽히며 감칠 맛이 있다. 아무쪼록 잎과 알뿌리를 생으로 먹는 것이 가장 효과가 있으며, 야생하는 것이므로 일반 마늘과는 좀 다른 풍미가 있다. 다만 흔하지 않다는 것이 아쉬울 뿐이다.

🪴 식물 특징

땅속에 길쭉한 타원꼴의 알뿌리를 가지고 있는 여러해살이풀로서 온몸에서 부추와 흡사한 냄새를 풍긴다.

봄에 알뿌리에서 2~3장 정도의 크고 넓은 잎이 자라난다. 잎의 생김새는 은방울꽃과 흡사하지만 그보다 넓고 크며 부드럽다.

초여름에 잎 사이에서 길이 40~50cm쯤 되는 꽃자루가 곧게 자라나 파꽃처럼 작은 꽃이 둥글게 뭉쳐 피어난다. 꽃은 여섯 장의 꽃잎으로 이루어져 있으며 꽃잎의 길이는 6mm 안팎이다. 꽃의 빛깔은 일반적으로 흰빛인데 간혹 연보랏빛으로 피는 것도 있다. 6~7월에 꽃이 핀다.

울릉도와 북한의 고산지대에 분포하며 깊은 산속 나무 밑에 난다.

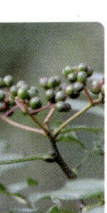

산초나무

열매가 썩 좋다고 하지만 집중적으로 다량 섭취하면 실명할 수 있고, 건망증·혈맥 손상이 생긴다. 허리와 무릎 시린 데·위장 장애·복통·기침에 효험이 있다.

🔖 효능 해설

열매의 씨앗만을 추려내고 껍질은 버리는 경우가 많은데, 한방에서는 껍질을 쓴다. 가정에서는 열매와 껍질을 통째로 사용해도 무방하다.

위장 장애 열매는 방향성 건위약으로 주로 쓰이며, 허리와 무릎 시린 데, 갖가지 위장 장애·구토·복통·기침·살충·회충 구제 등에도 쓰인다.

여름철에 잎이 붙은 연한 가지를 채취해서 말려 가루로 빻아 조미료로 약간씩 쓰는데, 이것을 계란 흰자와 약간의 밀가루를 섞어 화장품의 크림처럼 만들어서 동상·타박상·요통·근육통·유방의 종기 등에 바르면 효과가 있다. 이 경우 환부에 두껍게 바르고 헝겊을 덮은 뒤 굳어지면 다시 새로운 것으로 붙이는 일을 되풀이해야 한다.

그러나 산초나무의 잎과 열매가 좋다고 해서 너무 많은 양을 먹으면 실명할 수도 있으며, 건망증이나 혈맥 손상 등의 해로움이 있다. 하루 약용량은 2~5g이다.

🥣 식용 방법

산초나무의 열매가 몸에 여러 가지로 이롭다는 소문이 퍼지면서부터 가을만 되면 산초나무가 마구 채취되는 수난을 당하고 있다. 대개 자잘한 검은 씨앗으로 기름을 짜서 밥에 비벼 먹는가 하면 향신료로서의 식용유로 삼고 있으며, 매운맛 성분과 짙은 향이 매력을 끈다.

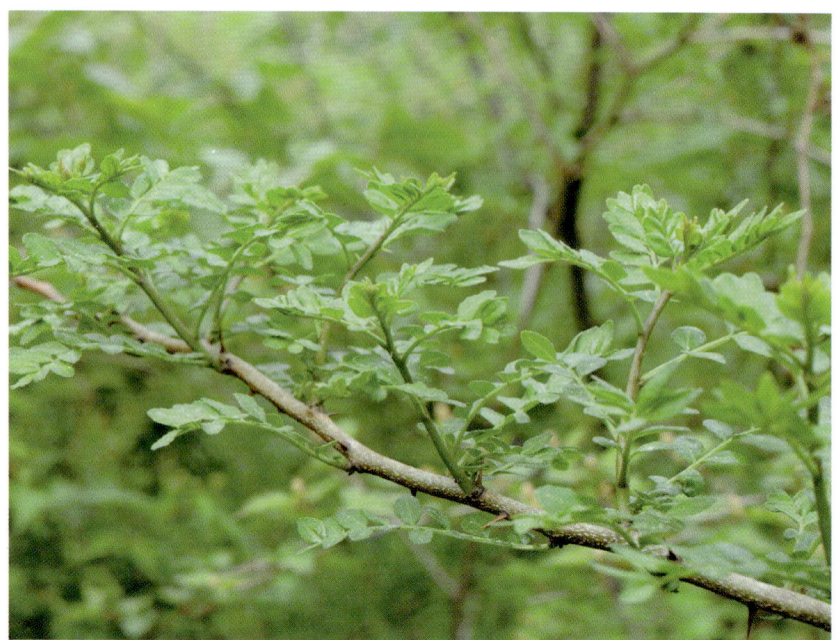

산초나무

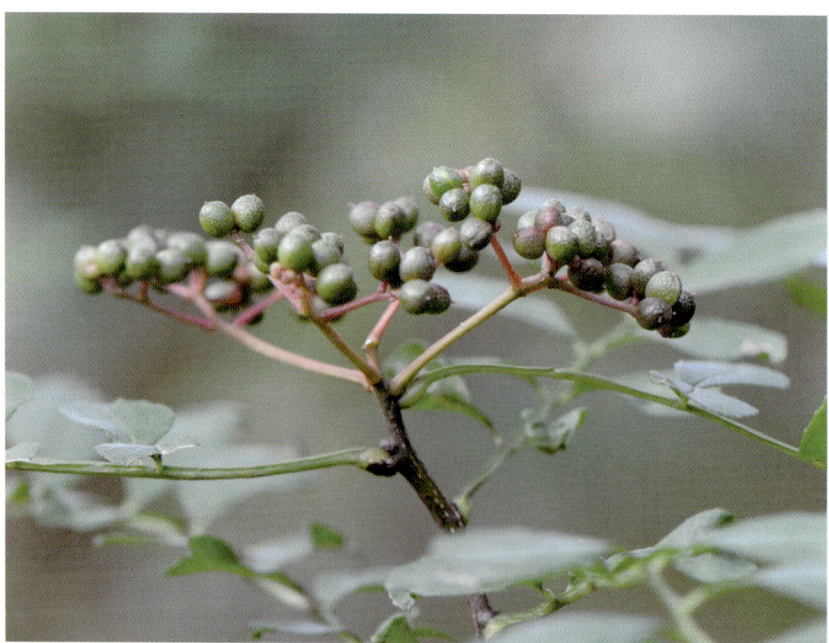

산초나무 열매

비린내 제거 산초나무의 잎도 긴요하게 쓰인다. 잎을 짓비벼 소주에 1시간쯤 담가 놓으면 붉은 빛깔이 감돌며 독특한 방향성이 우러나와 술꾼을 즐겁게 한다. 잎은 방향성 조미료로서 찌개의 맛을 깔끔하게 해주어 주로 추어탕에 가미된다. 또 생선회의 비린내를 잊게 한다.

또한 성숙한 잎을 짙게 끓여서 욕탕물에 부어 목욕을 하면 그윽한 향취가 기분을 상쾌하게 하며 피로를 확 풀어 준다.

열매나 잎을 소주에 담가 3개월 이상 숙성시켜서 날마다 반 컵 정도를 마시면 오장이 편안해지고 소화력이 증진된다. 단지 소주량의 5분의 1쯤 되도록 소량의 재료를 넣어야 합당하며, 처음엔 술맛이 역겨워 호감이 가지 않지만 습관이 들면 즐겨 마실 만하다.

식물 특징

2~3m의 높이로 자라는 낙엽활엽수로서 줄기와 가지에는 군데군데 가시가 돋쳐 있다.

잎은 서로 어긋나게 자리하고 있으며 13~21장의 잎조각이 깃털 모양으로 배열되어 있다. 잎조각의 생김새는 피침꼴 또는 타원꼴에 가까운 피침꼴로서 길이는 1.5~2cm 정도이고 가장자리에는 물결과 같은 작은 톱니를 가지고 있다. 잎 표면에는 윤기가 흐르고 잎자루에는 잔가시가 돋쳐 있다. 잎을 따서 비벼 보면 시원스런 짙은 향기를 풍긴다.

6월중 새로 자란 가지 끝에 작은 꽃이 우산꼴로 모여서 피어난다. 꽃은 연한 푸른 빛이며 지름이 3㎜ 안팎이다. 다섯 장의 작은 꽃잎과 다섯 개의 수술을 가지고 있으며, 꽃이 진 뒤 가을에 검은 씨가 들어 있는 열매를 맺는다.

전국 각지의 산기슭 숲에서 흔하게 자생한다.

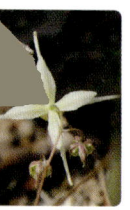

삼지구엽초

강정 강장약으로 성 기능 부족을 회복시키며, 불임증과 월경 장애를 고친다. 기억력 저하·건망증 치료에 약용한다.

🗒 효능 해설

여름과 가을 사이에 잎이 붙은 줄기 그대로를 베어다가 그늘에서 말린다. 옛날부터 강장 강정약으로 귀하게 써 왔으며, 성 호르몬 장애에 의한 조루증, 발기력 부족 및 성교 불능증에 탁월한 효험이 있는 것으로 유명한 식물이다.

성 기능 부족 일단은 자양 강장의 효과가 뒷받침되어 정기(正氣)가 북돋워지고 뼈와 힘줄을 튼튼히 하며 신병(身病)을 보하는 가운데 약화되었던 성 기능이 되살아나는 것이 아닌가 믿어진다. 또한 여성의 월경 장애·불임증·불감증에도 뛰어난 약효가 나타난다고 한다. 하루 6~10g을 달여 복용한다.

이렇게 삼지구엽초가 훌륭한 효험을 갖고 있다고 해서 지나치게 복용하다 보면 어지러움·코피·구토증 등의 부작용이 생길 수가 있다. 장기적으로 복용할 경우에 어느 정도 안전한 방법은 말린 잎을 빻은 가루에 꿀을 넣어 구슬처럼 빚어 환약으로 먹는 것이 좋다.

일반적으로 달임약으로 마시고, 소주에 담가 약주로서 아침저녁에 조금씩 날마다 마신다. 이 약술은 선령비주(仙靈脾酒)라 하여 옛 사람들로부터 지금까지 아껴 오고 있다. 여름에 따 낸 잎을 2~3배의 소주에 담그는데, 3개월 이상 숙성시키면 향미가 있다. 잎을 잘게 썰어서 소주에 담그면 성분 추출이 빨라져 1개월 만에 마셔도 된다. 달임약이나 약술로 복용할 경우 감초나 대추, 생강을 적절히 첨가하면 쓴 기운이 사라지고 풍미가 생겨나 먹기가 좋다.

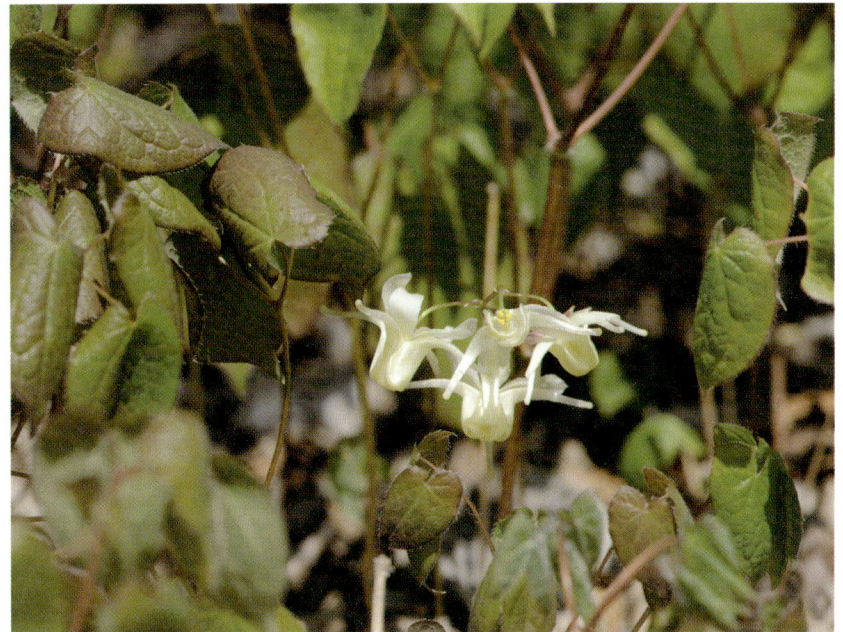

삼지구엽초

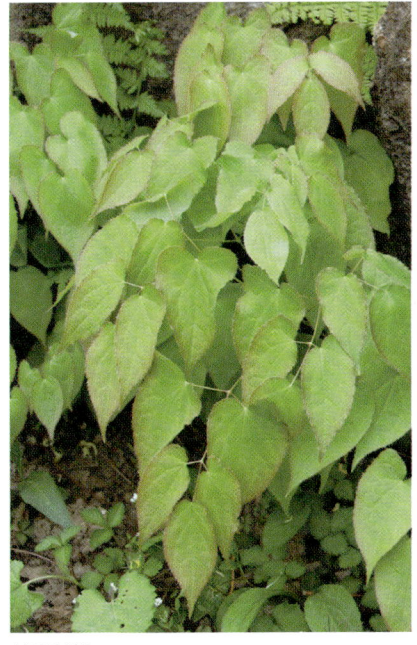

삼지구엽초

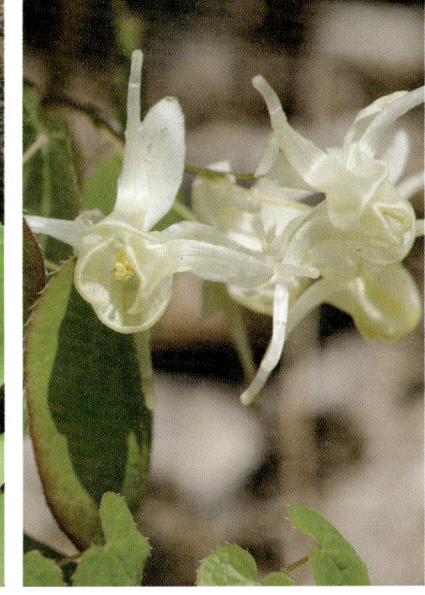

삼지구엽초 꽃

반신불수 삼지구엽초는 허약한 사람에게 보약이 되며 반신불수의 치료에도 약용한다. 또한 건망증·소화 불량·귀울림·류머티즘·이뇨장애에 약용한다. 강장 보혈을 도모하고 혈압을 낮추는 작용이 있음이 실험에서 밝혀졌다고 한다. 그리고 기억력을 저하시키고 권태 무력증을 일으키는 신경 쇠약과 풍습을 없애는 데에도 효능이 있다.

식용 방법

봄에 어린 잎과 꽃을 따다가 나물 무침으로 먹으며, 기름에 볶거나 튀김을 하기도 한다. 어린 잎일 때는 쓴맛이 별로 없으므로 가볍게 데쳐 찬물에 헹구기만 하면 된다. 데칠 때는 뜨거운 물에 소금을 조금 넣는다. 신선한 꽃은 마요네즈와 섞어 샐러드로 해서 먹는다.

말린 잎을 살짝 비벼서 뜨거운 물을 부으면 음양곽차가 되며 생강이나 감초를 넣으면 맛이 좋다. 이 차 마시기는 은근히 약의 효과를 낸다. 삼지구엽초의 생약명은 음양곽이다.

식물 특징

여러해살이풀로서 딱딱한 뿌리줄기를 가지고 있으며 한 자리에서 여러 대의 줄기가 나와 30cm 안팎이 높이로 자란다.

뿌리에서 자라나오는 잎과 줄기에 달리는 잎이 세 가닥에 세 개씩 붙어 모두 아홉 장의 작은 잎으로 구성되어 있기 때문에 삼지구엽초(三枝九葉草)라고 한다. 작은 잎은 계란꼴로서 밑동은 심장꼴이고 끝은 뾰족하며, 가장자리에는 가시처럼 생긴 아주 작은 톱니가 규칙적으로 배열되어 있다. 작은 잎의 길이는 10cm쯤 된다.

4~5월에 줄기 끝에 4매의 꽃잎을 가진 꽃이 댓 송이 핀다. 꽃의 지름은이 2cm 안팎이고 빛깔은 대개 흰빛이지만 연보랏빛도 있다.

경기도와 강원도 이북의 지역에 분포하며 산의 수림 밑에 난다.

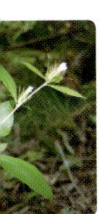

삽주

조혈 작용이 뛰어나 빈혈에 특효. 당뇨병·폐결핵·온몸이 붓고 쑤실 때·소화 장애·야맹증·두발 보호에 좋다.

📖 효능 해설

봄과 가을에 뿌리줄기를 굴취해서 흙을 털어 내고 잔뿌리를 다듬은 뒤 물에 씻어서 햇볕에 말린다. 이것을 창출이라고 하고, 굵고 덩어리로 이루어진 뿌리의 겉껍질을 벗긴 것을 백출이라고 한다. 동일한 식물의 뿌리줄기이지만 창출과 백출의 약효는 좀 다르게 나타난다.

약리 실험을 통해 이뇨·조혈·건위 작용이 있음을 알아냈다.

적혈구 2.8배 증가 빈혈을 일으킨 토끼에게 창출 달인 물을 먹였더니 조혈 작용과 혈액 세포 기능이 정상으로 회복되었다. 사람에게도 이것이 적용되고 있다. 여러 가지 원인에 의해 생기는 빈혈 환자에게 창출을 10일 간 복용시켰더니 적혈구 수가 2.8배 많아졌다고 한다.

뿌리줄기를 우려낸 추출액을 토끼에게 먹였더니 혈당이 낮아졌다. 또 적은 양을 먹였더니 혈압이 좀 높아졌으며, 많은 양을 먹였더니 혈압이 낮아지더라는 것이다. 따라서 당뇨병에는 효과적이지만 혈압과 관계되는 치료에는 조심해야 한다는 결과를 얻었다.

창출은 땀을 내게 하는 작용이 강한데 백출은 오히려 땀을 멈추는 작용을 한다. 이렇듯 창출과 백출의 약효가 달리 나타난다.

삽주에 들어 있는 방향성 정유는 진정 작용을 하여 위장병·소화 장애·신장 기능 장애·야맹증·설사·감기·뼈마디 아픔·몸이 붓는 데에 치료 효과를 보탠다고 한다. 오줌이 적게 나오고 어지러우며, 장마철이면 온몸이 붓고 쑤시는 데에도 효능 효험이 있다고 한다.

민간에서는 당뇨병·기침·감기·류머티즘·간질병·악성 종양에

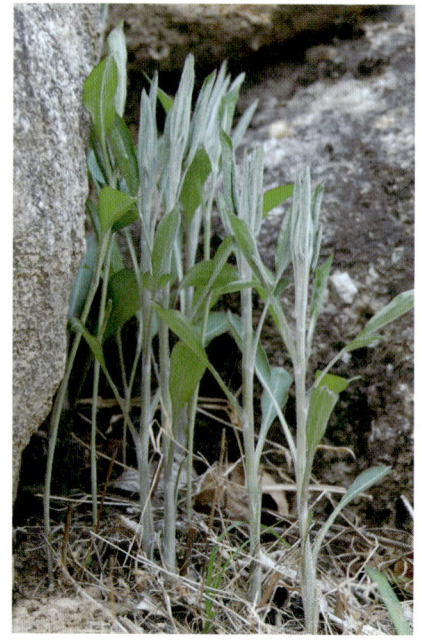
삽주의 새싹

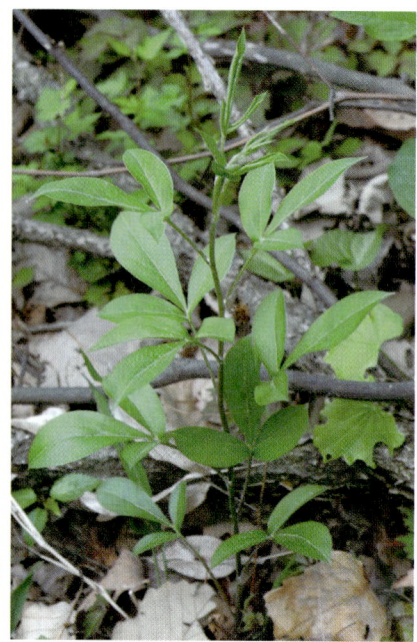
삽주의 어린 순

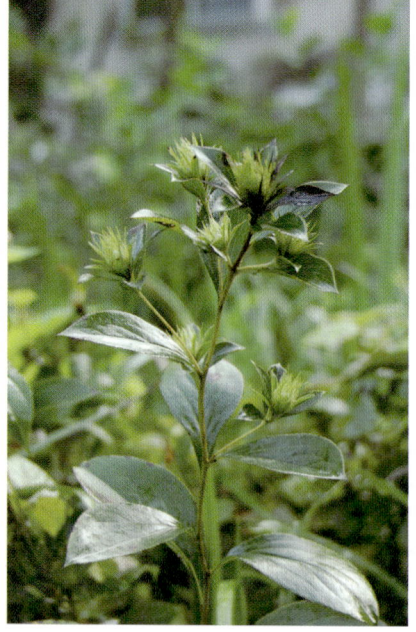
삽주 열매

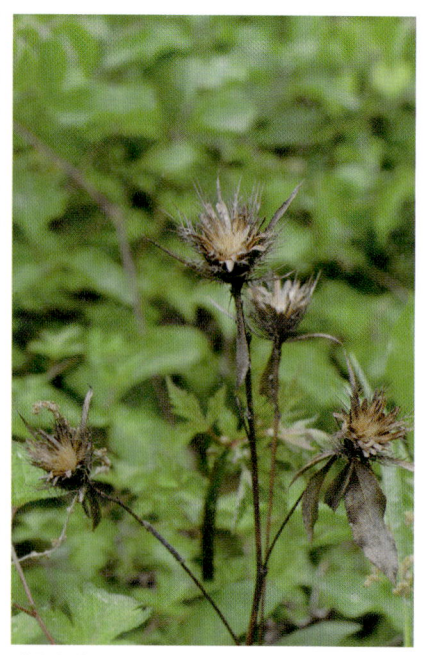
삽주의 마른 열매

약으로 쓰여 왔으며, 연하게 달여 오래 먹으면 장수한다는 말이 전해지고 있다. 또 뿌리를 태운 연기를 옷장이나 쌀 창고에 쏘이면 장마철에 곰팡이가 끼지 않는다고 옛부터 전해지고 있다.

주근깨 제거 주근깨를 없애려면 백출을 식초에 담가 우려낸 뒤 그 물로 날마다 문지르면 효과가 있으며, 두발 보호에도 좋다고 한다.

달임약, 술을 담가서, 가루로 약용한다. 하루 약용량은 6~12g이다.

식용 방법

봄철의 어린 순과 잎을 나물로 무쳐 먹는다. 쓴맛이 있으므로 여러 번 물을 갈아 가면서 우려낸 뒤 양념을 한다. 산나물 중에서 맛이 좋은 것으로 손꼽힌다. 때로는 생채로 먹기도 하는데, 약간의 쓴맛과 풀냄새는 입맛을 돋우어 주는 풍미가 있다.

말린 뿌리를 3배량의 소주에 담그면 쓴맛이 부드러워진 갈색 술이 되는데, 술맛이 좋고 몸 보양에 이롭다.

식물 특징

굵은 뿌리를 가지고 있는 여러해살이풀로서 이른봄에 갓 자라난 어린 순은 희고 부드러운 털에 덮여 있다. 줄기는 곧게 서서 30~50cm의 높이로 자라며 위쪽에서 가지를 친다.

잎은 서로 어긋나게 자리하며 긴 잎자루를 가지고 있고 대개 세 개의 조각으로 깊게 갈라진다. 갈라진 잎조각은 계란꼴에 가까운 타원꼴이고 잎몸이 빳빳하며 가장자리에는 가시 같은 작은 톱니가 있다.

윗부분의 가지 끝에 수술과 암술로만 이루어진 둥근 꽃이 핀다. 꽃은 섬유질의 그물과 같은 모양을 가진 꽃받침으로 둘러싸여 있다. 꽃의 지름은 2cm 안팎이고 빛깔은 희다. 7~10월 사이에 꽃이 핀다.

전국 각지에 분포하며 산지의 양지쪽 풀밭에 난다.

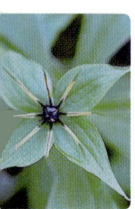

삿갓풀

신경 쇠약·불면증·염증 치료에 효과가 있다.

🔖 효능 해설

잎과 줄기는 여름에, 뿌리줄기는 가을에 거두어 햇볕이나 불에 잘 말린다. 이 식물의 약효 성분에 대해서는 별로 연구된 것이 없고, 민간약으로 쓰여 온 내력이 있을 뿐이다.

잡초가 약초 약초가 따로 있고 잡초가 따로 있는 것이 아니라 모든 산야초가 다 약이 되는데 다만 우리가 그 비밀을 포착하지 못하고 있는 것이다. 우선 잎을 차로 만들어 마시고 술에 담가 마셔 보는 등 임상 경험을 통해 특이한 약효가 발견될 것이라 기대해 본다.

삿갓풀은 소화 불량과 이로 인한 식욕 감퇴, 복통·설사의 징후가 나타나는 병증에 효능 효험이 있는 것으로 알려져 있다. 종기·부스럼·벌레 물린 데·상처 입은 데 생장점의 잎을 찧어 붙이면 효과가 있다.

잎·줄기·뿌리는 건위약과 강장약으로 쓰이며, 신경 쇠약·불면증·현기증·기관지염·인후염·편도선염·팔다리 통증 등을 진정시키는 작용이 있으며, 유행성 뇌염과 천식의 치료약으로 이용한다.

주로 달임약으로 복용하는데, 약간의 유독 성분을 함유하고 있으므로 많은 양의 약재를 넣지 않도록 한다. 하루 3~6g을 약용한다.

🥣 식용 방법

어린 잎을 나물로 먹는다. 구토·설사·전신마비 등을 일으킬 수 있는 유독 성분이 들어 있으므로 데쳐서 흐르는 물에 하루 이틀 우려

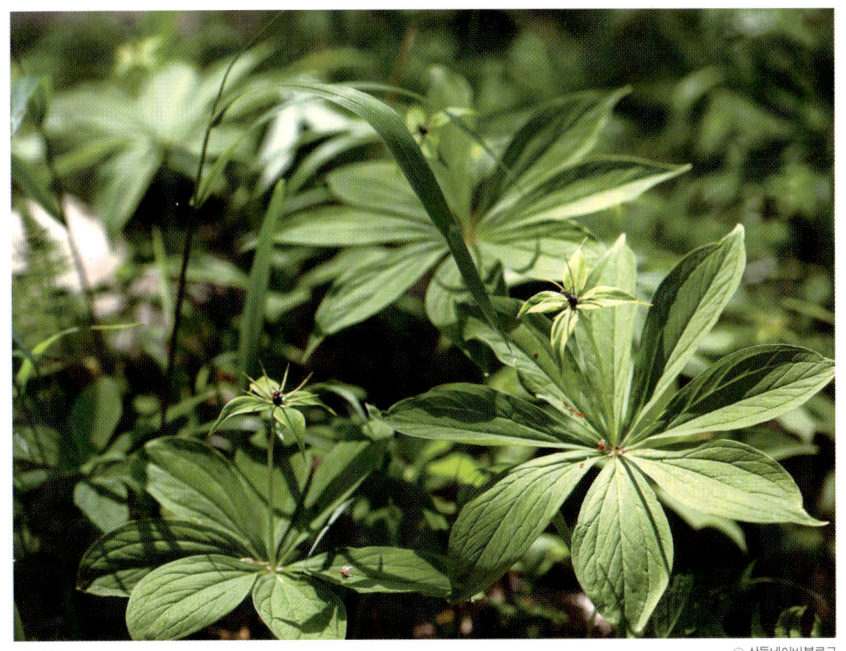

삿갓풀 ⓒ 산들네이버블로그

내야 한다. 나물로 먹는 고장이 있기는 하지만 특별히 맛이 좋은 것도 아니므로 손을 대지 않는 것이 좋다.

🌱 식물 특징

나무 그늘에 나는 여러해살이풀로서 땅속의 뿌리줄기가 뻗어 나가면서 증식된다. 줄기는 곧게 일어서서 30~50cm 정도의 높이로 자라나고 줄기 끝에 6~8장의 잎이 둥글게 배열되어 있다. 잎은 길쭉한 타원꼴 또는 넓은 피침꼴로 양끝이 뾰족하고 가장자리는 밋밋하다.

6~7월에 둥글게 배열된 잎 한가운데에서 길쭉한 꽃대가 하나 나와 꽃이 한 송이 핀다. 노란빛을 띤 초록빛의 꽃잎이 네 장으로 십자형을 이루며 지름이 4~6cm 정도이다. 꽃이 지면 둥근 열매가 맺혀 가을에 검게 익는다. 전국의 깊은 산속의 나무 그늘에 난다.

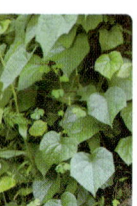

새모래덩굴

간암에 대한 항암 작용이 있으며, 기를 순환시키고 콜레스테롤을 낮춘다.

효능 해설

뿌리줄기를 봄과 가을에 캐어서 물에 씻은 뒤 햇볕에 말려서 약재로 쓴다.

동물 시험에 의하면 우선 심장 수축 폭이 크게 일어나는데 심장 박동에는 큰 영향을 주지 않는다고 한다. 또한 교감신경에서의 흥분 전달 작용을 억제하고 모세혈관 확장 작용이 있음이 밝혀졌다고 한다.

그리고 뿌리줄기는 혈압을 내리는 작용이 뚜렷해서 고혈압 치유에 효력이 있으며, 혈압의 조절 상태가 좋아진다. 또 혈액 속의 콜레스테롤 양을 줄여 준다.

또다른 실험에서는 근육 이완 작용과 항암 작용이 있음이 밝혀졌는데 특히 간암 치료에 시험적으로 쓰인다고 한다.

팔다리 마비 풍습으로 인하여 팔다리의 근육이 마비되어 감각이 없을 때·신경통·기관지염·편도선염·인후염·위장염증에 쓰인다. 신장염·자궁내막염·담낭염에 효과적으로 약용한다. 목 안의 통증·복통·세균성 설사에도 쓴다. 이 식물은 항염증 작용과 진통 작용의 성분을 가지고 있으므로 천천히 효능 효험이 생긴다.

잎도 생으로 또는 말린 것을 달인 물을 여러 가지 염증과 류머티즘과 요통의 치료약으로 쓴다. 기(氣)를 잘 돌게 하고 해독제가 되는 좋은 점이 있다. 하루 3~9g 달여 먹는다.

피부의 손상·헌데·부스럼·상처·타박상·물집처럼 고름이 엉겼을 때에 잎을 짓찧어 붙이든지 뿌리를 달인 물로 자주 씻어 낸다.

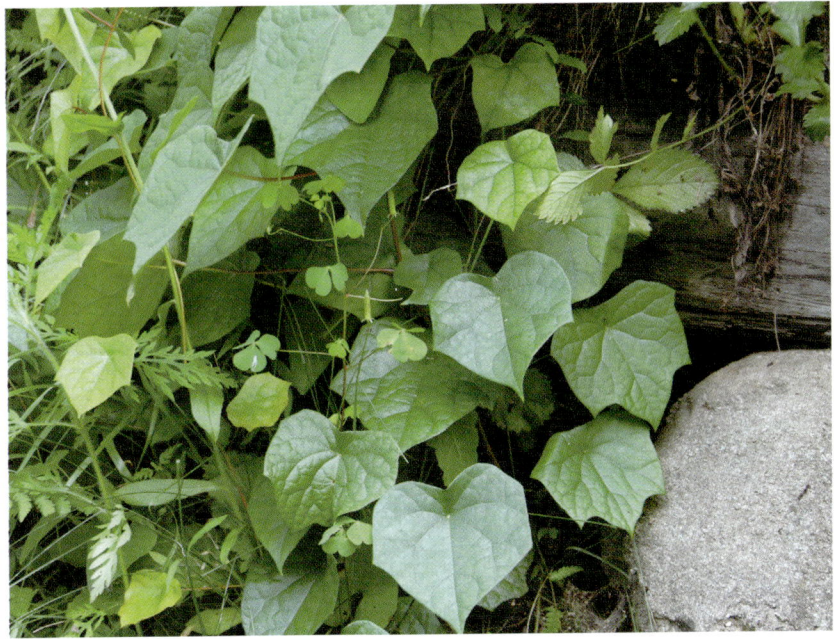

새모래덩굴

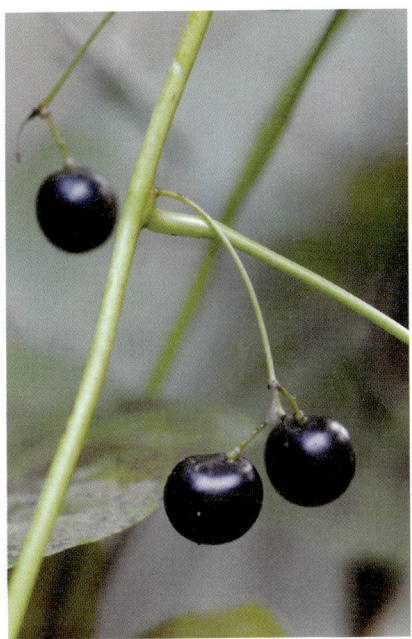

새모래덩굴 열매

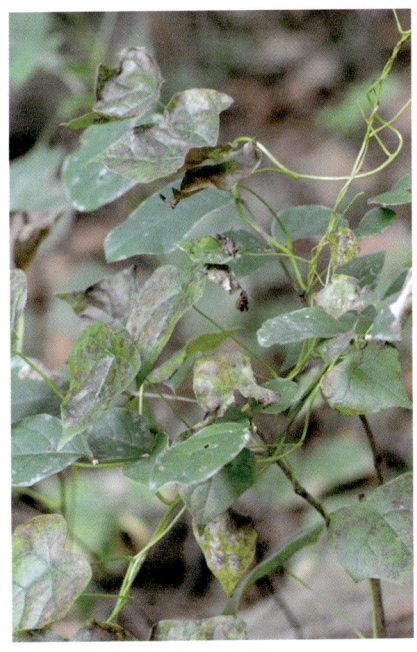

가을이 되어 시들어 가는 새모래덩굴

민간에서는 전초를 부인과 질병·설사·폐렴·가래·열성질병 등에 약용했으며, 뿌리줄기는 이뇨·황달·몸속의 독을 푸는 데에 썼다.

위와 같은 질환 치료에는 달임약과 약술을 복용하는데, 새모래덩굴 전체가 약간의 유독 물질을 품고 있으므로 너무 과용하지 않도록 주의해야 하며 또 장기적으로 계속 복용하지 말아야 한다. 열매를 먹으면 토하고 설사하는 경우도 있다.

식물 특징

덩굴로 자라는 풀처럼 보이지만 실은 작은 나무이다.

줄기는 덩굴과 함께 뻗어 나와 돌담과 같은 곳에 기어오른다. 줄기는 1~3m 정도의 길이로 자란다.

잎은 마디마다 서로 어긋나게 자리하며 세모꼴 또는 다섯모꼴로서 길이와 너비가 같으며, 가장자리에는 톱니가 없고 밋밋하다. 잎 표면은 짙은 녹색인데 뒷면은 흰빛이 돈다. 잎자루는 밑동 가장자리에서 6~10㎜ 정도 벌어진 자리에 방패의 받침나무와 같은 모양으로 달린다.

잎 겨드랑이마다 짤막한 꽃대가 자라나 작은 꽃이 원뿌리꼴로 뭉쳐 피어난다. 연한 노란빛의 꽃잎을 6~10장 가지며 지름은 3㎜도 채 되지 않는다. 꽃이 핀 뒤에는 지름이 1cm쯤 되는 둥근 열매를 맺고 익으면 검게 물든다.

전국에 분포하며 산록의 양지쪽 풀밭이나 돌더미가 있는 곳에 집단으로 자란다.

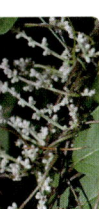

새삼

강정 강장약. 허약한 몸을 튼튼히 하며, 발기력이 부족하여 성교가 안 될 때 효험이 있다.

🔖 효능 해설

꽃이 지고 난 9~10월 무렵에 여문 씨를 털어내어 햇볕에 말린 것을 약재로 쓰는데, 씨뿐만 아니라 줄기도 말려 약재로 삼는다.

성교 불가능 씨에는 강장 강정의 탁월한 효능 효험이 있다. 따라서 신체 허약한 사람을 건강하게 회복시키며 산모의 태반을 튼튼히 한다. 또한 발기력이 신통치 않아서 성교가 불가능하고(음위증), 잠자면서 무의식적으로 정액이 나오는 증상(유정)과 습관성 유산을 바로 잡는 데 효과가 있다.

결석 배설 여러 원인에 의하여 몸의 내장에서 돌과 같이 단단한 고형 물질, 즉 결석이 생기면 조금씩 부서져 오줌에 섞여 배출되곤 한다. 결석을 없애는 데는 30~60g 이상의 약재를 달여 장기간 복용해야 하며, 대개 2개월 이상은 상용해야 한다. 복용 기간이 너무 길어지면 간혹 현기증의 부작용이 일어나는 수가 있다.

피부 염증·타박상·토혈·각혈·산후 출혈·코피·혈변·화농 등에는 씨와 줄기를 달여마시면 진정된다. 또한 습열로 인한 황달·설사·이질·요통·간염·당뇨병·장염·오줌을 자주 누는 데에도 씨와 잎을 달여 마신다. 피부 질환에는 줄기를 짓찧어 붙인다.

민간에서는 좁쌀알처럼 내돋친 발진, 피부병의 고름집 치료에 이 새삼을 약용했다고 한다. 또한 얼굴에 돋친 발진을 줄기의 즙으로 씻으면 얼굴이 고와진다고 했다.

새삼과 같은 종인 실새삼은 줄기가 실처럼 가는 모양으로 엉키며

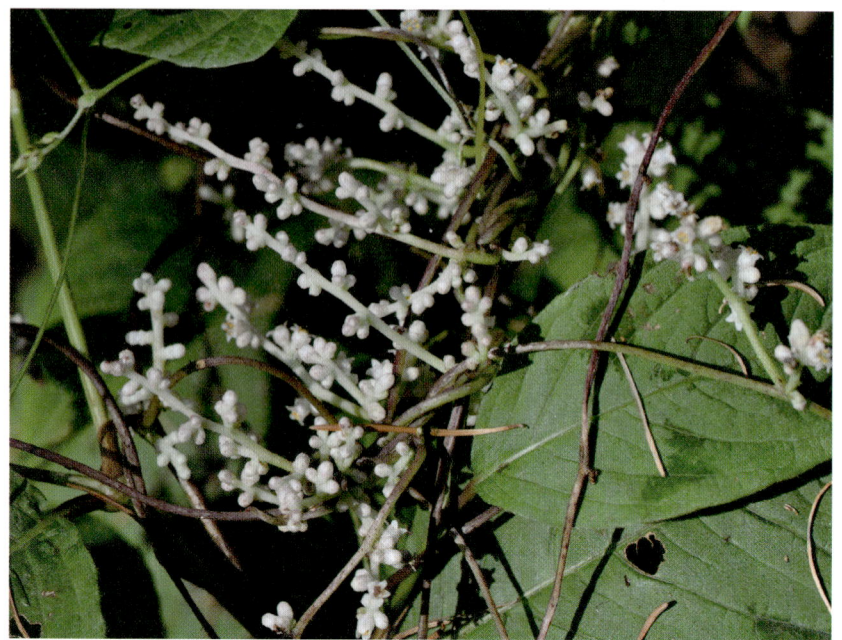

새삼

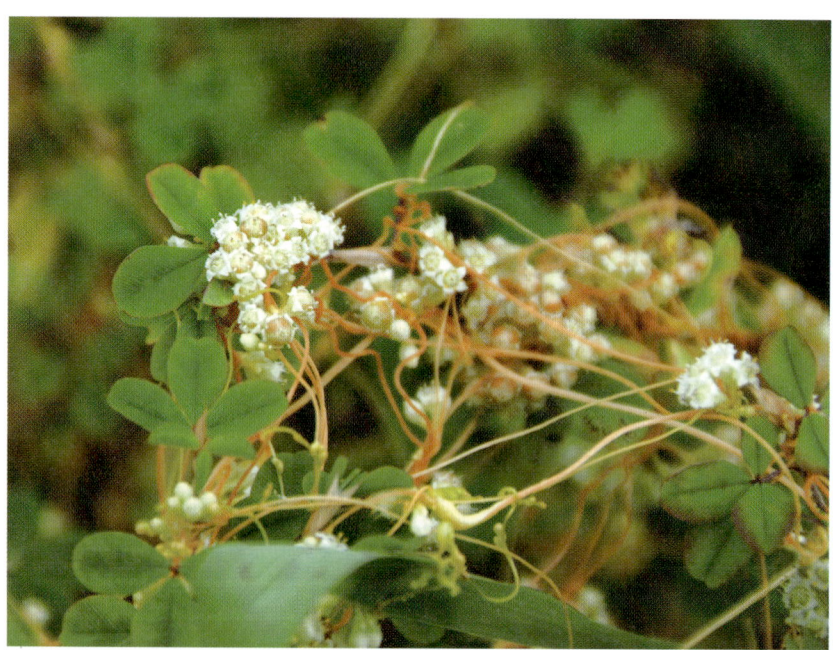

실새삼

노란색을 띤다. 실새삼은 새삼과 동일하게 쓰이는 약재이다.

🍚 식용 방법

새삼과 실새삼을 채취하여 즙을 내어 마신다. 신선한 줄기는 채취해 온 즉시 잘 씻어서 물기를 없앤 뒤 3배량 이상의 소주에 담가 2~3개월 묵혀 두었다가 마신다. 보통 취침 전에 30cc 정도 마시며 식사때마다 조금씩 반주로 삼아도 좋다. 가끔씩 반 컵 정도 마셔도 탈이 없다. 줄기와 꽃을 함께 섞으면 더욱 좋다. 이 즙과 약술은 자양 강장에 큰 도움을 주며 약효도 뚜렷하게 나타낸다. 숙성된 술 빛깔은 노르스름하게 곱고 술맛도 별나게 좋다.

🪴 식물 특징

겨우살이 모양으로 나무에 붙어사는 한해살이 덩굴풀이다. 줄기는 굵으며 노랗고 불그레하다. 처음에는 땅 위에서 싹트고 자라면서 곁의 나무에 달라붙어 기주(寄主)가 되는 나무의 즙액을 빨아먹으며 살아간다. 그러므로 광합성을 할 필요가 없어 잎은 가지고 있지 않다.

줄기 곳곳에 짤막한 꽃대가 생겨나 작은 꽃이 이삭 모양으로 뭉쳐 핀다. 꽃은 종꼴이고 끝이 다섯 갈래로 갈라져 넓게 펼쳐진다. 꽃의 길이는 4㎜ 안팎이고 희게 핀다.

꽃이 지고 나서 계란꼴의 열매를 맺는데 완전히 익으면 윗부분이 뚜껑처럼 열려 약간의 씨가 쏟아진다. 8~9월에 꽃이 핀다.

제주도를 포함한 전국에 널리 분포한다.

들판의 양지바른 풀밭 속에 서 있는 관목류에 기생한다.

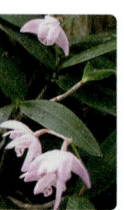

석곡

위장 장애와 위의 허열을 다스린다. 강정 강장약으로서 성 기능 장애를 없앤다.

효능 해설

꽃필 때와 가을에 잎과 줄기를 채취하여 햇볕에 말린다. 옛 의학서에 의하면 석곡은 음을 강하게 하고 정을 북돋우며 위 속의 허열(虛熱)을 다스린다고 했다. 또 위장의 운동 작용을 활발히 하여 입맛이 떨어질 때에 좋은 건위약으로 쓰인다.

인삼에 버금가는 석곡 중국에서는 인삼에 버금가는 강장 강정약으로 귀히 여기고 있는데, 성교 불능 상태를 개선한다. 신진대사를 원활하게 하는 작용에 의해 근육과 뼈를 든든하게 한다. 해열·진통 작용이 있는데, 잎이 두껍고 줄기가 굵으며 때깔이 좋아야 효험이 커진다.

열병에 걸려 입 안이 몹시 마르고 가슴이 답답할 경우, 병후 쇠약·요통·관절통·두통에 약용한다. 달임약을 위주로 하여 가루로 빻아 꿀로 빚은 환약으로도 복용한다.

식용 방법

석곡의 관상 가치에 치중하느라고 약용과 식용에 대해서는 크게 관심을 쏟고 있지 않다. 약용에 대해서는 경험적인 것이 대충 알려지고 있을 뿐 식용에 대해서는 별로 모르고 있다. 귀한 관상용에만 치중했지 먹어 볼 겨를이 없었던 것이다.

음경의 위축 잎과 줄기를 소주에 담가 2개월 이상 숙성시키면 특미가 있다. 석곡술 한 병은 양주 몇 병과도 바꾸지 않는다고 호평하는 사람도 있다. 꽃만으로도 술을 담근다. 일본에서는 말린 것을 달여

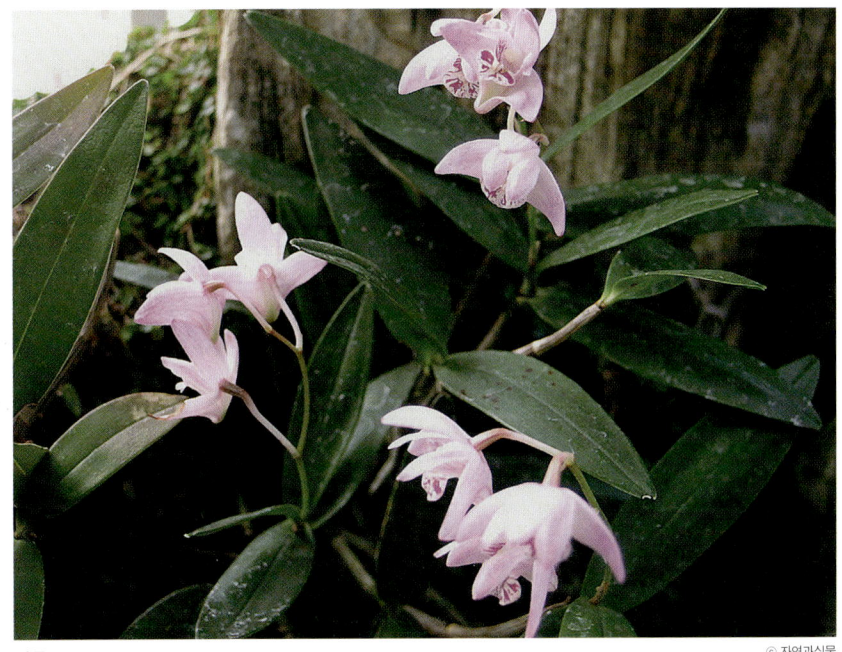

석곡 © 자연과식물

강장약으로 복용한다. 성분이 잘 우러난 것을 마시면 강장 효과는 물론 음경 위축으로 성교의 희열이 느껴지지 않을 때 효과가 있다.

🌱 식물 특징

사철 푸른 잎의 여러해살이풀이다. 짤막한 뿌리줄기에서 빳빳한 뿌리가 사방으로 뻗어 자라면서 바위 틈이나 나무 줄기에 붙어 산다. 대나무 줄기처럼 마디 줄기가 있어 죽란(竹蘭)이라고도 하는데 여러 대가 뭉쳐 자라며 높이는 20cm 안팎이다. 잎은 마디마다 서로 어긋나게 자리하며 넓은 피침꼴로서 수명은 2~3년이다. 잎의 밑동은 줄기를 감싸고, 잎 가장자리는 밋밋하다. 5~6월에 잎이 사라져가는 줄기 끝마디에서 지름 3cm 안팎의 흰빛 또는 연분홍빛 꽃이 두어 송이씩 핀다. 제주도와 남해안에 분포한다.

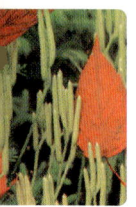

석송

포자는 습진 같은 습윤성 피부병에 효험이 있다. 마비성·경련성의 각종 증세에 약용한다.

효능 해설

여름철에 잎·줄기·뿌리 등 모든 부분을 채취하여 햇볕에 말린다.

우선 석송의 포자를 모은 것을 살포약으로 중요하게 쓰고 있다. 포자주머니를 따서 바싹 말린 뒤 가볍게 털어서 포자만을 모아 곱게 빻은 가루를 이용한다. 포자약이란 일종의 외용약으로, 겨드랑이·다리 가랑이·발가락 사이 등의 습해지기 쉬운 자리에 포자 가루를 뿌려 습진을 막거나 곪는 상처를 치료한다. 물기를 막으며 썩는 것을 방지하고 상처를 아물게 하는 작용이 있으며, 주로 습윤성 피부병에 효과적으로 쓰인다. 어린이 피부병의 살포약으로 많이 쓴다.

석송의 포자는 물을 빨아들이지 않고 물이 스며들지 않으며, 피부를 부드럽게 하고 자극성도 전혀 없으므로 다른 살포약보다 썩 좋다. 뿐만 아니라 알약(환약)을 빚은 뒤 이 포자 가루를 뿌려서 서로 붙지 않도록 하며 알약에 습기가 생기지 않도록 한다.

경련·마비성 잎·줄기·뿌리는 풍습으로 인한 마비통증, 관절이 저리고 아픈 데, 좌골신경통, 소아마비, 경련성의 각종 증세, 근육이 굳어지고 감각이 없어지는 증세 등에 약용한다. 경락을 잘 통하게 하며 뻣뻣해진 힘줄을 풀어 주는 구실을 한다. 하루 6~15g 약용한다.

식물 특징

깊은 산속에서 드물게 자라는 상록성 여러해살이풀이다.

줄기는 철사처럼 생겼으며 땅을 기어가면서 2m 안팎의 길이로 자

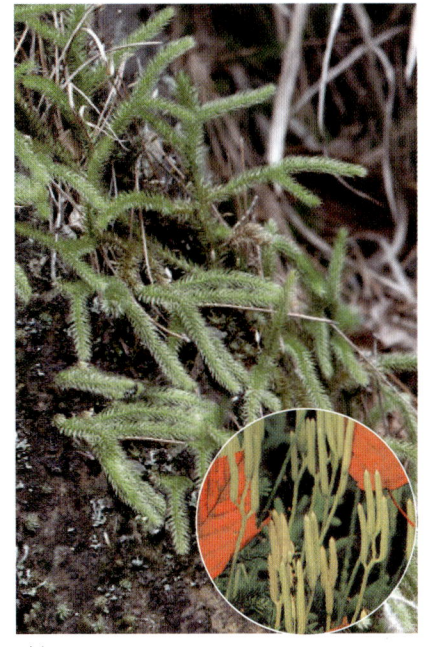 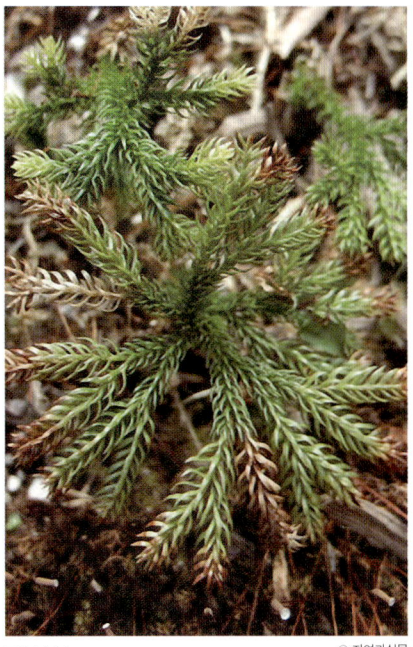

석송　　　　　　　　　만년석송　　　　　　ⓒ 자연과식물

 란다. 줄기 곳곳에서 가지가 갈라져 나와 비스듬히 자라고 여기서 다시 잔가지를 친다. 땅에 붙어 뻗어 나가는 줄기에서는 군데군데 흰 뿌리가 자라난다.

 잎은 4~6㎜ 정도의 길이로 송곳과 같이 생겼으며, 줄기의 가지를 완전히 덮어 버릴 정도로 밀생한다. 잎 끝은 뾰족하고 가장자리에는 아주 작은 톱니가 규칙적으로 배열되어 있다. 잎의 빛깔은 푸르고 윤기가 나며 빳빳하다.

 꽃은 피지 않고 홀씨로 번식되는데 가지 끝에 원기둥꼴의 홀씨주머니(포자주머니)가 생겨난다. 홀씨주머니의 길이는 3~4cm이고 약간의 잎을 가지고 있으며 빛깔은 연한 노란빛이다.

 거의 전국에 분포하며 깊은 산속의 양지쪽에 난다.

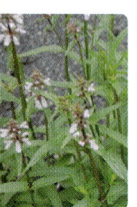

석잠풀

불면증과 신경 쇠약에 효과를 나타내며, 고혈압 및 종양 치료에 약용한다.

🔴 효능 해설

꽃을 포함한 잎과 줄기를 꽃필 무렵에 채취하여 밝은 그늘에서 말려 약재로 쓴다.

약리 실험에서 혈압을 낮추는 작용이 나타났다. 적은 양의 약재를 달여 복용하면 혈압을 약간 높여 주고, 많은 양을 복용하면 동맥압을 낮춰 준다. 고혈압은 물론 심장혈맥신경증에 약용하는 것이다.

전초를 술에 담근 30~50%의 추출액은 자궁 수축 작용과 지혈 작용을 일으킨다.

피를 토할 때·오줌과 대변에 피가 섞여 나올 때·월경 과다·월경 불순에 지혈을 시키며, 또한 심한 피 흐름을 적절히 조절한다. 산후에 생기는 출혈 질병을 막아 준다.

종기·부스럼·가려움증 등의 피부병에는 달인 물로 자주 씻어 주거나 신선한 잎을 짓찧어 환부에 붙인다.

신경의 흥분성을 높여 주는가 하면 불면증과 신경 쇠약을 고치는 구실을 한다.

기타 두통·폐병·기관지염·인후염·자궁염·감기 등에도 약효가 나타난다고 기록되어 있다.

민간에서는 피부 질환·신경 쇠약을 비롯하여 땀내기·구풍·기침·종양 치료를 위해 오래 전부터 약용해 왔다고 전해지고 있다.

내복약으로는 달여서 하루 세 번 식후에 마시며, 달임약의 약재 분량과 같은 양을 가루로 빻아 하루에 복용한다. 하루 복용량은 5~10g

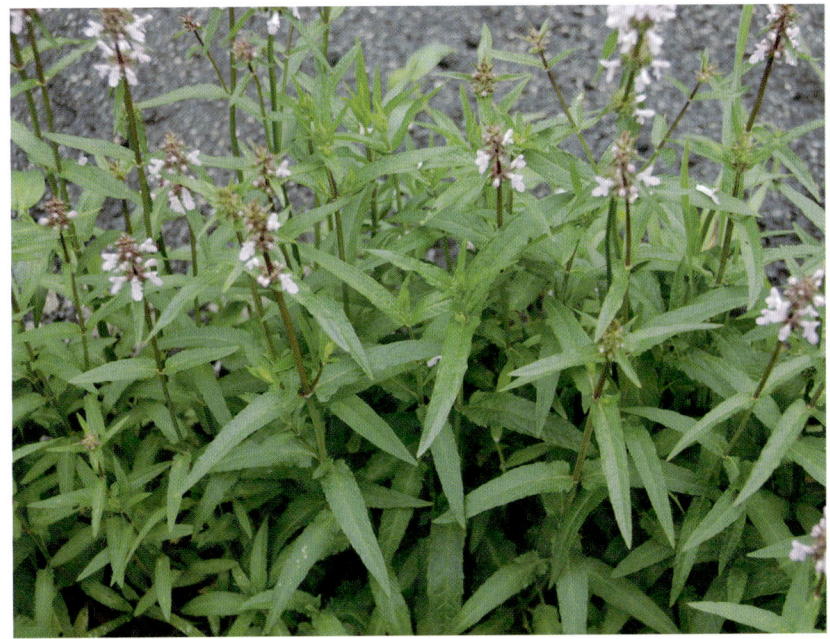

석잠풀

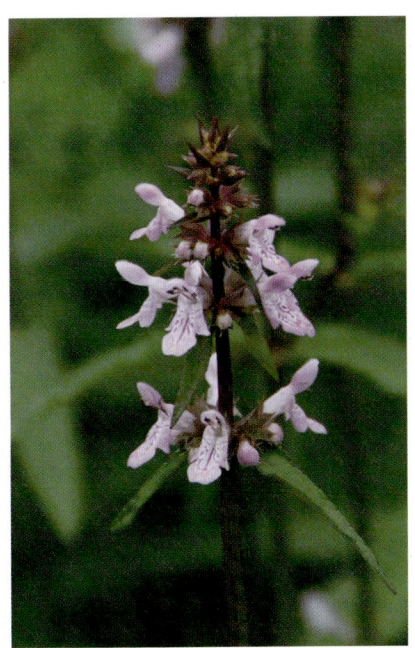

석잠풀 꽃

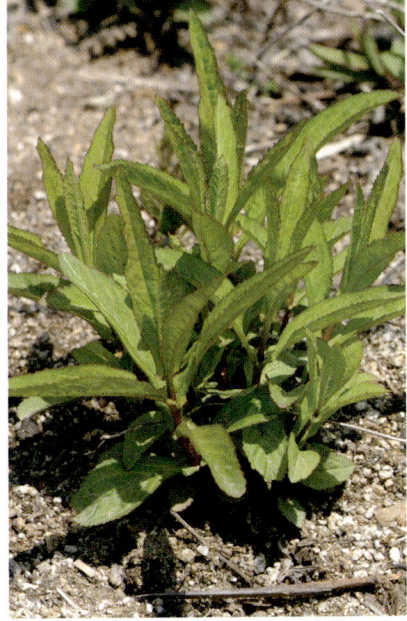

석잠풀 어린 순

이다.

🌱 식물 특징

여러해살이풀로서 땅속을 옆으로 뻗어 나가는 허연 땅속 줄기를 가지고 있다. 줄기는 네 개의 모를 가지고 있으며 곧게 서서 1m 안팎의 높이로 자라며 약간의 가지를 친다.

잎은 길쭉한 타원꼴에 가까운 피침꼴로서 잎자루를 가지고 있으며 마디마다 두 장의 잎이 마주 자리한다. 밑동은 둥글고 끝이 뾰족하며 가장자리에는 무딘 톱니를 가지고 있다.

꽃은 층층으로 뭉쳐 피어나는데 전체적으로는 이삭처럼 보인다. 꽃은 입술꼴이고 아래 입술이 세 개로 갈라진다. 꽃의 크기는 12~15㎜ 정도이고 분홍빛이다. 6~9월 사이에 꽃이 핀다.

전국에 분포하며 들판의 다소 습한 풀밭에 난다.

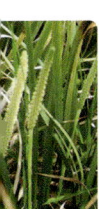

석창포

정신 혼미 · 건망증 · 현기증에 약효가 크다. 심한 신경의 피로를 풀어 주므로 연구에 몰두하는 학자들이 꼭 복용해야 한다.

효능 해설

가을에 잎과 수염뿌리를 제거한 줄기와 뿌리를 거두어 물에 씻어 햇볕에 말려 약재로 쓴다.

신경의 피로 석창포의 뿌리줄기를 뭉근히 달여 복용하면 정신이 흐릿하게 혼미해지고 귓속이 윙윙 울리며, 머릿속이 지끈거리기도 하고 기억력 감퇴로 건망증이 생기는 동시에 현기증이 일어나는 증세, 밥맛이 떨어지면서 소화가 안 되고 의식이 멍해지는 등의 갖가지 증세에 확실한 치료 효험이 나타난다.

불확실한 생약 석창포라는 풀 하나가 어째서 이런 여러 가지 나쁜 증세에 치료약으로 쓰이는가를 곰곰이 짚어 보면 도저히 이해가 가지 않는 부분이 있다. 그래서 어떤 사람은 한방약은 믿을 수 없는 불확실한 구석이 있다고 하고, 심한 경우에는 미신적이라고까지 성토한다. 좀 점잖은 사람은 한의학의 마력이라고 한다. 하지만 석창포가 이러한 증세에 약효를 나타내는 것은 분명하다.

석창포의 중요한 약성은 신경(정신)의 피로를 풀어 주는 작용을 한다는 점이다. 신경이 몹시 피로해지면 정신 혼미 · 건망증 · 기억력 감퇴를 초래한다는 것은 당연한 일이며, 이것이 극단에 이르면 현기증과 의식의 불투명을 유발한다. 이 신경에 대한 압박감이 더해지면 귀울림 · 두통 · 소화 불량 · 식욕 부진으로 파급되는 것이다. 석창포를 약용해서 신경을 안정시키는 근원 치료를 행하면 위에 열거한 나쁜 증세가 약화되고 마침내는 맑은 정신을 찾게 되는 것이다.

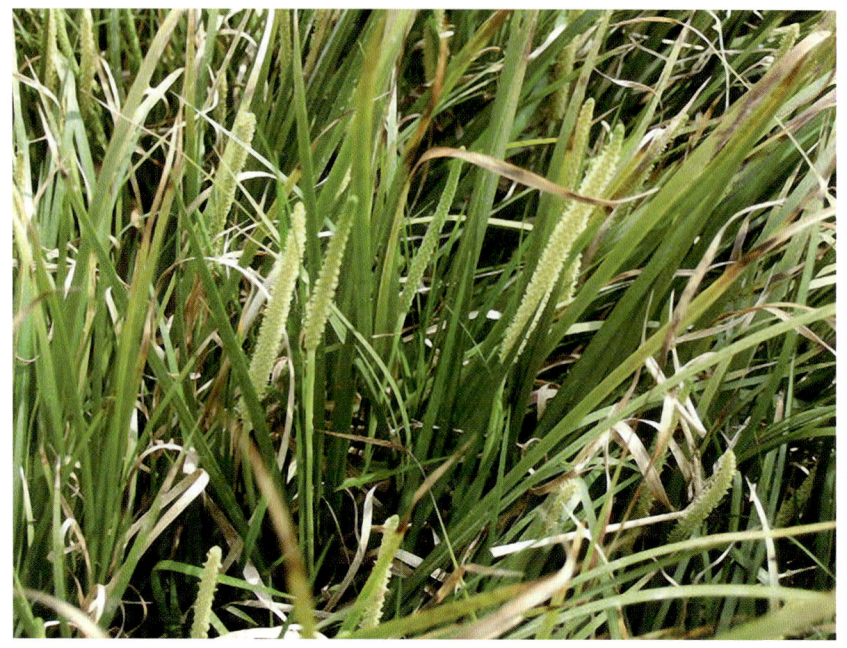
석창포

병 치료의 근본 어떤 심한 병증세가 발생하면 그로 인하여 몸 구석구석에 여러 가지 증상이 생긴다. 이것들은 그 원인이 되는 질병을 없애면 다 사라지는 법이다. 지엽적으로 일어난 잡스런 병증을 하나하나 고치는 것은 근본 치유가 되지 못한다. 이렇게 되면 병이 쉽게 낫지 않으며 나중엔 병명을 모르겠다는 진단을 내리게 되는 것이다. 쉬운 예를 들어 보자. 수많은 군인들을 아무리 물리쳐도 전쟁은 끝나지 않는다. 그러나 지휘관이 되는 우두머리 장군 몇 명만 물리치면 곧 전쟁이 평정되고 평화가 돌아오는 것과 마찬가지다.

정신노동에 몰두하는 사람들, 중년을 넘어가면서 건망증이 생기는 학자들에게 특히 석창포 약용을 권한다. 잎과 잔뿌리를 제거하지 말고 잎과 뿌리를 잘게 썰어 달여서 물 마시고 싶을 때마다 음료수로 삼아 수시로 마신다. 필자의 경험으로는 석창포 음료수가 전혀 해롭지 않았다. 석창포 양의 10배가 되는 물을 넣고 60℃ 온도에 30분 이상 뭉근히 달여 식혔다가 음료수로 삼는다.

그런데 석창포는 구하기가 쉽지 않다. 필자는 자생지를 딱 한 번 보았다. 그러므로 증식 배양시켜야 한다. 마당에 심으면 성장 상태가 좋지 않으므로 포기나누기로 화분에 심어 기른다. 반드시 가는 산모래를 배양토로 써야 한다.

그리고 석창포는 위염 · 십이지장궤양 · 요통 · 냉증에 의한 복통 · 만성기관지염 · 악성 종기 · 간질병 · 목이 쉰 데 · 가슴과 배가 불룩하고 아픈 데 · 속이 답답한 증세 · 타박상을 입어 멍든 데 · 눈이 붉게 충혈된 데 · 지랄병 · 풍습성 관절염 등에도 약용한다는 기록이 있다. 이것은 아마도 민간요법으로 알려진 증세들을 취합한 것으로 보인다.

약용으로서 치료하기 위해서는 짙은 달임약을 복용하며, 피부 질환에는 그 달인 물로 자주 씻어 준다.

암세포 박멸 한편 석창포는 호흡을 조절하고 혈액 순환을 활발하게 한다고 한다. 북한의 본초학에서는 달임약의 복용으로 암세포를 죽이는 것이 밝혀졌다고 기록하였다. 하루 2~6g 약용한다.

식용 방법

위에서 설명한 것처럼 음료수로 우려 마신다. 끓인 것을 식혔다가 이 그릇 저 그릇으로 몇 차례 옮겨 부어 공기 접촉을 많게 해서 산소를 흡입시킨 뒤 냉장고에 넣어 둔다. 그리고 뿌리줄기나 잎을 생째로 함께 잘게 썰어 3배량의 소주에 담가 3개월 이상 차고 어두운 곳에 보관하고 잘 우러나도록 가끔 나무젓가락으로 휘저어 준다. 방향성의 정유는 독특한 향기를 지니며 술맛이 아주 좋다. 이 석창포술은 각종 질환 치료에 효과를 나타내며 건강 유지에 많은 성과가 있다.

🌱 식물 특징

사철 푸른 잎을 가진 여러해살이풀이다. 뿌리줄기는 굵고 딱딱하며 많은 마디를 가지고 있고 잔뿌리를 내어 바위 틈과 같은 자리에 붙어 산다. 잎은 뿌리줄기에서 밑동이 서로 겹친 상태로 자라난다. 좁은 줄꼴로서 질기며 윤기가 난다. 잎 끝은 칼처럼 뾰족하고 가장자리는 밋밋하며 항상 좋은 향기를 풍긴다.

꽃은 잎과 같은 생김새를 가진 꽃대의 중간부에서 둥근 막대기 모양으로 뭉쳐 핀다. 꽃이 뭉친 막대기의 길이는 5cm 안팎이고 노란빛을 띤 푸른빛이다. 6~7월에 꽃이 핀다. 남부의 따뜻한 고장과 제주도에 분포한다.

산속의 계류가에 나는데 습한 바위 틈에 붙어 산다.

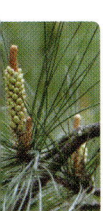

소나무

옛부터 장수 식품으로 유명한 '신선의 식사'. 모든 못된 질병들을 물리치는 신비한 효력을 발휘한다.

겨울의 솔잎

옛부터 솔잎을 '신선의 식사'라 했다. 솔잎은 정신을 맑게 하고 섭생에 아주 유익하며 장수에 뛰어난 힘을 발휘한다고 하였다.

건강의 1년 농사 겨울에 따는 솔잎이 가장 좋다. 겨울에 솔잎을 따서 보존해 두면 '건강 생활 1년 농사' 준비가 끝나는 것이다. 추위가 싫어 방 안에 웅크리고만 있는 사람은 건강을 누릴 자격이 없는 것이다. 겨울을 인내하는 자세로 공기 맑은 산을 찾아 직접 솔잎을 따 보기를 권한다.

한의서에는 가을부터 이듬해 봄 사이에 솔잎을 따라고 했으나 실제는 영하 10℃ 쯤으로 기온이 뚝 떨어진 강추위가 계속되는 시기의 솔잎이 가장 좋다. 이 추운 기간의 식물 생리는 효소 작용에 의한 물질 변환이 진행되지 않으며 호흡 작용도 거의 정지되어 솔잎의 수다한 미지 성분들이 가라앉듯 안정된다. 따라서 추위 속의 솔잎은 유순한 성질을 갖고 있어 인체에 번폐로운 부담을 끼치지 않는다.

광합성이 활기찬 계절에는 각종 성분 조성에 변화가 심하고 떫은 기운을 강하게 나타내는 등 짙은 물질들 때문에 의외의 다른 작용을 일으킬 수도 있다. 하지만 겨울의 솔잎은 떫은 기운이 감소되어 있을 뿐만 아니라 오장을 편하게 하는 안정성이 있다. 그래서 오래 상복해도 안심이 되는 것이다.

오염 안 된 솔잎 겨울 소나무 숲을 찾아서 한 보따리 정도 따면 1년 치는 충분하다. 특히 그늘진 구석의 싱싱한 속잎을 따야 하며. 공기

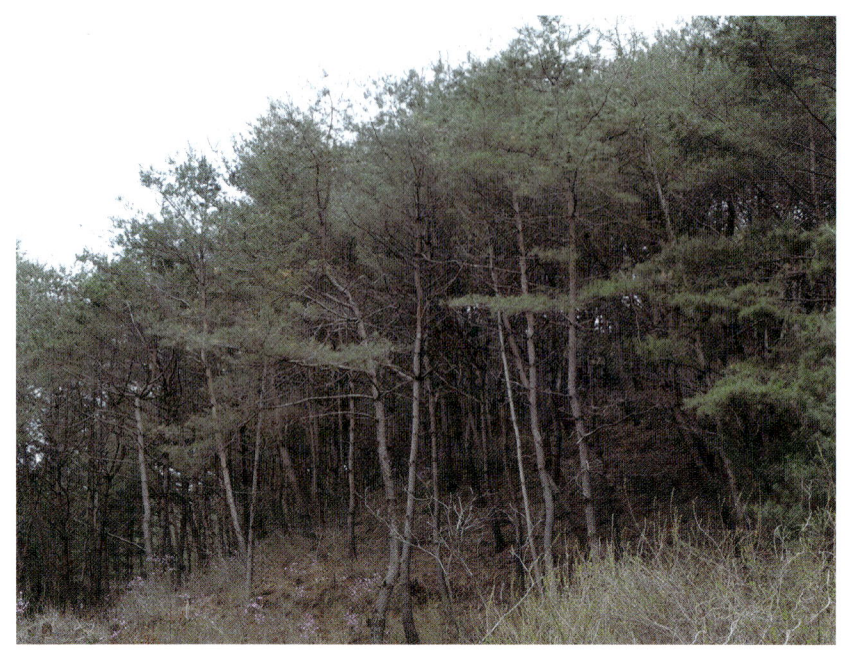

소나무

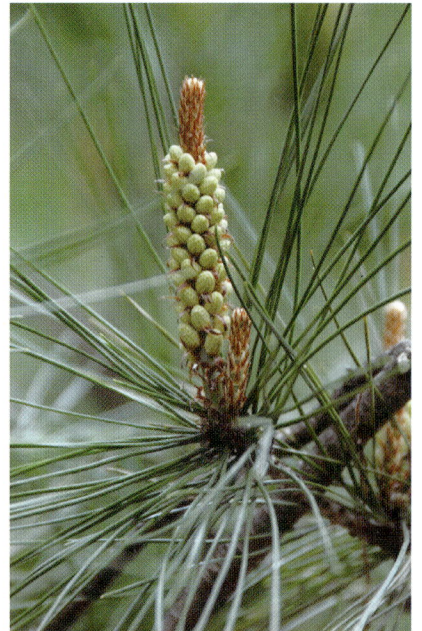

송화

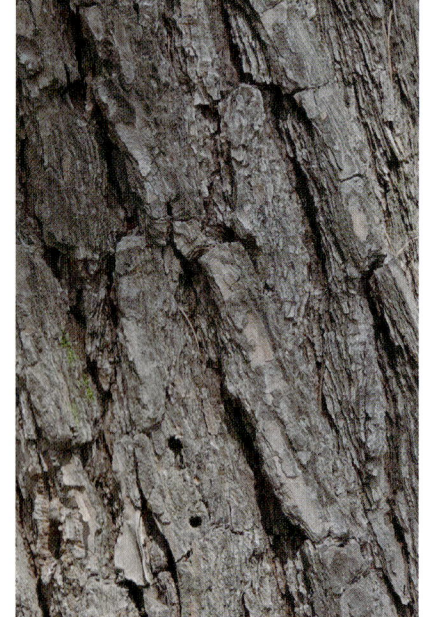

소나무 껍질

오염이 덜한 산속을 찾아야 함은 물론이다. 공기 오염이 심한 지역에서 따 낸 솔잎은 소나무 특유의 냄새가 시원치 않으며 성질이 나약하므로 아무쪼록 공기 맑은 산에서 솔잎을 따야 한다. 그리고 나무에 해가 없도록 각 그루마다 조금씩만 따 내는 배려도 꼭 필요하다. 따 온 솔잎은 깨끗이 씻어 물기를 빼고 말린다. 실내에 널어 말리면 방 안의 나쁜 냄새를 없애 주는 효과도 있다. 이 솔잎 내음은 사람의 기를 살려 준다고 한다.

📖 효능 해설

솔잎을 잘게 썰어 소주에 담가 숙성시키면 이를 송엽주라 한다. 송엽주를 날마다 조금씩 마시면 팔다리의 뼈마디가 아플 때 효험이 있다. 송엽주는 혈관 벽을 튼튼하게 하고 혈액 순환을 촉진시키기 때문에 고혈압·심장병·신경통에 좋다. 주로 어린 잎을 이용하여 소주에 담그곤 한다.

솔잎을 짙게 삶아 목욕물에 부어 약욕(藥浴)을 자주 하면 관절염·신경통·요통·수족마비·중풍·고혈압에 좋다고 선인들이 가르쳐 주고 있다.

암을 피하는 솔잎 솔잎을 장복하면 암에 걸리지 않는다는 설도 있다. 아무튼 솔잎의 효능이 적용되는 질환들은 이루 다 말할 수 없을 정도이다.

겨울철에 손발에 동상을 입는 경우가 있다. 이때 싱싱한 솔잎을 짙게 푹 삶은 물에 손발을 담그면 얼었던 근육이 풀린다. 그리고 나면 동상이 재발하지 않는다는 옛 기록이 있다.

현재 솔잎 속의 수없이 많은 미지의 물질에 대해서는 완전히 헤아리지 못하고 있다. 단지 경험의학적으로 건강 증진과 다양한 약효가 발휘된다는 것을 알려주고 있을 뿐이다. 이 전래의 효능 효험에 근거하여 우리의 건강 생활에 상당한 성과가 나타나고 있는 것은 사실이다. 하지만 솔잎이 만병통치약은 아니다. 오직 자연과의 친화력이 인간의 생명력을 강화시킨다는 점에 특히 역점을 두어야 한다.

😊 식용 방법

필자 가족들이 솔잎을 먹는 방법은 뭉근히 달여 냉장고에 넣어 두고 수시로 음료수 대용으로 마신다. 솔잎을 잘게 썰어 60℃ 정도의 약한 불에 오래도록 달여 솔잎 성분이 충분히 우러나오면 솔잎을 체에 받아내고 수시로 차처럼 마시기도 한다. 결국 솔잎차인 셈이다.

또 잘게 썬 솔잎을 술에 담가 숙성된 뒤 마시노라면 그윽한 솔향기가 기막히게 좋으며, 양주 몇 병 하고도 바꾸지 않는다.

살아나는 원기 이렇게 솔솔 솔차로 상복하노라면 우선 변의 냄새가 고약하지 않고 누런 색깔을 띠며 부드럽게 배설되고, 더욱이 과로하여 몸이 찌뿌드드할 때 이내 원기가 살아나는 것을 느끼곤 한다. 솔잎은 비타민C의 공급원이며 어린이의 영양실조에도 큰 도움을 받는다. 산속의 적송이나 전나무, 바닷가의 해송도 마찬가지의 효능을 나타낸다.

어떤 사람들은 솔잎을 날것으로 씹든지 가루로 빻아 찻숟갈 하나씩 먹곤 하며 즙을 내어 마시기도 하는데, 솔잎에만 치우쳐 과용하지 않기를 부탁한다.

솔잎의 식량 산중에서 수도하는 스님들 중엔 솔잎을 식량 대용으로 삼기도 한다. 솔잎을 말려 곱게 빻아서 쌀가루·콩가루와 섞어 꿀로 버무려서 새알심만 하게 구슬 모양으로 빚는다. 이것을 하루에 몇 알씩만 씹어 먹어도 시장기를 느끼지 않는다고 한다.

솔잎은 말려서 오래 저장해도 변질이 거의 없는 특징이 있다. 강추위 때 채취한 것을 1년 내내 보존해 그윽한 솔향기를 항시 풍긴다.

송진의 약효

옛 기록을 보면 솔잎뿐 아니라 송진을 먹고 불로장생했다는 얘기가 많이 나온다. 오늘날은 섭생을 위해 송진을 먹는 일이 일부 스님과 민간 식이요법에서 가끔 있을 뿐 대중적이지는 않다.

중풍에 송진 여름철 소나무 껍질에서 흘러나오는 송진을 모아 가루로 빻아서 식후에 약간씩 먹으면 변비·고혈압·중풍 예방에 도움이 된다고 하며, 관절염·요통·장염·위궤양·소갈증·대하증·혈관벽 강화에도 쓰이며, 오장을 편안하게 하고 근육과 뼈를 튼튼히 한다는 옛 기록이 전해지고 있다.

송진 속에는 테프페노이드라는 유독성의 화합물이 함유되어 있는데 각종 병균과 해충의 침해로부터 입은 상처 부위를 보호하는 구실을 한다. 꿩이 상처를 입으면 송진을 쪼아 발라서 스스로 치료한다.

이 유독 물질을 제거하기 위해서 송진 덩이를 물에 넣어 삶으면서 계속 휘젓고 다시 새로운 물로 갈아 삶기를 대여섯 차례 반복하노라면 유독성이 없어지며, 이를 가루로 내어 장복해도 부작용이 없다. 다만 밀가루처럼 가루로 곱게 빻는 일이 무척 성가시다.

이 송진가루(松香散)는 더운 물에 타면 누런 덩어리로 굳어 버리며 대량씩 복용하면 변비가 생길 수 있으므로 찻숟가락 절반 이내의 소량으로 아침저녁 식후에 가루째 입 안에 털어 넣어 자근자근 씹어서 침으로 삼키는 것이다.

공기·열기·습기와 접촉하지 않는 그릇에 담아 차고 어두운 곳에 보존한다. 방법을 모르고 만든 조잡품은 몸속을 불편하게 하는 경우가 있으며, 오래도록 조금씩 장기 복용해야 모름지기 효과가 생긴다.

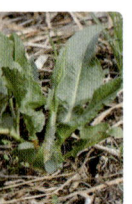

소리쟁이

굵은 뿌리는 건위제이며, 백혈병·피부 질환에 쓰인다. 봄가을의 탐스런 어린 잎은 영양 공급원이다

효능 해설

땅속 깊이 박고 있는 굵은 뿌리줄기가 주로 약용이 된다. 이 뿌리를 가을에 굴취하여 말렸다가 잘게 썰어 달여 마시면 변비에 효과가 있는데, 너무 짙게 많은 양을 복용하면 설사를 일으키므로 주의해야 한다. 이 뿌리는 건위제로서 소화 불량에 효과가 있으며, 습진·옴·백선·가려움증에 쓰여 온 옛 기록이 있다. 이때는 생뿌리즙이나 뿌리를 빻은 가루를 식초에 개어서 피부병에 발랐다고 한다. 백혈병에도 쓰인다는 설이 있다. 하루 12g을 달여 세 번에 나누어 먹는다.

민간요법에서 소리쟁이의 약효가 다양하게 전해져 있는 탓으로 일부에서는 뿌리줄기를 소주에 담가 마셔 효력을 보는 일이 있다.

잎의 영양 잎은 인체의 활성화에 필요한 풍부한 비타민의 공급원이 된다는 점에서 대단히 유익한 식물이다. 유럽의 농촌에서는 비타민 C의 결핍으로 발생하는 괴혈병을 피하기 위하여 소리쟁이의 싱싱한 잎을 소채로 삼는다고 한다.

식용 방법

봄에 자라나는 어린 잎, 그리고 가을이 되면 여름의 씨앗이 떨어진 것과 묵은 뿌리에서 다시 돋아나는 싱싱한 잎을 식용하면 영양 물질을 충분히 섭취하는 이로움이 있다. 여름의 소리쟁이는 맛이 없으며 식용하기 어렵다.

소리쟁이 잎에는 수산 성분을 함유하고 있어서 담석증이 생기는 수

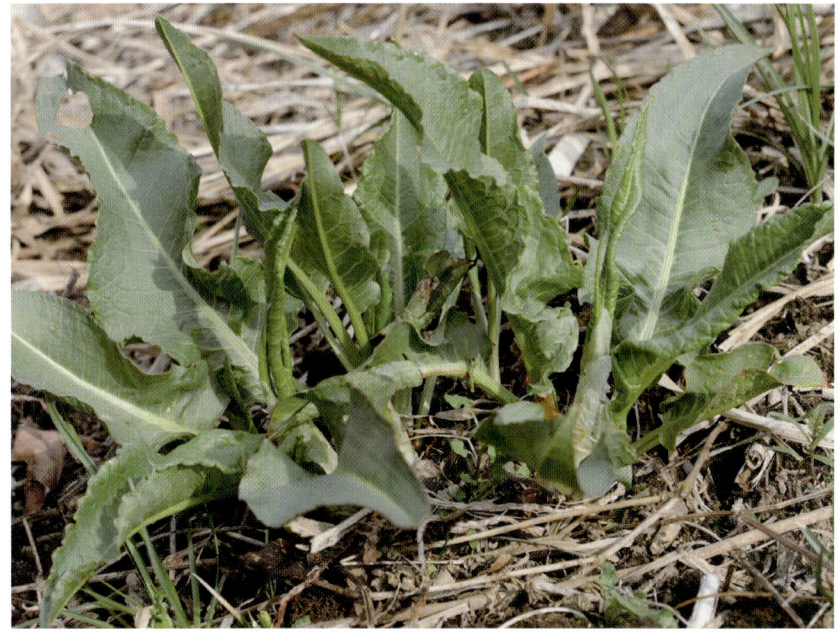

소리쟁이

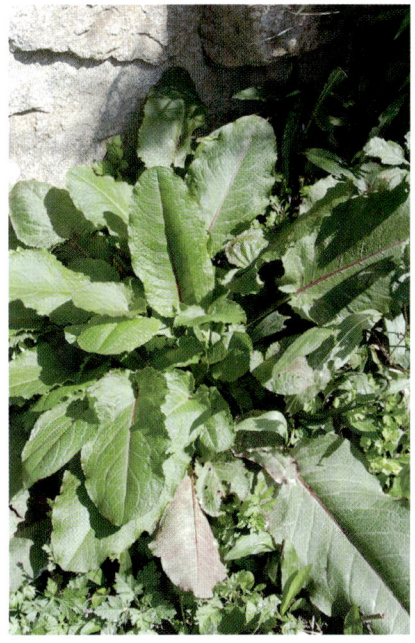

참소리쟁이

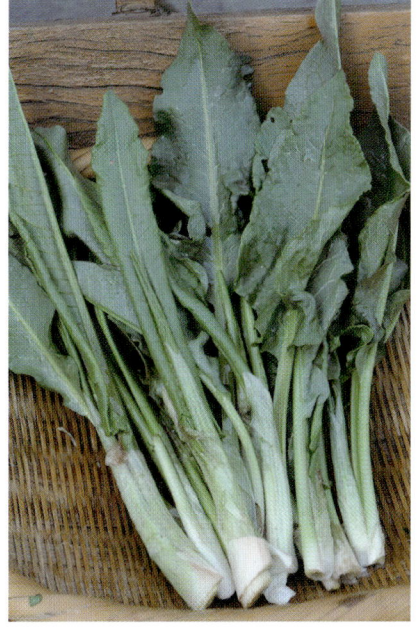

소리쟁이 어린 순

가 있다. 하지만 봄과 가을의 어린 잎을 별미로 즐겨 식용하더라도 별 해로움이 생기지 않는다.

이 소리쟁이의 어린 잎은 약간의 신맛을 품고 있는 것이 특징이며, 생잎을 쌈으로 싸서 먹으면 그 신맛이 특미를 자아낸다. 일반 채소보다 더 맛이 있는 푸성귀감으로서 시금치와 비슷한 맛이 난다. 찌개나 고깃국에 넣으면 나름대로 일품이며, 굳이 우려낼 필요가 없는 유순한 식물이다.

소리쟁이 잎을 데쳐 한동안 놓아두면 산화의 손실이 심한 탓으로 어느 사이에 푸른빛이 누렇게 변색해 버린다. 따라서 조리 즉시 먹는 것이 좋다.

식물 특징

뿌리줄기를 가지고 있는 여러해살이풀로서 보랏빛을 띤 굵은 줄기는 곧게 서고 60cm 안팎의 높이에 이른다. 어린 잎이 자라나올 무렵에는 키가 작고 나지막해 보인다.

뿌리에서 자라나와 커지는 잎은 마디마다 서로 어긋나게 자리하며 길쭉한 타원꼴에 가까운 피침꼴로서 길이가 30cm를 넘는다. 잎의 밑동은 둥그스름하고 끝은 무디며 잎에 많은 주름이 잡혀 있다.

6~7월에 피는 꽃은 작지만 많은 것이 긴 원뿌리꼴로 뭉쳐 피는데, 자세히 살펴보면 층이 지면서 둥글게 배열되어 있음을 알 수 있다. 꽃의 지름은 4㎜ 내외이고 빛깔은 초록빛이다. 꽃편 뒤에 네 개의 날개가 달린 씨를 맺는다.

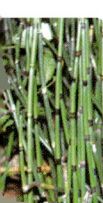

속새

담즙을 잘 나오게 하고 간의 독을 푸는 작용이 있다. 눈을 밝게 하고 여러 눈병 치료에 효험이 있다. 위암·간암·설암에 효과가 있다.

🔸 효능 해설

여름부터 가을 사이에 잎과 줄기를 채취하여 밝은 그늘에서 말린다.

동물 시험에서 위암·간암·설암에 효과가 있는 것으로 나타났다고 하는데, 이 결과를 곧 사람에게 적용시키기엔 바람직스럽지 않으며 많은 임상 실험을 거쳐야 하리라 믿는다.

집짐승(가축)이 이 속새를 먹으면 다리에 힘이 빠지고 몸을 움직이기 힘들어 하며 맥박이 약해지는 등의 중독 증상이 일어난다. 이때 집짐승의 혈액을 분석해 보면 비타민B_1이 결핍되어 있었으며, 그래서 많은 양의 비타민B_1을 투여하자 해독 치유되었다. 이것은 과거의 간단한 분석 자료이다. 비타민B_1의 결핍 현상은 비타민B_1을 파괴시키는 성분이 있기 때문에 생긴 것이며, 이러한 증세 유발은 여러 독성 물질과 청산가리와 같은 성분이 속새에 함유되어 있기 때문인 것으로 믿는다. 속새는 성숙한 고사리 잎과 거의 같은 성질의 식물이라 여겨지는데, 이것은 필자가 터득한 자료이다.

간의 독풀이 속새는 간장에서 만들어진 담즙(소화액)을 잘 나오게 하는 작용이 있으며 또한 간에 축적된 독기를 풀어헤치는 기능을 돕는 작용을 가지고 있다. 이 작용은 알코올 추출액(술에 담근 것)보다 물 추출액(달임약)에서 더욱 뚜렷하게 나타난다고 한다. 따라서 만성 간염과 간경변에 속새 달임약이 좋다.

눈앓이 치료 그리고 지혈 작용이 있어서 장 출혈·치질 출혈·월경

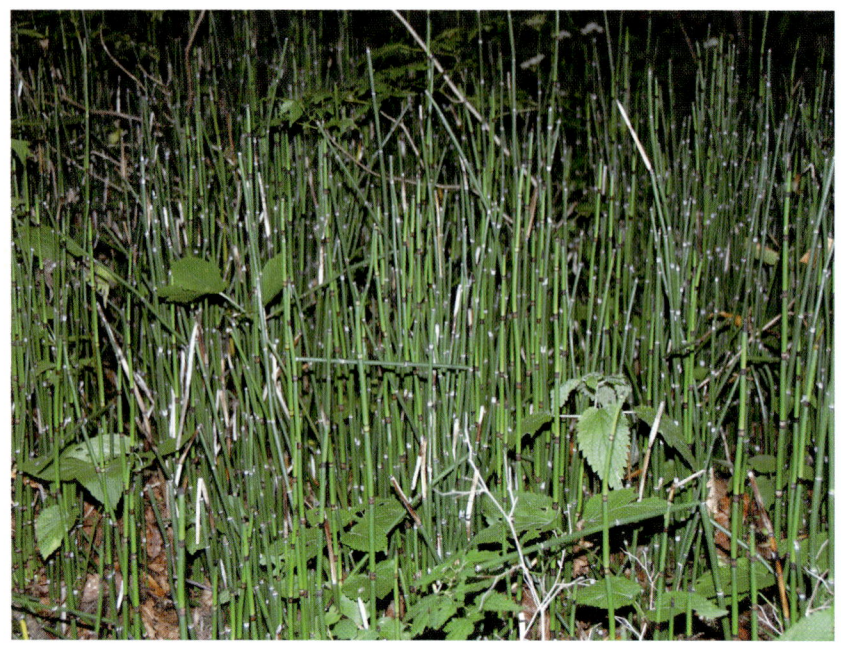
속새

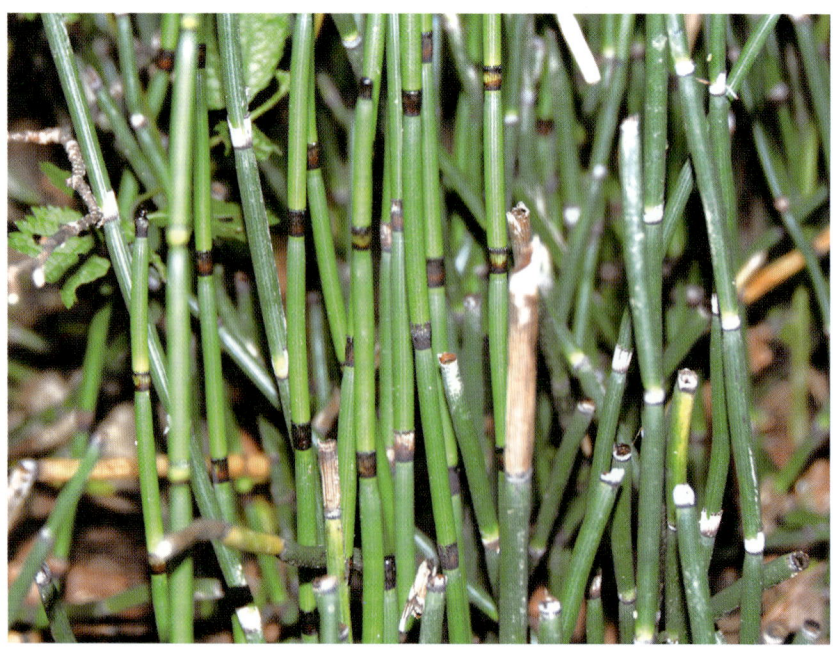
속새

과다·혈뇨·기타의 출혈에 쓰인다. 특히 속새를 달여서 눈을 자주 씻으면 눈병에 좋다는 평이 나와 있다. 안막이 눈자위를 가리는 눈병(예막), 공연히 눈물이 자꾸 나오는 증세, 여러 눈앓이 치료에 좋으며 눈을 밝게 한다고 한다.

그 밖에 만성 요도염·방광염·두통·젖앓이·폐결핵·목구멍앓이·가슴앓이·이뇨장애·요실금(오줌이 마렵지도 않은데 무의식적으로 소변이 나오는 증세) 등에 약용한다고 한다. 외국에서는 황달 치료약으로 쓰인다고 한다. 많은 양을 쓰면 중독될 수 있음을 유의해야 하며, 하루에 4~12g 정도 약용한다.

식물 특징

상록성의 여러해살이풀로서 짤막하면서도 여러 갈래로 갈라진 땅속줄기, 즉 지하경(地下莖)을 가지고 있다.

잎은 전혀 없고 가늘며 긴 원기둥꼴의 줄기가 한 자리에서 여러 개가 뭉쳐 나 60cm 정도의 높이로 자란다. 줄기 속은 비어 있고 가지를 치지 않으며 많은 마디와 세로 방향으로 패인 8~30개의 가느다란 홈을 가지고 있다. 줄기의 굵기는 5~6mm 정도이다.

각 마디는 짧고 검은 피막으로 둘러싸여 있는데, 이 피막은 퇴화된 잎이 서로 이어진 것으로서 딱딱하다.

홀씨주머니(포자)는 줄기 끝에 형성되는데, 짤막한 타원꼴이고 처음에는 녹갈색이었다가 뒤에 노란빛으로 변한다.

제주도와 중부 이북에 분포하며 깊은 산의 나무 그늘에 난다.

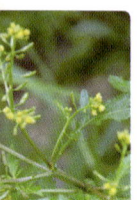

속속이풀

피를 맑게 하고, 간·쓸개의 병을 고친다. 맛있게 생식할 수 있는 좋은 풀이다.

효능 해설

다른 나라의 민간요법을 살펴보면 잎과 줄기를 뭉근히 달여 복용하면 피를 맑게 한다고 했다. 요즘은 잘 생기지 않는 괴혈병 치료에 효과적인데, 비타민C를 넉넉히 함유하고 있기 때문이다. 간과 쓸개의 역기능에 의해 생기는 질병, 또 신장과 그 주변에서 일어나는 성가신 질병 치료에 효험이 있다. 그리고 폐결핵·선모충증에도 약용하며, 오줌을 잘 나오게 하는 작용이 있다.

우리나라의 경우 임상 경험적 질환 치료의 성과는 하나도 기록되어 있지 않으며, 민간에서의 약용 사례도 전혀 보이지 않는다.

필자가 좋아하는 풀 속속이풀은 필자가 가장 좋아하고 귀하게 여기는 식물로서 꽤 많이 먹어 왔다. 의학자들은 녹황색 채소를 많이 먹으라고 권장하고 있는데 속속이풀은 재배한 채소보다 월등하게 우수한 해독제의 작용이 있으며, 섬유질도 재배한 것보다 더욱 적절히 들어 있다. 섬유질이 너무 많으면 먹기가 거북스러운데, 속속이풀은 맛있게 얼마든지 많이 먹을 수 있으므로 그만큼 섬유질의 다량 섭취가 이루어진다.

섬유질은 발암 물질과 나쁜 기운을 뽑아서 몸 밖으로 몰아내는 작용을 한다. 그리고 담배·술·오염된 공기 등 여러 독성이 몸속으로 들어오면 녹황색 식물체의 제독 작용에 의해 모두 제거된다. 즉 속속이풀은 독풀이의 성질이 세다.

무척 맛있고, 먹기 좋으며, 유용한 물질이 넉넉히 들어 있는 이 속

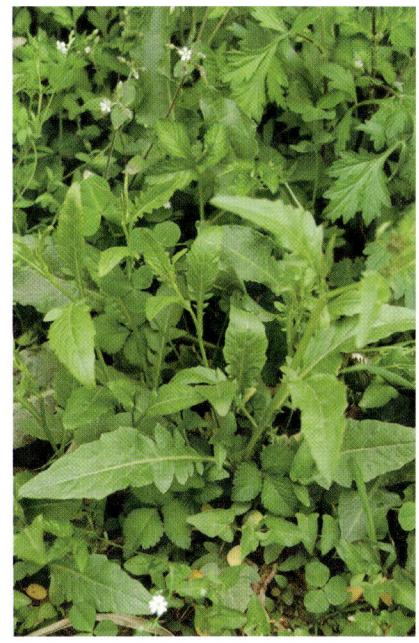 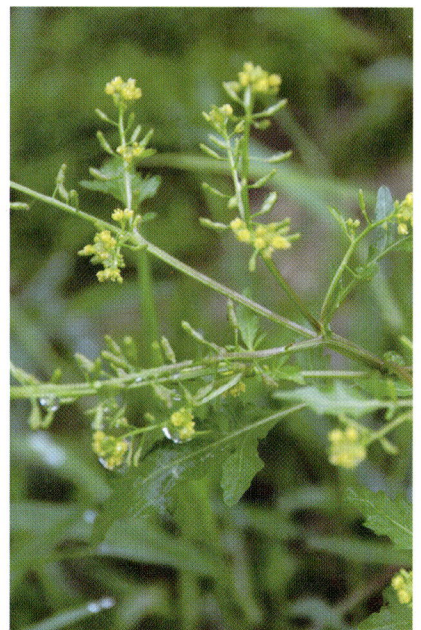

속속이풀   속속이풀 꽃

속이풀에 대한 연구가 이루어졌으면 한다.

속속이풀과 냉이

냉이는 어린 잎이 돋아나오면 납작한 모습으로 땅을 덮고 퍼지는데 속속이풀의 어린 잎도 거의 냉이와 꼭 같은 모양을 갖는다. 냉이는 독특한 향이 있으나 속속이풀은 야생의 풀내음만 풍긴다. 냉이는 실한 곧은 뿌리를 내리는 데 반해 속속이풀은 곧은 뿌리가 없고 잔뿌리만 퍼진다. 대개 냉이를 캘 때 속속이풀을 냉이로 알고 캐면서 이건 향이 좀 없구나 하고 여길 뿐이다. 냉이는 높이가 50cm 이상으로 키다리처럼 자라고 속속이풀은 많은 가지를 치면서 30cm 높이로 뭉쳐서 포기를 이룬다. 냉이는 흰꽃을 피우고 속속이풀은 노란꽃이다.

🍲 식용 방법

일반 푸성귀보다 더 맛 좋고 싱그러우며 부드럽다. 봄부터 가을까지 언제나 식용할 수 있는데 생식과 녹즙 내기에 썩 좋다. 살짝 데쳐 양념에 무쳐 먹거나 국거리에 넣어도 좋다. 쌈싸 먹으면 야생의 풍미가 그윽하다. 김에 올려 둘둘 말아서 양념고추장에 찍어 김밥 먹듯이 베어 먹으면 정말 멋스럽다. 생채 절임이나 샐러드감으로도 제격이다.

🌱 식물 특징

두해살이풀로서 줄기는 곧게 서서 30cm 안팎의 높이로 자라나 많은 가지를 친다. 몸에는 털이 없다.

뿌리에서 자라난 잎은 많은 것이 뭉쳐 포기를 이룬다. 이 잎의 길이는 10cm 가량이고 깃털 모양으로 깊게 갈라지거나 또는 얕게 갈라진다. 그러나 가지 끝 자리에서 나는 잎은 갈라지지 않고 피침꼴을 이룬다.

가지 끝에 많은 풀이 이삭 모양으로 뭉쳐 피어 올라간다. 꽃은 네 개의 꽃잎을 가지며 지름이 4~5mm로서 노랗게 핀다. 5~6월에 꽃이 핀다.

전국 각지에 분포하며 논두렁이나 도랑가 등 습한 자리에 많이 난다. 품종을 개량하여 널리 심어 재배하면 상당한 인기를 끌 것이다.

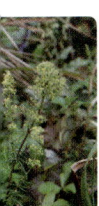

솔나물

솔나물 추출물에 먼 길을 걸어 피로해진 발을 씻는다. 자궁암 치료에 보조적으로 약용한다.

효능 해설

여름에 꽃·잎·줄기·뿌리 전초를 채취하여 밝은 그늘에서 말려 약재로 쓴다.

자궁암 먼저 전초를 짙게 달여서 몸에 손상이 생기지 않을 정도의 양을 수시로 마시면 자궁암 치료의 보조약으로 효과 있다. 또는 뿌리의 알코올 추출물만으로도 자궁암에 쓰고 있다.

방부·해열·해독 작용이 있다. 뿌리 추출물은 산후에 나타나는 질환과 월경이 없을 때 마시며, 상처·종처·궤양을 씻어 내기도 한다. 꽃 달임약은 동맥경화에 마신다.

잎과 꽃가루를 함께 달여 마시면 피를 응고시키고 상처를 아물게 하며 종양과 고름집을 가라앉힌다.

전초 추출물은 심신이 피로할 때 복용하며, 먼 길을 걸어서 발이 뻐근할 때 발을 담가 오래 씻으면 피로가 풀린다.

이처럼 식물의 각 부위마다 효능 효험이 달리 나타나는 종류가 꽤 있다. 하지만 일반적으로 솔나물 전체를 한꺼번에 달여 복용해야 갖가지 질환에 고루 효과가 있다.

솔나물의 전초는 신장결석 발작으로 인한 복통, 신경과민에 의한 두통, 월경 불순에 의한 월경통을 진정시킨다. 또한 히스테리·신경 쇠약·경련·지랄병을 안정시키는 약으로 쓴다. 그 밖에 폐렴·결핵·신장염·신장결석·당뇨병·위장병·뼈 부러진 데에 약용하며, 혈액이 잘 돌게 하고 가려움증을 멈추어 준다는 기록이 있다. 하루의

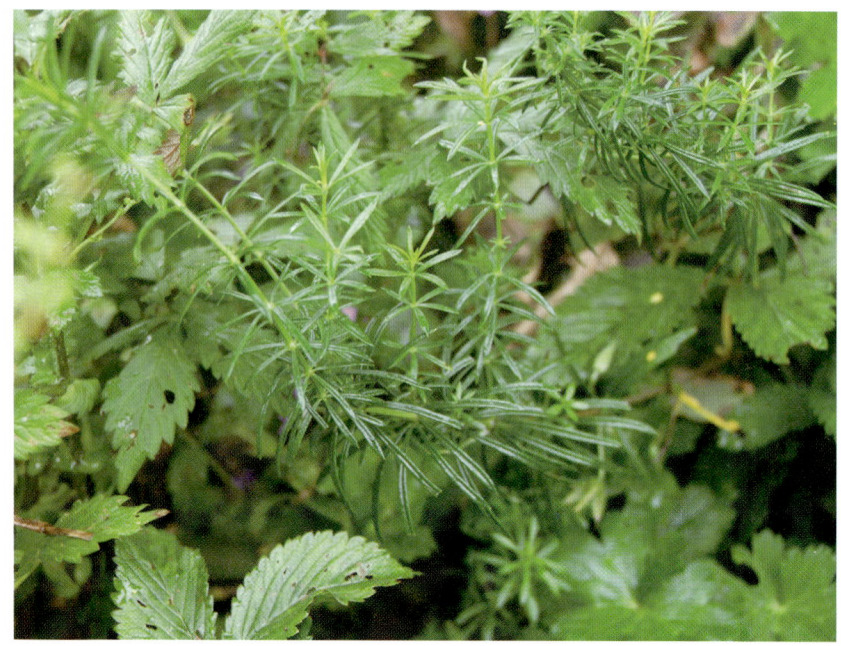
솔나물

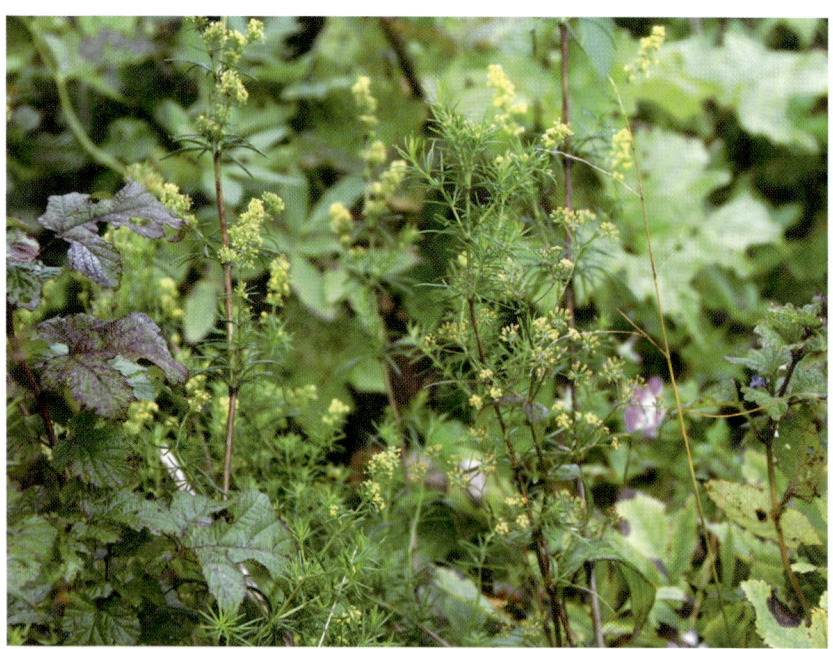
솔나물 꽃

복용량은 15~30g 정도가 적당하다.

 곪은 상처·칼에 벤 데·화상·외치질·종기·각종 피부염에는 달임약으로 자주 씻어 주며, 뿌리와 잎을 함께 짓찧어 붙인다.

 민간에서는 전초 달임약을 지혈·설사·적리·위통·자궁내막염·자궁 출혈·비혈(코피)에 써 왔다. 하루에 9~12g, 신선한 것은 30~60g을 달여 마신다.

식용 방법

 봄철에 어린 순을 뜯어 나물로 무쳐 먹는다. 쓴맛이 있으므로 데쳐서 잠시 우렸다가 조리한다. 일반적으로 볶음·튀김·국거리·나물쌈·부침개로 해 먹는다. 튀김을 하면 쓴맛이 저절로 감소된다.

 옛날에는 흉년이 들었을 때 구황식물로서 곡식과 섞어 밥을 짓든지 죽을 쑤어 먹었는데, 오늘날에도 쌀과 산나물을 섞어 별미로 밥을 지어 먹는다. 뜸이 들 즈음 산나물을 잘게 썰어 넣어야 제맛이 생긴다.

식물 특징

 한 곳에 여러 대의 줄기가 서서 더부룩하게 자라는 여러해살이풀이다. 높이는 80cm 안팎으로 자라며 몸짓이 빳빳하고 마디 부분은 약간 굵게 살져 있다.

 줄기에는 약간의 잔털이 나 있고 마디마다 여덟 장의 잎이 있는데, 이 가운데서 두 장은 참된 잎이고 나머지는 받침잎이다. 잎과 받침잎의 생김새는 같으며 줄꼴로 팔방으로 규칙적인 배열 상태를 보인다.

 줄기 끝부분에서 잔가지가 갈라져 나와 지름이 2.5㎜ 정도 되는 작은 꽃이 원뿌리꼴로 뭉쳐서 피어난다. 꽃은 십자꼴이고 빛깔은 노랗다. 6~8월 사이에 꽃이 핀다.

 전국에 분포하며 양지바른 풀밭과 둑에서 난다.

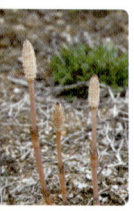

쇠뜨기

보존의 잘못으로 부작용이 발생하곤 했다. 지혈작용이 있으며, 동맥경화 · 고혈압 · 염증 · 장 출혈에 효험이 있다.

🔖 효능 해설

쇠뜨기는 유익한 풀이다. 서양에서는 수많은 물질 분석에 의해 그 정체를 어느 정도 파악했으며, 실제로 우리나라에 소문이 났던 여러 질병 치유에 효과가 있는 것으로 여겨지고 있다.

전통의학에서도 쇠뜨기를 소홀히 하지 않았다. 쇠뜨기는 동물 시험에서 이뇨 · 지혈 · 항염증 작용이 있었다는 기록이 있다. 따라서 몸이 붓는 환자와 오줌이 잘 나오지 않는 증세에 효험을 나타내곤 한다. 뿐만 아니라 장 출혈 · 각혈 · 치핵 출혈 · 월경과다에도 쓴다. 민간에서는 피가 흐르는 상처에 생즙을 내어 바르면 피가 멎으며 상처도 빨리 아문다고 했다.

민간요법에서는 동맥경화와 고혈압에 좋으며, 이 밖에도 많은 질병에 효험이 있다는 갖가지 사례가 옛부터 전해지고 있다. 그러나 이런 갖가지 질병에 효험이 있다고 해서 열심히 쇠뜨기의 복용에만 몰두하는 것은 잘못이다. 질환 치유를 어느 풀 한 가지로 급히 고치겠다는 것은 병을 더 깊게 하는 길이 될 뿐이다. 병은 천천히 고쳐 가야 한다.

잘못된 보존

얼마 전 쇠뜨기풀이 만병통치약처럼 소문이 나서 세상을 떠들썩하게 뒤흔든 일이 있었다. 해서 쇠뜨기를 달여 마시고 부작용이 일어나 병원에 입원하는 사례들이 있었다.

그 부작용의 원인을 찾아보면, 우선 채취와 보존이 잘못되어 있었다. 쇠뜨기를 뜯어 왔으면 맑은 물에 깨끗이 씻어 정결하게 한 뒤 달여야 하는데 마구잡이식이었다. 불결한 쇠뜨기를 그냥 말렸으며 보존 상태가 불량했다는 점이다. 햇볕에 말려서 오래 방치하면 하얗게 변하는데, 이것은 별다른 효험이 없다. 녹색이 항상 살아 있는 상태로 보존되어야 하는 것이다.

아주 중요한 문제는 쇠뜨기는 잘 말려서 보존하더라도 변질이 잘 되는 식물이라는 점이다. 1개월 이상 보존하노라면 된장 썩는 냄새를 풍기면서 쇠뜨기의 기본 성분이 달라져 역기능을 일으킬 수가 있다. 습기를 전혀 받지 않는 차고 어두운 곳에 보관해야 제대로의 효능 해설을 얻을 수 있는 것이다.

서구식 식사 습관에 기울어져 육류 음식에 치중하다가 야생 식물체를 섭취하면 번뜩하는 효과가 생긴다. 그래서 좋구나 하고 쇠뜨기만을 다량으로 섭취하다 보니 편식으로 인하여 생기는 병폐를 얻게 되는 것이다.

🍚 식용 방법

우선 쇠뜨기를 청결하게 말려 가끔씩 차로 마신다. 어린 잎은 데쳐서 나물로 무친다. 푸른 잎이 퍼지기 전의 붓뚜껑 같은 갈색 순(이를 뱀밥이라고도 흔히 부른다.)을 따다가 기름에 볶거나, 데쳐서 식초나 참기름, 고추장 등을 넣고 가볍게 조리하면 꽤 먹을 만하며, 나물조림·계란찜·생채무침으로 식용하면 담백하다.

🌱 식물 특징

여러해살이풀로서 검고 긴 땅줄기를 가지고 있으며 이로부터 모양이 각기 다른 두 가지 종류의 줄기가 자라난다. 그 하나는 이른봄

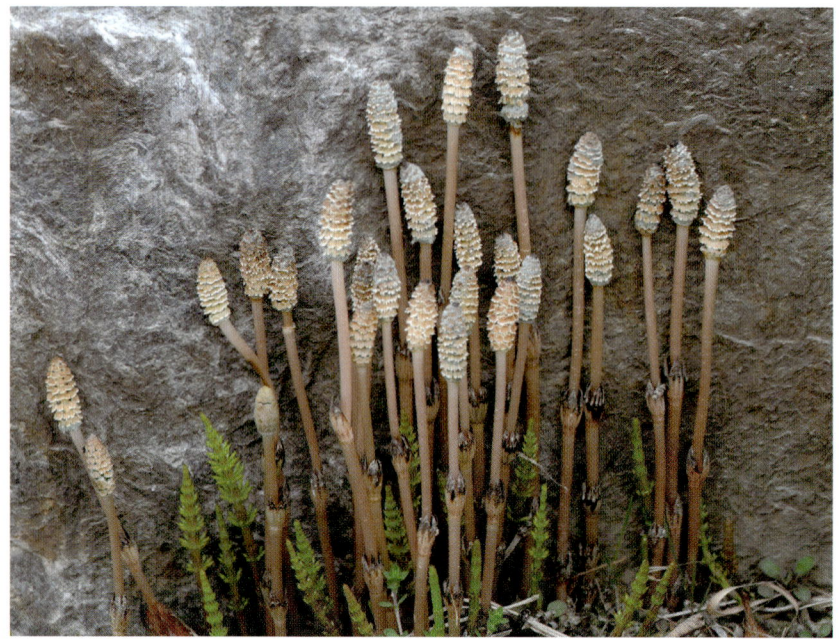

뱀밥

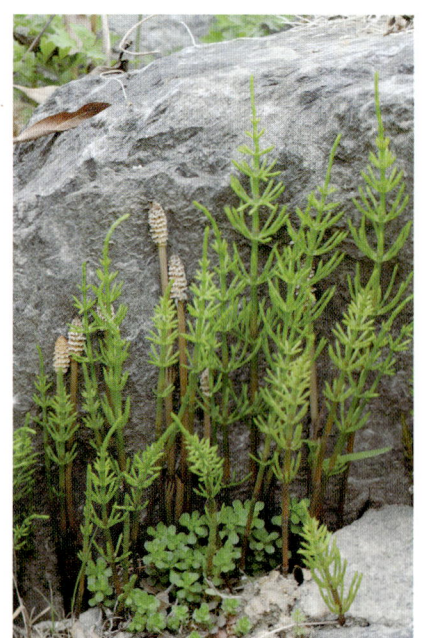

뱀밥과 쇠뜨기

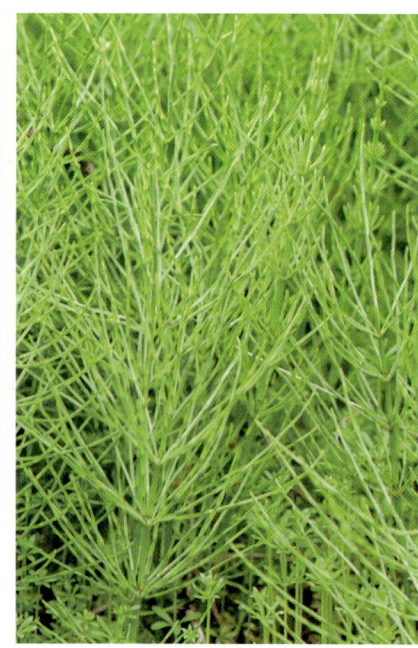

무성하게 자란 쇠뜨기

에 엷은 갈색을 띠고 붓뚜껑 모양으로 자라나는 홀씨줄기이고 또 하나는 보통의 푸른 줄기로서 한데 모여 포기로 가득히 자라는데, 이를 영양줄기라 한다. 이 영양줄기를 차로 달여 마신다.

홀씨줄기는 연한 갈색빛으로서 잎은 없고 연하며, 마디마다 치마와 같은 생김새의 받침잎이 붙어 있다. 20cm 내외의 높이로 자란 줄기 꼭대기에 여섯모꼴의 홀씨주머니가 뭉쳐 붓끝과 같은 외모를 보인다. 보통 줄기는 40cm 정도의 높이로 자라며 푸르고, 잎 대신 마디마다 네모진 많은 가지가 둥글게 배열되어 사방으로 뻗는다.

전국 각지의 들판과 둑, 밭가, 길가 숲에서 지천으로 자라고 있으며 특히 양지바르고 메마른 경사진 땅에서 흔히 볼 수 있다.

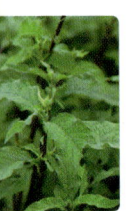

쇠무릎

인삼 냄새를 그윽히 풍기는 쇠무릎 뿌리를 항상 달여 마시면 보약과 같은 효과를 체험한다.

효능 해설

쇠무릎을 캐어 보면 밑둥에서 가는 국수 굵기 모양으로 살진 뿌리 10여 개가 사방으로 갈라져 뻗어 자라는데, 인삼과 비슷한 냄새를 풍기는 것이 특이하다. 자라는 토양에 따라서 인삼 냄새가 짙게 풍기는 것이 있는가 하면 냄새가 약한 것이 있다. 이 뿌리는 민간약초로 많이 쓰여 왔고 보약 처방에도 곧잘 사용되고 있다. 방광염·급성신염·월경 불순·타박상·혈뇨·산후복통·뼈마디의 운동을 부드럽게 하는 등 각종 질환에 대한 약효를 고대로부터 지적하고 있다. 이렇듯 각종 질환에 두루두루 쓰인다는 것은 그만큼 건강 향상에 도움이 큰 성분들을 다양하게 함유하고 있다는 것을 의미한다.

뿌리를 2~3분 삶았다가 말려서 가루로 빻아 상음하면 동맥경화증에 좋다는 기록이 있으며, 당뇨병이 심하여 허약해진 몸에도 이롭다고 한다. 실상 병증세가 없더라도 보정약(補精藥)으로 삼아서 차로 자주 우려 마시면 몸속이 푸근해진다.

유의할 사항은 임산부에게는 약재로 쓰지 않아야 한다는 것을 한의학에서 지적하고 있다. 태아를 떨어뜨리는 이상한 성질이 좀 있다는 것이다. 하루에 4~10g을 달임약, 약술로 먹는다.

쇠무릎술 뿌리를 소주에 담가 3개월 정도 시원한 곳에서 숙성시킨 뒤 아침저녁으로 조금씩 장복하면 혈액 순환을 개선하고 관절염·요통·수족마비 등에 효험이 있는 것으로 알려져 있다. 뿌리를 소주에 담근 것을 우슬주(牛膝酒)라 하며, 필자의 경험으로는 인삼주보다 맛

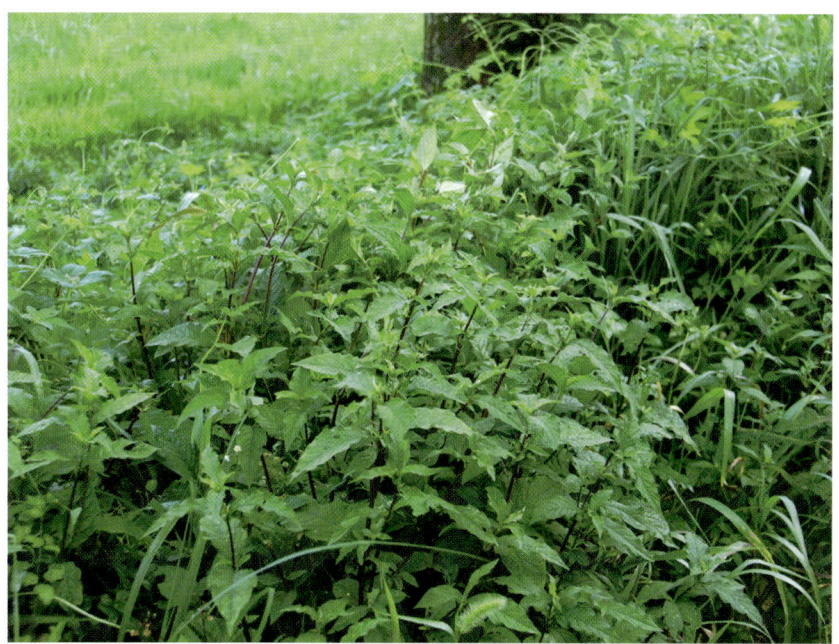
털쇠무릎

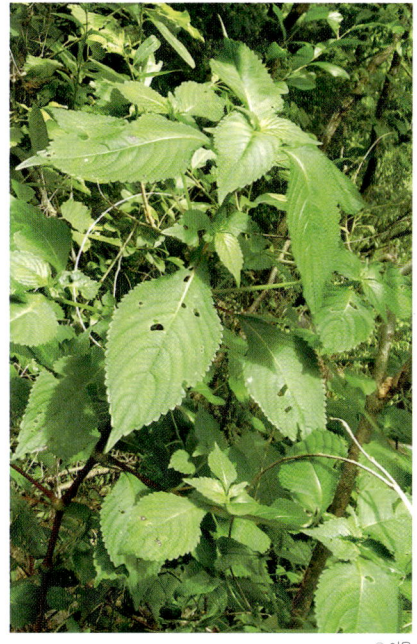
쇠무릎

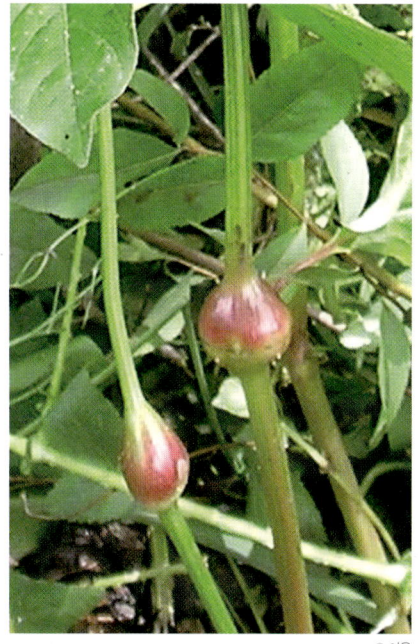
쇠무릎 줄기마디

이 더 좋은 것 같다.

🍵 식용 방법

굳이 병 치료의 목적을 떠나서 차나 술로 즐기는 가운데 몸 보양에 좋은 것으로 여기기 바란다. 가을에 씨앗을 받아서 봄에 뿌리면 그해 가을에 실한 뿌리를 거두게 된다. 야외로 나가면 쉽게 굴취할 수 있으며, 될수록 오래 묵은 굵은 뿌리가 몸 보양에 더 유익하다는 것은 두말할 나위 없다.

쇠무릎의 어린 잎은 옛날부터 식용하였다. 중국에서는 채전에 심어 소채로 식용했다는 기록이 있다. 잎줄기가 성숙해진 여름에도 생장점의 어린 잎을 살짝 데쳐서 초간장이나 된장에 무치든지 또는 썰어서 밥 위에 쪄내 양념장에 찍어 먹는다.

여름의 성숙한 잎은 싱싱하면 어느 것이든 채취하여 말리면 이것이 차(茶)의 재료가 된다. 녹차 덖는 방법으로 제조하면 맛이 꽤나 좋다.

🌱 식물 특징

살진 잔뿌리를 가진 여러해살이풀로서 줄기는 모가 져 있으며 1m에 가까운 높이로 많은 가지를 치면서 곧게 자란다.

소의 무릎처럼 부푼 마디마다 두 장의 잎이 마주 자리하고 있으며 짧은 잎자루를 가지고 있다. 잎의 생김새는 타원꼴로서 끝이 뾰족하며 길이는 10cm 정도로서 가장자리에는 톱니가 없고 밋밋하다.

꽃은 줄기와 가지 끝에 있는 잎겨드랑이에서 자라난 꽃대에 작은 꽃이 이삭 모양으로 뭉쳐 핀다. 꽃잎은 없고 가시처럼 뾰족한 다섯 개의 꽃받침과 다섯 개의 수술이 암술과 함께 꽃을 이루는데 볼품이 없다. 꽃받침 가운데 두세 개의 갈고리와 같은 것이 굽어 있어서 씨가 익으면 다른 물체에 달라붙는다. 꽃은 초록빛이며 8~9월에 핀다.

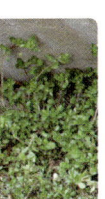

쇠별꽃

봄부터 가을까지 식용하는 맛좋은 푸성귀. 복통·자궁 질환·각기병·심장병에 약용한다.

🔴 효능 해설

전국적으로 분포하여 곳곳에서 흔하게 번성하는 식물임에도 그 가치와 효용이 거의 알려져 있지 않다. 경험의학이나 민간약으로서도 별달리 취급되지 않고 있다. 다만 전래 기록을 보면 맹장염·위장병·모유 부족·산후 어혈에 의한 복통·자궁병·각기병·심장병 등에 효능 효험이 있는 것으로 전해지며, 타박상과 종기에 생풀을 짓찧어 붙인다고 했다. 여름에 잎과 줄기를 채취하여 말려 약용한다.

🟠 식용 방법

필자는 이 쇠별꽃의 식용을 특별히 권장하고 싶다. 개울가나 다소 습진 곳을 살펴보면 곧잘 눈에 띄는데, 5~7월에 별처럼 작게 피는 앙증스러운 꽃이 꽤 아름답다.

봄부터 가을까지 언제든 이 잎을 날것으로 뜯어 먹어도 담백한 맛이 구미에 맞는다. 양념장에 찍어 먹으면 더욱 맛있다. 쓴맛이 없으므로 생식해도 거부감이 없다. 생식이 떨떠름하면 데쳐서 찬물에 헹구어 양념해 먹으며, 국에 넣어도 된다. 때로 소금에 절여 생채를 만들기도 한다. 고급 음식점 메뉴로도 손색이 없을 것으로 여겨진다.

한의학에서 쇠별꽃의 약용 효과를 특별하게 취급하지 않았더라도 계속 식용하노라면 야생식물의 풍부한 영양 성분에 의하여 독특한 효능이 나타나리라 믿는다. 쇠별꽃은 녹즙 재료로 으뜸이다. 마시기가 쉽기 때문이다. 아무리 소문난 식물이라도 재배한 것보다는 자연

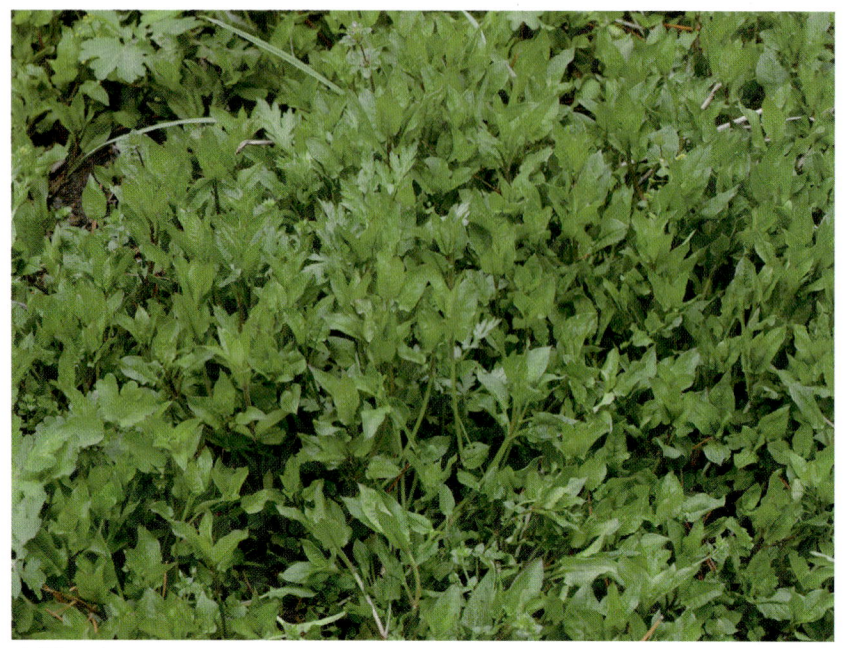
쇠별꽃

상태의 야생식물이 보다 효과적이라는 것은 당연한 것이다.

🌱 식물 특징

두해살이풀이지만 따뜻한 고장에서는 여러해살이풀로 변하는 경우도 있다. 줄기는 땅을 기면서 끝부분이 비스듬히 일어나 30~40cm 높이로 자란다. 잎은 마디마다 두 장이 서로 마주 자리하며 계란꼴 또는 계란꼴에 가까운 피침꼴이다. 줄기 아래쪽에 자리하는 잎은 잎자루를 가지고 있으나 위쪽의 잎에는 잎자루가 없다.

가지 끝에 여러 송이의 꽃이 생겨나는데 아래 것부터 차례로 피어 오른다. 다섯 장의 꽃잎을 가지고 있는데 두 갈래로 깊게 갈라지기 때문에 열 장의 꽃잎을 가지고 있는 것처럼 보인다. 5~7월 사이에 피는 꽃은 지름이 8mm 안팎이고 빛깔은 희다.

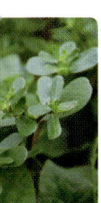

쇠비름

쇠비름은 장수 식품으로 유명하며, 몸속의 나쁜 기운을 청소해 준다.

효능 해설

쇠비름은 길가나 밭, 어디서나 왕성하게 자라므로 대개 몹쓸 잡초로만 여기고 있다. 하지만 예로부터 온갖 병을 다스리는 대단히 유익한 식물로 인정받아 왔다. 그 갖가지 효험을 여기에 다 기록할 수 없을 정도이며, 이를 한마디로 요약한다면 몸속의 모든 나쁜 기운을 청소해 주는 작용이 있다고 할 수 있다. 옛글을 보면 쇠비름은 나물로 오래 먹으면 늙어도 백발이 생기지 않으며, 장수한다고 하여 장명채(長命菜)라 불렸다.

쇠비름죽 멥쌀에 신선한 쇠비름을 푸짐히 넣어 죽을 쑤어서 조석으로 오래 먹으면 노인의 만성 대장염과 설사, 적리를 멈추게 한다. 쇠비름의 식용은 우선 내장을 이롭게 하고 피를 맑게 하는 식품으로 알고 즐기노라면 모름지기 건강 향상에 도움이 된다.

전초를 달여 음료처럼 마시기도 하며 즙을 내어 마시면 더욱 효과적이다. 저혈압·대장염·근골통·폐결핵·관절염에는 생즙을 내어 소주잔으로 하루 2회 이상씩 복용하는 것이 좋으며, 그 생즙을 피부 질환에 발라도 효과적이다.

살균 작용이 있으므로 독충에 물렸을 때·상처·습진·종기 등에 생잎을 짓찧어 붙이면 신통한 효과가 나타난다.

식용 방법

쇠비름 나물을 먹으면 피부를 곱게 하는 효과가 있다. 우리는 쇠비

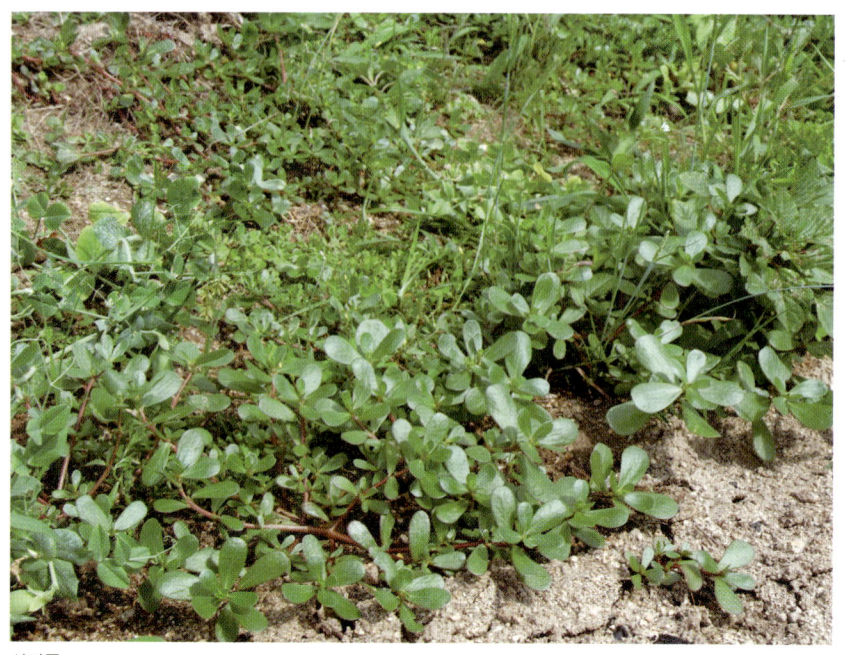
쇠비름

름이 너무 흔해서 천시하고 있지만 중국인들은 오래 전부터 밭에서 재배하여 채소로 즐겨 먹어 왔다.

  쇠비름은 봄부터 가을까지 계속적으로 연한 순이 자라나오는데, 이 싱그러운 잎과 줄기를 거두어다가 데쳐서 찬물에 우려낸 뒤 짙은 양념으로 무치면 누구든지 입맛 좋게 즐겨 먹을 수 있다. 또한 우려내지 않고 양념고추장에 무쳐도 입맛에 거북스럽지 않다. 소금에 약간 절여 조리하는 방법도 권할 만하며, 쪄서 먹어도 썩 좋다. 지천으로 마구 자란다고 해서 맛이 변변치 않을 것이라 여기면 잘못된 생각이다.

  청결한 잎과 줄기를 아주 연한 소금물에 잠시 데친 뒤 따가운 햇볕에 바싹 말리면 긴요한 묵나물로 쓰이게 되는데, 이것을 불려 양념에 무치든지 기름에 볶으면 맛이 좋다. 이 묵나물은 다른 산간의 묵나물

보다 더 뛰어난 것으로 여겨진다. 겨울 찬거리로 귀히 여길 가치가 있다.

여하튼 이렇듯 흔하고 먹기 좋은 산야초 종류를 여러 가지로 번갈아 식용하는 가운데 몸이 튼튼해지는 것이다.

🌱 식물 특징

다육질의 한해살이풀이다. 물기가 많은 줄기는 밑동에서 갈라져 땅에 엎드려 30cm 정도의 길이로 자란다. 붉은색의 줄기는 미끈하고 털이 전혀 없다.

잎은 대체로 두 장이 마주 자리하며 타원꼴에 가까운 주걱꼴로서 두텁게 살이 쪄 있다. 잎자루는 없고 끝이 둥글며 가장자리는 밋밋하다. 잎의 길이는 2.5cm 내외이다.

꽃은 줄기 끝에 네 장의 잎에 둘러싸여 3~5송이가 뭉쳐 피어난다. 길쭉한 타원꼴의 다섯 장의 꽃잎을 가지고 있으며 지름이 4㎜ 내외이고 빛깔은 노랗게 물드는데, 6월부터 가을까지 피고 지고 한다.

꽃이 지고 난 뒤 계란꼴의 열매를 맺는데, 익으면 윗부분의 절반이 뚜껑처럼 떨어져나가 미세한 검은 씨가 쏟아진다.

어디서나 잘 자라는 생명력이 강한 흔한 풀이다.

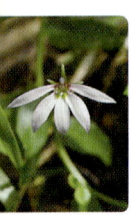

수염가래꽃

위암 · 직장암 · 간암 치료에 효과 있으며, 몸속의 독 기운을 소변과 설사로 배출한다. 중국에서는 간경변의 복수에 효험 있다고 한다.

효능 해설

꽃 피기 전 여름에 뿌리째 뽑아서 꽃 · 잎 · 줄기 전체를 햇볕에 말려 약재로 쓴다. 약리 실험에서 이뇨 · 항염증 · 항암 · 혈압 저하 작용이 밝혀졌다고 한다.

항암제의 배합 수염가래꽃이 암 치료에 쓰인다는 것은 퍽 오래 전부터 알려져 온 이야기이다. 위암 · 직장암 · 간암 치료에 쓰여 왔으며, 항암제로 쓰는 여러 가지 처방에 집중적으로 배합한다. 필자의 생각으로는 어떤 성분이 작용하여 항암성을 높이는지는 알 수 없으나, 일단은 오랜 경험의학의 소산으로 보고 있다.

이 식물은 우선 뱀에 물린 독, 벌이나 다른 독충에 쏘인 독을 해독하는 힘이 있는데, 소변과 가벼운 설사에 의해 그 독소를 배설하는 작용을 촉진하는 것으로 판단된다. 이 배설 작용이 암을 물리치는 데 한몫을 하지 않는가 여겨진다. 우리 몸속에는 구석구석에 여러 가지 잡스러운 독기가 많든 적든 숨어 있게 마련인데, 이것을 배설시킨다는 것은 암세포가 있을 자리를 약화시켜 줄 것이라 여겨진다.

필자의 항암제 필자가 쉬운 방법으로 항암제를 처방한다면, 항암 작용을 뚜렷이 나타내는 산야초 두세 가지와 해독 작용이 강한 종류, 그리고 자양 강장의 효과가 풍부한 것을 한데 배합할 것이다. 그 이유를 이 책의 몇 군데에서 지적한 바가 있다.

수염가래꽃 전초를 고혈압 · 부종 · 빈혈 · 소변 불리 · 간염 · 신장염 · 황달 · 이질 · 열을 식히는 데에도 약용한다고 한다. 하루에

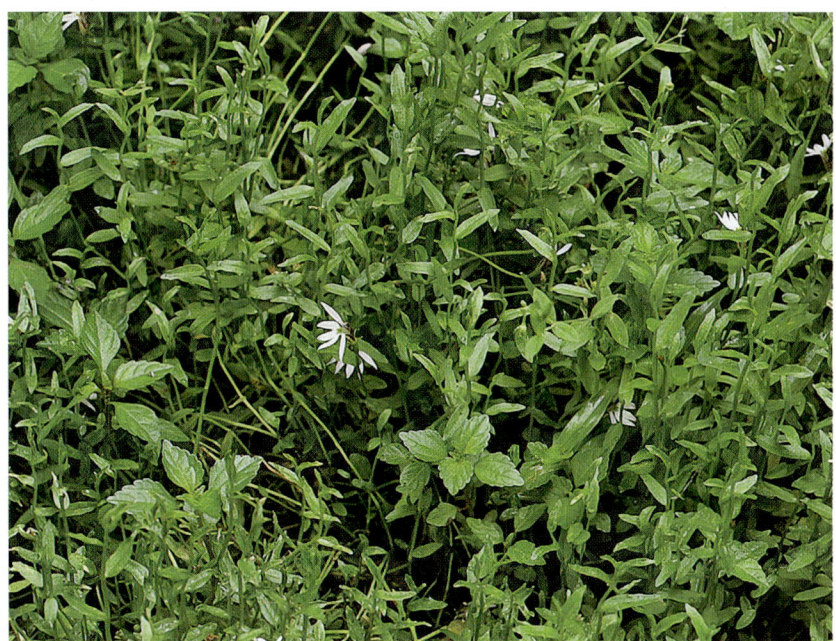

수염가래꽃

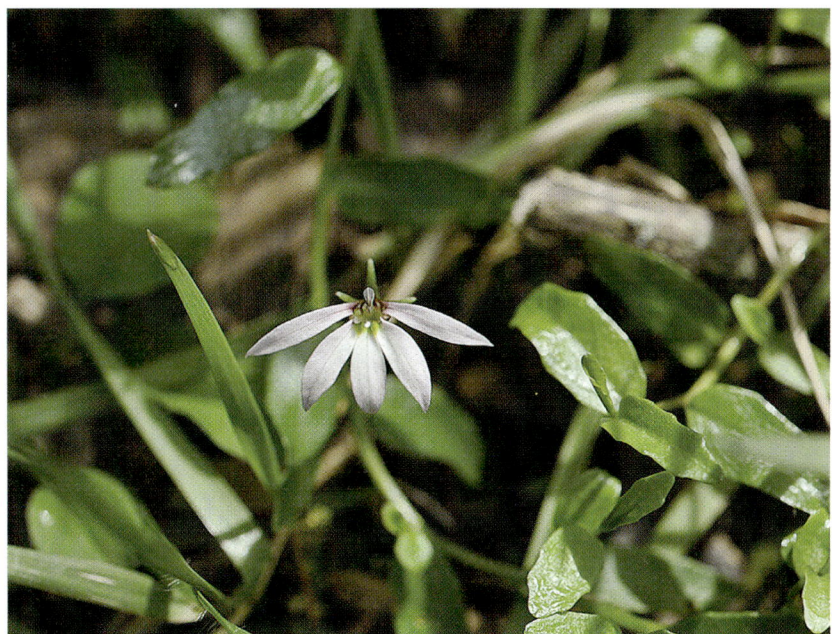

수염가래꽃

15~30g 정도를 달임약으로 복용한다.

중국에서는 널리 약용하는 가운데 최근에는 간경변증의 복수에 효과를 보고 있다고 하며, 이 경우 하루에 30~48g을 달여 마신다고 한다.

부스럼·습진·악성 종기·외상 출혈에는 잎줄기를 짓찧어 붙인다. 붙인 것이 흩어져 떨어지지 않도록 한다.

식물 특징

키가 작은 여러해살이풀로서 줄기는 땅에 엎드려 가지를 치면서 20cm 안팎의 길이로 자란다. 땅에 닿은 줄기의 마디에서 뿌리를 내린다.

잎은 마디마다 서로 어긋나게 자리하며 잎자루를 가지지 않는다. 잎의 생김새는 길쭉한 타원꼴에 가까운 피침꼴로서 잎 가장자리에는 미세한 톱니를 가지고 있다.

꽃은 잎겨드랑이에서 자라나는 긴 꽃대에 한 송이씩 피는데 통꽃으로서 끝이 다섯 갈래로 갈라진다. 갈라진 잎조각은 가느다란 피침꼴이고, 전체적인 꽃의 생김새는 좌우 대칭형이다. 꽃의 길이는 1cm 안팎이고 연보랏빛이다. 5~7월 사이에 꽃이 핀다.

중부 이남 지역과 제주도에 분포하며 도랑가나 냇가 및 논두렁 등 습한 땅에 난다.

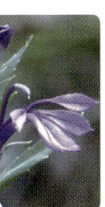

숯잔대

해독 작용이 있으며 만성 기관지염에 쓴다. 호흡이 미약하고 허탈 상태일 때 약용한다.

🔴 효능 해설

여름과 가을 사이에 잎과 꽃, 열매를 말려 약재로 쓰며, 뿌리도 약용할 경우가 있다.

호흡력 미약 숯잔대의 모든 부분은 기침과 가래를 멈추고 열을 식히며 독을 풀어 주는 약성을 가지고 있다. 호흡력이 미약해지고 질식 기운이 생겨날 때, 갖가지 전염성 질병을 약화시키며, 숨가쁨·만성 기관지염·편도선염에 약용한다. 해독 작용은 악성 종기와 독충에 물렸을 때에 효력을 발생한다.

허탈 상태 열매를 털어서 받아 모은 씨는 위의 질환에 더 효과적이다. 씨에서는 담배 냄새와 비슷한 냄새가 은은히 풍긴다. 전초는 구토증과 허탈 상태의 증후에 효과를 나타낸다고 한다. 하루의 달임약은 6~9g 정도로 소량이어야 하는데, 이는 약간의 독성이 있기 때문이다.

너무 많은 양을 계속 복용하면 심장 마비와 호흡을 억제하며 경련성의 중독 증상이 일어난다.

🪴 식물 특징

여러해살이풀로서 줄기는 곧게 서고 1m 정도의 높이로 자라며 가지를 치지 않는다. 몸집에 털이 나 있지 않아 미끈하다.

잎은 서로 어긋나게 자리하고 있는데 그 생김새는 피침꼴이고 잎자루를 가지지 않는다. 끝이 뾰족하고 가장자리에는 작으면서도 날카

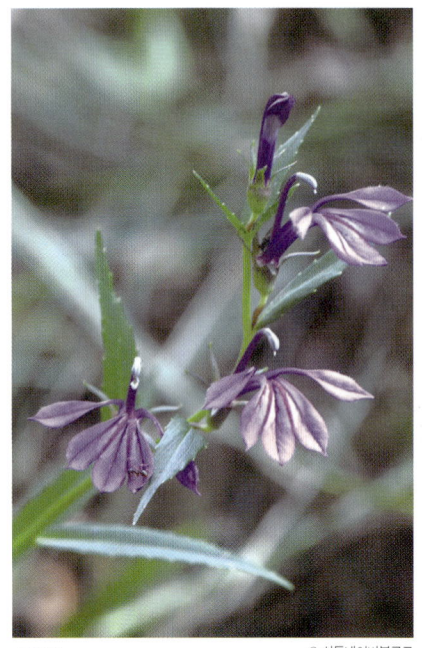
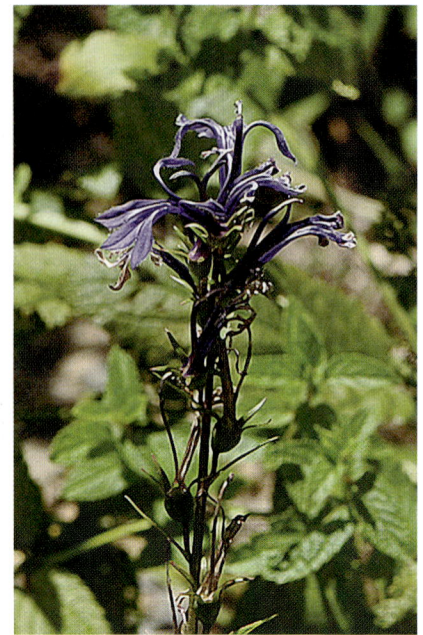

숫잔대 ⓒ 산들네이버블로그   숫잔대 ⓒ 자연과식물

로운 톱니가 규칙적으로 배열되어 있다. 잎 뒤는 다소 희게 보인다.
 꽃은 줄기 끝의 여러 잎겨드랑이에 한 송이씩 피는데 전체적인 생김새는 이삭꼴이다. 길쭉한 꽃은 입술꼴로서 아래 위 두 갈래로 갈라져 있으며 윗입술은 두 갈래로 갈라지고 아랫입술은 세 갈래로 갈라져 있다. 꽃의 길이는 2.5cm 안팎이고 빛깔은 하늘빛을 띤 보랏빛이다. 7~8월 중에 꽃이 핀다.
 전국에 분포하며 산이나 들판의 양지바르고 습한 자리에 난다.

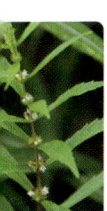

쉽싸리

폐경 · 월경통 · 산후 어혈로 인한 복통 · 몸이 붓는 데에 약용한다.

🔖 효능 해설

잎과 줄기를 밝은 그늘에서 건조하여 약재로 쓴다. 동물 시험에서 강한 이뇨 작용을 하고 갑상선 기능 장애를 없앤다는 것을 밝혔다고 한다. 주로 통경약으로 쓰이며, 월경통 · 월경 불순 · 류머티즘 · 요통 · 황달 · 당뇨병으로 인하여 몸이 붓는 증세 · 산후의 복통과 함께 몸이 붓는 증세 · 산전산후에 생기는 불편스러운 증세들을 가라앉혀 준다. 월경이 멈췄을 때 잘 통하게 하며 혈액 순환을 활발하게 하는 동시에 피가 맺혀지는 어혈을 풀어 준다. 그리고 상처 · 타박상 · 부스럼 · 종기 등의 피부 질환에 잎의 생즙을 내어 붙이고 잎줄기를 달인 물로 씻어 준다.

민간에서는 염증약 · 지혈약으로 썼고, 뽀루지 · 산후 통증 · 심장 활동을 좋게 하는 데 약으로 써 왔다.

치료를 위해서는 주로 달임약을 복용하며 말린 잎줄기를 빻아 가루약이나 꿀로 이긴 환약(알약)을 쓰기도 한다.

🍲 식용 방법

이른봄에 굵은 땅속줄기를 캐어다가 깨끗이 씻은 뒤 잘게 썰어 데쳐서 나물로 무친다. 또는 뿌리째 가볍게 삶은 다음에 잘게 썰어서 양념을 하여 먹는다. 쓴맛이 있으므로 데쳐서 찬물에 우려낸 뒤 조리해야 한다. 어린 순도 같은 방법으로 무쳐 먹는다.

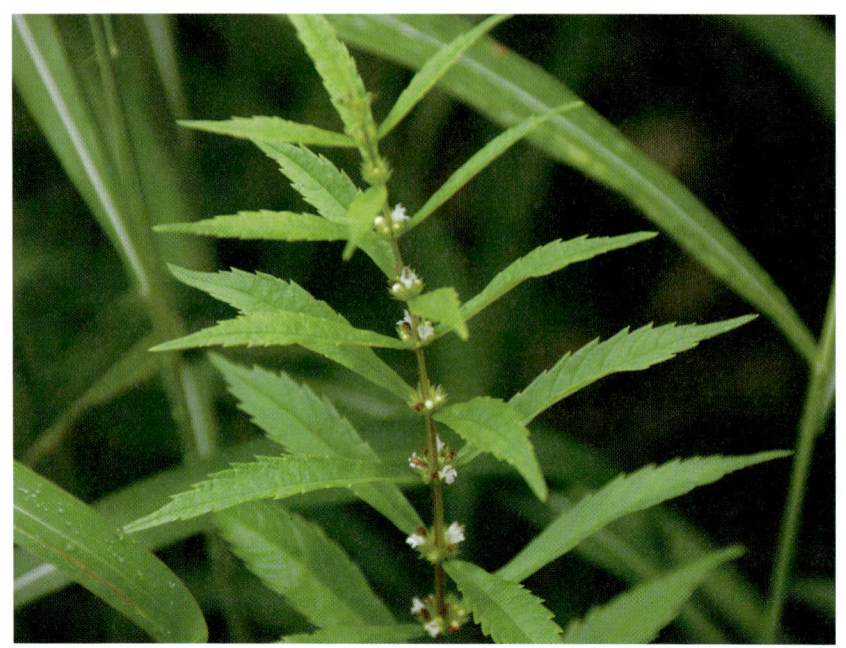
쉽싸리

🌱 식물 특징

여러해살이풀로서 물가에 나며, 흰색의 땅속줄기를 가지고 있다.

모가 진 줄기는 곧게 서서 1m 안팎의 높이로 자라며 거의 가지를 치지 않는다. 잎은 마디마다 두 장이 마주 자리하며 넓은 피침꼴로서 양끝이 뾰족하고 가장자리에는 거칠고 날카로운 생김새의 톱니를 가지고 있다. 잎자루는 아주 짧아 없는 것처럼 보인다.

꽃은 위쪽 잎겨드랑이에 들러붙은 상태로 여러 송이가 둥글게 뭉쳐서 핀다. 꽃의 생김새는 대롱꼴이고 끝이 입술 모양으로 갈라져 있다. 윗입술은 다소 넓고 아랫입술은 두 갈래로 갈라진다. 꽃의 길이는 6mm 안팎이고 빛깔은 희다. 6~8월 중에 꽃이 핀다.

전국에 걸쳐 분포하며 습기 있는 물가에 난다.

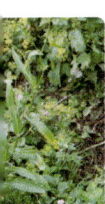

시호

만성 간염 비대증·만성 신장염에 효력이 크다. 콜레스테롤을 낮추며 반표반리증을 고친다.

🔖 효능 해설

이른봄이나 늦가을에 굵게 살진 뿌리줄기를 캐어 잔뿌리를 다듬은 뒤 물에 씻어 햇볕에 말린다.

약리 실험에서 해열·발한·간 보호·균을 억제하는 작용이 있음을 밝혔다고 한다.

집토끼에 열자극을 주어 열이 부쩍 오르게 한 뒤 뿌리의 달임약을 먹였더니 강한 해열 작용이 있었다고 한다. 뿌리를 수증기로 증유시킨 액체를 동물에게 주사했더니 해열 작용이 빨리 나타났으며, 아스피린보다 더 뚜렷했다고 한다. 시호 뿌리에 강한 해열 작용이 있음을 입증해 준 실험이었다.

많은 질병들은 높든 낮든 열을 동반하게 마련인데, 특히 고열(高熱)인 경우 이 시호는 열을 내려주는 확실한 효과가 있는 것으로 보인다.

복숭아씨 배합 전초는 담즙을 잘 나오게 하는 이담 작용이 있고 해독기능을 높여 주는 구실을 한다. 뿌리에 복숭아씨를 섞어서 달이면 염증약의 효능 효험이 좋다고 한다. 이것을 좀 짙게 달여서 만성 신장염 환자에게 2개월 간 복용시켰더니 완치에 가까운 뛰어난 효과가 있었다고 한다.

간비대증 뿌리의 달임약을 만성 간염 환자가 계속 복용했더니 15~30일 만에 간이 부어오른 간비대증이 없어지고 정상으로 회복되었다고 한다. 달임약에 복숭아씨 추출액을 적당량 섞어서 복용한 결

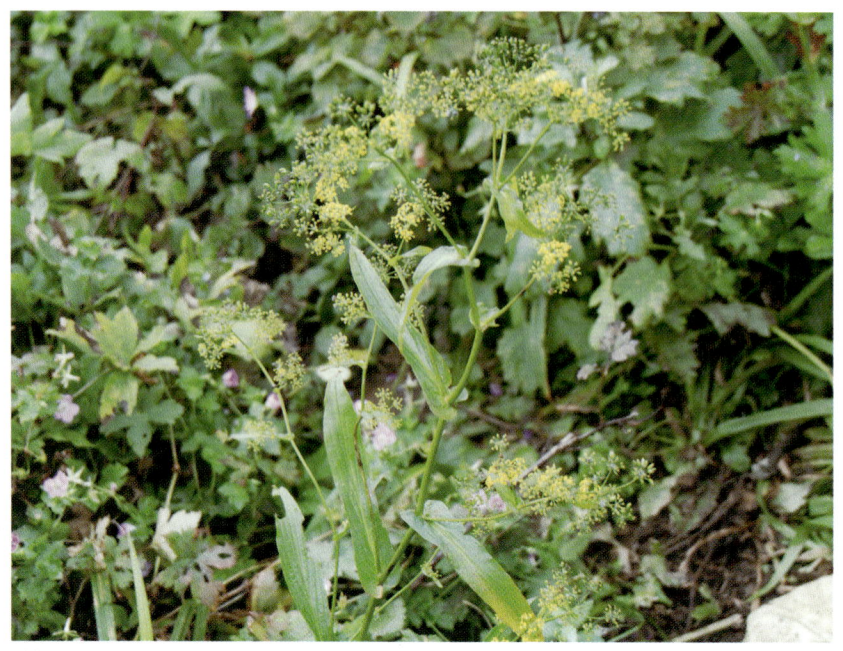
사호

과 간염이 7~20일 만에 치료되었다는 임상 보고가 있었다. 일본에서도 간비대증에 쓰이고 있다.

그 밖에 콜레스테롤을 낮추고 가래를 삭이는 효과가 있다. 그리고 말라리아(학질)의 간헐적인 열·춥다가 덥다가 하며 가슴과 배가 아플 때·늑막염·담낭염·감기·두통·월경 장애·자궁하수·식욕 부진·위염 등에도 약용한다고 하며, 쓰이는 범위가 넓다. 이것은 시호의 약성이 뛰어나다는 증거이기도 하다. 한편 양기를 돋우어 준다는 말까지 있다. 일반적으로 하루의 약용량은 4~12g 정도이다.

반표반리증 시호 뿌리는 반표반리증에 주로 쓰인다는 점에 주목할 필요가 있다. 몸이 오슬오슬 추워지며[오한], 입 안이 쓰고, 어지러움증이 생기면서[현기증], 골이 아프고[두통], 음식을 잘 먹지 못하고[식욕 감퇴], 옆구리가 결리는가 하면[요통], 오줌이 붉어지는 증세[혈뇌] 등의 복잡한 일곱 가지 증후가 한꺼번에 나타나는 병을 반표반리증이라 한다. 물론 그 증세가 한두 가지 빠질 수도 있다. 세상에 이런 번잡스러운 병이 또 있을까? 필자는 그런 병을 앓는 사람을 한 번도 보지 못했다. 그런데 경험의학에서는 반표반리증이라는 병을 지적해 두었고, 그 치료약은 시호 뿌리가 좋다고 했다.

양의학에서는 반표반리증과 같은 병은 대개 모르는 것으로 안다. 그러나 한의학은 그 병을 고칠 수 있는 바탕을 가지고 있다. 생약에는 우리가 모르는 숱한 유효성분들이 들어 있으며, 이 많은 약성들이 집결되어서 사방으로 퍼져 작용하는 가운데 이 몹쓸 질병을 한꺼번에 가라앉히게 되는 것이라 믿는다.

필자의 생각으로는 반표반리증은 신체가 극단적으로 허약하기 때문에 일어나는 병이라 본다. 따라서 시호 뿌리에 효력이 우수한 자양강장제의 생약을 배합하면 아주 좋을 것이라 여겨진다.

🪴 식물 특징

여러해살이풀로서 가늘고 딱딱한 줄기를 가지고 있으며 약간의 가지를 친다. 짧고 굵게 살진 뿌리줄기를 가지고 있고 키는 40~70cm쯤에 이른다.

줄꼴 또는 넓은 줄꼴의 잎은 서로 어긋나게 자리하고 있으며 밑동의 줄기를 감싼다. 잎끝은 둥그스름하고 가장자리는 밋밋하며 잎맥이 고르게 배열되어 있다.

줄기 끝이 3~15개로 갈라져 작은 꽃이 뭉쳐 핌으로써 우산꼴의 꽃차례를 이룬다. 꽃 한 송이 꽃 크기는 2mm 안팎이다. 꽃의 빛깔은 노랗고, 꽃이 지고 난 뒤에는 길이 3mm쯤 되는 납작한 타원꼴의 씨를 맺는다.

거의 전국에 분포하며 산과 들판의 양지바른 풀밭에 난다.

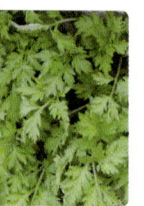

쑥

가정 상비약으로 꼭 필요한 식물. 수십 가지 질병에 효험이 있지만 만병통치약은 아니다.

효능 해설

쑥(약쑥)은 민간요법에서 가장 많이 쓰이고 또 오래 전부터 써 온 유명한 약재이다. 쑥은 백병을 누르고 모든 악기(惡氣)를 다스리며 수십 가지의 질병에 효험이 있는 것으로 알려져 있다. 그런 탓인지 세상의 온갖 별의별 질병이 쑥이면 다 해결되리라는 착각까지 일으키는데, 만병통치약은 아니다.

쑥을 두고 자연이 인간에게 베푼 가장 값진 선물의 하나라고 말하는 사람이 있다. 쑥만큼 광범위하게 수많은 질병을 치유시켜 줄 수 있는 풀도 드물기 때문이다.

여하튼 질병 치료를 위한 약용으로 삼기에 앞서 항시 가정에서 쑥을 즐기는 생활을 갖도록 권한다. 즉 건강 상비약으로 삼으라는 것이다.

자연의 선물 쑥이 쓰이는 질병을 대충 나열해 보면, 지혈·진통·복통·혈변·자궁 출혈·월경 과다·강장보혈·뜸약·경련·마비·기관지염·해열·문둥병·임질·매독·치통·류머티즘·통풍·진경·기침·감기·폐결핵·폐렴·이뇨·소화 불량·만성 간염 등이며, 뿌리는 월경 불순·임신 중독·설사에 쓴다. 특히 위암에 쓰는 등 참 많기도 하다.

쑥 목욕 말린 성숙한 쑥잎을 진하게 끓여서 욕탕에 붓고 목욕을 수시로 하면 몸이 훈훈하며, 감기·요통·타박상·신경통·부인병·피부 미용에 효과적이다. 향취 있는 쑥냄새만으로도 그런 질환이 절로 나아 버리는 듯한 기분이 든다.

　독충에 물린 데·습진·상처 등에 잎을 짓찧어 바르곤 한다.

🍵 식용 방법

　봄에 어린 순을 다량으로 구입하여 생즙을 내어 마시면 고혈압·신경통에 좋다. 이것을 말렸다가 쑥떡·쑥국수·된장국·나물 무침으로 식용하노라면 혈기가 좋아진다. 다만 너무 많이 섭취하면 구역질이 나는 수가 있음을 유의해야 한다.

　굳이 어린 쑥만이 효용이 되는 것은 아니다. 휴일에 야외로 나들이를 나가면 성숙한 쑥을 어디서든지 손쉽게 거두어 올 수 있으며, 이것을 바싹 말려 보존해 두면 식용 등 여러 가지로 쓰인다.

　쑥 녹차　말린 쑥잎을 뜨거운 물에 우려내어 녹차 대용으로 삼아도 좋다. 이 쑥차를 자주 마시노라면 다른 음료수가 입에서 멀어지게 된다.

　쑥의 어린 잎은 봄철에만 채취되는 것이 아니다. 여름에 맺힌 씨앗이 떨어져 가을에 다시 새순으로 돋아나오는데, 이것 또한 품질이 썩 좋다. 따뜻한 지방에서는 겨울에도 어린 쑥을 얼마든지 채취할 수 있다.

　쑥술 천식　어린 잎을 소주에 담가 1개월 이상 차고 어두운 곳에 묵혀 두면 건강주로서 즐기게 되며, 손님 접대용으로 대단한 환영을 받는다. 이 쑥술은 천식에 효험을 보인다.

쑥의 선택

　우리나라에 자생하는 쑥의 종류는 38종이 있으며, 그 종류마다 약효 성분을 구분하는 경우가 있는데, 그런 걸 따지려 들면 번거롭기 짝이 없다. 어떤 쑥이든 건강식품이 되므로 많이 애용하는 것이 더

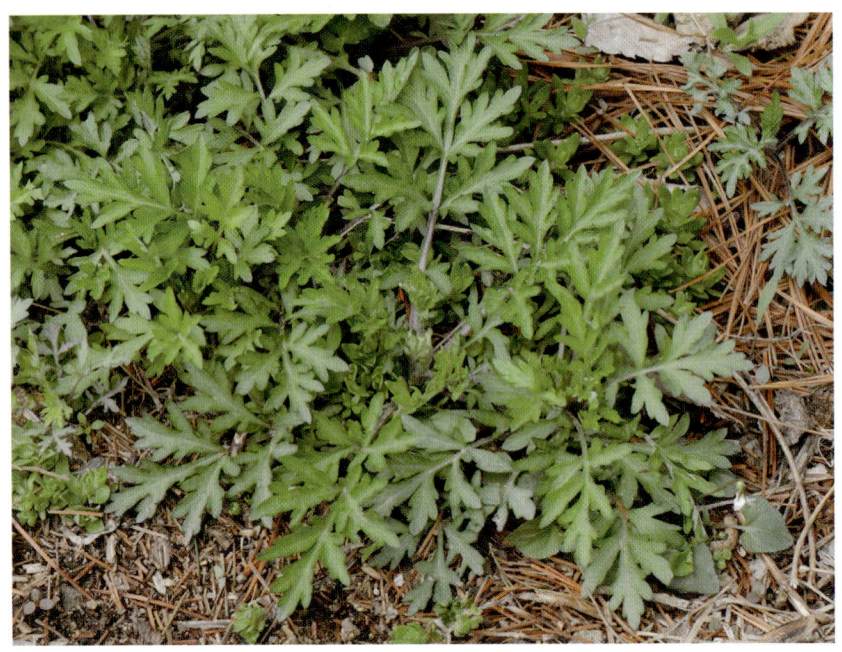
쑥의 어린 순

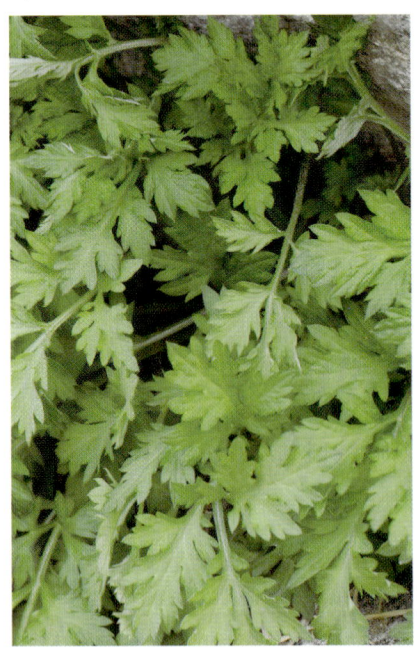
쑥

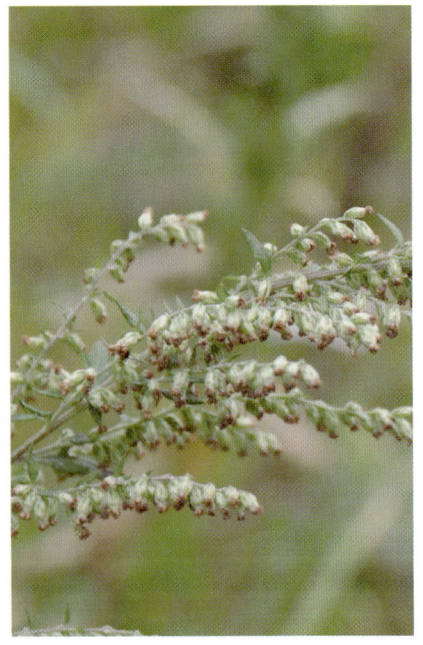
쑥 꽃

효과적이다.

그러므로 어떤 특정한 쑥을 선택하려 하지 말고 잎을 뜯어 비벼서 코에 대 보아 쑥 냄새가 짙게 풍기는 것이면 채취하도록 한다. 쑥의 잎모양과 비슷한 다른 식물들도 많으므로 냄새로써 분별해야 한다.

옛부터 전해 오기를, 단오날 낮에 뜯어 말린 것을 약쑥이라 하여 이를 으뜸으로 쳤다. 하지만 일반적으로 키가 30cm 정도 자라고 아랫줄기에 시든 잎이 없을 때가 가장 좋은 것으로 여기고 있는데, 시기에 관계없이 아무때나 채취해도 괜찮다.

겨울에 따는 쑥 쑥은 겨울에도 얼마든지 채취할 수 있다. 쑥은 워낙 성질이 질겨서 추위 속에서도 잎이 떨어지지 않는다. 흙갈색으로 변하여 줄기에 매달린 이 마른 잎을 훑어다 차 대용이나 쑥 음료수, 술을 담거나 약욕탕 재료로 삼으면 그윽한 쑥향이 기분을 상쾌하게 한다. 동시에 겨울에도 식물체의 요긴한 영양소를 섭취하는 지름길이 된다.

식물 특징

여러해살이풀로서 앞뒤에 흰 털이 밀생해 있으며 줄기는 곧게 서고 가지를 치면서 90cm 안팎의 높이로 자란다.

잎은 마디마다 서로 어긋나게 자리하고 있으며 길쭉한 타원꼴로서 한두 번 깃털 모양으로 중간 정도의 깊이까지 갈라진다. 갈라진 잎조각은 타원꼴로서 뒷면에 흰 털이 밀생해 있고 좋은 냄새를 풍긴다. 줄기와 가지의 끝부분에 잎겨드랑이에서 자라난 꽃대마다 여남은 송이의 작은 꽃이 이삭 모양으로 모여서 피어난다. 꽃잎은 없으며 암술과 수술이 뭉친 꽃은 계란꼴이고 지름은 3mm 안팎이다. 꽃의 빛깔은 붉은빛을 띤 연보랏빛인데, 7~9월 사이에 핀다.

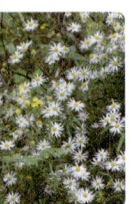

쑥부쟁이

심장 기능 부전과 혈맥 장애에 중요한 약초. 위장 기능을 조화시켜 음식물 소화를 돕는다.

🔴 효능 해설

여름과 가을 사이에 전초를 채취하여 말려서 약재로 쓴다.

약리 실험에서 전초 달임약이 강심 작용을 한다는 것을 밝혔다.

이 쑥부쟁이는 심장과 관계되는 질환에 주로 쓰이는 약초로 옛부터 알려져 오고 있다.

심장기능부전에 의하여 생기는 급성심장병과 만성심장병 치유에 효험을 나타내며, 혈맥 계통의 장애 요소를 개선하는 데 약용한다. 그런데 심내막염과 심한 동맥경화증이 있는 사람에게는 역기능이 일어날 염려가 있으므로 쓰지 않는다. 너무 많은 양을 계속 복용하노라면 맥박이 느려지는 등의 여러 부작용이 일어난다. 아무리 좋은 약이라도 쓰이는 방법에 따라서 부작용이 생기기도 하는 것이다.

쑥부쟁이는 심장을 보하고 소변을 잘 나오게 하며 위의 뒤쪽에 있는 비장을 튼튼하게 한다. 또한 위장을 조화시키면서 음식을 잘 소화시키는 구실을 한다. 하루 복용량은 10g 정도이다.

민간에서는 전초를 달여서 기관지천식·기침·몸이 부을 때 써 왔으며, 잎과 씨를 한데 모아 살충약·가래약으로 썼다.

🟠 식용 방법

떫지 않고 담백한 맛을 지니고 있어서 오래 전부터 널리 식용해 온 식물이다. 일반적으로 생장점이 되는 어린 잎을 따다가 깨끗이 씻은 뒤 가볍게 데쳐서 나물로 무쳐 먹는다. 양념장은 너무 짙고 짜게 하

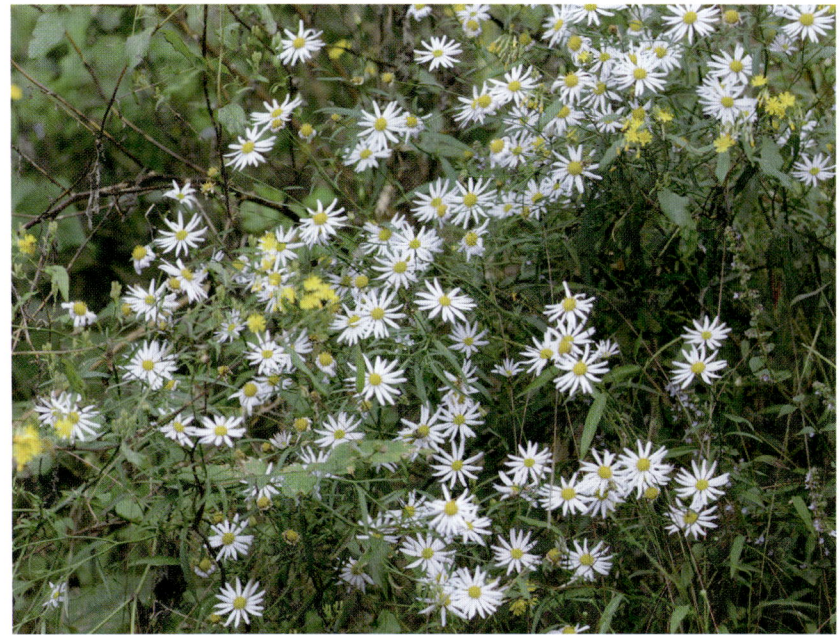
개쑥부쟁이

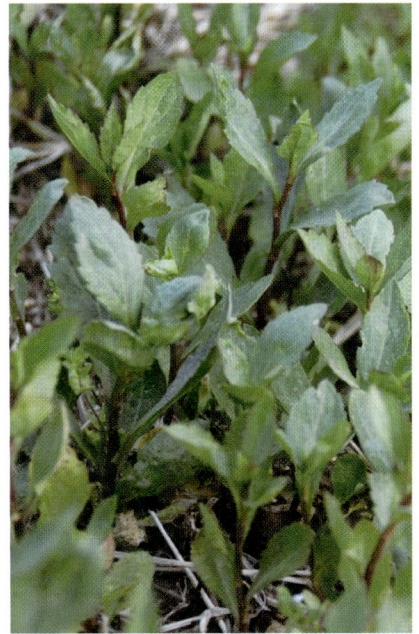
쑥부쟁이 어린 순

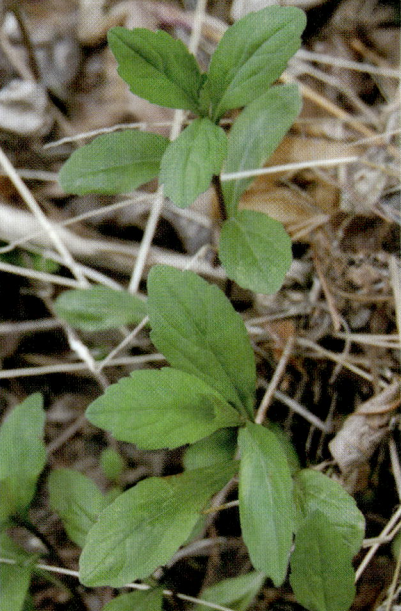
까실 쑥부쟁이 어린 순

지 말아야 하며 그러기 위해서는 많은 종류의 재료를 섞지 말고 간소하고 담백하게 해야 한다. 그리고 쌀과 섞어 나물밥을 짓기도 하는데, 뜸 들일 때에 잘게 썬 잎을 넣는다. 튀김·볶음으로 쓰고, 멸치 국거리에 넣어 먹는다.

식물 특징

여러해살이풀로서 땅속 줄기가 사방으로 뻗어 증식된다. 약간의 가지를 치면서 30~50cm의 높이로 자란다.

줄기는 밋밋하고 푸른빛인데 약간의 보랏빛 기운이 감돈다.

잎은 마디마다 서로 어긋나게 달리며 길쭉한 타원꼴에 가까운 피침꼴로서 짤막한 털이 깔려 있다. 아래쪽에 나는 잎은 잎자루와 함께 결각과 같은 생김새의 톱니를 가지고 있다. 가지 끝에서 나는 잎은 작고 가장자리가 밋밋하다.

잔가지의 끝에 지름이 3cm쯤 되는 꽃이 한 송이씩 피어난다. 빛깔은 연한 보랏빛이고 중심부는 노랗다. 7~10월 중에 꽃이 핀다.

전국 각지에 분포하며 산기슭과 들판의 양지바른 풀밭에 난다.

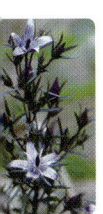

쓴풀

소화 불량 · 식욕 부진의 건위약으로 유명하다. 탈모증 개선에 76%의 효과가 있었다고 한다.

효능 해설

꽃이 피어나기 시작할 무렵 또는 꽃이 피었을 때 뿌리째 뽑아 흙을 털어 낸 다음에 물에 씻어 햇볕에 말린다.

쓴맛이 강하여 쓴풀이라는 이름이 붙여졌다. 건위약으로 쓰는 용담 뿌리를 씹어 보면 너무 써서 얼굴을 찡그리게 되는데, 쓴풀은 용담보다 10배나 더 쓰다고 한다. 하지만 보관 기간이 길어질수록 쓴맛이 차차 약해진다. 회충 · 요충의 구충약으로 쓰인다는 말이 있다.

이 쓴맛은 건위약으로서의 효력을 나타낸다. 위나 장의 통증, 소화 불량일 때에 전초를 말려 빻은 가루를 0.03~0.15g씩 소량을 꿀물에 타서 하루 세 번씩 식전 30분 전에 복용하면 효과가 좋다. 단 위장이 허약한 사람이거나 냉증이 있는 부인에겐 쓰지 말아야 한다.

일본에서는 처음엔 살충제로만 써오다가 요즘에는 복통약이나 건 위약으로 널리 약용하고 있다. 수요량이 늘어남에 따라 재배 번식을 연구하고 있으나 재배가 어려운 식물이어서 고심하고 있다.

탈모증 방지 쓴풀은 머리털을 빨리 돋아나게 하는 작용이 있어서 조기 탈모증에 많이 써 왔는데, 63명을 임상 치료해 본 결과 76%의 치료 효과가 있었다는 기록이 있다. 쓴풀을 빻은 가루 15g을 소주 200cc에 담가 밀봉하여 1~2개월 정도 어둡고 찬 곳에 두고 숙성시켰다가 헝겊에 묻혀 머리칼 빠진 부위를 하루 한 번씩 마사지한다. 그러면 머리털이 빠른 시일 내에 돋아나온다고 하는데, 반드시 소량을 써야 한다는 점을 유의해야 한다.

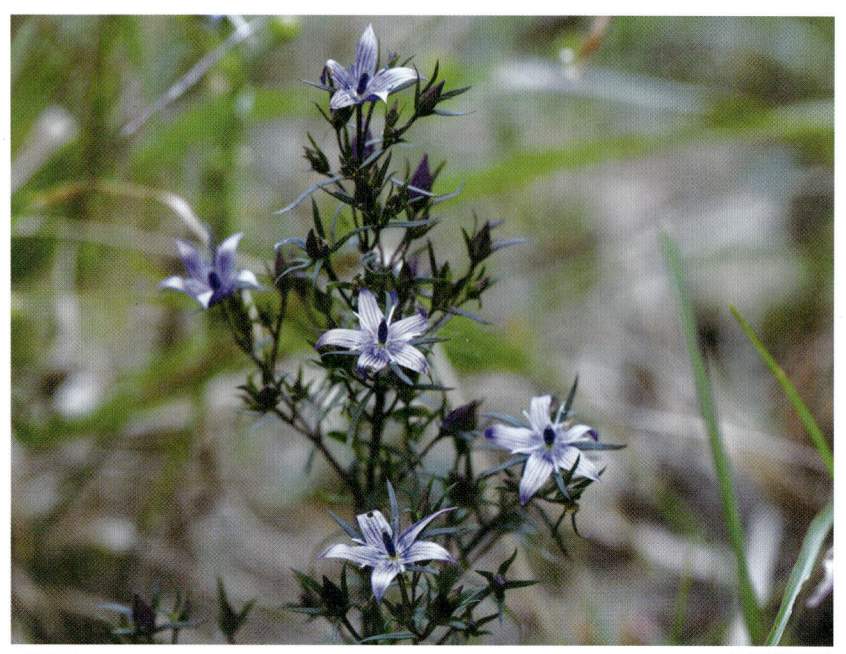

자주쓴풀

🌱 식물 특징

한해살이 또는 두해살이풀로서 쓴맛이 강한 성분을 함유하고 있다. 모가 져 있는 줄기는 위로 곧게 서서 위쪽 부분에서 가지를 치며 자줏빛이 돈다. 높이는 15~30cm 정도 자란다.

잎은 피침꼴이고 잎자루를 가지지 않으며 마디마다 2매가 마주난다. 꽃은 줄기 끝에 원뿌리꼴로 모여 피는데, 위에서 아래로 차례로 피어나는 습성이 있다. 길쭉한 타원꼴을 지닌 다섯 장의 꽃잎을 가지고 있으며 이 꽃잎은 피어남에 따라 완전히 펼쳐진다. 꽃의 지름은 1.5~2cm이고, 빛깔은 흰 바탕에 자줏빛 줄이 나 있기 때문에 연보랏빛으로 보인다. 꽃의 한가운데에는 다섯 개의 수술이 자리하고 있는데, 꽃가루주머니는 짙은 보랏빛이다. 9~10월 중에 꽃이 핀다.

제주도와 남부지방에 분포하며 산과 들판의 양지바른 풀밭에 난다.

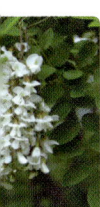

아까시나무

신장에서 생기는 여러 질환들을 완화. 신장염 · 방광염 · 신장결석에 약용한다.

뿌리 독소

보통 아카시아라 불리는 이 나무는 전국 도처의 야산에 흔히 심어져 있으며, 이 식물을 모르는 사람은 없을 것이다.

뿌리에서 다른 풀들이 싫어하는 독한 액체를 배출하여 스스로의 생장을 도모하는데, 이 독소가 다른 식물의 발아와 생장을 방해하므로 아까시나무가 울창한 곳에선 잡풀들이 튼실하게 자라지 못한다. 소나무 · 호두나무 등 다른 나무들도 땅속 깊이 박힌 뿌리에 그러한 성질을 갖고 있는 것이 있지만 아까시나무는 땅 표면으로 뿌리를 뻗쳐가므로 독성이 초본식물에게 쉽게 영향을 준다. 그래서 아까시나무 숲에서는 산야초를 찾지 않는 것이 좋다.

효능 해설

잎과 꽃은 특히 이뇨 효과가 뛰어나며 신장에서 생기는 여러 질환을 완화시키는 효과가 있다. 잎은 엽록소가 매우 풍부하여 언제나 식용할 수 있고 또 약효도 있다고 여겨진다. 다만 잎의 성분 구조가 아직 밝혀지지 않은 아쉬움이 있다.

뿌리껍질도 약재로 쓰인다. 뿌리껍질은 봄과 가을에 굴취하여 잘게 썰어 말린다. 이것은 이뇨 · 수종 · 변비에 효과가 있는데 다량으로 복용하면 구토와 설사를 일으키는 수가 있다.

아까시나무는 아무래도 꽃이 으뜸이다. 흰꽃이 이삭 모양으로 뭉쳐서 구름떼처럼 피어난 광경은 장관이다. 한의학에서는 이 꽃을 중요

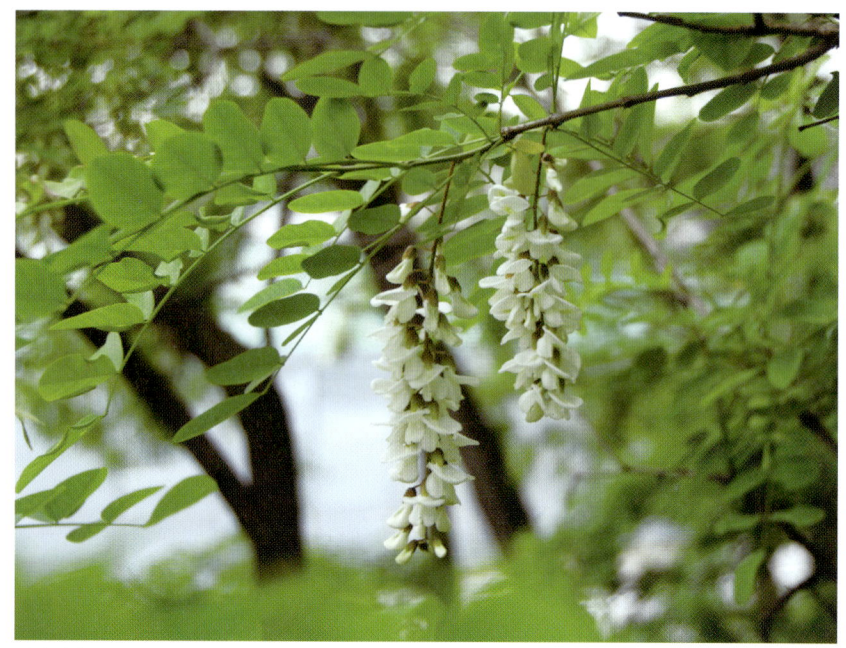
아까시나무 꽃

한 약재로 삼는다. 꽃이 활짝 피었을 때나 꽃송이가 떨어진 것을 말렸다가 달여서 마시는데. 꽃은 신장염 치료에 크게 효험을 나타낸다. 또한 이뇨 작용이 탁월하며 몸이 부은 것을 가라앉힌다. 옛부터 꽃은 민간약으로 두루 쓰여 왔는데, 신장염·방광염·신장결석을 비롯하여 기침과 기관지염에도 상용해 왔다.

식용 방법

봄에 돋아나는 어린 잎을 데쳐서 나물이나 샐러드로 삼으면 싱그럽고 풋풋한 맛을 누구나 즐길 만하다. 5월 중 화사하게 피어나는 흰꽃과 어린 잎을 섞어서 볶음·튀김·무침 등 갖가지로 요리할 수 있다.

여름과 가을 사이의 성숙한 잎은 가볍게 찐 뒤 손바닥으로 여러 차례 비벼서 숨을 죽여 말리면 녹차의 대용품이 된다. 물은 전혀 넣지 말고 생째 그대로 쪄서 비비는 것이다. 이것을 소주에 넣어 1시간쯤 지나면 녹색이 우러나오며, 손님에게 대접하면 풋풋한 산 냄새가 그윽하여 환영을 받는다. 소주에 오래 놔두면 녹색 빛깔이 죽으며 맛이 떨어진다.

생꽃을 3배의 소주에 담가 1개월 간 묵혔다가 소량씩 약용주로 삼으면 향취가 식욕을 돋우면서 이뇨 효과를 나타낸다. 꽃을 건강주·약용주로 담을 경우에는 꽃망울이 절반쯤 벌어진 시기가 적절하다. 이 무렵엔 식물의 온갖 유익한 성분들이 꽃망울로 모이기 때문이다.

꽃의 성분 조성에 대해서는 많이 밝혀져 있다. 하지만 꽃망울 때, 활짝 피었을 때, 시들어 갈 때에 각기 그 성분 구조와 함량이 다르다.

위에서 설명했듯이 꽃을 말려 약으로 달여 복용하거나 술에 담그고, 꽃과 잎을 튀김·볶음으로 조리하고, 때때로 어린 잎을 무쳐 먹으며, 또 차로 덖어서 수시로 상음하는 등 갖가지로 식용·약용하다 보면 신장에서 생겨나는 여러 질환의 예방 치료에 모름지기 확실한 효과를 나타낼 것이다.

🌱 식물 특징

북미 원산의 키가 큰 낙엽활엽수로서 키가 20m를 넘는다. 나무껍질은 흑갈색이고 잔가지에는 받침잎이 변한, 굵고 예리한 가시가 돋혀 있다.

꽃은 새로 자라난 잔가지의 잎겨드랑이에서 자라 올라온 기다란 꽃대에 이삭 모양으로 많은 양이 뭉쳐서 피어나며 등나무꽃처럼 아래로 처진다. 꽃은 5~6월에 피며 나비꼴로서 흰색이며, 길이는 1.5~2cm 정도이고 향기를 강하게 풍긴다.

꽃이 지고 나면 5~10cm의 길이를 가진 납작한 꼬투리가 달리는데 익으면 연한 갈색으로 물든다.

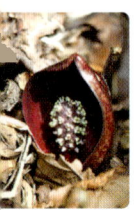

앉은부채

지랄병·경련·히스테리 발작에 약효 있으며, 폐암 치료에 시험적으로 쓰고 있다.

효능 해설

뿌리줄기를 가을에 캐어서 물에 씻은 뒤 햇볕에 말려 약재로 쓴다. 잎을 씹어 보면 혀를 아리게 톡톡 쏘는 독성을 느끼게 된다.

뿌리를 달인 물로 동물 시험과 약리 실험을 실시한 결과 혈압을 낮춰 주는 작용이 현저하게 나타났다.

잎과 뿌리를 달인 물을 개구리에게 먹였더니 개구리 심장의 수축 폭이 11~23% 증가했으며, 반면에 수축의 빈도에는 변화가 없었다고 한다.

앉은부채 뿌리의 약재는 주로 진통진경약으로 쓰이는데, 가래 기침·신경통·관절통·기관지에 생기는 병증세·폐결핵·지랄병·경련·히스테리 발작·땀내기에 달여 마시면 효력이 나타난다. 그리고 폐농양의 치료약으로 상용하는데, 폐암 치료를 위한 처방전에 이 약재를 다량 배합하여 시험적으로 쓰고 있다.

민간에서는 벌에 쏘인 데·관절염·상처·기타 피부 질환에 잎을 짓찧어 붙인다고 한다.

이 약재는 다량을 오래 이용하면 위험하므로 소량씩 달임약으로 복용해야 한다. 소량 복용으로 별 탈이 없으면 양을 좀 늘린다.

식용 방법

이전에 일부 지방에서 나물로 먹곤 했으나 지금은 기피하고 있다. 식용할 경우에는 독성분을 함유하고 있으므로 일단은 조심해야 한

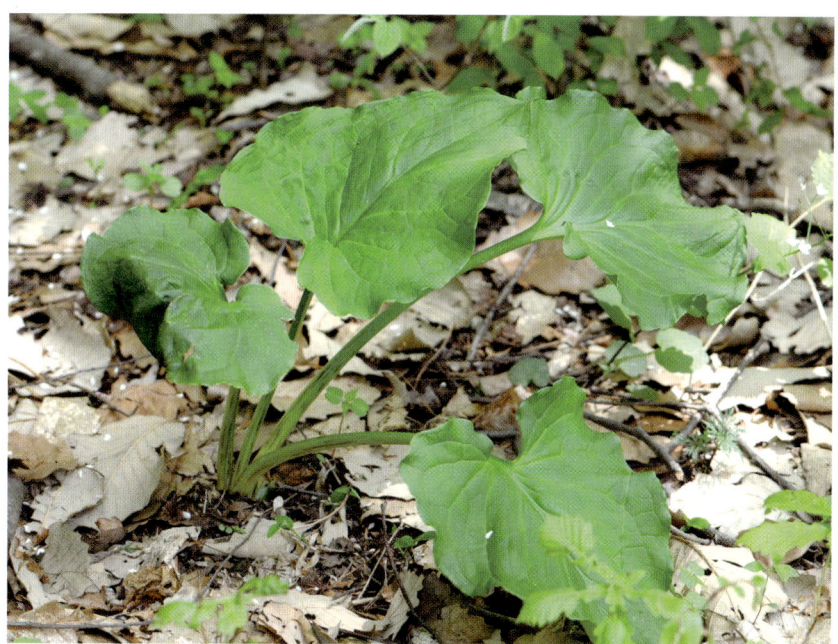
앉은부채 성숙한 잎

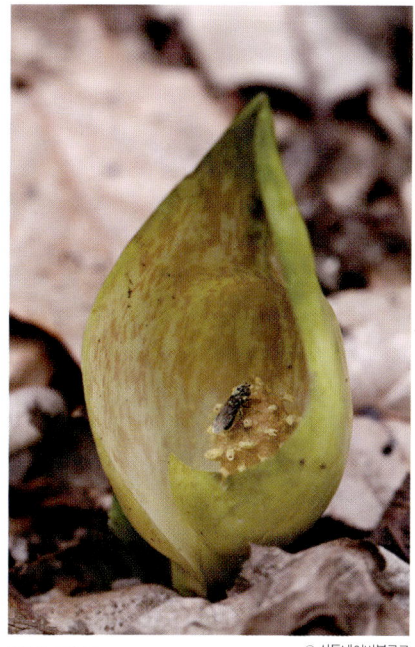
앉은부채 꽃 ⓒ 산들네이버블로그

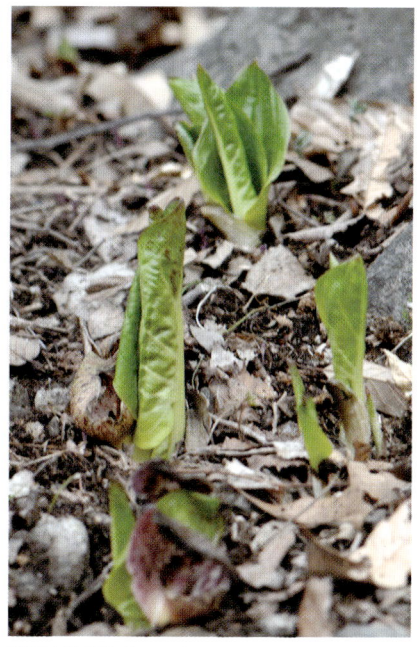
앉은부채 어린 순

다. 어린 잎을 따다가 데쳐서 며칠 동안 흐르는 물에 담가 독기가 빠지도록 충분히 우려낸 뒤 장기간 말려서 저장해 두고 이를 물에 불려 나물로 해 먹는다. 이러한 방법을 묵나물이라고 하는데, 식용하지 않는 것이 좋다.

식물 특징

여러해살이 키 작은 풀로서 ㅍ나풀과 같은 뿌리가 많이 달린 짧고 굵은 땅속 줄기를 가지고 있다.

잎은 뿌리에서만 자라나오며, 심장꼴에 가까운 계란꼴로서 길이는 30~40cm 정도에 이른다. 잎의 밑동은 심장꼴이고 끝은 뾰족하며 긴 잎자루를 가지고 있다. 가장자리는 밋밋하며 잎 표면에는 잎맥이 가라앉아 있고 뒷면에서는 부풀어 올라 있다.

잎 사이에서 길이 10cm쯤 되는 꽃대가 자라나 길이 8~20cm, 지름 5~12cm의 보트와 같은 생김새의 포엽(苞葉)으로 둘러싸인 꽃이 핀다. 포엽의 빛깔은 보랏빛을 띤 짙은 갈색이다. 5~6월에 꽃이 핀다.

전국 각지의 깊은 산속 계류가의 습한 땅에 난다.

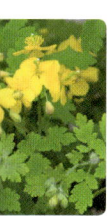

애기똥풀

항암 활성이 있어 위암·피부암에 약용한다. 강한 살균 작용이 있으며, 온갖 피부병에 효험이 있다.

📋 효능 해설

꽃이 피는 여름에 꽃과 잎을 채취하여 말리고, 이른봄이나 늦가을에 뿌리를 캐어 물에 씻은 뒤 햇볕에 말린다.

약리 실험에서 잎과 뿌리의 우림액이나 즙액이 살균 작용, 땀내는 해열 작용, 항암 활성 작용을 하는 것이 밝혀졌다고 하는데, 경험의학이 제시하고 있는 약리 작용을 그대로 입증해 주고 있다.

피부암 효과 주로 위암·피부암에 쓰이고 있으며, 인체에 손상이 생기지 않을 만치 달임약을 짙게 해서 복용하며, 피부암인 경우엔 복용과 동시에 잎뿌리를 짓찧은 즙액을 바른다. 유독 성분이 있어서 약용하는 분량에 주의해야 한다. 일부의 실험 자료에서는 항암 활성이 아직 뚜렷이 나타나지 않았다고 한다.

습진·피부 결핵·굳은살·매독성 염증·무좀·악성 종기·전염성 두드러기 따위의 피부 질환 치료를 위해 잎과 뿌리를 짓찧은 즙액을 바르든지 달임약으로 자주 씻어 낸다. 또는 짓찧은 찌꺼기를 글리세린에 이겨 환부에 붙인다. 이것이 떨어지지 않도록 기름종이를 덮어 고정시킨다. 강한 살균 작용이 있어서 치료 효과는 거의 확실하다. 생즙을 독한 소주와 같은 양으로 섞어서 한 번에 5~6방울씩 하루에 여러 번 환부에 떨어뜨려 고루 발라 준다.

애기똥풀의 달임약은 간염·담낭염·위궤양·위장통증·소변불편·황달·기침 가래·기관지염·몸이 붓는 데에 약용한다. 하루에 2~6g 정도를 쓴다.

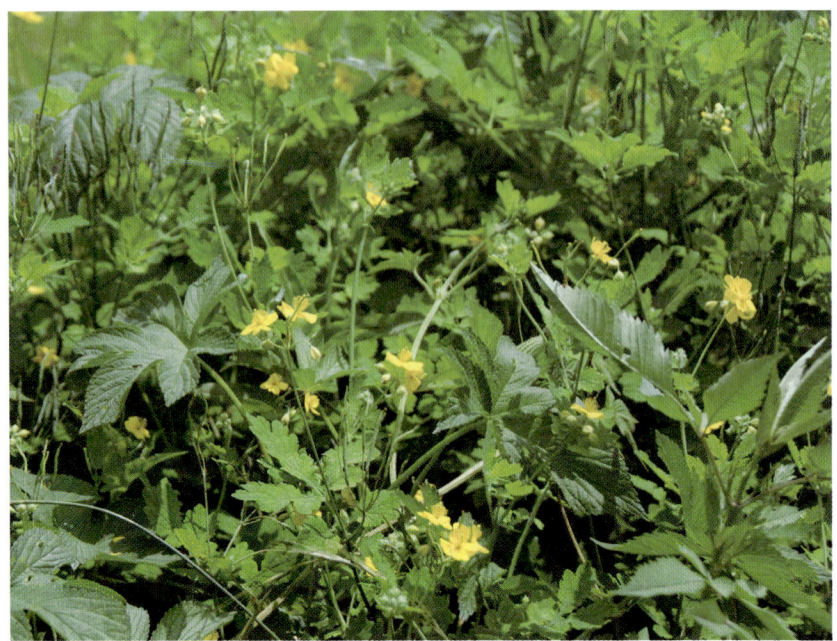

애기똥풀

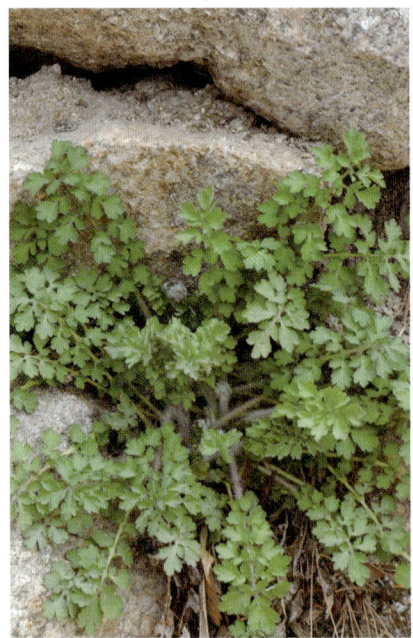

애기똥풀 어린 순

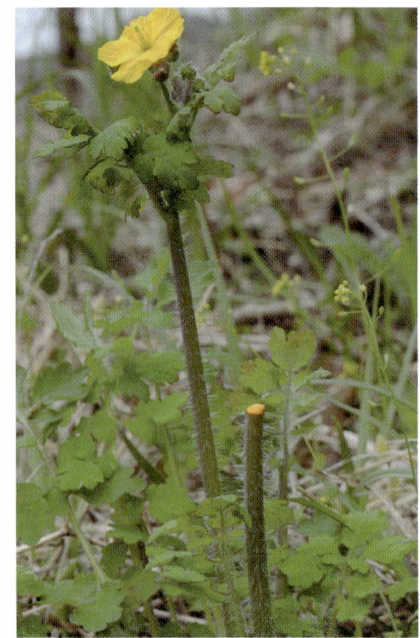

애기똥풀을 자르면 노란 즙이 나온다.

지나치게 많은 양을 쓰면 독성이 있어서 경련·점막의 염증·혈뇨·눈동자의 수축 마비가 일어나며, 심하면 혼수 상태와 호흡 마비가 생길 수 있다. 이런 역기능이 발생하면 곧장 구토를 시켜 위를 씻어 내는 동시에 강한 설사약을 먹여 독 성분을 배설시켜야 한다.

민간에서는 피부병·암·눈병·관절염·소화기 질환에 써 왔다.

식물 특징

마을 부근에서 흔히 볼 수 있는 여러해살이풀로서 온몸에 길고 부드러운 털이 산재해 있다. 줄기는 곧게 서지만 꺾어지기 쉬우며 50cm 정도의 높이로 자라고 여러 개의 가지를 친다.

잎은 서로 어긋나게 자리하고 있으며 깃털 모양으로 갈라지는데 갈라진 조각은 길쭉한 타원꼴이다. 잎 가장자리에는 무딘 톱니가 생겨나 있고 표면은 초록빛이지만 뒷면은 가루를 쓴 것처럼 희게 보인다.

잎과 줄기를 자르면 주황빛의 즙이 흐르는데, 아기의 노란 똥 빛깔과 흡사하다고 하여 애기똥풀이라 부른다.

잎겨드랑이에서 자라난 꽃대에 몇 송이의 꽃이 핀다. 네 장의 꽃잎과 많은 수술을 가지고 있으며, 지름은 2cm 안팎이고 빛깔은 노랗다. 5~7월 중에 꽃이 핀다.

전국에 분포하며 인가 근처와 들판의 풀밭에 흔하게 나며 양지바른 곳이나 약간 그늘 지는 곳에 난다.

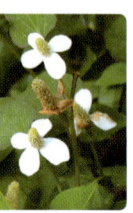

약모밀

차처럼 늘 마시면 동맥경화 예방하고 항생제에 의한 내성을 사라지게 한다.

효능 해설

뿌리를 포함한 전초를 꽃 필 때나 가을에 채취하여 햇볕에 말려 약재로 쓴다. 전초에서 고기 비린내가 나는데 독성 때문은 아니다.

말린 것을 달여 차처럼 매일 마시면 동맥경화를 예방한다. 또 혈압을 조정하는 효과가 있어서 고혈압을 예방하는 구실을 한다.

강한 살균 작용이 있어서 대장균·티푸스균·적리균·포도상균·사상균·백선균·무좀균을 박멸하는 성과가 있다. 그리고 헌데·상처·고약한 부스럼·종기·습진·항문에 생기는 치루·화농성 피부 질환에 생잎을 짓찧어 바르거나 달인 물로 자주 씻으면 효과를 본다.

항생제 내성 약모밀 전초에 도라지 뿌리를 섞어서 뭉근히 달여 장복하면 항생제로 인한 내성을 없앤다고 한다. 몸속 해독 작용이 있어서 여러 질병 치유에 간접적으로 도움을 준다.

약리 실험에서 강심·이뇨·모세혈관 강화·항균 작용이 밝혀졌다. 염증약으로 쓰이곤 하는데 요도염·방광염·자궁염·폐렴·기관지염·대하증 치료에 효력이 있다. 민간에서는 헌데·무좀·치질·상처·뱀독과 옻이 올랐을 때에 생즙을 내어 바르곤 했다. 위의 질병을 퇴치하기 위해 주로 달임약을 복용하는데 그 양은 9~15g 정도이다.

식용 방법

옛날부터 어린 잎과 여린 땅속 줄기를 조리해 먹어 왔다. 특유의 냄새를 없애기 위해 데쳐서 우려낸 뒤 나물로 무치거나 기름으로 볶아

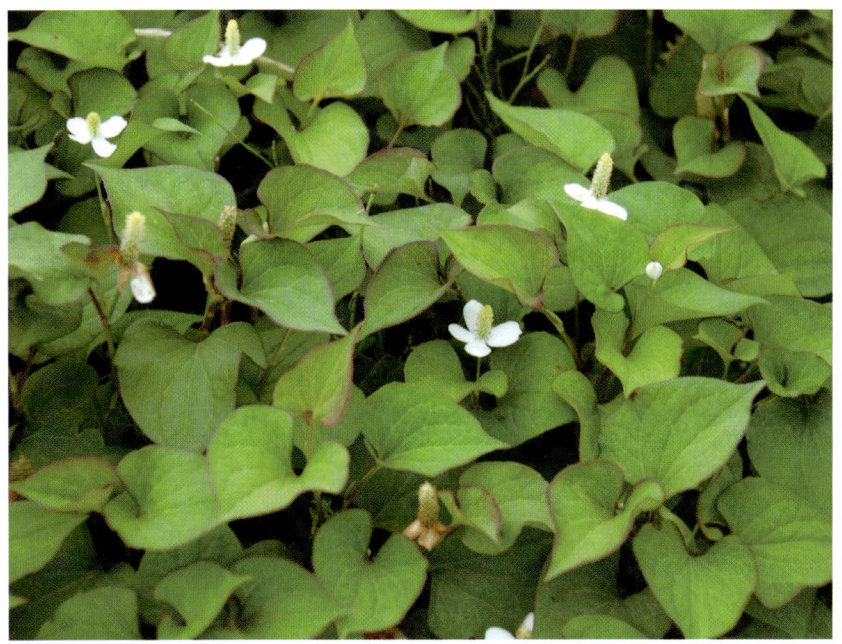

약모밀

먹는다. 잎은 밀가루를 입혀 튀기면 냄새가 없어지고 맛있게 먹을 수 있다. 뿌리줄기만 잘게 썰어 양념 무침을 한다.

🌱 식물 특징

습한 땅에 자라나는 여러해살이풀로 길게 뻗는 흰 뿌리줄기가 있다. 줄기는 곧게 서서 20~50cm 높이로 자라며 몇 개의 줄이 있다.

잎은 마디마다 서로 어긋나며 긴 잎자루가 있다. 넓은 심장꼴로 다섯 개의 뚜렷한 잎맥이 있으며, 가장자리에는 톱니가 없고 밋밋하다.

잎겨드랑이에는 세모꼴의 받침잎이 붙어 있다. 6~7월에 줄기 끝에서 몇 개의 짧은 꽃대가 자라나 꽃이 한 송이씩 꽃이 핀다. 꽃잎은 없으나 네 개의 흰 꽃받침이 꽃잎처럼 보이며 지름은 3cm 안팎이다.

제주도·울릉도·남부 지방의 음습한 나무 그늘에 난다.

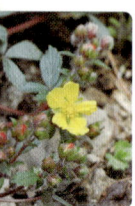

양지꽃

뿌리째 뽑아 녹즙 · 생식 · 달여 마시면 허약한 몸을 튼튼히 보강해 준다.

🔖 효능 해설

풀밭에서 흔히 자라는 약용 식물인 양지꽃에 대해서는 별달리 관심을 기울이지 않고 있으며, 한의학 서적에서도 소중하게 여기지 않고 있다. 하지만 이제부터 관심을 가져야 할 산야초이다.

위궤양으로 고생하던 한 노인이 짚신나물이 백병을 다스리는 뛰어난 식물이란 소문을 듣고 곧 뜯어다가 사나흘 달여 마셨다. 요행인지 신통스럽게도 위장이 편해져 기쁘기 짝이 없었다.

필자와 상담해 본 결과 이 노인이 뜯은 나물은 짚신나물이 아니라 양지꽃이었다. 식물 지식이 없는 사람은 짚신나물과 양지꽃을 혼동할 수가 있다. 이 양지꽃이 뜻밖에도 노인의 위궤양을 진정시켰다는 점은 그냥 넘길 일이 아니다. 영양 물질의 작용이나 어떤 특수한 성분 탓인지 그 까닭은 알 수 없다.

양지꽃에는 지혈 작용이 있어서 코피 · 토혈 · 월경 과다 · 산후 출혈에 효험을 나타낸다.

몸을 보양 양지꽃은 허약한 몸을 보강해 주는 작용을 갖고 있다. 몸을 훈훈하게 보양하기 위해 이 양지꽃에 관심을 돌렸으면 한다.

허약한 체질을 건강하게 다스리는 데에 가장 효과를 보려면 여름철에 뿌리를 포함한 전초를 채취한 것이어야 한다. 깨끗이 씻어 밝은 그늘에서 말렸다가 수시로 뭉근히 달여 마시도록 한다. 그러나 생째로 뽑아다가 곧 달여서 음료수 마시듯 자주 복용하는 것이 더 효과적이다. 건조 과정에서 좋은 물질들이 줄어드는 것이다. 말린 잎을 가

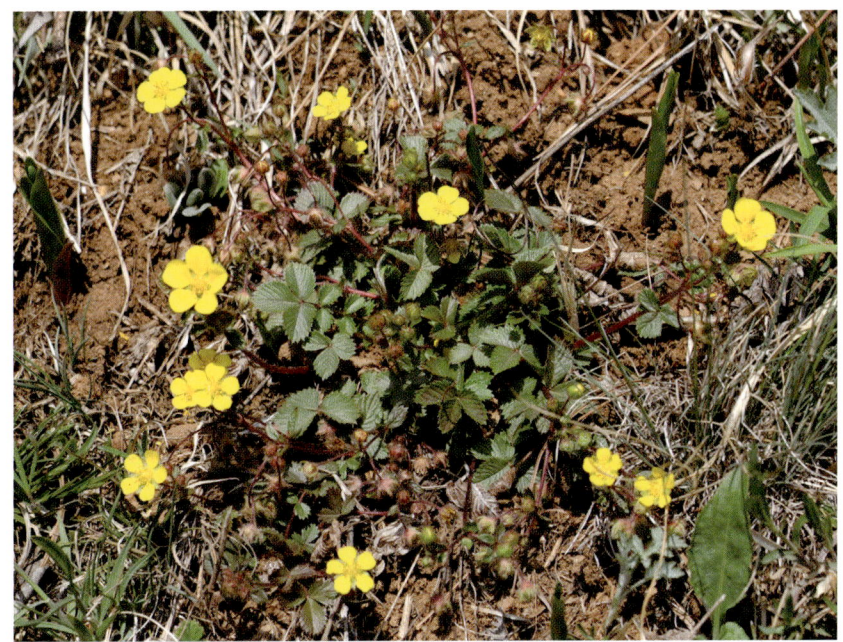
양지꽃

루로 빻아 꿀을 섞어 새알심만 하게 구슬 모양으로 빚어서 하루 두세 번 두 알씩 씹어 먹는 것도 몸 보양에 효과적이다.

처음엔 소량씩 섭취하여 체질 적응을 가늠해 보면서 차차 양을 늘려야 하며, 그런 중에 지나친 복용이 되지 않도록 한다. 양지꽃과 같은 종인 식물은 세잎양지꽃·물양지꽃·솜양지꽃·민눈양지꽃 등 우리나라에 약 20여 종이 자생하고 있다.

식용 방법

초봄에 가까운 야외로 나가 보면, 풀밭은 아직 누런 색깔로 덮여 있는데 유달리 새파란 잎을 드러내고 작은 노란꽃을 10여 송이 이상 화사하게 피우고 있는 양지꽃을 금세 발견하게 된다. 이른 초봄에 노란꽃을 피우는 식물은 대부분 양지꽃이라 여겨도 괜찮다.

이 양지꽃의 어린 잎을 산나물로 먹으면 쓴맛이 없고 담백하여 맛 좋게 즐길 만하다. 살짝 데쳐서 간을 적절히 맞추어 조리하면 누구든지 마다하지 않는다. 잎이 다소 웃자랐더라도 잎과 줄기를 함께 뜯어 데쳐서 양념에 무치면 식구들이 곧잘 먹는다.

어린 잎은 깨끗이 씻어 생식하든지 샐러드 드레싱에 버무려 먹어도 좋다. 성숙한 잎은 튀김으로 하면 구수하며, 녹즙을 낼 때 조금씩 섞는 것도 효과적이다. 말려서 차 대용으로 마셔도 좋으나 맛이 좀 심심하다.

🌱 식물 특징

여러해살이풀로서 뿌리에서 자라난 잎이 한 자리에 뭉쳐 포기를 이룬다. 작은 잎조각이 모여 깃털과 같은 생김새의 잎모양을 이루는데, 잎조각의 수는 홀수로서 크기가 고르지 않다. 잎조각의 가장자리에는 무딘 톱니가 생겨나 있고 풀 전체의 높이는 30cm 안팎이다.

잎 사이에서 여러 대의 꽃자루가 자라나서 각각 몇 송이씩의 노란 꽃을 피운다. 꽃은 다섯 장의 둥근 꽃잎으로 구성되어 있으며 지름은 12~15㎜ 정도이다. 꽃자루에도 약간의 잎이 생겨나는데 이 잎들은 세 장의 작은 잎조각으로서 이루어져 있다.

3~6월 사이에 꽃이 계속 피고 지며, 일부 북한 지역을 제외하고는 어디서든 양지바른 풀밭과 길가에 난다.

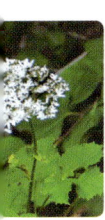

어수리

고급 식당에서 생으로 또는 조리해 내놓으면 대단한 인기를 끌 수 있다.

효능 해설

민간에서는 뿌리를 위장병에, 잎의 즙액을 피부병에 써 왔다. 그런데 어수리의 즙액을 바른 피부를 햇볕에 오래 쬐면 색소 침착 증상이 나타난다는 기록이 있다. 어수리는 해열·진통·통경·진정·두통약으로 쓰인다. 일부 지방에서는 구릿대 대용으로 감기·두통·관절염에 쓰곤 했다.

오랜 조섭 병은 어느 풀 한 포기로 가볍게 급히 치료되는 것이 아니다. 오랜 기간의 조섭과 인내로써 천천히 병증을 다스려야 한다는 점을 염두에 두고 어수리 잎을 별미로 즐겨 먹노라면 몸을 건강하게 유지시키는 데 보탬이 될 것이다.

식용 방법

어수리 잎은 맛과 향이 짙어서 과식하지 않아야 하며 별미 정도로 즐겼으면 한다. 식물에 들어 있는 지나친 짙은 성분은 해로울 수 있으며, 그렇더라도 어수리는 고급 음식으로 내놓을 가치가 있다. 떫고 쓴맛은 없으나 데쳐서 잠시 우려낸 뒤 조리해야 안전하다. 봄의 연한 순은 그냥 생식해도 괜찮다. 그러나 여름의 성숙한 잎은 성분이 너무 짙으므로 줄기 위쪽에서 새로이 자라나는 어린 잎만을 골라 따서 먹도록 한다. 여름에 한창 성장할 때는 위쪽으로 새잎이 계속 자라나온다. 잎과 뿌리에 들어 있는 성분에 대해 자료가 있지만 극히 일부분에 지나지 않는다.

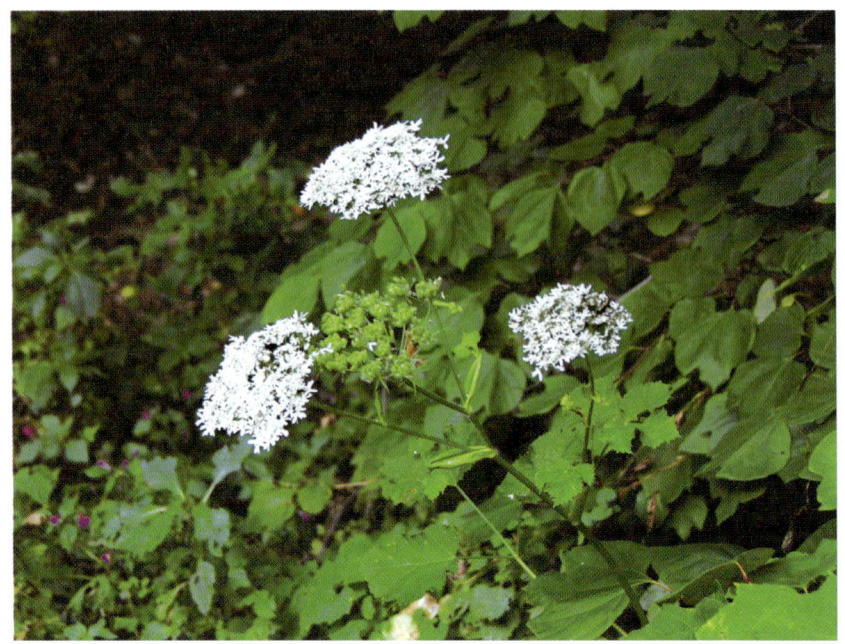
어수리

 어수리의 모양새를 터득하고 나면 숲 속에 훤칠한 키로 자생하는 것을 곧잘 발견할 수 있다. 향취가 그윽하여 여린 것을 조리하여 식단에 내놓으면 누구든지 특이한 맛에 매료된다. 아래쪽의 묵은 잎은 식용의 가치가 떨어진다. 잎의 향이 너무 진하다 싶을 경우 잠시 데쳐 흐르는 물에 우려내면 은은한 향미가 식욕을 증진시킨다. 생식은 물론 녹즙을 내어 조금씩 마셔도 특이한 향이 감칠맛 있게 풍긴다. 고급 음식점에서 어수리의 어린 잎을 생으로나 찐 것을 별미로 내놓으면 상당히 인기를 모으리라 여겨진다.

 증식

 필자는 어수리의 증식을 시도했다가 몇 차례 실패한 경험이 있는데 이제야 조금 터득한 듯싶다. 그것은 씨앗 번식과 포기나누기로서 가능하다는 것이다. 다만 시간이 걸린다는 흠이 있다.

그럼에도 온실 재배에 의하여 다량 생산한다는 소식을 듣게 되었는데 높은 기온과 온화한 환경에서 잘 증식이 되지 않는가 여겨지며, 필자는 썰렁한 노지에서만 시험해 보았을 뿐이다. 바람이 잘 통하고 양지바른 온화한 환경을 조성한다면 어렵지 않게 증식시켜 농가 소득을 올릴 수 있으리라 믿는다. 처음에는 고급 음식점에 서비스로 한두 차례 공급해 주고 나면 차차 주문이 들어올 것이다.

🌱 식물 특징

산야에서 비교적 흔히 자라는 여러해살이풀로서 높이가 1.5m까지 자라서 장관을 이루는 모습을 보인다. 줄기는 굵고 속이 비어 있으며 약간의 굵은 가지를 치고 온몸에 부드러운 털이 있다. 여름에 줄기 밑둥에서 새잎이 자라나오는 성질이 있다.

잎이 서로 어긋나게 자리하는데 매우 크고 넓적하며 깃털 모양을 이루며 3~5개의 잎조각으로 구성된다. 잎조각은 계란꼴로서 세 갈래나 다섯 갈래로 깊이 갈라지거나 또는 결각 모양으로 얕게 갈라진다. 잎줄기의 밑둥은 칼집 모양으로 변하여 줄기를 감싼다.

가지 끝에 깊이 갈라진 네 장의 꽃잎으로 구성된 아주 작은 흰꽃들이 무수히 뭉쳐서 피어나 지름이 20cm나 되는 시원스런 우산꼴의 꽃차례를 형성한다. 7~8월에 개화의 절정을 이룬다.

전국 각지의 산이나 들판의 풀밭에 나며 꽃차례가 크고 아름답기 때문에 쉽게 눈에 띈다. 이와 비슷한 꽃을 피우는 종류가 있으므로 잎의 모양을 익히고, 다음에는 잎을 씹어 보아 특유의 향을 감지하게 되면 이것이 바로 어수리이다.

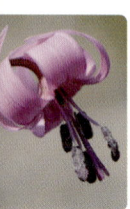

얼레지

자양 강장의 건강약이 되며, 모든 질병을 쉽고 빠르게 물리친다.

🔖 효능 해설

알 모양의 뿌리를 봄부터 초여름 사이에 채굴하여 씻은 뒤 말려 약재로 삼는다.

다른 질병의 약화 알뿌리를 자양 강장약으로 쓰곤 하는데 이러한 약성은 다른 여러 질병을 약화시키는 효력을 가져온다. 몸의 영양을 좋게 하고(자양) 몸의 힘을 왕성하게 하는(강장) 역할은 자연스럽게 질병 증세를 물리치는 바탕이 되며, 건강한 몸에 병이 생길 리가 없는 것이다. 더불어서 해독 작용까지 발휘하면 병이 신속하게 낫는다.

얼레지는 신장염·이질·복통·유선염·설사·구토·궤양성 질병에 효험을 나타내며, 위장병 치료의 건위약으로, 이뇨·염증약으로도 쓰이고 있다. 상처·부스럼·습진·화상에 잎을 짓찧어 붙이고 알뿌리 달인 물로 씻어 낸다. 결국 알뿌리를 잘게 썰고 짓찧어 달인 것을 마시면 건강약이 되는 것이다.

🍵 식용 방법

알뿌리를 강판에 갈아 물에 담가 놓았다가 녹말을 얻어 요리하는 데 쓴다. 이 녹말은 영양가가 높기는 하나 많이 섭취할 경우 설사를 일으키는 수가 있으므로 주의해야 한다.

또한 알뿌리를 양념에 조려서 먹기도 한다. 어린 잎은 나물무침이나 국거리로 식용하며 맛이 담백해서 먹을 만하다.

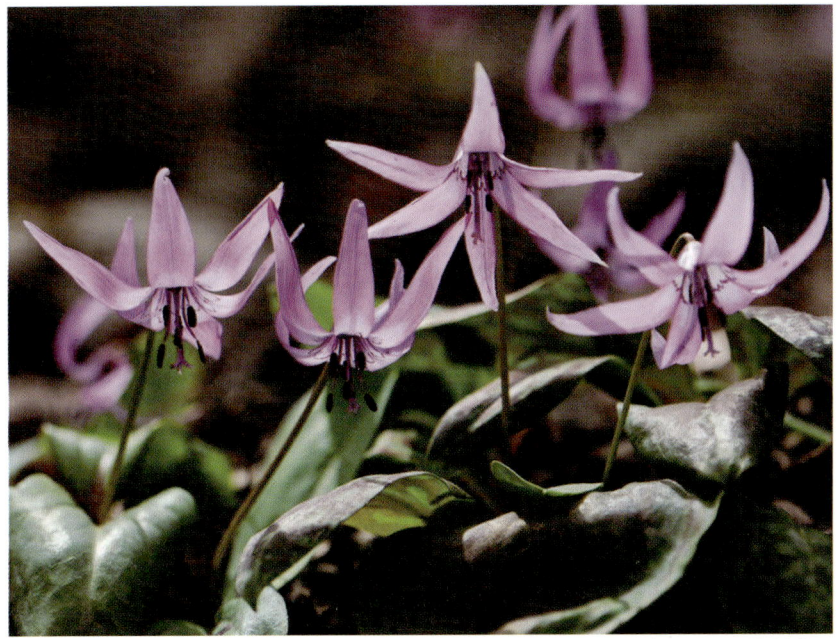

얼레지

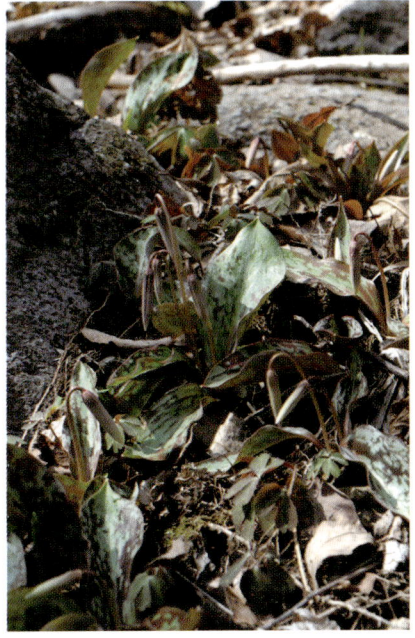

얼레지 군락

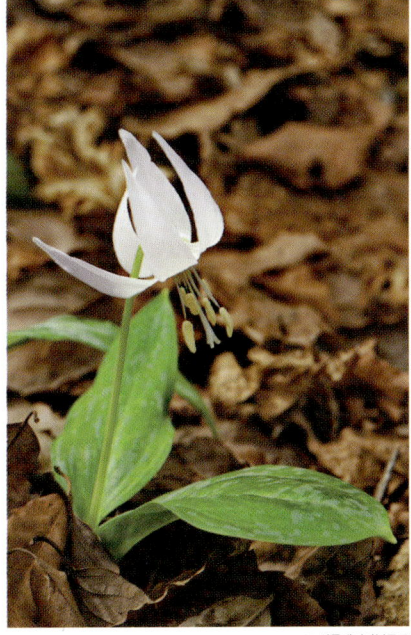

흰얼레지

🌱 식물 특징

땅속 깊이 길쭉한 계란꼴의 알뿌리를 가지고 있는 여러해살이풀이다. 두 장의 잎이 알뿌리에서 자라나오며 타원꼴로서 양 끝이 뾰족하다. 가장자리에는 약간 주름이 잡혀 있고 톱니는 없다. 연하고 두터우며 잎 표면에는 보랏빛의 얼룩 무늬가 산재하고 있다. 잎의 길이는 15cm 안팎이다.

잎 사이에서 25cm 정도의 길이를 가진 가늘고 연한 꽃줄기가 자라 올라와 한 송이의 꽃이 핀다. 꽃의 지름은 4~5cm이고 피침꼴인 여섯 장의 꽃잎을 가지고 있다. 고개를 수그리고 피어나는데 완전히 피어나면 모든 꽃잎이 곧게 서서 불꽃이 피어오르는 것과 같은 특이한 모양새를 갖춘다. 빛깔은 보랏빛이고 4~5월에 꽃이 핀다.

전국에 분포하며 산의 숲 속 기름진 땅에 난다.

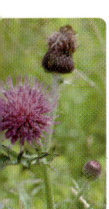

엉겅퀴

여러 가지 출혈증에 뚜렷한 효험 있고, 유방암 치료 및 정(精)을 기르고 혈을 보한다. 태아를 안정시키고 어혈을 풀어 준다.

효능 해설

뿌리는 가을에 캐고 잎과 줄기는 꽃이 필 시기에 채취하여 햇볕에 말린다. 엉겅퀴와 종류는 약 11종인데 모두 비슷한 약효가 있다.

약리 실험에서 해열·지혈·혈액 응고·혈압 강하 작용이 있음을 밝혔다.

강한 지혈 작용 지혈이 잘되므로 토혈·각혈·하혈·외상 출혈·산후 출혈·대하증에 작용하며, 여하튼 피가 나오는 현상에는 다 뚜렷한 약효가 있다. 다른 지혈제와 배합하여 약용하면 효험이 크다.

종기·음부 가려움증·악성 부스럼·물이 고인 고름집·화농성 피부병에 잎과 뿌리를 짓찧어 붙인다. 타박상의 경우 생것을 짓찧어 술과 함께 어린아이의 오줌에 타서 달여 마시면 효과가 있다는 설이 있다. 특히 고혈압증에 좋으며, 혈행을 좋게 한다. 또한 신경통·요통·감기·백일해에도 쓰인다고 한다.

민간에서는 유방암에 써 왔는데, 잎과 뿌리를 짓찧어 나온 즙을 달걀 흰자위와 이겨서 젖가슴에 붙였다고 한다. 그리고 잎과 줄기의 달임약은 여자의 적백대하를 다스리고 태아를 안정시키는 데 썼다고 한다. 뿐만 아니라 정(精)을 기르고 혈을 보하며 어혈을 풀어 주는 약이라고 한다.

식용 방법

봄철의 어린 잎을 나물 무침이나 국거리로 한다. 또한 여린 뿌리는

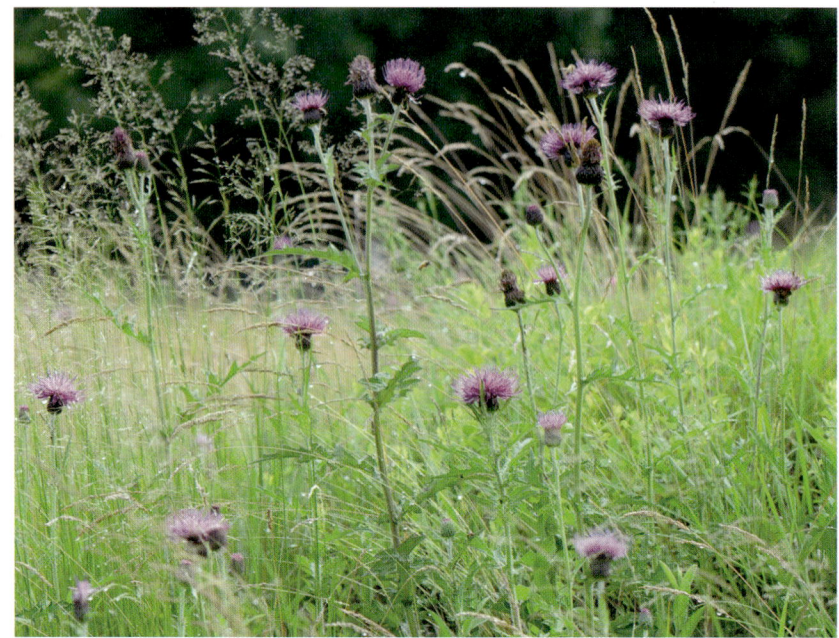

들판에 피어 난 엉겅퀴

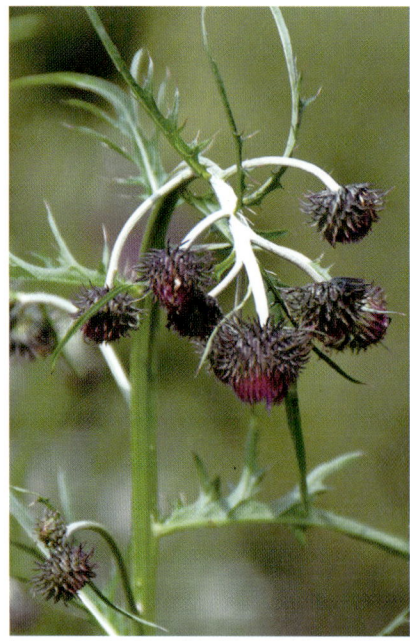

큰엉겅퀴 꽃

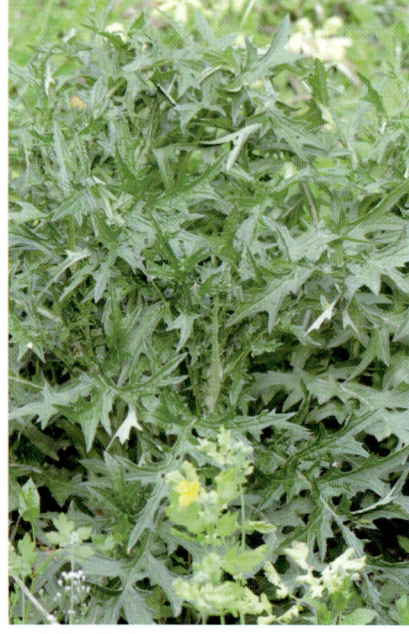

큰엉겅퀴 어린 순

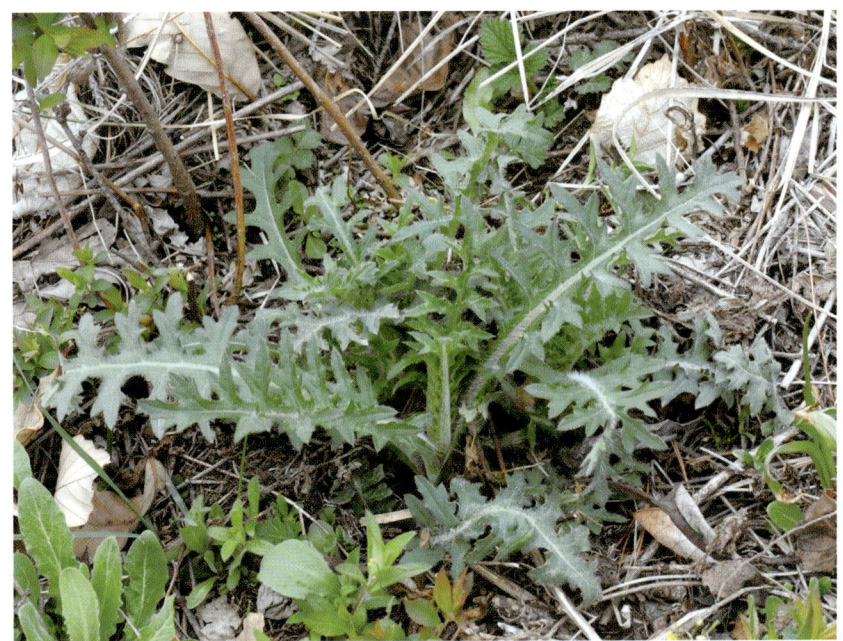

엉겅퀴 어린 순. 나물하기에 알맞다.

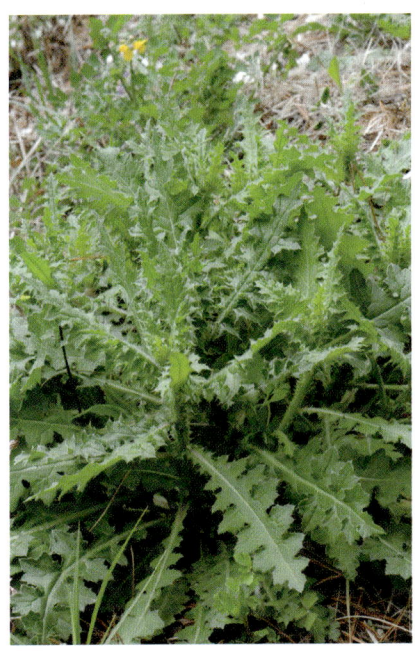

지느러미엉겅퀴

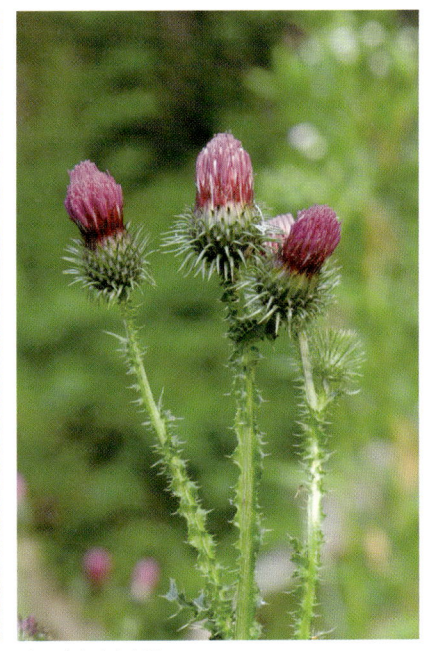

지느러미엉겅퀴 꽃

겉껍질을 긁어낸 뒤 튀김으로 한다. 어린 잎과 뿌리를 함께 모아 가볍게 삶아서 나물로 무치면 맛이 특이하다. 이때 탄산수소나트륨을 조금 넣어서 데치면 맛이 담백해진다. 별로 쓰지도 않고 맛이 좋은 편이다. 줄기는 껍질을 벗겨 된장이나 고추장 속에 박아 두었다가 가끔씩 꺼내 먹기도 한다. 거칠고 좀 이상한 모양새를 하고 있어서 접근하기 싫어하는 사람이 있는데, 의외로 먹음직스럽다.

🌱 식물 특징

도처의 풀밭에서 볼 수 있는 여러해살이풀로서 줄기는 곧게 서고 가지를 치면서 1m 안팎의 높이로 자란다.

봄에 일찍 자라나는 잎은 뿌리에서 올라와 둥글게 배열되면서 땅을 덮는다. 줄기에 생겨나는 잎은 서로 어긋나게 자리하고 있다. 모든 잎은 깃털 모양으로 중간 정도의 길이로 갈라지며 가장자리에는 결각과 같은 거친 톱니가 있고 가시가 나 있다. 잎 뒷면에는 흰 솜털이 깔려 있고 줄기에서 나는 잎은 밑동이 줄기를 감싼다.

줄기와 가지 끝에 수술과 암술로만 이루어진 꽃이 한 송이씩 핀다. 꽃의 지름은 3cm 안팎이고 빛깔은 보랏빛을 띤 분홍빛이다. 5~6월에 꽃이 핀다.

전국 각지에 널리 분포하며 들판의 풀밭에 난다.

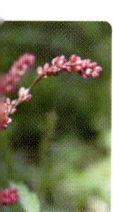

여뀌

눈을 밝게 하고 몸속을 덥게 한다. 오장의 사기(邪氣)를 덜고, 속아픔을 개선한다.

효능 해설

가을에 뿌리를 캐고 잎과 줄기는 꽃이 필 때에 채취하여 햇볕에 말린 것을 약재로 쓴다.

벼멸구 방제 우리나라 학자 몇 사람이 여뀌에서 벼멸구 방제 특효약을 추출해 냈다고 한다. 버들여뀌·흰꽃여뀌·흰여뀌 3종을 짓찧어 즙을 내어서 80℃까지 천천히 끓여 특수 성분을 추출했다는 것이다. 여뀌 100g에서 농축액 1cc를 만든 뒤 500배액이 되게 물에 타서 뿌렸더니 벼멸구를 거의 100% 방제하는 효과를 보았다고 한다. 여뀌의 잎과 줄기를 짓찧어 냇물에 풀면 물고기가 떠오르곤 하여 고기잡이에 쓰였다고 한다. 또한 말린 잎과 줄기를 자리 밑에 깔면 벼룩이 없어진다고 하였다. 이렇듯 생물체를 중독 마비시키는 성질은 모든 종류의 여뀌에 다 들어 있는 것이 아니라 어떤 특정한 종류에만 짙게 함유되어 있는지 모른다.

중풍의 옛 이야기 옛날부터 전해진 이야기이다. 어느 한적한 산중 초가에 노인이 중풍으로 누워 있었다. 지나가던 한 노승이 이를 보고 여뀌를 달여 마셔 보라고 일렀다. 노인은 여뀌 달인 물을 계속 마시는 동안에 차츰 몸을 기동하게 되었고 슬며시 중풍이 없어졌다고 한다. 그런데 여뀌가 중풍 치료의 특효약이라는 기록은 찾지 못했다.

여뀌 열매는 눈을 밝게 하고 속을 덥게 해 준다고 한다. 뿌리를 썰어서 술에 담가 마시노라면 소장·대장 속의 사기(邪氣)를 덜고 속이 아픈 것을 멈추어 준다. 전초의 달임약은 위장이 냉하고 음식을 제대

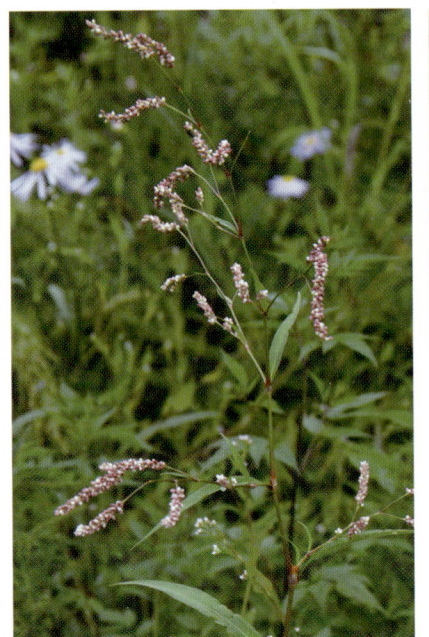
개여뀌

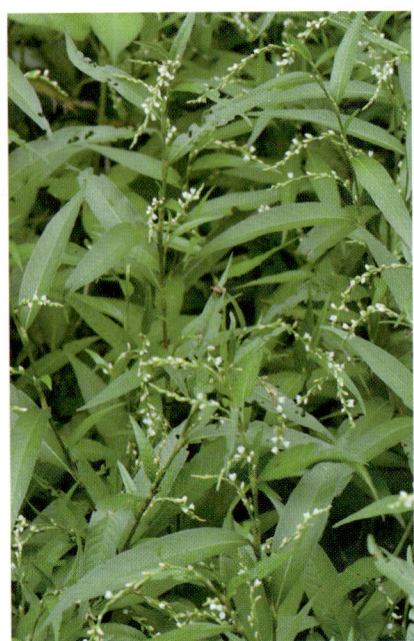
봄여뀌

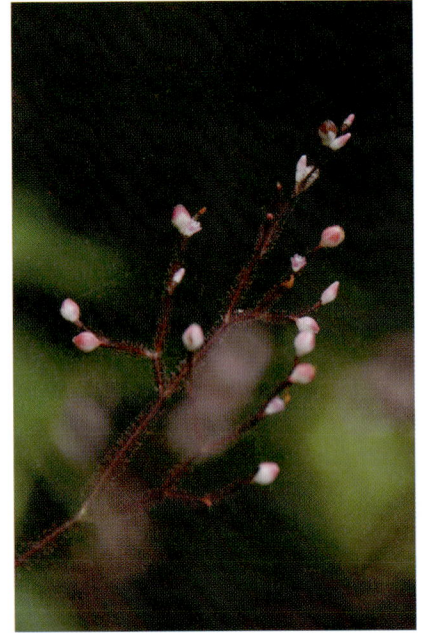
가시여뀌

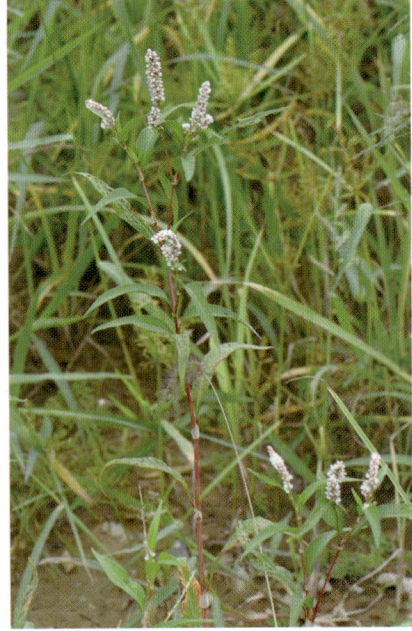
개여뀌

로 먹지 못할 경우, 또 귀와 눈이 총명치 못한 것을 다스려 준다.

관절염 치료에는 여뀌를 태운 재와 여뀌 즙을 섞어 이겨서 환부에 바르고 그 위에 뽕나무 잎을 쪄서 덮으면 효험이 생긴다는 민간요법이 전해지고 있다. 여뀌의 약재는 이질·설사·장출혈·월경이 멈추지 않는 증세에도 쓰이고, 타박상과 벌에 쏘인 데에 잎의 즙을 바른다.

🍀 식용 방법

봄철에 새로 나온 연약한 잎을 나물로 무쳐 먹는다. 또 어린 싹을 생선회에 곁들여 먹는데, 이것은 여뀌가 지닌 매운 맛으로 인하여 비린내를 없애려는 것이다. 여뀌의 어린 순은 음식의 향신료와 조미료로 쓰인다.

🌱 식물 특징

물가에서 나는 한해살이풀로서 줄기는 곧게 서서 가지를 치면서 60cm 정도의 높이로 자라는데, 털이 거의 없고 홍갈색 빛을 띤다.

잎은 마디마다 서로 어긋나게 자리하며 피침꼴로서 양끝이 뾰족하며 가장자리에는 톱니가 없고 잔털이 배열되어 있다. 잎을 씹어 보면 매운 맛이 난다. 잎겨드랑이에는 짤막한 원통꼴의 받침잎이 있다.

꽃은 가지 끝에 이삭 모양으로 모여 피어나는데 꽃의 수는 그리 많지 않으며, 이삭 끝이 약간 처진다. 꽃잎은 없고 4~5갈래로 깊게 갈라진 꽃받침이 꽃잎처럼 보인다. 꽃의 지름은 2mm 안팎이고 빛깔은 희다. 6~9월에 꽃이 핀다.

전국에 널리 분포하며 냇가나 풀밭 등의 양지바르고 물기 많은 곳에 난다.

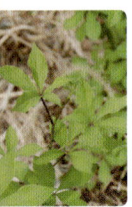

오갈피

신체 허약, 정신적·육체적 피로를 풀어 준다. 방사선병 예방 치료에 효험이 있다.

효능 해설

나무 껍질을 봄과 여름에 벗겨서 거친 겉껍질은 긁어내 버리고 속껍질을 햇볕에 말려 약재로 쓴다. 가을에 캔 뿌리도 약재로 삼는다.

오갈피의 성분은 물에 잘 풀어지고 여기에 많이 들어 있는 다당류가 흡수력을 도와주어 충분한 치료 효과를 얻게 되는 것이다. 이것이 약초의 장점이다.

줄기와 껍질 우림약을 고양이와 토끼에게 먹였더니 심장 혈류량이 늘어나며 강심 작용이 뚜렷했다. 약리 실험에서는 중추 신경계에 흥분 작용이 있었고, 방사선 피해 방지, 강심 강장 작용을 보였다.

강장의 효능 껍질 달임약은 강장약 구실을 하는데 강장의 효능은 여러 가지 질병 치유에 간접적인 큰 도움을 주고 있다. 신경통·요통·마비 통증·임신 때의 통증·무릎뼈의 통증 따위에 강장 작용을 가진 진통제로서의 효력을 발휘하게 되는 것이다.

힘줄과 뼈가 연약하고, 팔다리가 오그라들며 다리를 잘 못 쓸 때, 어린이의 걸음걸이가 늦어지는 증상에 하반신에 작용하여 효력을 나타낸다. 특히 방사선병 예방 치료와 신체 허약에 이 약재가 효력을 발생한다. 또 뿌리의 우림약은 정신과 육체의 피로를 회복시킨다.

뿌리와 껍질 달임약은 만성관절염·신경성 소화 불량·류머티즘·성교 불능·음부 가려움증에도 쓰인다고 한다. 이 가려움증과 종기, 타박상, 부스럼에는 달인 약물로 씻어 내는 것이 좋다.

가루로 빻아 가루약이나 알약으로도 복용하며, 술에 담가 마시면

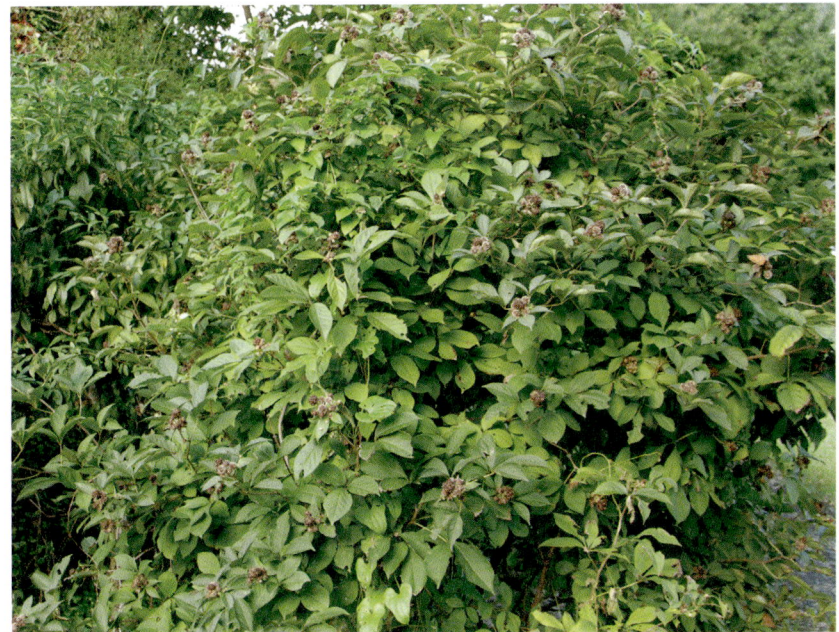
오갈피

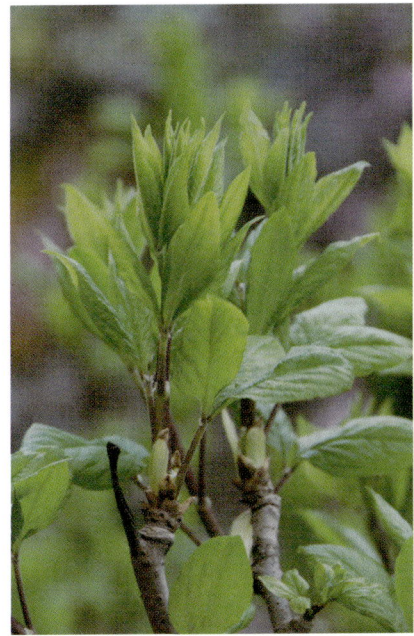
오갈피 어린 순

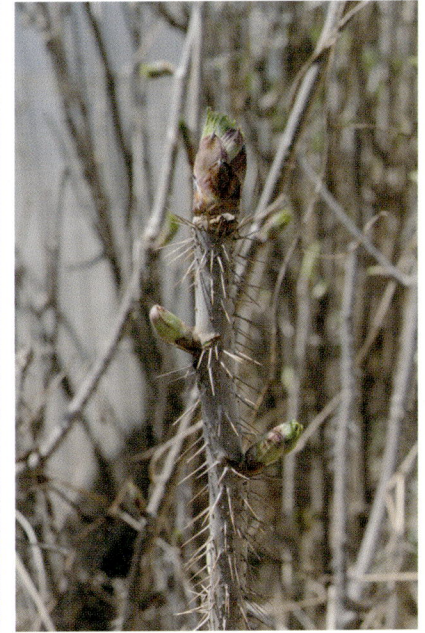
가시오갈피

뛰어난 약효가 나타난다. 이 술은 또 진통 강장약이 되는데 지나치게 많이 마시면 중독증이 일어날 수가 있다. 하루 달임약은 6~9g이다.

🍵 식용 방법

봄철에 어린 순을 따 모아서 갖은 양념으로 나물 무침한다. 생채로 먹어도 맛이 있으며 녹즙의 재료가 된다.

오가피 술 말린 약재를 6배량의 소주에 담가 차고 어두운 곳에 보관하면서 가끔씩 휘저으면서 2개월 이상 숙성시키면 오가피주(五加皮酒)가 되는데, 강정 강장·피로 회복 효과가 있다.

약재를 물에 뭉근히 달여 음료수 대용이나 차로도 마시는데 입에 안 맞으면 꿀을 적당량 넣는다. 또한 어린 순을 잘게 썰어 쌀과 섞어 오가반(五加飯)을 지어 먹기도 하고 된장국에 넣곤 한다.

🌱 식물 특징

키 작은 낙엽활엽수로서 높이가 3~4m에 이르며, 지표 가까이에서 줄기가 갈라져 넓게 퍼진다. 잔가지는 잿빛을 띤 갈색으로서 가시는 거의 없다.

잎은 서로 어긋나게 자리하며 3~5장의 잎 조각에 의해 손바닥꼴을 이룬다. 잎조각은 계란꼴 또는 계란꼴에 가까운 타원꼴로서 길이는 6~15cm이다. 잎 표면에는 털이 없고 뒷면의 잎맥 위에만 잔털이 있다. 가장자리에는 큰 톱니와 작은 톱니가 서로 겹치면서 배열된다.

꽃은 새로 자라난 가지 끝에 우산꼴로 뭉쳐 핀다. 꽃의 빛깔은 연한 보랏빛이고 다섯 장의 꽃잎을 가지고 있으며 지름은 3㎜ 안팎이다. 8~9월에 꽃이 핀다. 꽃이 지고 난 뒤 길쭉한 타원꼴의 물기 많은 열매가 뭉쳐서 달리며, 가을에 검게 물든다.

전국에 분포하며 산의 골짜기에 가까운 숲 속에 난다.

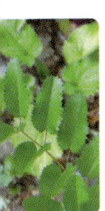

오이풀

오이와 같은 향미가 뛰어나고 영양 물질이 풍부하여 식용 가치가 높다.

효능 해설

잎을 짓비벼서 코에 대어 보면 오이 냄새를 풍기는 산야초가 있는데 이것이 바로 오이풀이다. 뿌리는 출혈·염증·살균·대장염·설사·위산과다증·위염 등 각종 질환에 약재로 쓰이고 있는데, 잎의 효용은 별로 알려져 있지 않다.

오이풀의 뿌리줄기는 굵고 뒤틀린 딱딱한 형상인데, 봄이나 가을에 채굴하여 잔뿌리를 다듬고 토막 내어 말렸다가 약용한다. 또한 뿌리를 캐어 잘게 썰어서 쌀과 섞어 밥을 지어 먹기도 하는데, 여름의 뿌리는 떫은 기운이 강하다.

풍부한 영양소 오이풀의 일반 성분을 분석해 본 결과, 탄수화물·단백질·지방·무기질이 풍부하게 함유되어 있었으며, 8종의 필수아미노산도 골고루 들어 있었다. 칼슘·철·구리·아연 함유량을 따로 조사해 본 결과 역시 풍부했다. 또 갖가지 비타민도 넉넉히 지니고 있는 식물이다. 재배 채소와는 비교가 안될 만큼 월등한 영양 물질을 품고 있는 것이다. 하루 6~12g을 달여 먹는다.

이러한 점에서 특히 질병으로 고생하는 사람들에게 좋은 영양 식품으로 권하고 싶은 것이 이 오이풀의 잎이다. 질환 치유에는 약물과 수술만이 소용되는 것이 아니라 반드시 각종 영양소 공급을 충족하게 곁들여야만 정상적인 빠른 효험을 얻을 수 있는 것이다. 영양을 돕지 않는 치료는 절름발이에 지나지 않는다.

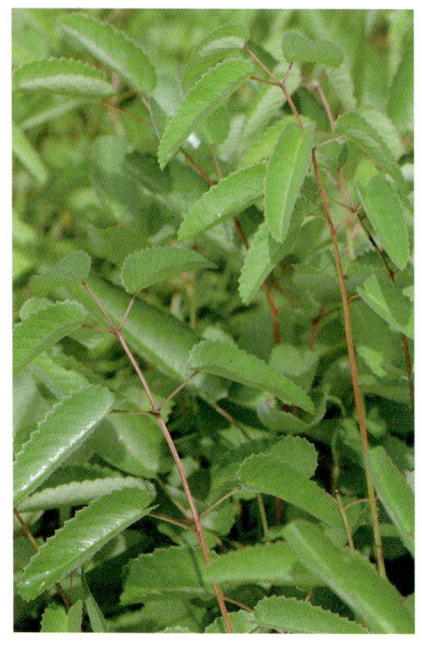 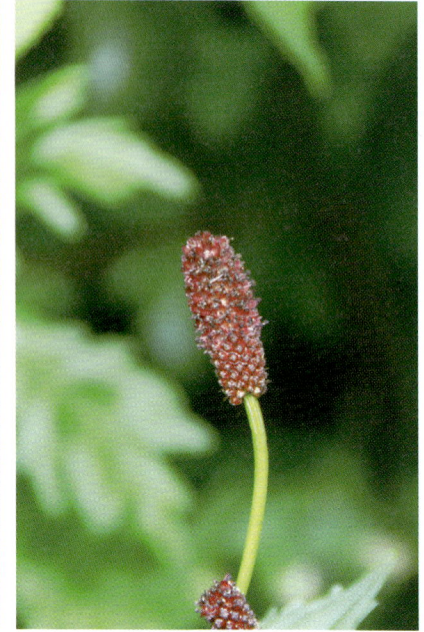

오이풀 　　　　　　　　　　　오이풀 꽃

🍵 식용 방법

　봄나들이를 나서면 산과 들판의 양지바른 풀밭에서 오이풀을 쉽게 발견할 수 있으며, 새로 자라난 잎을 나물감으로 데쳐서 무쳐 먹으면 오이 냄새의 향긋한 맛이 매혹적이다. 쓰고 떫은 기운은 없으나 뻣뻣하게 씹히는 느낌이 있다.

　여름의 크게 자란난 잎도 나물감으로 데쳐서 먹을 수 있으며, 즙을 내어 먹는 것이 건강에 더 좋다. 새로 자라난 잎을 생식해도 입맛이 당긴다. 잎을 말려 차(茶)로 우려 마신다.

　오이풀 차 가을철 산행중에 오이풀의 잎을 채취하여 녹차 만들 듯이 정성껏 덖어서 산야초가 시들어 말라 버린 한겨울에 차로 우려 마시노라면 건강에 특별한 도움을 얻을 것이다. 적갈색의 둥그스름한 작은 망울 같은 꽃이삭도 차의 재료가 된다. 잎과 꽃망울을 섞어 물의 양의 10분의 1 정도를 넣어 뭉근히 오래 삶아서 냉장고에 넣어 두고 음료수로 늘 마시는 것도 바람직스럽다.

잎을 소주에 담가 숙성시켜서 건강주로 마셔도 괜찮다. 또한 잎을 말려 가루로 곱게 빻아 조석으로 더운 꿀물에 타서 마시면 겨울에 추위를 덜 탄다.

이렇듯 오이풀 잎을 여러 방법으로 계속 먹다 보니 겨울의 영양 공급은 물론 입 안이 청결해지는 것을 경험할 수 있었다. 따라서 구강염에 효과가 있으리라 믿는다.

🌱 식물 특징

굵고 딱딱한 뿌리를 가진 여러해살이풀이다. 줄기는 곧게 서고 약간의 가지를 치면서 1.5m 정도의 높이로 자란다.

잎은 마디마다 서로 어긋나게 자리하고 있으며 깃털 모양의 복엽으로서 홀수의 잎조각을 가진다. 일반적으로 꽃잎은 5~13장으로 구성되며 그 생김새는 길쭉한 타원꼴이며 끝이 무디다. 가장자리에는 거친 톱니를 가진다. 겨드랑이에는 받침잎이 있는데 그 생김새는 잎조각과 흡사하다.

줄기와 가지 끝에서 자라난 긴 꽃자루 끝에 수많은 꽃이 둥글게 뭉쳐 핀다. 꽃잎은 없고 네 갈래로 갈라진 꽃받침이 꽃잎처럼 보인다. 꽃이삭의 길이는 2.5cm 내외이고 빛깔은 붉은빛을 띤 어두운 보랏빛인데, 7~8월 중에 꽃이 핀다.

어떤 지방에서는 수박풀이라고도 부르는데, 식물 분류상 수박풀은 따로 있다.

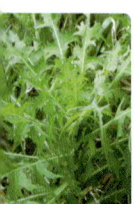

왕고들빼기

산야에 흔한 야생 채소로 훌륭한 영양 식품. 인체의 신진대사에 활성을 일으킨다.

🟠 식용 방법

각처의 낮은 산이나 들판의 숲에서 흔히 볼 수 있는 왕고들빼기는 야외에서 채소 대용으로 요긴하게 활용할 가치가 있다. 왕고들빼기의 생김새는 눈에 얼른 띌 정도로 특이해서 그 모양을 한 번 익히고 나면 들놀이에서 얼마든지 채취하여 식용할 수 있다.

여름·가을에도 생식 봄에는 어린 잎이 맛이 좋으며, 여름·가을에는 생장점이 되는 위쪽의 새 잎을 따서 상추처럼 밥에 싸서 진한 양념을 곁들여 먹는다. 필자는 야외로 나갈 때 채소류를 전혀 준비하지 않으며, 가서 뜯어 먹을 것이 마땅치 않으면 우선 왕고들빼기 잎을 채취하여 밥에 곁들인다. 왕고들빼기는 그만큼 흔하다.

이 산야초는 옛날부터 시골에서 나물로 많이 먹어 왔다. 김치를 담가 먹고 무침이나 나물죽으로 식용했는데, 요즘은 쓴맛이 있다고 외면당하고 있다. 약간의 쓴맛은 소화력을 향상시키며 풍부한 엽록소는 건강에 대단히 좋다. 강인한 야생성과 생장력을 보면 인체에 활성을 일으키는 식물이라고 여겨진다. 예부터 왕고들빼기를 선호했다는 것은 그만큼 훌륭한 식품으로 삼을 만했기 때문이다.

왕고들빼기는 어린 잎과 생장점을 양념장에 곁들여 생식하는 것이 좋다. 자신의 입맛에 맞는 양념을 곁들이면 다소의 쓴맛이 사라진다. 더 유순하게 식용하려면 양파나 파, 마늘을 비롯하여 다른 채소들과 함께 버무려 겉절이하면 훌륭한 음식이 된다. 찌개나 국거리에 넣어도 좋다. 상추와 같은 무리에 속하는 풀로서 구미를 돋우어 주고 소

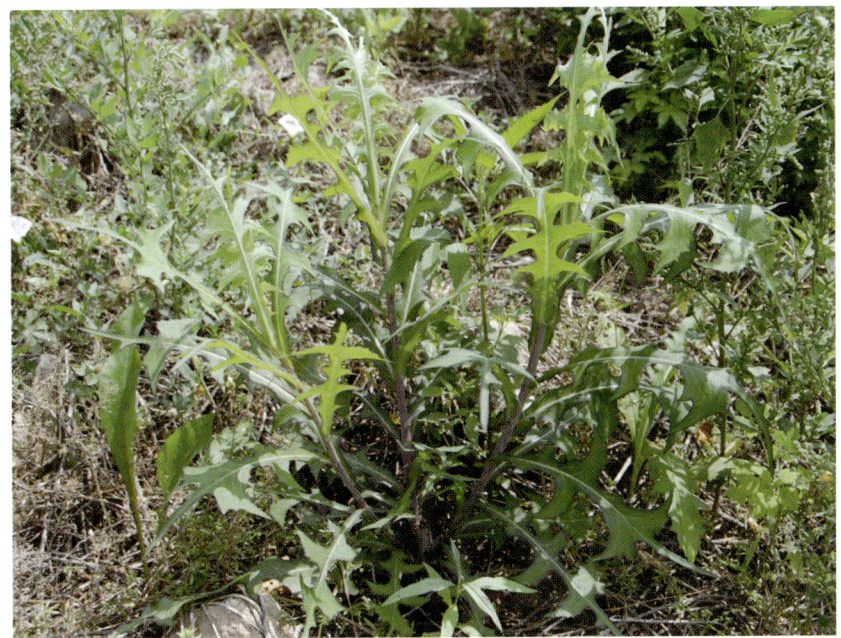
왕고들빼기

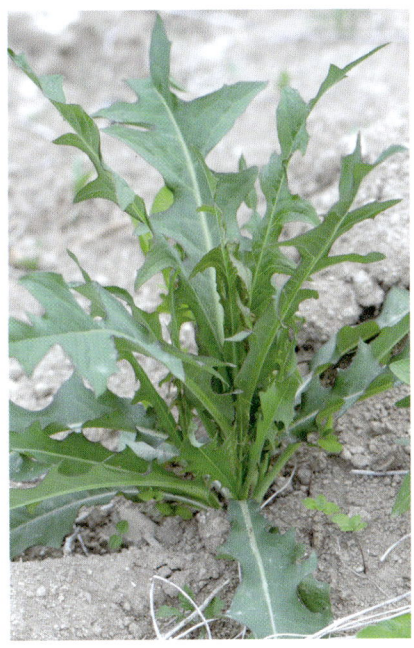
왕고들빼기 어린 순

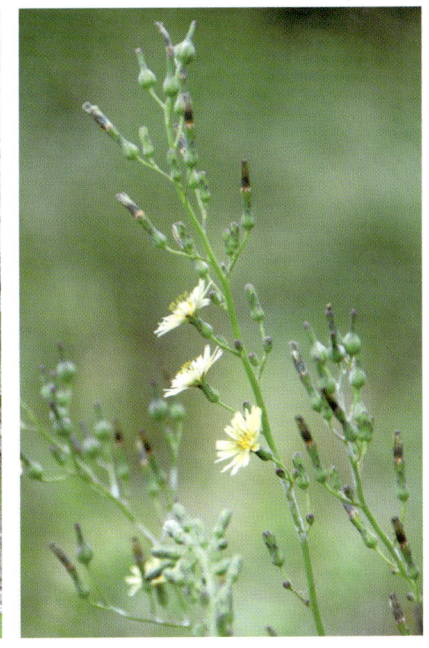
왕고들빼기 꽃

활력에 도움이 된다.

힘찬 번식력 굳이 들에 나가 뜯어 올 필요 없이 마당에 한두 포기 심어 놓으면 이듬해부터 왕성하게 번식되어 식탁에 올리는 재미가 있다.

효능 해설

봄 여름 가을 아무때나 뿌리를 굴채하여 말렸다가 몸이 지근거릴 경우 자주 달여 마시면 몸이 개운하게 풀린다. 뿌리를 달여 마시면 감기·편도선염·인후염·유선염·자궁염·산후 출혈에 서서히 효험을 나타내기 시작하며, 종기도 생기다가 사라져 버린다.

소문난 이 식물에 대해 한의학에서는 중요하게 다루고 있지 않으나 뛰어난 영양 물질이 우리의 몸속에 젖어들어서 여러 가지 질환이 생겨날 여지를 주지 않는 효력을 가지고 있다고 믿는다.

식물 특징

한해살이 또는 두해살이풀이다. 줄기는 곧게 서서 1.5~2m 높이까지 휜칠하게 커지며 가지를 치지 않는다.

봄에 자라는 잎은 땅 표면에 붙어 둥글게 배열되며 길쭉한 타원꼴로서 깃털 모양으로 거칠게 갈라진다. 줄기에서 자라나는 잎은 마디마다 서로 어긋나게고 피침꼴로서 역시 깃털 모양으로 깊고 얕게 갈라진다. 잎은 넙적하게 큰 편이며 전체적으로 연한 흰빛이 감돌며 가장자리는 약간 보랏빛을 띤다. 줄기와 잎의 단면에서 흰즙이 나온다.

줄기 끝부분의 잎겨드랑이에서 많은 꽃대가 자라 올라와 각기 한두 송이의 꽃을 피운다. 꽃의 지름은 2cm 안팎이고 빛깔은 흰빛에 가까운 노란빛인데, 7~9월 사이에 오래도록 피고 지고 한다.

전국 각지의 풀밭에서 자란다.

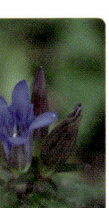

용담

소화 불량·위장병에 특효약이며, 여러 가지 통증·염증에 효험이 있다.

🗐 효능 해설

가을에 뿌리를 캐어 흙을 씻어 없앤 뒤 말렸다가 약재로 쓴다.

뿌리에는 수많은 미지의 화합물을 품고 있으며, 어떤 성분인지 알 수는 없지만 그 성분들은 제각기 다른 여러 병증세에 영향을 미쳐 또 다른 어떤 치료 효능 효험을 나타내고 있는 것이다. 우선 소화 불량·위염 등 위장병의 특효약으로 옛부터 알려져 왔으며, 소화 불량을 개선한다는 것은 확실하다. 뿌리의 쓰디쓴 물질이 입 안의 미각을 자극하여 위액 분비를 강화시키며, 특히 위와 창자의 운동 기능을 높여 준다. 이에 따라서 소화 불량이 해소된다. 그런데 너무 많은 양을 복용하면 오히려 위액 분비를 억제하고, 구역질이나 구토가 일어난다. 또 오랜 기간 먹으면 위를 자극하여 위장에 장애가 심화된다.

용담의 뿌리뿐만 아니라 어떠한 약초든지 한 종류만 오랫동안 다량을 복용하면 언젠가는 부작용이 생기는 법이다. 이런 부작용을 방지하기 위해서는 보약제가 되는 식물 몇 가지를 조합하여 몸 전체의 기능과 조직을 보호할 수 있도록 해야 한다. 그래서 복합 처방이 필요한 것이며, 그러기 위해서는 식용이 되는 흔한 산야초를 섞어 달여서 처음에는 조금씩 약용하여 몸에 적응시켜 가면서 차차 양을 늘리다가 적정한 기준에 도달해야 한다. 하루 2~6g을 약용한다.

위액이 적어 소화가 안 되면서 밥맛이 떨어졌을 때에 용담 뿌리를 달여 마시면 정상으로 회복된다. 뿌리 달인 물을 흰쥐·집토끼·개에게 먹였더니 독성이 아주 적게 나타났으며, 위염·장염 등 소화 장애

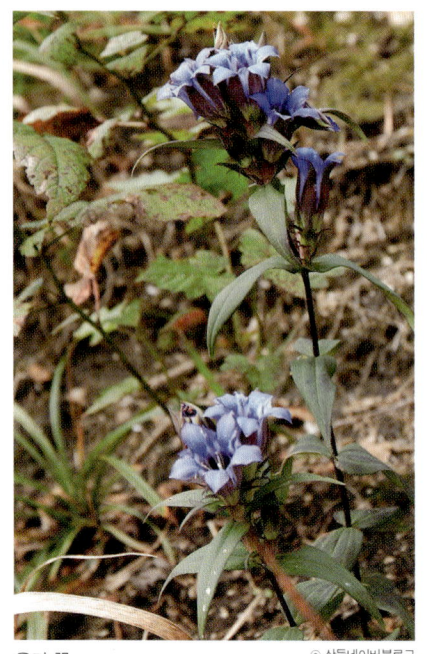
용담 꽃

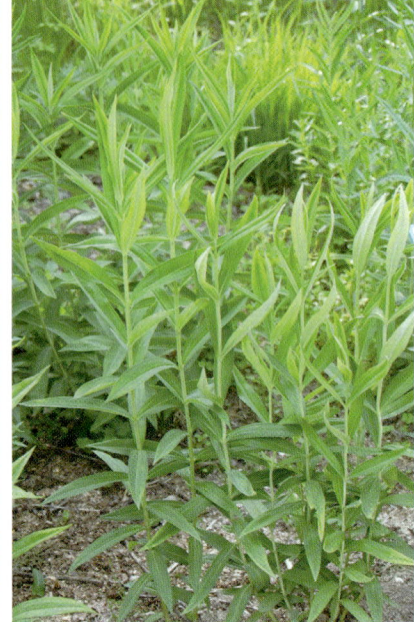
ⓒ 산들네이버블로그 용담

가 없어졌다고 한다.

　용담 뿌리는 염증과 통증을 해소시키는 데에도 효과가 있다. 장의 염증·위염·관절염·뇌막염·신경통·팔다리의 마비 통증·두통·방광염·요도염·목 안이 아프고 옆구리가 아플 때 효능을 발휘한다. 이러한 증세는 소화 불량일 때 용담 뿌리의 탕약을 복용하는 가운데 곁들여져서 저절로 해소되는 경우가 많다. 또한 고질적인 종기, 습진, 음부 가려움증에 달인 물로 자주 씻어 내면 시원한 느낌이 들면서 가라앉는 효과를 보게 된다. 뿐만 아니라 어린이의 간질병·고혈압·여러 가지 열성 질병·눈의 충혈에도 간접적인 치료 효과가 나타난다고 전해진다.

　용담 뿌리술 뿌리를 깨끗이 씻어 2~3일 동안 말렸다가 3~4배량의 소주에 담가 3개월 이상 숙성시켜서 아침저녁으로 조금씩 마시면 약의 효험을 볼 수 있다. 이 약술은 쓴맛이 강하기 때문에 꿀을 좀 타서 마시는 것이 좋다.

식물 특징

여러해살이풀로서 지름이 2㎜ 정도의 뿌리를 많은 수염과 같이 가지고 있다.

줄기는 곧게 서서 60cm 안팎의 높이로 자라고 가지를 치지 않는다.

잎은 마디마다 두 장이 마주 나오며 잎자루는 없고 피침꼴로서 끝이 뾰족하고 밑동은 둥그스름하다. 세 개의 평행한 잎맥이 있고 잎 가장자리는 밋밋하게 보이긴 하지만 손으로 만져 보면 깔깔하다.

꽃은 줄기 끝의 잎 가장자리에 생겨나는데, 종꼴이고 끝이 다섯 갈래로 갈라진다. 갈라진 조각은 세모꼴에 가까운 계란꼴이다. 꽃이 핀 뒤에 길쭉한 열매를 맺으며 익으면 두 갈래로 갈라져 날개를 가진 씨가 노출된다. 8~10월 중에 꽃이 피며 보랏빛이고 길이는 4.5~6cm이며 지름은 2.5cm 안팎이다.

제주도를 비롯한 전국 각지에 널리 분포하며 산지의 양지바른 풀밭에 난다.

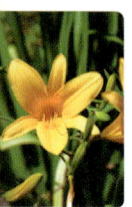

원추리

여성의 생리에서 어려움이 생길 때 여러 귀찮은 증상들을 떨쳐 버린다.

🔖 효능 해설

원추리는 여성의 몸을 보호해 준다. 여자는 월경 과다·월경 불순·대하증·젖 부족·젖앓이·이뇨 장애 등 말 못할 어려움을 겪는 경우가 많다. 또 부엌일에 시달리다 보면 류머티즘으로 고생하기도 한다. 이때 온 식구들이 원추리 식용에 눈길을 돌리면 여성뿐만 아니라 남편과 자녀들에게도 매우 바람직스럽고 유익한 건강 생활이 이루어진다.

여름철에 잎 길이가 50cm 내외로 기다랗게 자란 잎을 채취하여 말려서 자주 달여 마시도록 한다. 또 가을이 되면 노르스름한 뿌리를 굴취하여 말려서 조금씩 달여 마시면 식구들의 건강에 큰 도움이 되리라 본다.

뿌리를 캐어 보면 콩알만 한 크기의 알뿌리 덩어리가 여러 개씩 매달려 있는데, 이것이 약성을 크게 나타낸다. 이 생뿌리를 종기 따위에 짓찧어 붙이면 낫는 수가 있다. 하루 6~9g을 달여 먹는다.

먹기도 좋고 감칠맛이 있는 원추리를 식용하노라면 별의별 잡병이 사라진다고 귀히 여긴다. 물론 다른 산야초도 다 그런 효과가 있다.

🍲 식용 방법

우리나라에는 큰원추리·골잎원추리·애기원추리·각시원추리 등 약 10종이 자생하고 있으며, 품종에 따라 노랑이나 주황 꽃을 피운다.

봄에 10cm 정도의 높이로 자란 어린 순의 밑동을 잘라 내어 갖은

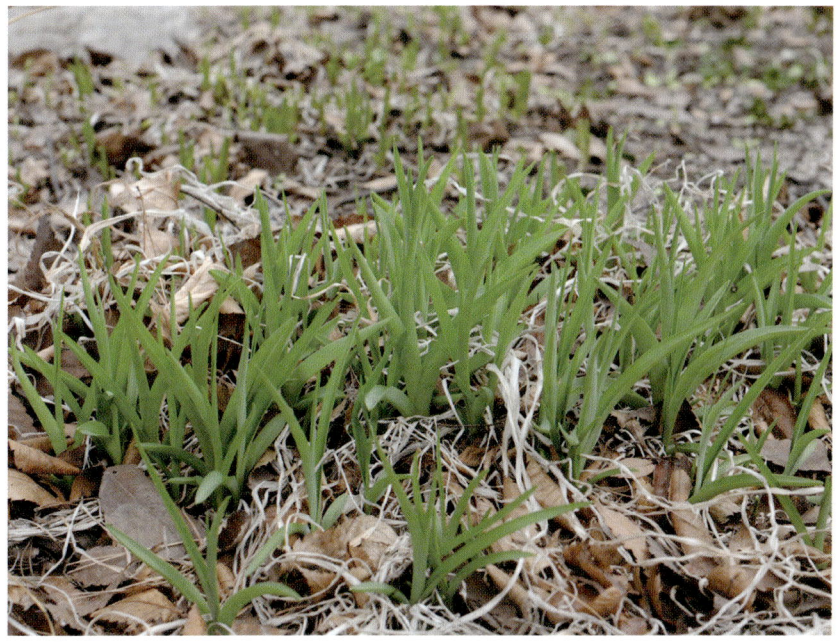
원추리 어린 순

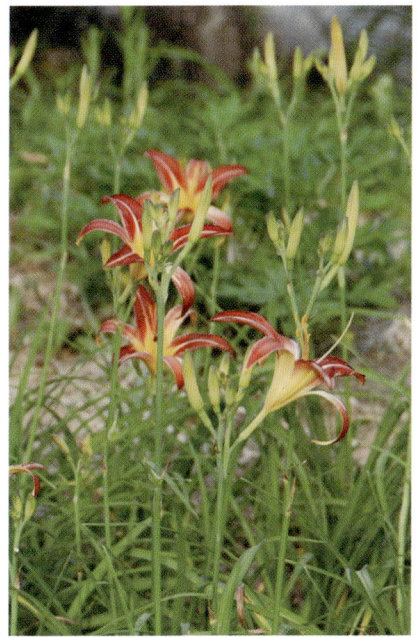
원추리 꽃

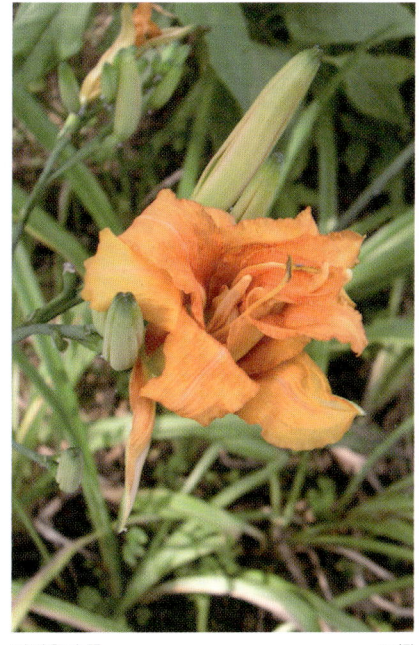
왕원추리 꽃

ⓒ 다전

양념을 넣어 볶거나 데쳐서 무치기도 한다. 이 어린 잎을 날것으로 먹든지 또는 녹즙을 내어서 꿀이나 사과즙을 약간 넣어 마셔도 좋은데, 이 경우 체질에 따라 설사가 생기는 수도 있다.

옛부터 원추리의 여린 잎과 꽃으로 별미 김치를 담갔으며, 고깃국에 넣어도 감칠맛이 나는 등 맛이 뛰어난 산나물로 손꼽혀 왔다.

음식의 색채 6~7월경에 피어나는 꽃을 샐러드에 섞으면 음식의 색채를 화려하게 한다. 또 꽃을 따자마자 살짝 쪄 말려서 자주 달여 마시는 것도 역시 괜찮다. 말린 꽃은 중화요리의 중요한 재료가 된다. 그리고 꽃잎을 따서 설탕에 절여 잼을 만드는가 하면 소주에 담가 화주(花酒)로 삼곤 한다.

야외 나들이에서 원추리를 두세 포기 채취해 와서 햇볕이 잘 드는 마당가에 심어 놓으면 이듬해에 화려한 꽃을 피우며, 그 훌륭한 관상 가치에 열중하는 동안 정신이 썩 맑아진다.

식물 특징

산의 양지쪽에 나는 여러해살이풀로서 뿌리 끝에 노랗게 살진 덩어리가 붙어 있다. 줄기는 없으며 뿌리에서 자라나온 네댓 장의 잎이 밑동에서 겹쳐지 윗부분은 좌우로 갈라져 휘어진다. 잎의 생김새는 길쭉한 줄꼴의 모습으로서 길이는 50cm 내외이고 끝으로 갈수록 점차 가늘어진다.

여름이면 잎 사이에서 1m 정도 높이의 꽃줄기가 곧게 자라 올라와 끝에서 예닐곱 송이의 꽃이 매일 아침에 피어났다가 저녁에 시들어버린다. 6~7월 중에 피어나는 꽃은 여섯 장의 꽃잎으로 이루어지며 지름이 10cm 안팎의 연한 주황빛으로 피어나는데, 중심부는 노랗다. 꽃이 지고 난 뒤에 세 개의 모를 가진 넓은 타원꼴의 열매를 맺는다.

전국 각처 산야에서 자생하며 관상용으로 널리 가꾸고 있다.

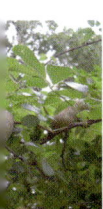

으름덩굴

열매를 씹어 먹으면 울화증이 풀린다. 임산부의 부기, 산모의 모유 부족에 약용한다.

🔖 효능 해설

봄과 가을에 줄기를 잘라 잎 가지를 잘라내고 겉껍질을 벗긴 뒤 토막 내어 햇볕에 말려 약재로 쓴다. 익은 열매도 약용한다. 익은 열매의 껍질이 터져 벌어진 모양이 마치 여성의 음부와 같다고 해서 임하부인(林下婦人)이란 별명을 갖고 있다.

동물 시험에 의하면 뚜렷한 이뇨와 강심 작용이 있으며, 약리 실험에서는 이뇨와 강심은 물론 혈압을 높이고, 부스럼과 염증을 없애며 위액 분비를 억제하는 작용이 있다고 밝혔다. 또한 시험관에서 적리균·장티푸스균·병원사상균을 억제하는 작용이 있음을 발견했다. 임상적 관찰에서는 으름덩굴 줄기를 1회에 60g 이상 과량 복용하면 신장 기능의 장애가 일어날 수가 있다는 것을 알아냈다. 그리고 임산부는 약용하지 않는 편이 좋다고 한다.

신장염으로 인하여 몸이 붓는 경우, 임산부의 부종, 심장병으로 인하여 역시 몸이 붓는 등 여러 가지 원인으로 몸이 푸석푸석 붓는 증세에 이 약재를 달여 마시면 부종이 가라앉아 정상으로 돌아온다. 그 밖에 요도염·방광염·관절염·모유 부족·월경 불순·소변 곤란·수면 불량·열이 나고 가슴이 답답할 경우에 줄기와 열매를 함께 달임약으로 쓰면 좋은 효과가 있다.

다른 처방의 약초와 섞어서 월경통·월경 불순·신경통·요통의 진통약으로 약용해도 효력이 있다고 한다. 허약 체질과 노인 체질에는 이 약재에 당삼과 백출을 소량씩 가미하면 효과가 크다고 한다.

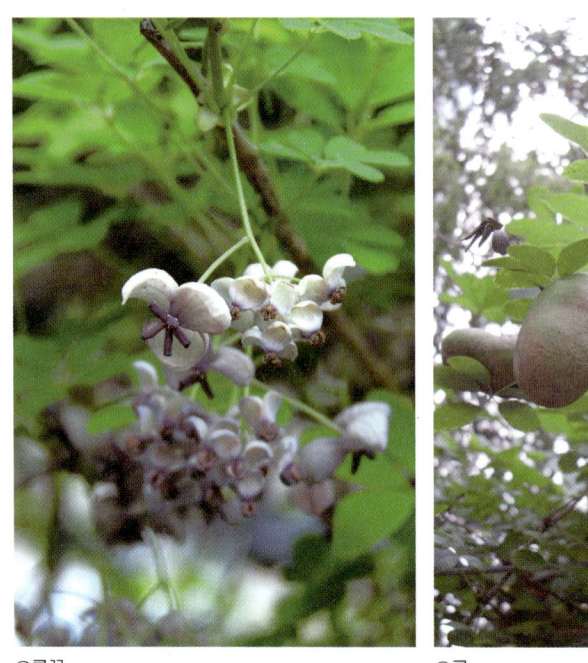 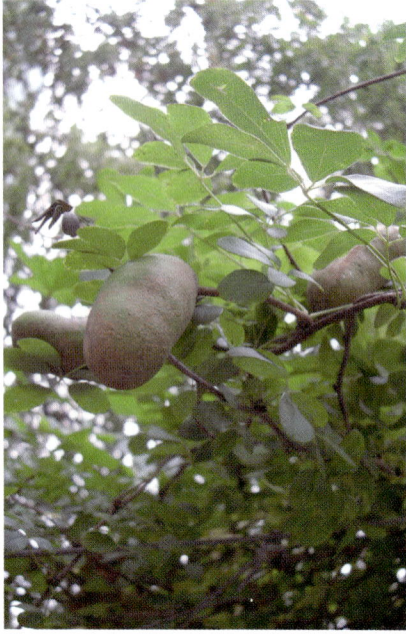

으름꽃　　　　　　　　　　　으름

줄기와 껍질, 열매에는 항균·해독 작용이 있으며, 삶아서 눈을 씻으면 눈병이 낫는다.

🥣 식용 방법

열매를 먹는다. 씨를 감싸고 있는 흰 살이 달며, 울화증이 생겼을 때 이 열매를 날로 씹으면 언짢았던 기분이 풀린다. 그런데 가을의 열매는 과일 구실을 못하는 흠이 있다.

🌱 식물 특징

낙엽성의 덩굴나무로서 5m 정도의 길이로 자라난다. 잎은 새로 자라나는 가지의 경우에는 서로 엇갈리게 자리하고 있는데, 묵은 가지에서는 마디마다 여러 장의 잎이 뭉쳐 자라난다. 5~6장의 잎조각이 손바닥꼴로 모여 하나의 잎을 구성한다. 잎조각의 생김새는 넓은 계란꼴 또는 타원꼴로서 길이는 3~6cm이고 끝이 약간 패여 있다. 잎 표면에는 윤기가 흐르며 가장자리에는 톱니가 없고 밋밋하다.

꽃은 묵은 가지에 뭉쳐 있는 잎의 틈에서 자라난 긴 꽃대 끝에 여러 송이가 뭉쳐 아래로 처지면서 피어난다. 수꽃은 작고 많이 달리며 암꽃은 크고 적게 달린다. 꽃잎은 없고 세 개의 꽃받침만 있으며 빛깔은 자갈색이다. 암꽃의 지름은 2.5cm 안팎이다.

꽃은 4~5월에 핀다.

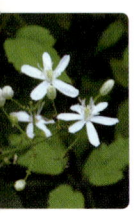

으아리

여러 마비 증상을 빠르게 사라지게 하며 뛰어난 진통 효과를 발휘한다.

🔖 효능 해설

이른봄과 가을에 뿌리를 채굴하여 햇볕에 말려서 약재로 쓴다. 동물 시험에서 마비 억제 작용과 혈압 강하·신장 수축 작용이 나타났다. 약리 실험에서는 달임액에 호흡중추 흥분 작용과 진통 작용이 있었다고 한다. 다른 동물의 실험에서는 마취 작용이 있었으며, 이에 따라 진통 작용이 뒤따랐다고 한다. 수증기 증류액은 마비 회복 작용과 진통 작용을 나타냈다고 한다.

으아리의 뿌리는 진통과 마비 증세에 뛰어난 효력을 나타내며, 우리나라에는 으아리속 종류가 약 20종이 나고 있는데 짐작컨대 다 비슷한 약성을 품고 있는 것으로 보인다.

뿌리는 경락을 통하게 하는 작용이 매우 빠르게 나타나며, 따라서 마비 증세도 신속하게 완화시킨다. 근육 마비·관절 마비·근육 위축·언어 장애·손발 마비·안면 신경 마비·관절 운동 장애 등에 효험이 있다.

강한 약성 뿌리를 곱게 빻은 가루와 꿀을 반반씩 섞고 보양제와 기타의 약재도 첨가하여 작은 환약(알약)을 만들어 복용하면 약성이 강한 탓으로 빠른 효과를 본다. 아침에 복용하면 저녁에 효력이 나타날 정도라고 한다. 수족 마비로 10여 년을 걷지 못하던 사람이 며칠 동안 뿌리를 달여 먹고는 걷게 되었다는 이야기가 전해지고 있다.

진통 효과도 빠르다. 신경통·류머티즘·근육통·요통·편두통·수족마비에 수반하는 만성 관절·팔다리의 관절통·무릎이 쑤신 데·

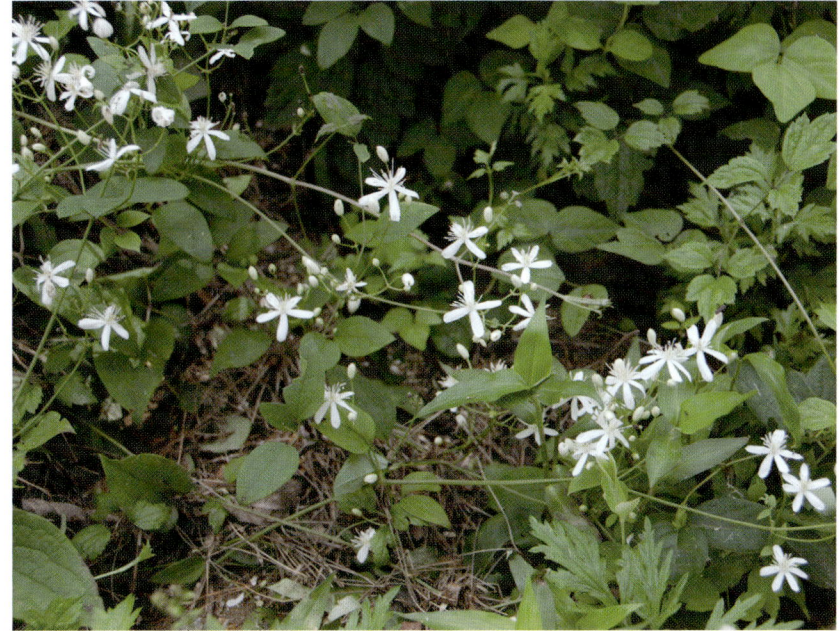
으아리

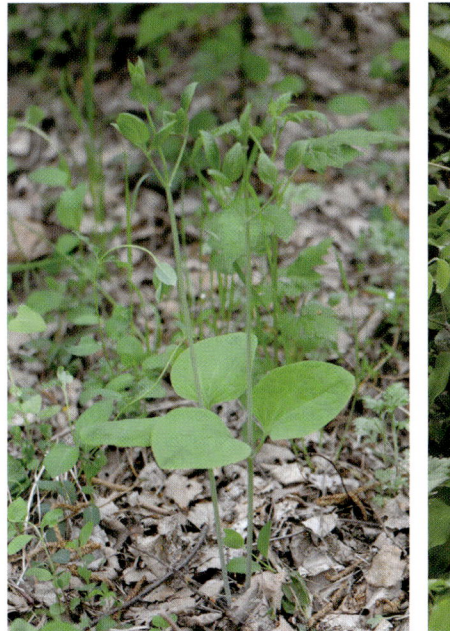
으아리 어린 순

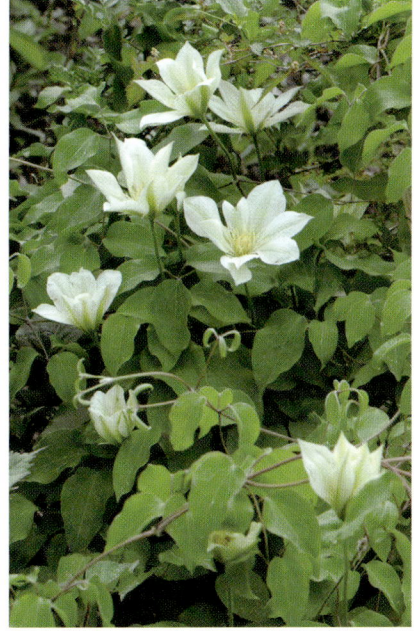
큰꽃으아리

뱃속이 차고 아픈 데, 통풍, 여자의 뱃속에 덩어리가 생기는 병, 월경불순 등에 약용하며 기(氣)를 잘 돌게 한다.

약성의 작용이 강하므로 허약한 사람은 사용하지 않는 것이 좋으며, 빠른 효과를 보려고 다량 과용하는 것은 삼가야 한다. 달임약이나 술에 담가 소량씩 사용해야 하는데, 성질이 독하기 때문이다.

식용 방법

약간의 독성이 함유되어 있으나 산촌에서는 묵나물로 먹는다. 물론 봄철의 어린 순을 따서 식용으로 한다.

식물 특징

덩굴로 자라는 낙엽수로서 2m 정도의 길이로 자라며 줄기는 매우 가늘다. 잎은 마디마다 두 장이 마주 자리하고 있으며 5~7장의 잎조각이 깃털꼴로 모여 이루어져 있다. 잎조각의 생김새는 계란꼴로서 끝은 뾰족하고 밑동은 둥글다. 가장자리에는 톱니가 없고 밋밋하다. 잎자루는 흔히 구부러져서 덩굴손의 구실을 한다.

꽃은 가지 끝 또는 가지 끝쪽의 겨드랑이에서 자라난 긴 꽃대에 여러 송이가 우산꼴로 모여서 피어난다. 꽃잎은 없고 네 개의 희고 길쭉한 꽃받침이 꽃잎처럼 보인다. 꽃의 지름은 2cm 안팎이며 6~8월 중에 핀다.

열매에는 길이가 2cm 정도 되는 꼬리처럼 생긴 흰 털이 붙어 있다.

전국에 널리 분포하며 산의 숲 가장자리에 덤불을 형성한다.

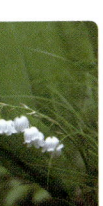

은방울꽃

심장 기능 장애 · 심장경화 등 심장병에 효과, 맥박 회복 · 혈액 순환을 돕는다.

효능 해설

뿌리는 봄가을에 캐고, 잎·줄기·꽃은 꽃이 피려고 할 때에 채취한다. 바람이 잘 통하는 밝은 그늘에서 말려 약재로 쓴다.

꽃을 딸 때는 꽃 밑의 잔가지가 붙어 있는 것이 좋다. 또한 잎을 뜯을 경우에는 꼭지가 붙어 있는 채로 채취해야 약효가 높아진다. 그 이유는 이렇다.

식물 약성의 변화 잎꼭지는 잎몸보다 생물학적 활성이 힘차다. 이 활성은 식물의 자라는 시기와 부위에 따라서 달리 나타나는데 식물의 생물학적 영양활성은 꽃봉오리 때가 제일 세고 꽃이 필 때는 약간 약해지며 꽃이 떨어질 때는 많이 약해져 버린다. 뿌리는 가을이 제일 높다. 식물의 모든 성분 함량과 그 강약도 마찬가지로 이에 적용되며 따라서 약효도 달리 나타나는 것이다. 하나의 예를 들면 아편에서 모르핀을 추출할 경우 1~24%까지 모르핀 함량의 차이가 생기는데, 이것은 양귀비의 채취 시기와 또 생장 환경에 따라서 그런 변화가 일어나는 것이다. 잎을 딸 때 꼭지가 붙어 있게 따는 것은 꼭지에 더 많은 짙은 성분이 들어 있기 때문이다.

은방울꽃은 강심 작용에 좋다. 따라서 심장 박동의 허약·심장신경증·심장 기능 장애·심장경화증·심장이 나빠져 몸이 퉁퉁 붓는 데에 효험이 뚜렷하게 나타난다. 그리고 은방울꽃의 꽃제제를 쓰면 심장운동이 느리고 맥박이 좋아지며 혈액 순환을 돕는다. 그 밖에 자궁 출혈, 음부에서 허연 액체가 흘러나오는 이슬, 타박상, 오줌이 제대

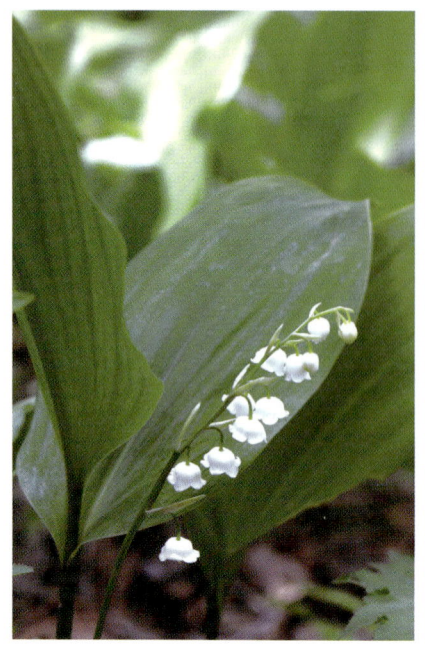
은방울꽃

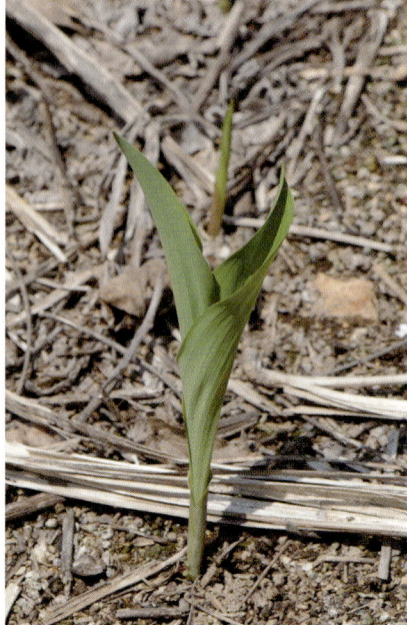
ⓒ 산들네이버블로그 은방울꽃 어린 순

로 나오지 않을 때에도 효과가 있다고 한다. 또 숨가쁨이 없어진다.

이 식물은 뿌리와 줄기 등에 독성이 함유되어 있으므로 복용량이 지나치게 많으면 위험하며, 특히 생잎과 뿌리를 먹지 않도록 유의해야 한다.

식용 방법

독성이 함유되어 있어서 과식할 경우엔 중독 현상이 일어나며, 심하면 심장이 마비되는 경우가 있다. 그럼에도 불구하고 일부 지방에서는 이른봄에 어린 잎을 뜯어다가 나물로 해 먹는다. 이 경우 데친 것을 흐르는 물에 하루 이상 담가서 충분히 우려내기는 하지만 그래도 먹지 않는 것이 현명한 일이다.

🌱 식물 특징

  산지의 숲 속에 나는 여러해살이풀로서 옆으로 뻗어 나가는 땅속줄기와 많은 잔뿌리를 가지고 있다. 두세 장의 넓은 타원꼴의 잎이 뿌리에서 자라나오며 길이는 20cm 안팎이고 기다란 잎자루를 가진다.

  잎 곁에서 꽃줄기가 자라나 7~8송이의 꽃이 일정한 간격으로 같은 방향을 향해 피어난다. 꽃의 생김새는 방울과 같고 빛깔이 희기 때문에 은방울꽃이라고 한다. 꽃의 지름은 5㎜ 안팎이고 끝부분이 여섯 갈래로 갈라진다. 꽃이 지고 난 뒤에 물기 많은 둥근 열매를 맺는데, 익어감에 따라 붉게 물든다. 꽃은 5~6월에 핀다.

  거의 전국에 분포하며 산의 숲 속에 자라나는데, 소나무 숲에서 많이 볼 수 있다. 근래에는 관상용으로 재배되고 있다.

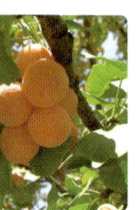

은행나무

눈이 밝아지고 손발 저림에 특효가 있다. 열매는 동맥경화 · 간염 · 고혈압 · 생활습관병에 쓰이며, 정력을 강하게 하는 효과도 있다.

효능 해설

은행나무는 옛날부터 그 잎과 열매, 뿌리까지 갖가지 약용으로 폭넓게 쓰여 왔다. 요즘은 잎에서 특수 성분을 추출하여 혈액 순환을 개선하는 특효약으로 널리 선전되고 있다.

생활습관병 치료제 쓸모 없이 버려지는 은행잎에서 추출한 물질이 생활습관병 치료제가 된다는 것이 과학적으로 입증되어 있다. 게다가 한국의 은행잎에는 1천여 가지의 성분으로 구성된 유효 물질의 배합 구조가 다른 나라 것보다 뛰어나다는 사실도 파악되었다.

암세포 억제 동물 시험에서 암 환자의 방사선 치료 때에 은행나무에서 뽑은 추출액을 투여하면 암세포 성장이 크게 억제되어 치료 효과가 높아진다는 연구가 발표된 바 있다.

노인 치매 은행잎에 대한 연구는 60년대 후반부터 독일 · 프랑스 등 유럽에서 일어나기 시작하여, 최근에는 혈관 및 혈류장애 · 심장 질환 · 노인 치매 · 류머티즘 · 당뇨병 등 생활습관병 치료에 효능 효험이 있는 성분들을 잇따라 발견했다.

우리나라도 80년 초 의약품 개발에 성공한 뒤로 많은 제약회사들이 갖가지 제품을 만들어내고 있으며, 화장품 원료로도 이용된다. 그런데 영문 모르는 사람들이 잎의 약효가 뛰어나다는 것을 알고 성숙한 잎을 마구 뜯어다가 열심히 푹 달여 마신 뒤 고약한 부작용을 일으킨 사례가 있다. 잎을 민간약으로 활용하려면 봄에 돋아난 새순만을 이용해야 한다. 새로 난 작은 잎을 따서 물에 씻어 잡물을 제거한 뒤 두

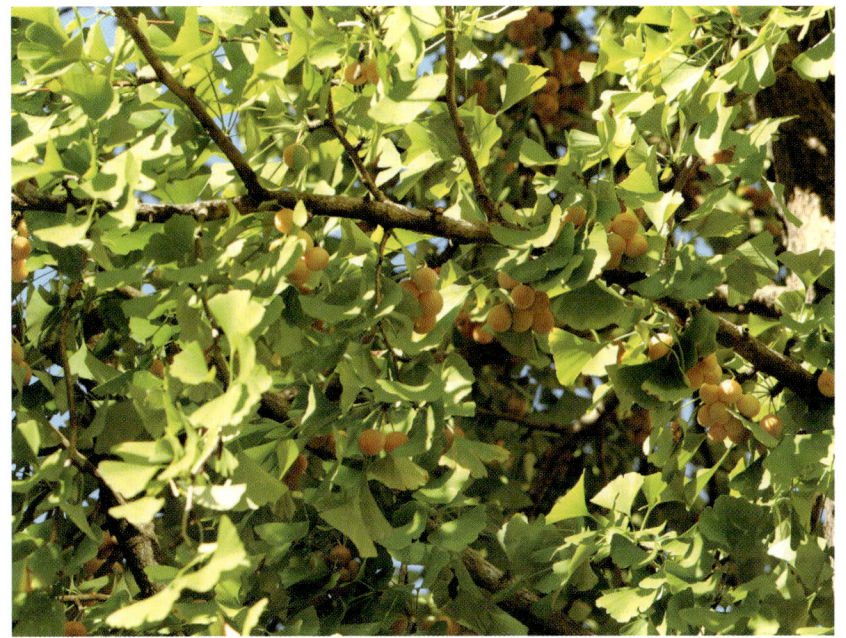
은행나무
ⓒ 다전

손바닥으로 잎이 부스러지도록 마구 문질러 말린다. 이것을 녹차 대용으로 우려 마시면 눈이 밝아지고, 손발이 저리는 데 효험이 있지 않을까 여겨진다.

뭐니뭐니해도 은행(열매)을 가장 우수한 약용으로 여겼다. 은행을 깨끗이 씻어 말린 뒤 조금씩 달여 마시면 동맥경화·간염·고혈압·당뇨병·심장 질환을 비롯하여 담을 삭이고 기침을 멈추며 숨찬 증세에 효험이 있는 것으로 한의학이 예로부터 밝히고 있다. 또 날마다 몇 개씩 구워 먹으면 정력을 강하게 하는 효과가 있다고도 했다.

🍽 식용 방법

은행잎의 일반 성분은 다양하게 밝혀져 있어 아주 좋은 식품으로 삼을 만하며, 즐겨 식용하고 있다. 열매는 고급 요리인 신선로에서

빼지 못할 재료이며, 주로 열매를 꼬치에 줄줄이 꿰어 구워서 간단한 술안주로 먹고 있다. 옛날에는 열매를 귀한 식용으로 여겨 경사스러운 날이나 제수용으로 이용했으며, 긴요한 구황 식물이기도 했다.

은행알의 부작용 은행의 특색은 고유한 풍미가 뛰어나 누구나 즐겨 먹지만 청산 화합물이 생성되므로 때로 중독되는 수가 있다. 특히 덜 익은 열매는 그 해로움이 더하다. 잘 여문 것을 충분히 익히면 독성이 줄고 풍미가 더하지만 날것은 먹지 말아야 한다. 옛날에 배 고픈 사람들이 은행 열매를 잔뜩 먹고 난 다음날 모두 죽었다는 기록이 있다. 근년에는 어린이들이 은행을 20~30알 이상씩 먹고 복통·구토·설사·고열·경련의 증상을 일으켜 병원을 찾은 일이 가끔 있었다고 한다. 은행알 30개 정도를 먹은 뒤 7시간 지나서부터 경련 발작과 심한 구토증·의식 장애를 보였다는 관찰보고가 있다. 몸에 좋고 맛이 훌륭하다고 하여 너무 많이 먹지는 말아야 한다.

잎이든 열매든 맛으로 즐겨 먹는 것이 안전하며, 이것이 모름지기 몸에 이로움을 안겨 준다. 가을에 떨어진 잎을 작물의 뿌리 위에 두면 비료 겸 해충구제도 되고, 책갈피에 끼워 두면 좀 예방이 된다.

🌱 식물 특징

흔히 서원이나 향교 또는 마을 어귀 등에 심어지던 낙엽교목으로서 매우 크고 우람하게 자란다.

암꽃과 수꽃은 각기 다른 나무에서 피어난다. 수꽃은 짧은 가지에서 자라나는 3~4cm 길이의 꽃대에 많은 것이 끄나풀 모양으로 뭉쳐 피어난다. 암꽃은 짧은 가지에서 자라난 6~7개의 꽃대에 각기 두 개의 배주가 달리는데, 워낙 작고 풀빛이어서 눈에 잘 띄지 않는다.

잎에는 벌레가 꼬이지 않고 열에 강하다는 특징이 있다. 5월에 꽃이 피며 열매는 누렇게 익는데 악취가 좀 난다.

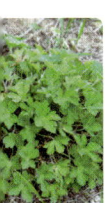

이질풀

이질약으로 널리 알려졌으며 설사멎이에 쓴다. 적리균 · 장티푸스균 · 대장균에 대해 살균 작용이 강하다.

🟥 효능 해설

풀 전체를 한창 자라는 여름과 가을 사이에 두 번 채취하여 햇볕에 말린다.

전초의 달임약이나 알코올 추출액은 창자의 긴장도를 높이고 지사작용(설사 멈춤)이 뚜렷하다. 전초는 경락을 잘 통하게 하며 뼈를 튼튼하게 하는 성질이 있는데 류머티즘 · 타박상 · 변비 · 설사 · 복통에 약용한다. 특히 중풍 치료에 좋다.

부인병 약 부인병 치료에 쓰이는 풀이다. 자궁 수축 · 냉증 · 월경이 멈추지 않는 증세 · 산후 어혈로 인한 복통에 약용한다.

보통 이질을 멈추게 하는 약(이질)으로 많이 알려져 있다. 또한 적리균 · 장티푸스균 · 대장균 등에 대한 살균 작용이 있으며, 세균 감염으로 생기는 전염성 피부병에 효과가 있다.

이질풀은 달이는 시간에 따라서 약용이 달라진다는 자료가 있다. 즉 짧은 시간으로 달이면 이뇨약이 되며, 오랜 시간 뭉근히 달이면 설사 멈추는 약이 된다는 것이다. 많은 양을 먹어도 부작용이 없으며 밥맛을 돋우어 준다고 한다. 하루에 달임약 20g 정도를 써도 괜찮다.

민간에서는 감기 · 심장병 · 고환 염증 · 폐렴 · 결행성 피부염 · 종양에 써 왔다고 한다.

🪴 식물 특징

온몸에 잔털이 나 있는 여러해살이풀로서 줄기는 땅에 엎드리거나

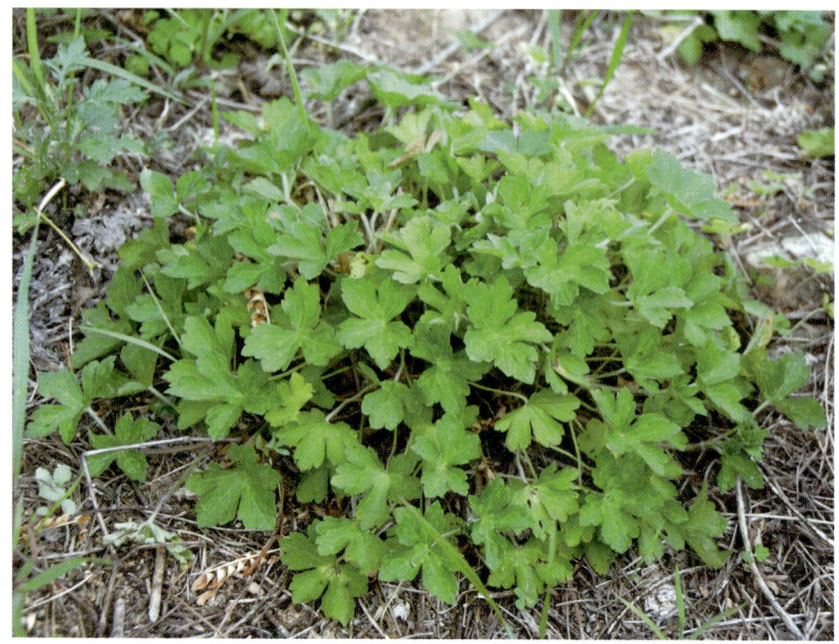
둥근이질풀

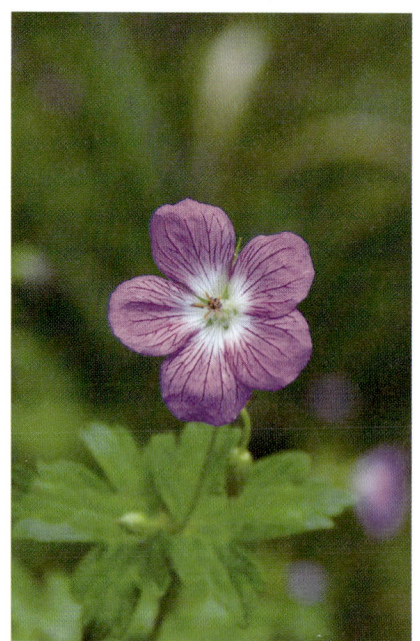
이질풀 꽃

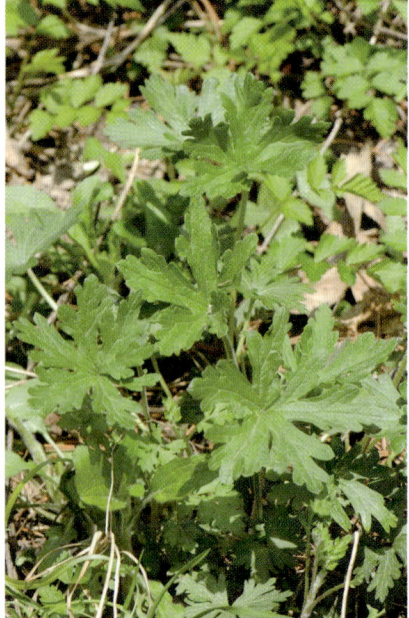
이질풀

비스듬히 자라올라가 1m 길이에 이른다.

  잎은 손바닥 모양으로 세 갈래 내지 일곱 갈래로 갈라져 있고 마디마다 두 장이 마주 자리잡고 있다. 갈라진 잎조각은 길쭉한 타원꼴이고 끝부분에 약간의 톱니를 가지고 있다. 일반적으로 잎 표면에는 검정빛을 띤 보랏빛 얼룩이 있다.

  꽃은 잎 겨드랑이에서 자라나오는 꽃대 위에 한두 송이 피며 다섯 개의 꽃잎을 가진다. 꽃의 지름은 1~1.5cm이고 빛깔은 연분홍빛이다. 8~9월에 꽃이 핀다.

  꽃이 지고 난 뒤에 학의 부리처럼 생긴 긴 열매를 맺는다.

  전국 각지에 널리 분포하며 산과 들의 밝은 곳에서 자란다.

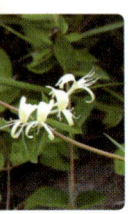

인동

꽃과 잎을 우려 마시면 병들 틈이 없다. 온갖 질병을 물리치는 자연의 선물이다. 위암·간염에도 효험이 있다.

🔖 효능 해설

전국 각지의 산비탈 덤불 속에서 발견되는 인동은 우선 차(茶) 대용으로 항시 마시기를 권한다. 어린 잎이든 성숙한 잎이든 숨을 죽여 덖어서 녹차처럼 우려 마실 수 있는데, 이를 인동차(忍冬茶)라 하며 편도염·구내염·이뇨·해독에 효험이 있는 것으로 알려져 있다.

5~9월 사이에 계속 피고 지고 하는 꽃을 채취해 말려서 우려 마실 경우 이를 금은화차(金銀花茶)라 한다. 이 꽃차는 향기가 좋으며 수시로 마시면 감기·해열·해독 등에 효과가 있는데, 특히 관절의 통증에 효험이 있다는 임상보고가 있다.

이렇게 차로서 즐길 뿐만 아니라 잎줄기를 거두어 약탕욕을 자주 하면 요통에 효험이 있으며, 치질의 고통도 덜어 준다고 한다.

위암 치료제 잎은 간염 등 갖가지 질환에도 효용되는 동시에, 꽃에는 항암 작용이 있는 것으로 알려지고 있으며 위암·위궤양에 효과가 있는 등 그 적용 범위가 넓다. 하루 10~30g을 약용한다.

냉증·생리통 꽃을 소주에 담가 1개월 이상 어둡고 시원한 곳에 보존했다가 아침저녁 반주 삼아 소주잔으로 한 잔 정도 마시면 식욕 증진을 비롯하여 냉증·생리통·고혈압·건위·피로 회복에 좋다. 이때 계피·감초·당귀 따위를 약간씩 첨가하면 은근한 향기와 더불어 뛰어난 술맛을 내는데, 이를 금은화주(金銀花酒)라 한다. 말린 꽃을 소주에 담가 하루쯤 묵혀서 손님상에 올리면 찬탄을 아끼지 않는다.

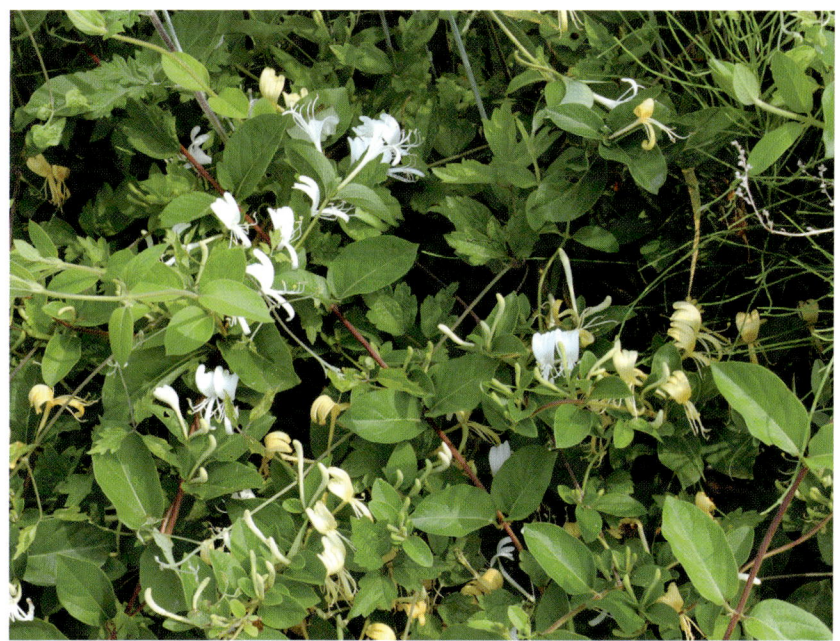

인동덩굴. 흰꽃이 피었다가 노랗게 지므로 금은화라 한다.

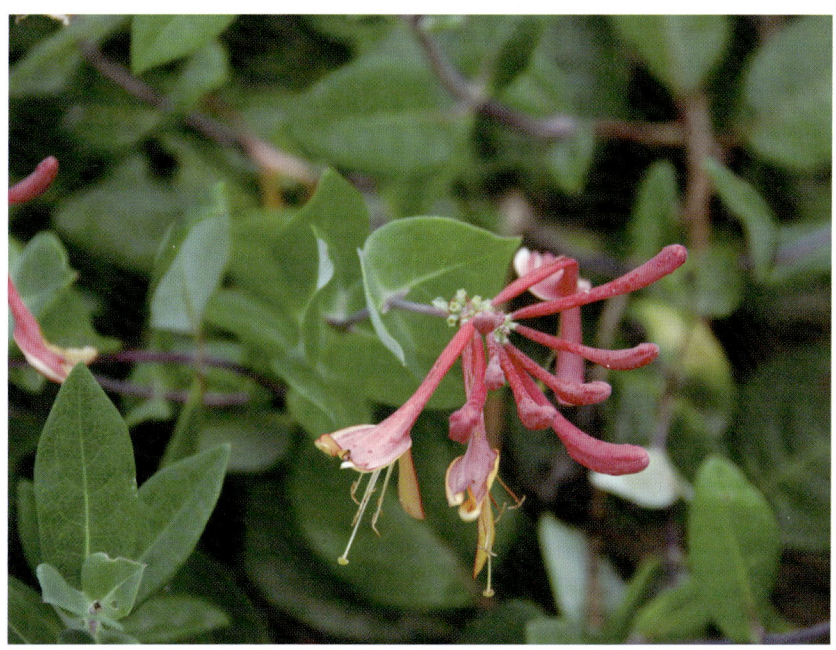

붉은인동

🥣 식용 방법

인동덩굴 한 그루를 캐어다가 햇볕 좋은 마당가에 심어 놓고 밥이나 생선 찌꺼기 따위의 거름을 진하게 주면 해마다 꽃이 흐드러지게 피면서 온 뜰에 꽃향기가 넘쳐 흐른다. 그러면 굳이 야외로 나가 인동덩굴을 찾을 필요없이 날마다 집에서 인동꽃을 따는 재미가 있다. 흰꽃이 피면 이튿날엔 노란꽃으로 변하는데, 금방 딴 이 노란꽃을 녹차에 띄우면 향기를 풍기는 맛이 기막힐 정도로 흔쾌하며 매혹적이다.

🪴 식물 특징

덩굴로 자라는 반상록성의 활엽수이다. 줄기는 오른쪽으로 감아 올라가며 잔가지엔 적갈색의 털이 나 있고 속이 비어 있다.

잎은 마디마다 두 장이 마주 자리하고 있으며 넓은 피침꼴 또는 계란꼴에 가까운 타원꼴로서 끝이 둔하면서도 약간 뾰족하다. 잎 가장자리에는 톱니가 없고 밋밋하며 잎 뒷면에 약간의 털이 나 있다.

꽃은 두어 송이씩 가지 끝부분의 잎겨드랑이에 피는데, 흔히 가지 끝에 모여 피는 것처럼 보인다. 꽃은 대롱꼴로서 3cm 내외의 길이를 가졌으며 끝이 다섯 개로 갈라진다. 그 가운데 아래에 자리한 하나는 다른 것보다 더 길게 갈라져서 뒤로 말린다. 꽃은 처음엔 희게 피었다가 하루 지나면 노란 색깔로 변해 간다. 그래서 금은화(金銀花)라는 이름이 붙여진 것 같다.

가을에는 콩알 모양의 둥근 열매가 검게 익는데 쓴맛을 품고 있다.

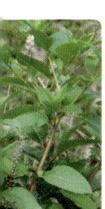

자리공

간경변으로 몸이 붓고 배에 물이 차는 데 효험이 있다. 소변 불리 · 만성 신장염 · 만성 기관지염에 약용한다.

🔖 효능 해설

가을에 뿌리를 캐어서 물에 씻은 뒤 굵은 것은 적당한 크기로 쪼개어 햇볕에 말린다.

약리 실험에서 중추신경에 대하여 흥분 작용을 일으키는데 이것이 활동력을 갖게 하며, 많은 양을 약용하면 심신을 마비시키는 역기능이 생긴다는 것을 밝혔다.

동물 시험에서 뿌리의 달임약을 먹이면 이뇨 · 혈맥 확장 · 진정 작용이 있음이 나타났으며, 너무 많이 복용하면 구토와 경련을 일으키고 심한 경우에는 호흡 곤란 · 운동 기능 장애 · 심장 마비까지 일어난다고 한다.

뿌리에는 좋은 해독 작용이 있다. 많은 양을 복용했을 경우 뿌리에 함유되어 있는 자극 성분이 누적되어 마비와 경련의 역기능을 일으킨다는 측면을 실험 결과에서 관찰할 수가 있었다. 그런 자극 요소가 독을 풀어 주는(해독) 작용을 하는 것으로 여겨진다.

해독의 두 측면 해독 작용에는 신체 내에서 독성을 풀어 헤쳐 약화시키고 마는 과정이 있고, 한편 독성을 풀어 곧 소변과 대변으로 배설시켜 버리는 과정이 있다. 이 독풀이의 배설이야말로 가장 신속하고 효과적인 해독 작용이다. 하나의 식물이 어떤 측면의 해독 구실을 하는지에 대해서 가려내지 못한 것이 수두룩하며, 이것은 생약 연구에서 구체화시킬 과제이다.

자리공은 설사가 나게 하고고 오줌을 잘 누게 하면서 부종을 내린

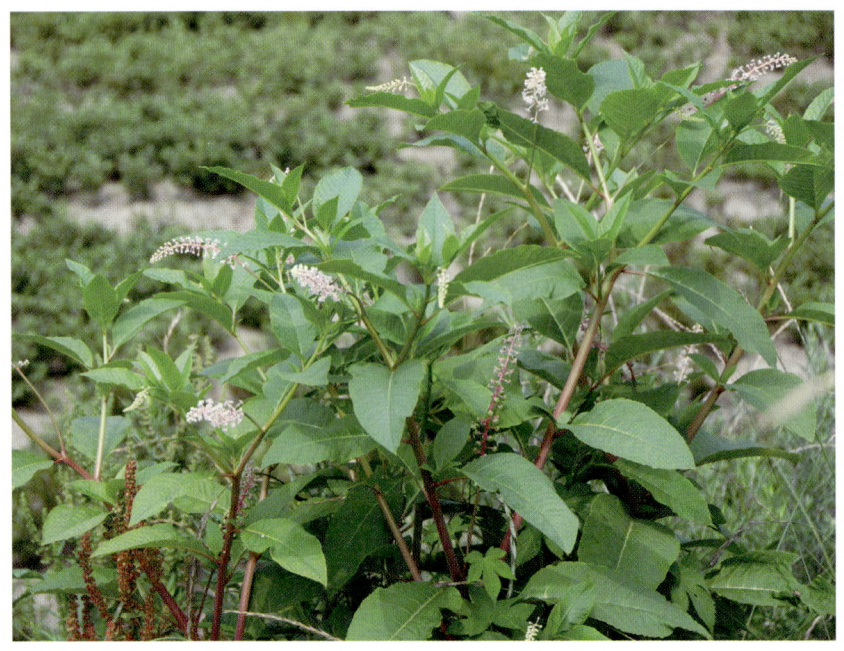

자리공

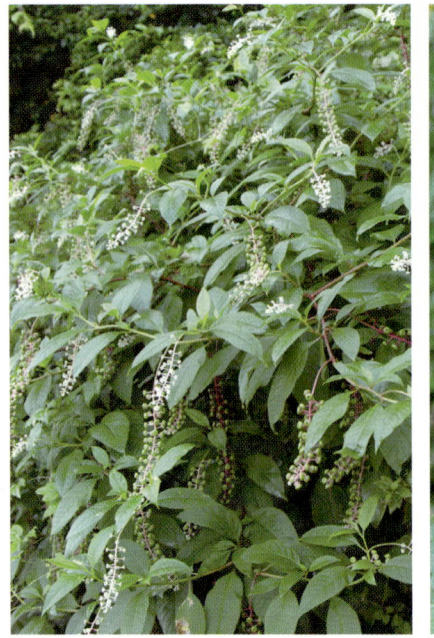

미국자리공

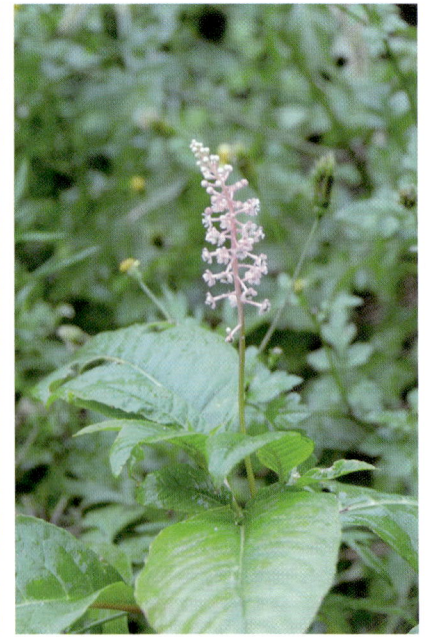

자리공 꽃

다. 간경변증으로 인하여 몸이 붓고 배에 물이 차는 증세에 효력이 있으며, 만성 기관지염과 만성 신장염에도 약용한다.

뿌리를 식초에 담가 불린 뒤 볶아서 달임약이나 가루약으로 쓰는데, 하루에 1.5~3g 정도로 소량을 약용한다. 부작용이 있으므로 많은 양을 약용하지 않도록 주의해야 하며, 임신부나 허약자에게는 쓰지 않도록 한다. 민간에서는 달임약으로 구토·해충·설사에 써 왔다.

🌱 식물 특징

여러해살이풀로서 독성분을 함유하고 있으므로 많이 먹지 말아야 한다.

뿌리는 덩어리지고 살져 있으며, 줄기는 곧게 서서 1.5m 안팎의 높이로 자란다. 많은 가지를 쳐서 더부룩한 외모를 보인다.

잎은 계란꼴 또는 타원꼴로서 매우 크며 양쪽 끝이 뾰족하고 가장자리는 밋밋하다. 질이 연하며 마디마다 서로 어긋나게 한 잎씩 자리한다.

꽃은 잎겨드랑이의 반대쪽에서 자라는 꽃대에 많은 것이 뭉쳐 피며 이삭꼴을 이룬다. 꽃잎은 없고 다섯 개의 꽃받침이 꽃잎처럼 보이며 꽃가루 주머니는 연분홍빛이다. 5~6월 중에 꽃이 핀다. 흰 꽃이 진 뒤에 물기가 많은 검붉은 열매를 많이 맺어 아래로 처진다.

전국에 널리 분포하며 인가 부근의 풀밭에서 자란다.

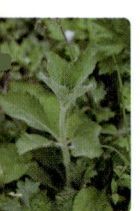

잔대

약물·음식의 중독을 말끔히 풀어 주며, 허약한 신체를 회복시키는 강장 효과가 있다.

🔖 효능 해설

이른봄과 늦가을에 굵은 뿌리를 캐어서 물로 씻은 뒤 토막을 내서 햇볕에 말린다. 토막을 내는 것은 빨리 말리려는 이유이며, 빨리 건조될수록 햇볕에 의한 성분 소멸을 줄이게 되는 것이다.

옛날에는 잔대 뿌리를 사삼이라고 하여 인삼과 같은 효력을 갖고 있는 것으로 여겼다. 물론 뿌리 모양이 인삼과 비슷하기는 하지만 한방에서는 강장약으로만 쓰지 인삼의 대용은 아니다. 잔대 뿌리는 사삼 나름대로의 강장 효과를 지닌 보약일 뿐이다. 잔대가 모래땅에 잘 자란다고 해서 사삼이란 별명이 붙여진 것이다.

뿌리에는 해독 작용이 있어서 약물에 의한 중독, 음식물에 의한 중독, 뱀에 물렸을 때 독을 해독시키며 기타 유해 물질을 없애 버린다.

폐결핵성 기침 주로 가래를 삭이고 기침을 멈추는 약효를 갖고 있다. 특히 폐결핵성의 기침에 효과적이다. 말린 뿌리를 하루 8~12g씩 달여 복용하는데 맛이 쓰므로 감초를 첨가해 달이든지, 달인 뒤 꿀을 타서 마시기도 한다.

기관지염·폐렴·소변을 누지 못할 때에도 약용하며, 열이 나면서 생기는 갈증에도 쓰인다. 강장약으로서의 효과는 다른 병을 고치는 데에 좋은 도움을 준다.

🍲 식용 방법

봄철의 어린 잎은 쓴맛을 우려낸 뒤 나물로 무쳐 먹는다. 봄에 다른

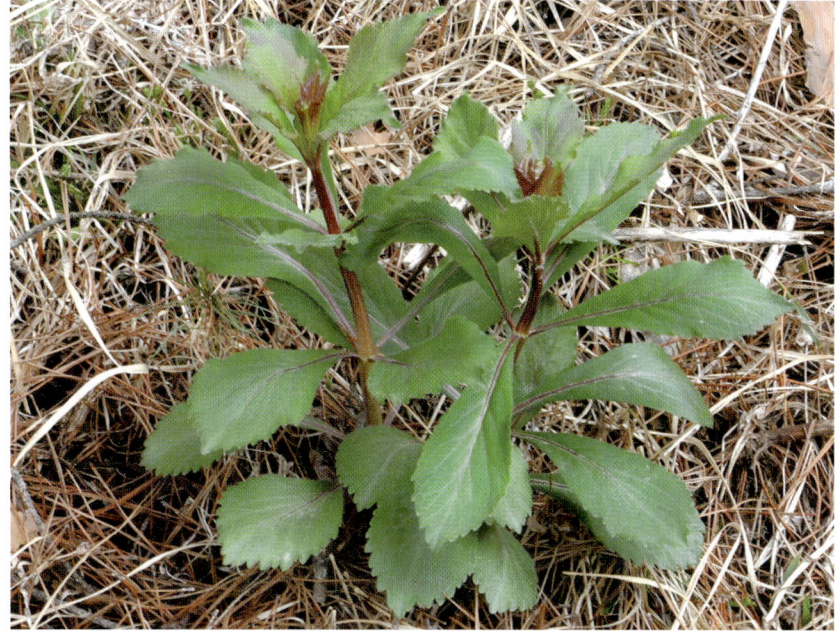
잔대 어린 순

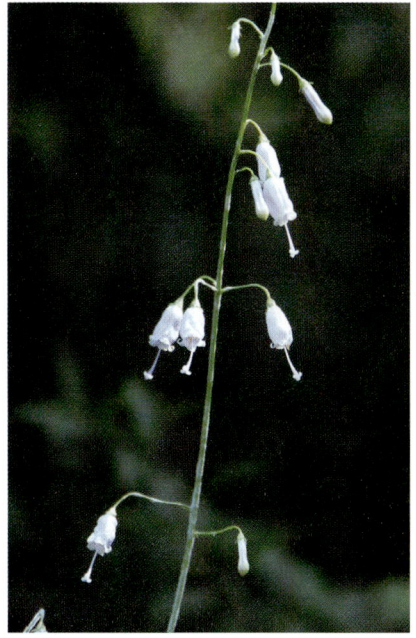
층층잔대 꽃

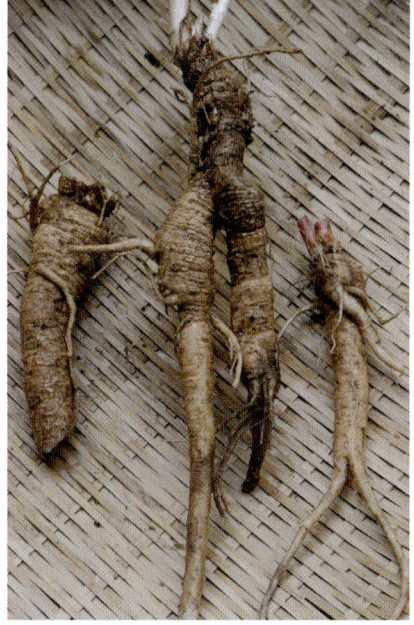
잔대 뿌리

풀보다 빨리 싹이 자라므로 산나물의 대표적인 것으로 친다. 잎이나 줄기의 잘린 부분에서 흰 즙이 스며나오는데, 해로운 것은 아니다.

뿌리는 더덕처럼 가볍게 두들겨서 쓴맛을 우려낸 뒤 고추장을 발라 구워 먹는다. 또한 생뿌리를 고추장 속에 박아 장아찌로 해서 먹는다. 끓는 물에 소금을 넣고 잎과 뿌리를 데치도록 하며, 튀김을 해서도 먹는다. 이러한 식용은 신체 허약을 회복시키는 강장 효과를 가져온다.

우리나라에 잔대 속의 종류가 20종이 자라고 있는데, 모두 몸에 이로움을 주는 식물들이다.

🌱 식물 특징

여러해살이풀로서 온몸에 털이 있고 도라지와 같은 굵은 뿌리를 가지고 있다. 줄기는 곧게 서서 60~120cm 정도의 높이로 자라는데 거의 가지를 치지 않는다.

이른 봄철에 뿌리에서 자라나오는 잎은 둥글고 긴 잎자루를 가지고 있다. 그러나 줄기에서 생겨나는 잎은 길쭉한 타원꼴 또는 계란꼴로서 극히 짧은 잎자루를 가지고 있다. 가장자리에는 톱니가 생겨나 있고 마디마다 너덧 장씩 둥글게 자리하고 있다.

줄기 끝에 짧은 꽃가루가 둥글게 생겨나 종처럼 생긴 꽃이 많이 핀다. 꽃의 끝이 다섯 갈래로 갈라져 있고 길이는 13~22㎜ 정도이다. 꽃의 빛깔은 보랏빛을 띤 하늘빛이며, 8~10월에 핀다.

전국적으로 산과 들판의 풀밭에 널리 자란다.

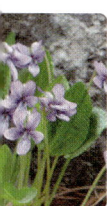

제비꽃

항암 작용이 있으며 화농성 질환에 특효. 여러 가지 비타민이 풍부하여 봄철 춘곤증에 효력을 나타낸다.

🔖 효능 해설

미국의 문헌에 의하면 제비꽃 잎에는 비타민C가 오렌지의 4배나 된다는 기록이 있다. 비타민C는 심장병이나 암을 방지하는 데 좋은 효과가 있다는 것이 영양의학의 정설로 되어 있으며, 이러한 점에서 제비꽃에 항암 작용이 있다는 옛 기록을 뒷받침해 주고 있는 것이다.

화농성 질환 선조들의 임상 경험에 의하면 제비꽃은 각종 화농성 피부 질환에 대한 상용약으로 알려지고 있다. 이 경우엔 민들레·인동꽃·국화를 배합하여 달여 마셔야 효과가 나타나는 것으로 전해지고 있다. 유럽에서는 1960년에 한 가지 실험에 의하여 제비꽃 잎이 종기(화농) 치료에 확실한 효과가 있다는 것을 입증하였다.

봄이 되면 체내 대사가 왕성해지면서 비타민의 필요량이 3배 이상 증가하는데 이를 충족시켜 주지 못하면 춘곤증이 일어나 몸이 고단해진다. 춘곤증을 이기기 위해서는 봄철 산나물을 다양하게 듬뿍 섭취하는 것이 가장 효과적인데, 그중 제비꽃도 빼놓지 말아야 한다.

제비꽃은 설사·소변 불리·임파선염·황달·간염 등에 약초로 쓰인다. 여름에 제비꽃 전초를 채취해 말리거나 생잎 그대로를 적당량 달여 마시도록 한다. 하루 복용량은 말린 것 9~15g, 생잎 30~60g으로, 하루 세 번 달여 마시며, 말린 것을 빻아 가루로 복용하기도 한다.

🥣 식용 방법

이른봄 영롱한 자태로 자그마한 꽃을 피워 우리를 기쁘게 하는 제

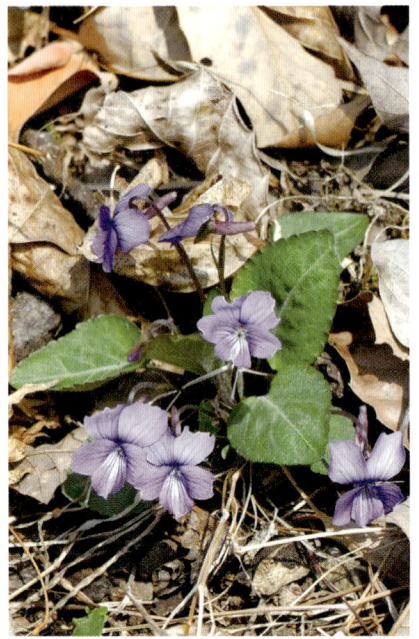
왜제비꽃

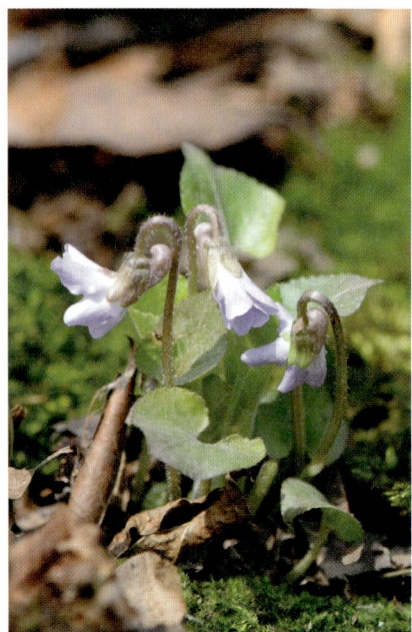
뫼제비꽃

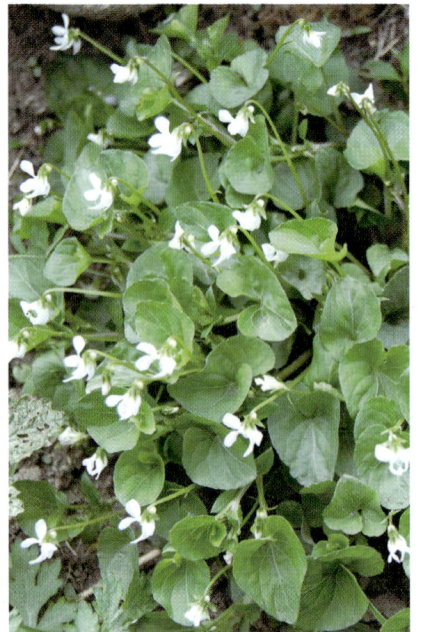
콩제비꽃

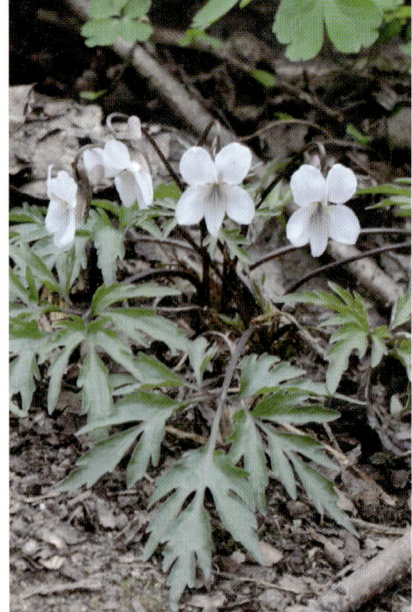
남산제비꽃

비꽃은 봄나물감으로 으뜸이며, 여름에도 식용할 수 있다.

우리나라에 자생하는 제비꽃속은 40여 종이나 있으며 모두 화분이나 마당에 심으면 관상할 만한 가치가 있다. 번식력이 뛰어나 많이 키워 이웃에 나눠 주기도 한다. 흰제비꽃·졸방제비꽃·콩제비꽃·남산제비꽃 등 나물로 맛있게 먹을 수 있는 종류가 많으며, 모두 생식할 수가 있다.

우선 살짝 데쳐 잠시 우려낸 뒤 우리 식성에 맞는 갖은 양념으로 무치면 모두 즐겨 먹을 수 있다. 잎·꽃·뿌리까지 튀김이나 샐러드로 요리해도 구미가 당기며, 녹즙을 내어 마셔도 맛이 훌륭하다. 떡이나 빵에 꽃잎을 수 놓아 익혀 먹든지, 녹차에 서너 송이의 꽃잎을 띄우면 정취를 자아낸다. 제비꽃은 봄부터 초가을까지 계속해 식용할 수 있다.

🌱 식물 특징

가장 일찍 봄 소식을 전해 주는 여러해살이풀이다. 줄기는 서지 않고 여러 장의 잎이 땅 위에서 뭉친다.

잎의 생김새는 길쭉한 세모꼴에 가까운 피침꼴로서 잎끝은 무디고 가장자리에는 작은 톱니를 가지고 있다. 날개와 같은 조직이 붙은 긴 잎자루를 가지고 있는데, 이 잎자루는 꽃이 핀 뒤 한층 더 길게 자라난다. 잎 사이에서 여러 대의 꽃대가 자라나 크고 작은 다섯 장의 꽃잎으로 이루어진 꽃을 피운다. 꽃의 지름은 1.5cm 안팎이고 빛깔은 보랏빛이다.

종이 같은 제비꽃은 흰꽃·노란꽃·보라꽃 등 다양한 모습으로 꽃을 피운다. 3~5월 중 꽃이 피며, 여름철에는 꽃이 피지 않으면서 열매를 맺는 특이한 성질을 가지고 있다. 전국에 널리 분포하며 들판의 풀밭이나 길가에서 자주 발견된다.

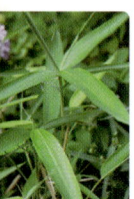

조릿대

푸른 줄기를 불에 구워 받은 진액이 최고. 간암 보조 치료제이며, 좋은 강장약이다.

효능 해설

꽃이 피지 않을 때 어느 때든지 잎과 줄기를 채취하여 밝은 그늘에서 말린다.

참대의 진(푸른 대죽을 불에 구워 받아 낸 진액)은 해열·지혈·구풍약으로 쓰며, 고혈압과 중풍에 효과가 있다고 한다. 산에서 자라는 키 작은 종류의 대를 보통 산죽이라고 하는데, 그 모든 잎에는 항암 작용이 있으며 주로 간암 보조 치료에 쓰인다고 한다.

당뇨병 시험에서 밝힌 바에 의하면 해독·강장 작용이 있으며, 항궤양과 염증 진정 작용, 동맥경화 완화 및 혈압을 낮추고 혈당량을 줄이는 작용이 있다. 특히 당뇨병 치료에서 효험을 보인다.

줄기의 속껍질을 잘게 썬 것과 흔히 죽엽이라 부르는 잎은 소갈증·열독풍·가래 기침·심이지장궤양·편도염·폐렴 등 여러 가지 질환에 효험을 나타내며, 이 대나무 종류는 옛날부터 신비한 약으로 쓰여 왔다. 약용에 앞서서 푸욱 달여 차 마시듯 하면 몸에 성가신 일이 생기지 않으며, 따라서 병이 없더라도 차 대용으로 항시 애음하기를 권한다. 강장 효과가 있으므로 더욱 좋은 건강약이 되는 것이다. 하루 9~15g을 달여 먹는다.

식용 방법

푸른 줄기를 불에 구워 받아 낸 진액을 죽을 쑬 때 넣으면 훌륭한 식사 대용이 되며, 이것을 죽력죽이라 한다.

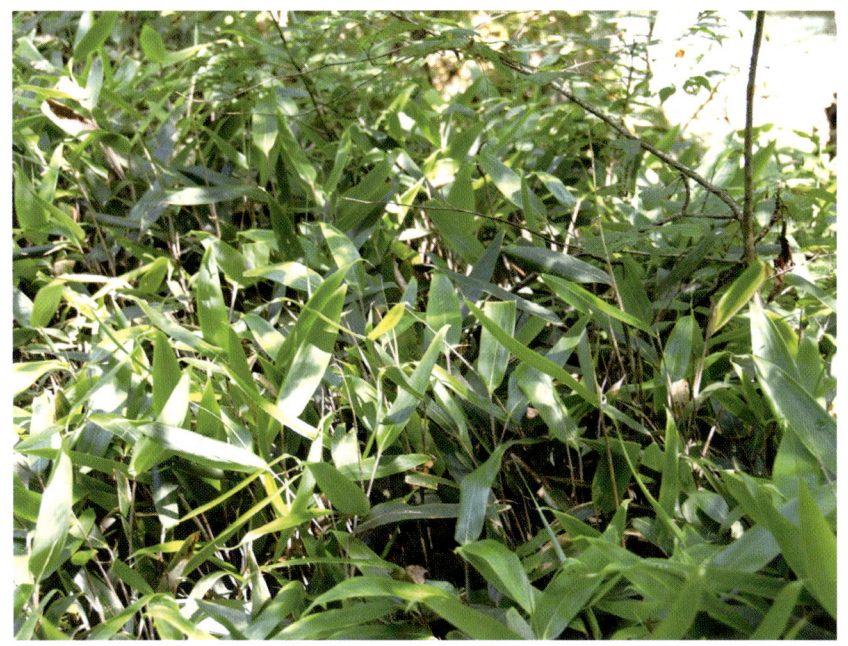
조릿대

보약물 잎과 줄기를 잘게 부수어 약한 불에 끓인다. 물은 재료의 10배량이 되게 하고, 4분의 1 정도 줄 때까지 뭉근히 달인 뒤 이 그릇 저 그릇으로 되풀이해 옮겨 부어 식혀서 냉장고에 넣어 둔다. 이것을 물을 마시고 싶을 때마다 수시로 마신다. 굳이 생수를 찾을 필요가 없다. 생수보다 몇 배나 좋은 보약물이다.

🌱 식물 특징

1m 안팎의 높이로 자라는 대나무로서 줄기의 지름이 3~6㎜에 이르고 포엽(苞葉)은 2~3년 동안 줄기를 감싼 채 남아 있다. 마디 사이는 처음에는 잔털과 흰 가루로 덮여 있으나 4년째 되는 해에 포엽이 벗겨지면서 잔털과 흰가루가 없어진다.

잎은 길쭉한 타원꼴에 가까운 피침꼴로서 길이는 15cm 안팎이고 끝이 매우 뾰족하다. 잎 가장자리는 밋밋하게 보이지만 만져 보면 가시처럼 아주 작은 톱니가 치밀하게 배열되어 있다는 것을 알 수 있다.

꽃은 아주 드물게 피는데, 잔가지 끝에 벼이삭과 흡사한 생김새로 뭉쳐서 핀다. 꽃잎은 없다.

작은 이삭들이 여러 개 뭉쳐져서 하나의 이삭을 이루는데, 작은 이삭은 3~6 송이의 꽃과 두 장의 포엽으로 구성되어 있으며 꽃 하나의 길이는 6mm 안팎이다. 꽃을 둘러싸고 있는 포엽은 보랏빛이 돌고 꽃이 지고 나면 노란 수술 6개가 늘어진다. 4월에 꽃이 핀 포기는 꽃이 지면서 곧 극도로 쇠약해진다.

거의 전국에 분포하며 산의 수림 밑에 난다.

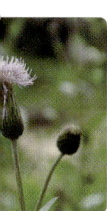

조뱅이

모든 출혈 증상을 멈추는 특효약이다. 거미독·뱀독·전갈독을 물리치는 해독 작용, 항암 활성 작용이 있다.

효능 해설

꽃이 필 무렵에 잎·줄기·꽃·뿌리를 모두 채취하여 밝은 그늘에서 말려 약재로 쓰는데, 생풀을 쓰기도 한다.

항암 작용 약리 실험에서 조뱅이 달임약은 지혈 작용, 백혈구 탐식 기능을 상승시키고, 자궁 수축과 혈압 강하 작용이 있으며, 항암·항염증·항균 등의 작용을 하는 것으로 밝혀졌다.

특히 조뱅이는 거미에 물린 독, 뱀에 물려 퍼지는 독, 가재 비슷하게 생긴 절족 동물(전갈)의 위험한 독성을 해독하는 작용이 있어서 독성의 피해를 줄여 준다. 이 경우 전초 달임약을 복용하는 동시에 잎과 뿌리에서 즙을 짜내어 독이 퍼져 가는 주변 살갗까지 계속 발라 주어야 한다.

뿌리와 꽃이삭은 마비증을 풀어 주며, 중추 신경계를 흥분시켜 활발하게 움직이도록 한다.

조뱅이에는 강한 지혈 작용이 있다. 동물 시험에 있어서도 전초 달임약을 먹였더니 뚜렷한 지혈 작용이 있었다고 한다. 따라서 장 출혈·폐 출혈·자궁 출혈·토혈·혈뇨·혈변·비혈·산후 출혈이 멎지 않는 증세·외상으로 인한 출혈 등의 출혈을 멈추어 주는 효과적인 약효가 있다.

민간에서는 잎을 짓찧어서 짜 낸 즙을 발라서 여러 가지 피부 질병·고름집·뾰루지·종기를 낫게 했다고 하며, 상처를 아물게 했다고 한다. 땀 흘리는 약, 염증약으로도 써 왔다.

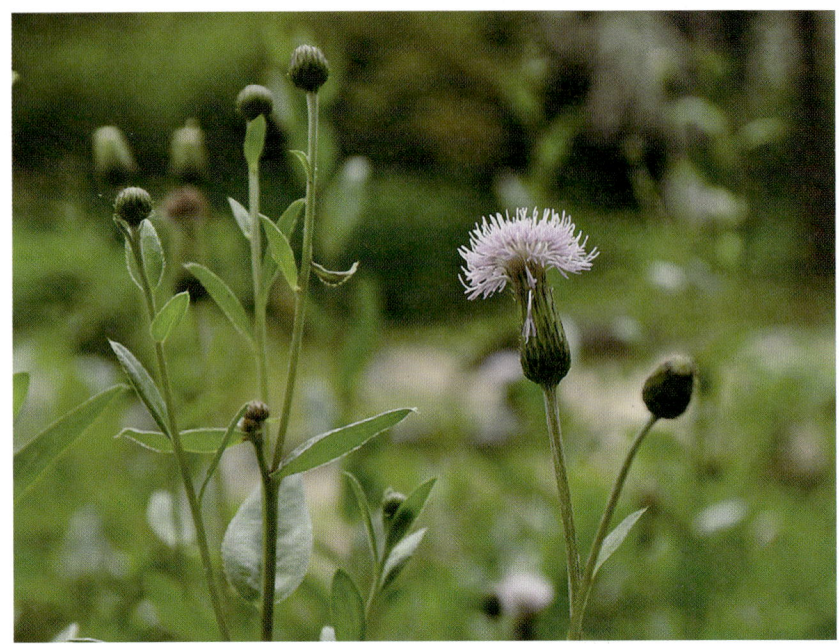
조뱅이 꽃 ⓒ 자연과식물

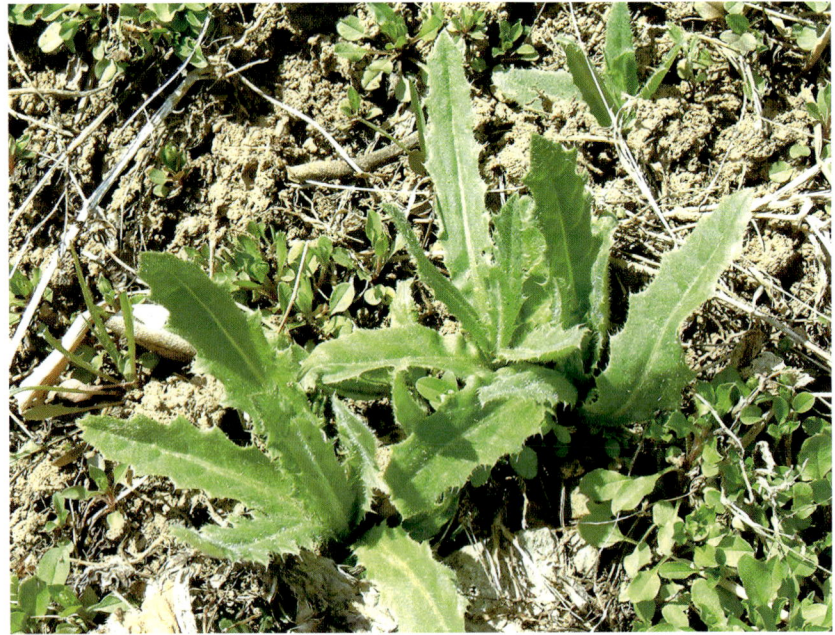
조뱅이 어린 순

🍴 식용 방법

봄에 자라나오는 어린 순을 따다가 나물로 무쳐 먹는다. 쓴맛이 나지 않아 먹을 만하다. 날것 그대로 양념장에 찍어 먹어도 되고 녹즙을 내어 마셔도 된다. 냄비에 잎의 10배량 되는 물을 부어 30분 이상 뭉근히 달인 뒤 꿀을 첨가하여 음료수로도 마신다. 때로는 가볍게 데쳐 기름으로 볶아 간을 해서 먹기도 한다.

🌱 식물 특징

두해살이풀이며 줄기는 곧게 서기는 하나 여러 개의 가지를 쳐서 넓게 퍼지며, 높이는 30~50cm쯤 된다.

잎은 비교적 좁은 간격으로 서로 어긋나게 자리하며 길쭉한 타원꼴이다. 잎 가장자리에는 거친 톱니가 나 있으며 톱니마다 따가운 가시가 돋혀 있고 뒷면에는 흰털이 깔려 있다.

가지 끝마다 한 송이의 꽃이 피는데 꽃잎은 없고 연분홍빛의 수술과 암술이 술 모양으로 뭉쳐 있다. 그 생김새는 엉겅퀴 꽃과 비슷하며 꽃의 지름은 2.5cm이다. 5~8월 사이에 꽃이 핀다.

전국에 널리 분포하며 밭 가장자리나 물가 등에 난다.

주목

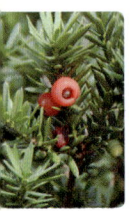

주목의 독성 있는 껍질은 난소암의 특효약. 몸이 쑤시는 통증·신경통·고혈압·당뇨병 치료에도 좋다.

효능 해설

나무 껍질과 가지와 잎을 채취하여 햇볕에 말려 약재로 쓴다.

주목의 멸종 위기 근년에 미국에서는 주목의 독성 있는 껍질에서 탁솔이라는 항암 물질을 추출해 냈는데, 이 물질은 난소암 치료제로 승인받았다. 다른 종양(암) 치료에 대해서도 실험이 진행되고 있으며, 아마도 여러 암을 정복하게 되는 결과가 나오리라 믿어진다. 여기서 문제되는 것은 난소암 환자 한 사람을 치료하기 위하여 100년 묵은 주목을 여섯 그루나 잘라내야 한다는 것이다. 그러다 보니 주목이 멸종될지도 모른다는 위험 경고가 내려져 있다.

약리 실험에 의하면 껍질은 여러 원인으로 발생하는 기침과 신경통, 또 신경 자극을 받아 몸이 쑤시는 아픔을 진통시키는 작용을 갖고 있다고 했다. 잎이 지닌 약성은 혈압을 낮추고 호흡흥분 작용이 있다는 것이다. 대개 하루 9~12g을 달여 먹는다.

민간에서는 잎을 통경약·이뇨약으로 썼으며, 특히 당뇨병 치료의 명약으로 알려져 있다.

당뇨병 약 목질부는 미친 개에 물렸을 때, 위장병 치료에 약용한다. 당뇨병 치료에는 말린 잎을 하루 5~15g까지 달여 복용하는데, 잎도 유독하므로 더 이상의 약용은 말아야 한다.

유럽에서는 잎을 구충제로 사용했는데 가끔 중독을 일으켰다고 한다. 이는 독성이 있는 탓이다.

가을에 붉게 익은 열매는 먹음직스럽고 맛이 달아 아이들이 즐겨

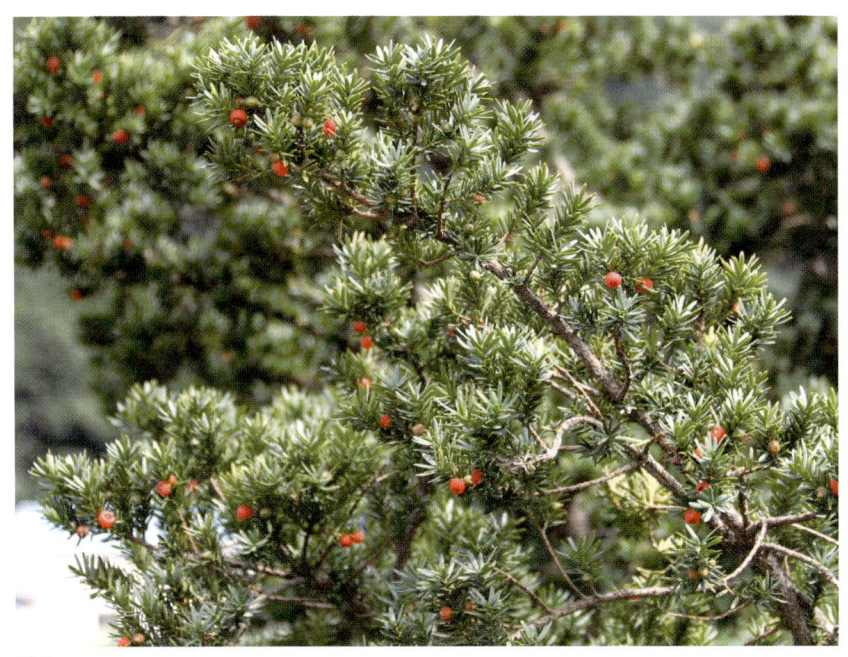
주목

따먹곤 하는데, 씨앗에는 독이 있으므로 굳이 먹고자 한다면 씨앗은 뱉어 버려야 한다. 덜 익은 열매를 3~4배량의 소주에 담가 3개월 이상 숙성시키면 담홍색 빛깔이 곱게 우러나온다. 이것을 약간씩 아침저녁 빈속에 마시면 각종 질병을 예방 치료한다. 즉 약술이 되는 셈인데, 과음하면 중독이 일어날 우려가 있으므로 그 양에 주의해야 한다.

아이누 족은 주목이 건강에 썩 좋다는 신앙적인 믿음을 갖고 있으며 보배로운 약으로 여겨 왔다.

주목은 효도 지팡이 옛부터 주목은 장수하는 나무로 알려져 왔으며 실제로 우리나라에 500년 된 것이 살아 있다. 따라서 주목으로 만든 지팡이는 장수의 상징으로 여겨져, 주목 지팡이를 어른에게 선사하는 것은 장수를 기원하는 뜻이 담긴 효도 선물이 된다. 노인들은 이

지팡이를 짚고 다니는 것을 큰 자랑으로 여겼다.

🌱 식물 특징

높은 산의 숲 속에 자라는 키 큰 침엽수로서 가지는 넓게 퍼지며 굵은 가지와 줄기가 붉은색을 띠기 때문에 주목(朱木)이라고 이름 부르고 있다.

잎은 잔가지에 나선상(螺線狀)으로 달리는데, 옆으로 뻗은 가지의 경우에는 햇볕을 많이 받기 위해 수평으로 방향을 바꿈으로써 마치 깃털 모양으로 자리하고 있는 듯이 보인다. 잎의 생김새는 약간 넓은 줄꼴이고 끝이 갑자기 뾰족해지며 길이는 2cm 안팎이다. 잎 가장자리는 밋밋하고 표면은 짙은 녹색인데 뒷면에는 두 개의 연한 노란 줄이 있다.

한 가지에 암꽃과 수꽃이 따로 피어나며 수꽃은 8~10개의 수술이 6매의 비늘잎에 싸여서 여러 송이가 함께 핀다. 암꽃은 잎겨드랑이에 한 송이씩 피어나는데 수꽃과 암꽃 모두가 꽃잎을 가지지 않으며, 크기가 4~5mm 정도 되고 빛깔은 연한 노란빛이다. 꽃은 4월 중에 핀다.

열매는 붉게 물들며, 씨는 한가운데가 움푹 패인 다즙질의 연한 열매살 과육(果肉)에 둘러싸여 있다. 열매살은 단맛이 나기 때문에 아이들이 즐겨 따서 먹는다.

거의 전국에 분포하며 높은 산의 숲 속에 난다.

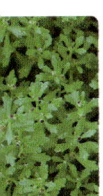

중대가리풀

불면증 · 히스테리 · 신경 불안에 약효 있다. 코의 염증에는 생잎을 짓찧어 코에 넣는다.

🔖 효능 해설

여름철 꽃이 피어 있을 무렵에 잎과 줄기를 따서 햇볕에 말리며, 뿌리는 잎이 시들 때에 캐서 물에 씻은 뒤 말린다. 말린 뿌리에서는 쥐오줌 냄새가 많이 난다.

중대가리풀의 잎과 뿌리는 진해 · 거담 작용 및 결핵균에 대한 억제 작용이 있다. 잎과 뿌리의 달임약은 우선 신경성 불면증 · 히스테리 · 신경과민 · 신경 불안에 약용하면 진정시키는 효력이 있다. 또한 심장혈관 경련과 심장혈관 계통의 신경증에 약용하는데, 특히 은방울꽃과 같은 심장약을 첨가하면 효과가 있다.

눈자위를 가려 앞이 어두워지는 눈병(예막)에는 달인 물로 자주 씻으면 눈이 밝아지며, 백내장에도 약용한다.

그 밖에 감기 · 인후염 · 백일해 · 아메바성 적리 · 학질 · 축농증 · 갑상선 기능 항진에 약용한다.

잘게 썬 뿌리와 잎을 30분 가량 끓인 뒤 2시간쯤 놔두고 식혔다가 걸러내어 복용하는데, 하루에 5~9g 정도 사용한다.

신경성피부염과 악성 종기, 타박상으로 멍든 데에는 뿌리와 잎을 짓찧어 붙인다.

중국에서는 코감기 · 만성 비염 · 과민성 비염의 경우 신선한 잎을 짓찧어 콧구멍에 넣으며, 백일해와 만성 기관지염에 약용한다고 한다.

일본에서는 위장약과 어린이의 신경성 소아병 약으로 쓰며, 멍든 자리는 이 물로 씻는다고 한다.

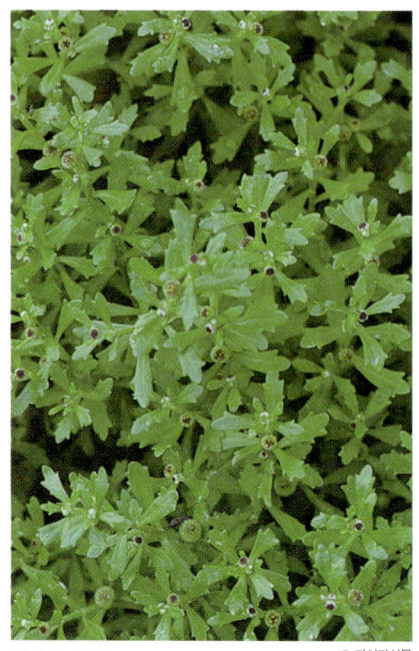
중대가리풀
ⓒ 자연과식물

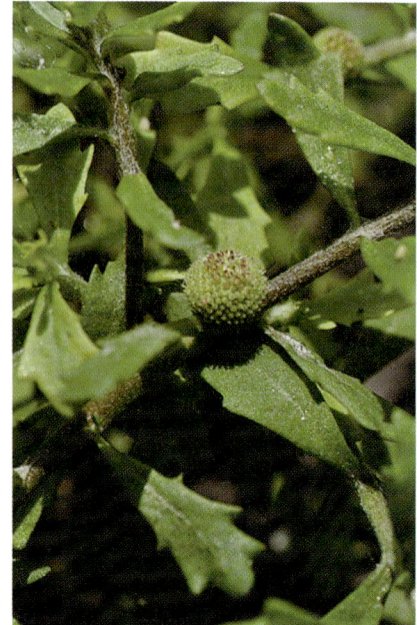
중대가리풀 열매
ⓒ 자연과식물

🌱 식물 특징

한해살이의 키 작은 풀이다. 줄기는 땅에 붙어 가지를 치면서 뻗어 나가 곳곳에서 새로운 뿌리를 내린다. 온몸에서는 과히 좋지 않은 약한 냄새를 은근히 풍긴다.

잎은 좁은 간격으로 서로 어긋나게 자리하며 그 생김새는 길쭉한 타원꼴로서 길이는 1cm 안팎이다. 잎자루는 없고 가장자리에는 약간의 작은 톱니를 가지고 있다.

꽃은 녹갈색이고 꽃잎을 가지지 않으며 잎겨드랑이에 둥글게 뭉쳐 피어난다. 꽃의 지름은 2㎜ 안팎으로 7~8월에 꽃이 핀다.

전국에 분포하며 밭 가장자리나 길가 등에 나는데, 수분이 많은 자리를 좋아하는 습성이 있다.

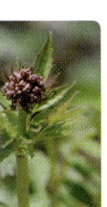

쥐오줌풀

신경성 불면증 · 불안감 · 히스테리를 진정시키며, 지랄병과 까무러치는 증세에 효험 있다.

🗐 효능 해설

잎이 시드는 늦여름에 뿌리르 캐어 잔뿌리를 다듬은 뒤 물로 깨끗이 씻어서 햇볕에 말린 것을 약재로 쓴다. 쥐오줌풀속 종류가 우리나라에 5종이 자라고 있는데 다 비슷한 약재가 된다. 쥐오줌 냄새를 풍기며, 고양이가 즐겨 모여든다.

약리 실험에서 진정 · 관상혈관 확장 · 혈압 강하 작용이 있었다.

신경성 수면장애(불면증)에 이 풀을 달임약으로 쓰면 잠이 잘 오며, 대뇌피질의 흥분성을 낮추고 흥분 억제 과정의 균형을 유지한다. 가슴이 활랑거리는 심장을 진정하고 · 게거품을 흘리며 까무러치는 증세와 지랄병을 진정시켜서 낫게 한다.

날카로운 신경 불안감 · 히스테리 · 신경 과민 · 심장 혈맥의 경련 · 위장의 경련 · 신경성 피부병을 진정시키고, 갑상선 기능 항진에 좋은 약이 된다. 여하튼 신경이 날카롭게 서서 영문없이 생기는 병, 즉 모든 신경 질환에 쥐오줌풀이 효력을 나타내지만, 약의 복용에 앞서서 정신을 안정시키고 마음을 넓고 부드럽게, 또 긍정적인 사고력을 키우는 것이 무엇보다도 좋은 치료약이 된다.

위와 같은 여러 증세에는 다른 종류의 진정약과 강심약을 함께 쓰는 것이 효과적이다. 잘게 썬 뿌리에 뜨거운 물을 붓고 30분쯤 끓인 뒤 2시간 가량 그대로 놓아두었다가 찌꺼기를 걸러낸 약물을 마시는데, 하루에 5~10g을 약용한다.

독일에서는 쥐오줌풀의 꽃을 과자에 넣어서 향료로 이용했다.

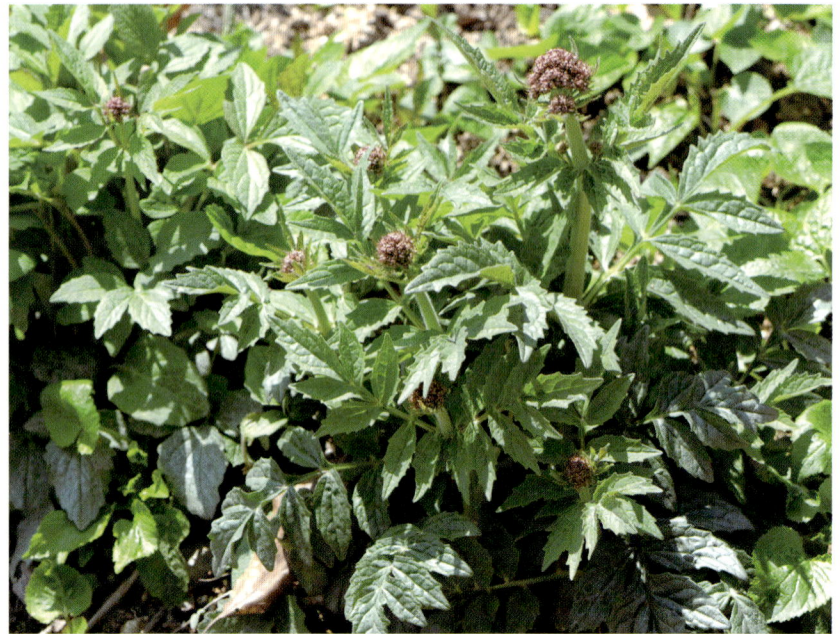

쥐오줌풀

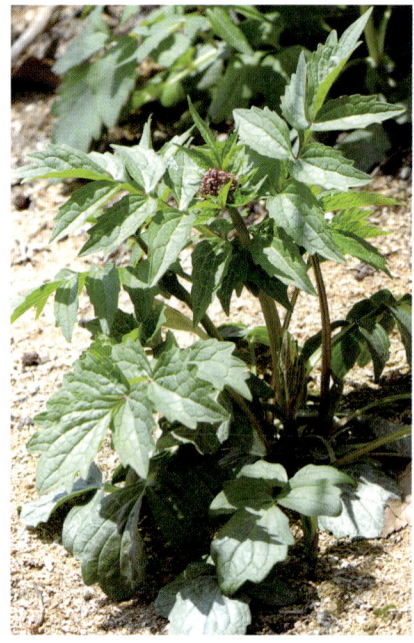

쥐오줌풀

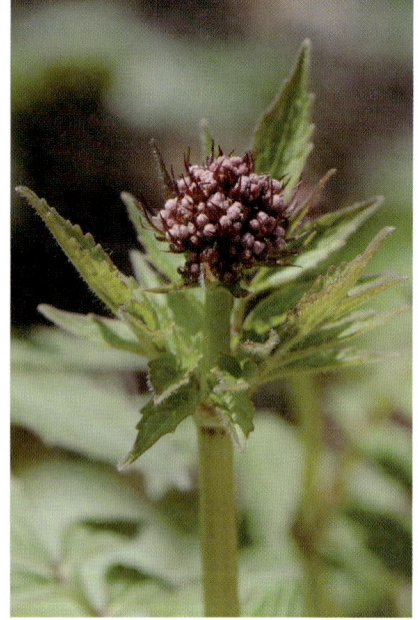

쥐오줌풀 꽃

🍽 식용 방법

이른봄에 돋아나오는 순을 뜯어다가 나물 무침을 해 먹으며, 된장국에 넣기도 한다. 튀김이나 볶음으로도 해 먹으며, 감초를 넣어 달여서 차 대용으로 마시면 별미가 있다. 쓴맛이 있으므로 소금을 넣은 끓는 물에 데쳐서 찬물에 우려내어 나물로 무친다. 각자 기호에 맞춰 갖가지 요리로 해 먹으며, 조리 솜씨에 따라서 맛이 달라진다. 산나물의 묘미는 다소의 풀냄새를 지녀야 제격이다.

🌱 식물 특징

특이한 냄새를 풍기는 여러해살이풀로서 줄기는 곧게 서서 1m 이상의 크기로 자란다. 뿌리줄기는 약간 살쪄 있으며 별로 가지를 치지 않는다. 마디마다 두 장의 잎이 마주 자리하며 깃털꼴로 깊게 갈라진다. 갈라진 잎조각은 줄꼴에 가까운 피침꼴이고 양끝이 뾰족하거나 또는 위의 끝이 무디며 가장자리에는 무딘 톱니가 있다. 잎의 질은 부드러운 편이다.

줄기 끝에 작은 꽃이 우산꼴로 모여 피어나는데, 그 생김새는 마타리나 뚜깔과 흡사한 모습이다. 꽃은 넓은 쟁반꼴이고 끝이 다섯 갈래로 갈라져 있다. 꽃의 지름은 3mm 안팎이고 빛깔은 분홍빛이며, 5~8월 사이에 꽃이 핀다. 전국에 분포하며 산속의 다소 습한 곳에 난다.

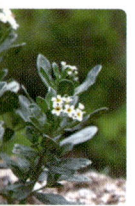

지치

피임약이 되며, 갱년기 장애를 가볍게 한다. 갖가지 세균을 억제하므로 식물성 항생제라고도 한다.

🔖 효능 해설

이른봄과 가을에 굵은 뿌리를 캐어 물로 씻어서 햇볕에 말린다.

뿌리의 달임약은 혈분의 열을 없애고 독성을 풀어 주며 혈액 순환이 잘 이루어지게 한다. 또 변비를 막아 주며 대변과 소변이 순조롭게 잘 나오도록 한다.

옛날에는 홍역의 예방 치료에 써 왔으나 지금은 화농성 질병에 주로 쓰고 있다.

잎과 줄기의 달임물은 피임 작용이 있으며, 갱년기 장애를 없애는 약으로 쓰인다.

식물성 항생제 뿌리는 피부진균 · 아메바원충 · 대장균 · 적리균 · 화농균 · 비루스 · 포도상균 · 티푸스균 등에 대해 강한 억제 작용이 있으며, 따라서 식물성 항생제라고 해서 주목되고 있는 것이다.

말린 잎과 뿌리를 함께 빻은 가루를 참기름에 이겨 고약을 만들어서 온갖 피부 질환에 바르면 효과가 있다. 화상 · 피부염증 · 동상 · 곪는 상처 · 만성습진 · 여자의 외음부 가려움증과 습진 · 악성 종양에 두루 쓰이며, 새 살을 빨리 돋게 한다.

백혈병 백혈병 · 간염 · 황달에도 약용한다고 하는데, 하루 6~12g을 약용한다.

민간에서는 지치의 뿌리 12g에 5g의 녹두를 함께 섞어 가루로 빻아서 월경이 있는 다음날부터 한 번에 2g씩 하루 세 번씩 9일 간 계속 복용하면 거의 임신하지 않는다고 했다.

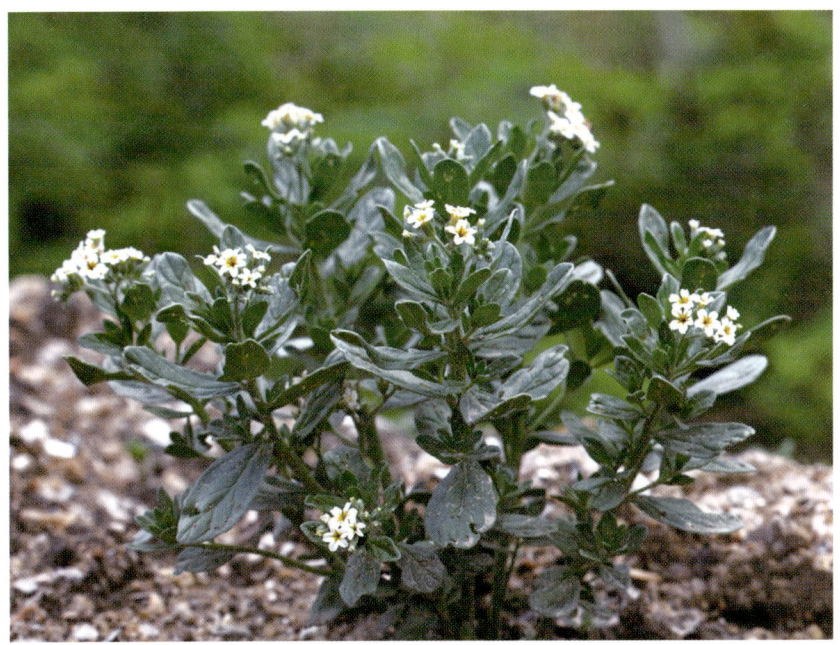
모래지치

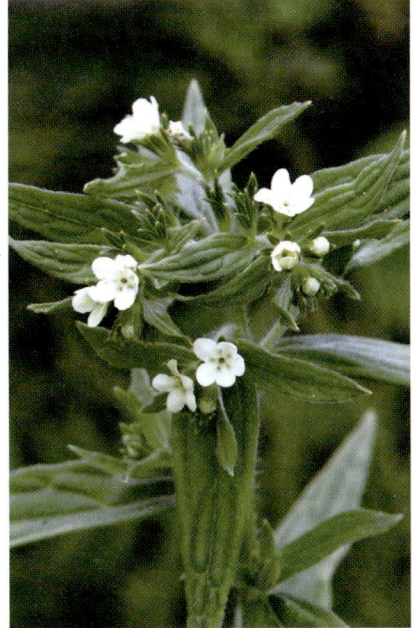
지치

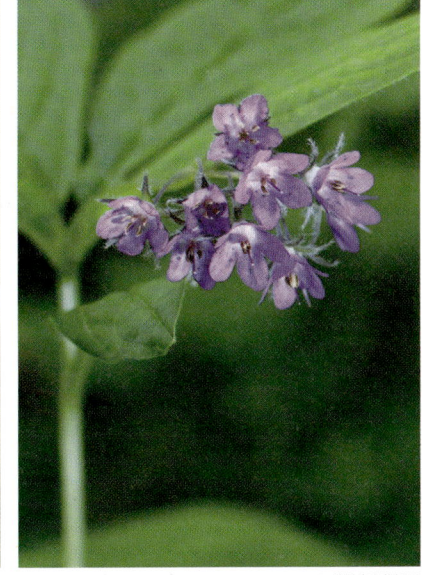
당개지치

🌱 식물 특징

여러해살이풀로서 온몸에 빳빳한 털이 나 있다. 줄기는 곧게 서서 30~70cm 정도의 높이로 자라고 위쪽에서 몇 개의 가지를 친다.

잎은 마디마다 서로 어긋나게 자리하며 피침꼴로서 두텁고 양끝이 뾰족하다. 잎자루가 없으며 가장자리는 밋밋하고 털이 있다.

가지 끝의 잎겨드랑이마다 여러 송이의 꽃이 뭉쳐 피며 전체적인 생김새는 이삭꼴 꽃차례에 가깝다. 꽃은 통꼴인데 끝이 다섯 갈래로 갈라지며 갈라진 조각은 둥그스름하다. 꽃의 지름은 4mm 안팎이고 흰색이다. 5~6월 중에 꽃이 핀다.

전국에 분포하며 산과 들판의 양지바른 풀밭에 난다.

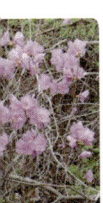

진달래

진달래 꽃술을 담가 마시면 관절염·고혈압·기관지염에 효험이 있다.

진달래 꽃술

이른봄 꽃이 피기 전 진달래의 잔가지를 꺾어 모으고, 그 다음에 피어나는 꽃을 가득히 따 내는데, 꽃망울이 불그스름하게 맺히는 무렵에 꽃망울 아래의 어린 가지째로 함께 꺾어 모으면 효험이 크다. 그 이유는 식물 생리상 꽃을 피우기 위한 온갖 영양 물질을 생장점에 집중시키기 때문이다. 이렇게 따 온 꽃과 잔가지를 소주에 담가 차고 어두운 곳에 보존해 숙성시키는 것이 최선의 방법이다. 이 약술이 바로 고려시대부터 대표적인 꽃술인 두견주(杜鵑酒)이다.

고혈압으로 고생하는 사람들은 가벼운 운동을 해야 좋다고 하는데, 진달래꽃을 찾아서 떠나는 즐거운 야외 나들이는 권할 만한 좋은 운동이다.

생꽃을 소주에 담그면 며칠 안 되어 붉은 빛깔이 곱게 우러나와 곧 마시고 싶은 충동을 받게 된다. 이때 불쑥 한 컵 정도 마시고 나면 잠시 뒤 심한 현기증이 일어나 정신을 차리지 못할 정도로 어지러워지는 경우가 있으므로 반드시 1개월 이상 묵힌 뒤 소량씩 마셔야 한다.

어린 시절, 봄을 맞아 산에 오르다가 진달래꽃을 잔뜩 따 먹고는 얼굴이 불그레하게 취해 버렸던 추억을 갖고 있는 사람들이 있을 것이다. 진달래꽃에는 약간의 유독성분이 함유되어 있으므로 다량으로 한꺼번에 마시지 말아야 한다.

진달래 꽃술은 관절염·고혈압·기관지염에 효과가 있으며, 많이 마시면 부작용이 있다.

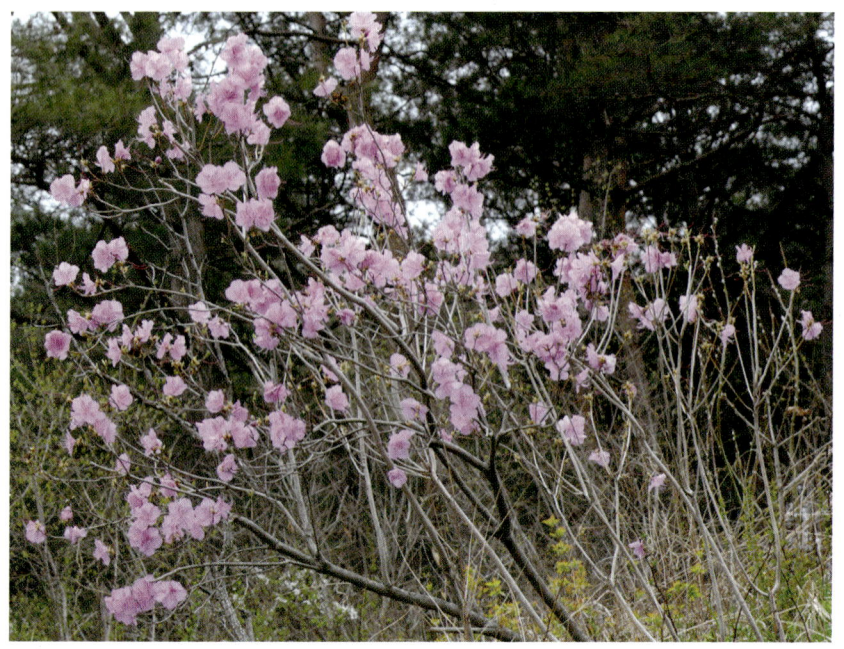
진달래

🔖 효능 해설

꽃을 말려서 가루로 빻아 꿀과 쌀가루로 반죽해서 콩알 크기의 알약을 만들어 1회에 서너 개씩 식후에 복용하면 진달래술과 마찬가지의 약효를 볼 수 있다.

봄철에 어린 잎과 가지를 채취하든지 또는 여름철에 잎을 따서 말린다. 이것을 조금씩 달여 마시면 혈관을 확장시키며 고혈압에 효험이 나타날 뿐만 아니라 가래를 삭이고 기침을 멈추게 하며 감기·기관지염에도 썩 좋다.

고혈압 치료 아무때든 잎을 따다가 말려 가루로 빻아서 적당량의 녹말을 섞어 알약으로 빚은 뒤 하루에 세 번 몇 알 정도를 계속 복용하면 역시 혈압을 낮춰 주는 효험을 보게 된다. 진달래는 초기의 고혈압에 효과를 보이며, 병이 깊어진 뒤에 진달래로 특효를 보겠다는 것은 잘못이다. 병의 유무에 관계없이 취미삼아 진달래의 꽃과 잎을 따다가 갖가지로 식용하면 높아지던 혈압이 천천히 누그러지는 것을 볼 수 있다. 말려서 가끔 차로도 우려 마신다.

식용 방법

진달래를 국화(國花)로 정해야 한다는 말이 나올 정도로 친근한 꽃이다. 누구나 고향 하면 동네 앞산의 진달래부터 떠올리게 된다.

진달래 화전 찹쌀가루를 연한 소금물로 반죽하여 얇게 빚은 뒤 꽃잎을 붙이고 화전(花煎)으로 만들어 먹는데 그 향미는 일품이다. 진달래꽃뿐만 아니라 개나리꽃·메꽃·도라지꽃·원추리꽃·인동꽃·제비꽃·참나리꽃 등 순한 식용 산야초의 꽃은 다 화전의 재료가 되는데 토끼풀꽃과 같은 자잔한 종류는 뭉쳐 버려 화전의 멋스러움을 보이기가 어렵다.

이처럼 다양한 방법으로 산야초를 식용하는 가운데 건강을 지키는 것이 기본이지, 위급한 고질병을 풀 몇 포기로 대뜸 고치겠다는 것은 어리석은 생각이다.

식물 특징

키 작은 낙엽활엽수로서 크게 자라도 2~3m밖에 되지 않는다. 잔가지는 담갈색이고 작은 비늘에 덮여 있다.

꽃은 잎보다 먼저 피며 전 해에 자라난 잔가지 끝에 3~5송이가 함께 뭉쳐 피는데 한 송이만 피어나는 경우도 있다. 꽃은 깔대기꼴로서 다섯 갈래로 갈라져 있으며, 지름이 3~4.5cm이고 분홍빛 꽃이다. 3~4월에 꽃이 피며, 열매는 원기둥꼴이고 길이가 2cm 안팎이다. 세로 방향으로 다섯 개의 줄이 있으며, 익으면 이 줄에 따라 갈라진다.

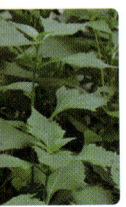

진득찰

반신불수와 안면 신경 마비의 치료약. 중독증을 풀어 주며, 중풍에 효험이 있다.

효능 해설

풀 전체를 꽃이 피기 시작할 무렵에 채취하여 그늘에서 말린다.

약리 실험에서 알코올 추출액이 혈압을 낮춘다고 했다. 동물 시험에서는 관절염에 대해 항염증 작용이 있다고 했다.

팔다리 마비통증 팔다리의 근육이 굳어져 감각이 없는 증세, 습한 곳에 기거함으로써 일어나는 뼈마디가 저리고 아픈 병, 허리와 무릎이 냉하고 아프거나 힘이 없는 증세, 중풍으로 말을 잘 못할 때, 원인 모르게 팔다리를 쓰지 못하는 증세에 진득찰을 달여 마시면 천천히 풀려 정상으로 돌아온다.

좌골신경통과 고혈압에는 이 약재를 하루 6~15g을 달여서 차 마시듯이 하면 효력이 생긴다.

진득찰을 3배량의 소주에 담가 3개월쯤 숙성시켰다가 하루 두 번 조금씩 계속 마시면 근육과 뼈를 튼튼히 하는 효능 효험이 있다고 한다. 또한 여러 가지 중독증과 중풍을 풀어 주는 효험이 있으며, 그 외에 류머티즘성 관절염·간염·황달·반신불수·안면신경 마비에도 치료약으로 써 왔다.

민간에서는 뱀독·벌레독·악창독을 가라앉히기 위해 잎의 생즙을 내어 바르곤 했다고 한다.

식물 특징

한해살이풀로서 줄기는 가늘며 곧게 서서 가지를 치면서 60cm 안

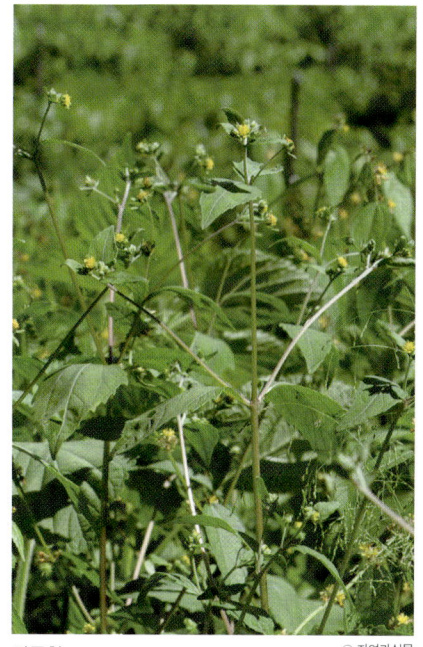 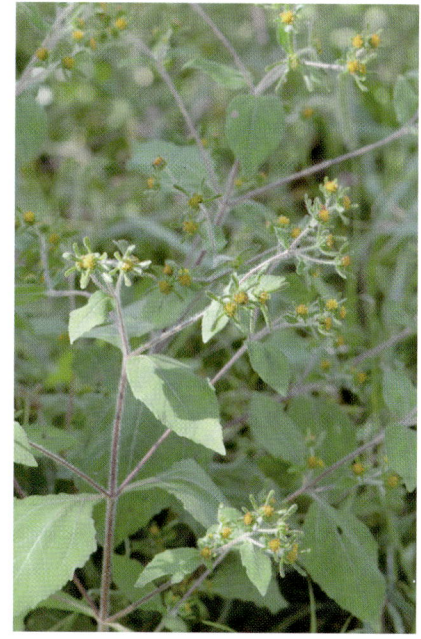

진득찰 ⓒ 자연과식물 털진득찰

팖의 높이로 자란다. 온몸에 짤막한 털이 산재해 있다.

마디마다 두 장의 잎이 마주 자리하며 둥근 계란꼴로서 잎 가장자리에는 크고 작은 톱니가 불규칙적으로 자리한다. 잎 뒷면에는 세 개의 굵은 잎맥이 두드러지게 보이며 얇고 연하다. 꽃은 가지 끝에 한 송이씩 피는데 다섯 개의 길쭉한 주걱꼴의 꽃받침에 둘러싸여 있다. 꽃받침에는 점액을 분비하는 선모(線毛)가 밀생해 있어서 만져 보면 진득거린다. 꽃은 8~9월에 5㎜ 안팎의 크기로 노랗게 핀다.

열매가 익은 뒤에는 이 선모로 인하여 사람의 옷이나 짐승의 털에 달라붙어 사방으로 씨를 퍼뜨린다.

전국에 분포하며 산이나 들판의 양지바른 풀밭과 길가 등에 흔히 난다.

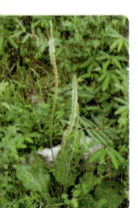

질경이

무병 장수의 식물이며, 쓸데없는 병들이 침범하는 것을 막아 준다. 암세포 진행을 80% 억제한다.

효능 해설

민간요법에 의한 질경이의 약효를 조사해 보면 마치 만병통치약으로 착각할 정도로 그 적용 범위가 대단히 넓다. 이것은 오랜 세월 동안 구황식물로 많이 이용되면서 여러 가지 효험이 나타난 사례가 민간에 널리 알려진 탓인 것 같다.

암세포 억제율 80% 근년에 질경이가 암세포의 진행을 80%까지 억제한다는 자료가 발표되었다. 또한 질경이 씨앗에서 간(肝)을 튼튼하게 하는 성분을 분리해 냈다는 신문 보도도 있었다.

옛글에서는 질경이를 오래 먹으면 몸이 가벼워지고 언덕을 능히 뛰어넘게 하는 장수 식물이라고 하였다. 여하튼 기침 가래로 시달리는 사람은 질경이를 항시 식용함으로써 완화시킬 수 있으며, 아울러 건위·강장에도 저절로 효험이 나타난다.

씨앗의 약효 씨앗을 받아서 뭉근히 달여 오래 복용하면 가래 기침은 물론 과잉된 콜레스테롤을 저하시키며, 고혈압·만성 위염에도 효과를 나타내며, 눈을 밝게 한다고 알려져 있다. 하루 약용량은 10~20g이다.

식용 방법

질경이의 전초를 말렸다가 달여 마시는 것이 일반적인 복용법이지만 이보다 더 효과적인 방법은 봄부터 늦가을까지 싱싱한 잎을 식성에 맞는 양념을 넣어 갖가지 조리법으로써 식용하는 것이다.

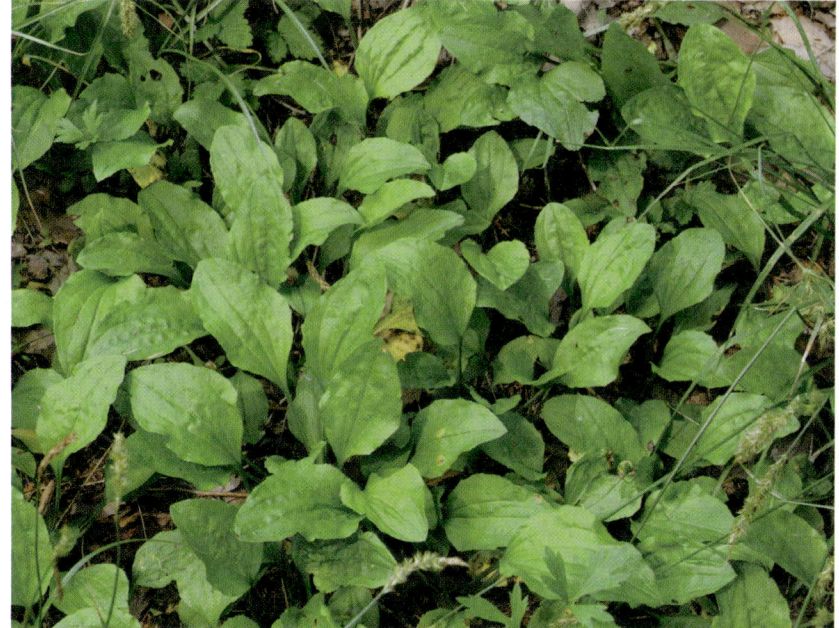
질경이

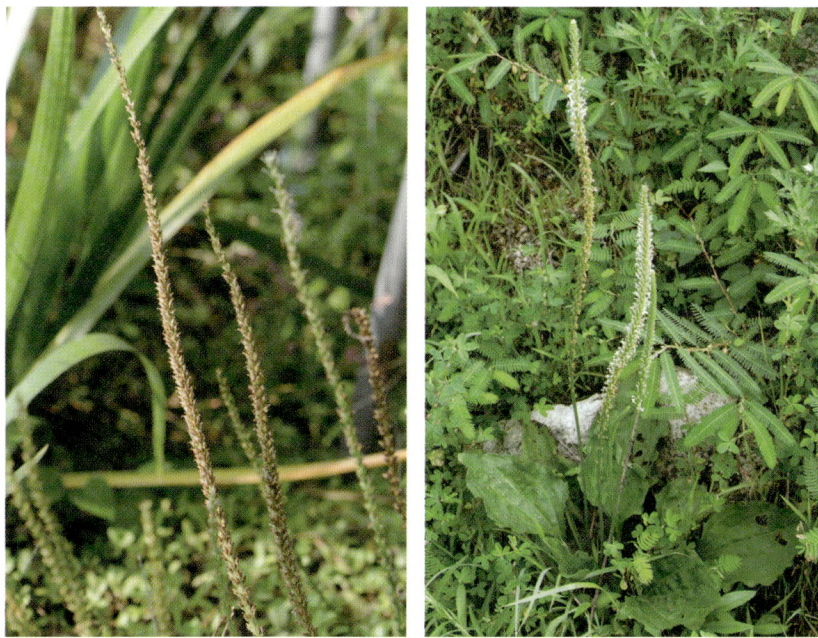

질경이 씨   질경이 꽃

특히 청결한 새 잎을 날것으로 쌈 싸 먹는 것이 가장 좋다. 잎과 뿌리 전체를 국거리로 삼는가 하면 소금에 절이든지 가볍게 데쳐서 갖은 양념으로 무쳐 먹기도 하고 죽으로 쑤어 먹기도 한다. 다른 채소와 섞어 기름에 볶든지 튀김으로 만들면 식욕이 증진된다.

이와 병행해서 뿌리째 뽑아 말렸다가 잘게 썰어 차로 만들어 날마다 마시면 더 효과적인데, 이때 쑥잎을 첨가하면 맛이 더욱 좋아진다. 재료를 충분히 마련해 두었다가 풀이 없는 겨울에도 계속 차로 마시면 좋다.

식물 특징

길가 풀밭에서 흔히 볼 수 있는 여러해살이풀로서 줄기는 서지 않으며 잎은 뿌리에서만 자라나온다. 잎의 생김새는 계란꼴 또는 넓은 타원꼴로서 긴 잎자루를 가지고 있으며, 잎끝은 무디고 밑동은 둥글다. 잎 가장자리는 일반적으로 밋밋한 게 대부분이지만 때로는 뚜렷하지 않은 톱니를 가지고 있는 것도 있다. 잎의 길이는 4~15cm이고 일곱 줄 내외의 평행된 잎맥을 가진다.

한 뼘 정도의 높이를 가진 꽃줄기가 잎 사이에서 자라나 자잘한 꽃이 이삭 모양으로 뭉쳐 핀다. 꽃은 깔때기꼴이고 끝이 네 개로 갈라져 있으며, 지름은 2.5mm 내외이고 빛깔은 희다. 비가 자주 오는 6~8월 사이에 꽃을 피우고 씨앗을 맺는다.

전국 각지 어디에든지 널리 분포하며 높은 산에서도 흔히 자란다.

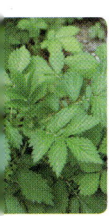

짚신나물

백병을 다스린다는 좋은 자양 식물. 위암·식도암·대장암·간암·자궁암·방광암 등의 항암 효과로 유명한 산야초이다.

암 치료제

짚신나물의 문헌적인 효능을 조사해 보다가 우연히 암 치료에 널리 쓰인다는 것을 알아냈다.

중국의 한의학서인 《암류방치연구》에서는 주로 자궁암 치료를 위한 여러 가지 처방전에 집중 첨가하는 신빙할 만한 임상 기록들을 밝혀 놓았다. 북한의 《동의학사전》에서는 위암·식도암·대장암·간암·자궁암·방광암 등에 쓰이는 항암 약재라는 것을 알려주고 있다. 우리나라의 정평 있는 《신씨본초학》에서는 자궁암·폐암·간암·설암으로 인한 출혈을 멈추게 하는 데 탁월한 효과가 있다고 했으며, 또한 저항력을 증가시킨다고 기록했다. 〈약초의 성분과 이용〉이라는 자료에서는 짚신나물 전초의 추출물을 자궁경부암의 세포에 작용시킨 결과 그 암세포가 100% 억제된다는 실험 결과를 제시했다.

여하튼 짚신나물이 암 치료에 효험이 있다는 많은 기록들은 과학적인 분석과 실증이 없더라도 오랜 경험의학의 면에서 신빙성이 있다고 본다.

어느 러시아 학자는 사람은 누구든지 암에 걸릴 요인을 갖고 있는데 다만 암에 걸려 고생하기 이전에 사망함으로써 암을 피하게 된다는 것이다. 이러한 무서운 암을 이기는 길은 항암 효과가 탁월한 짚신나물과 같은 여러 종류의 항암 산야초를 골고루 섭취하는 방법을 찾는 일이다. 암의 예방과 치료에 효험 있는 산야초가 예로부터 수백 가지나 알려져 있다.

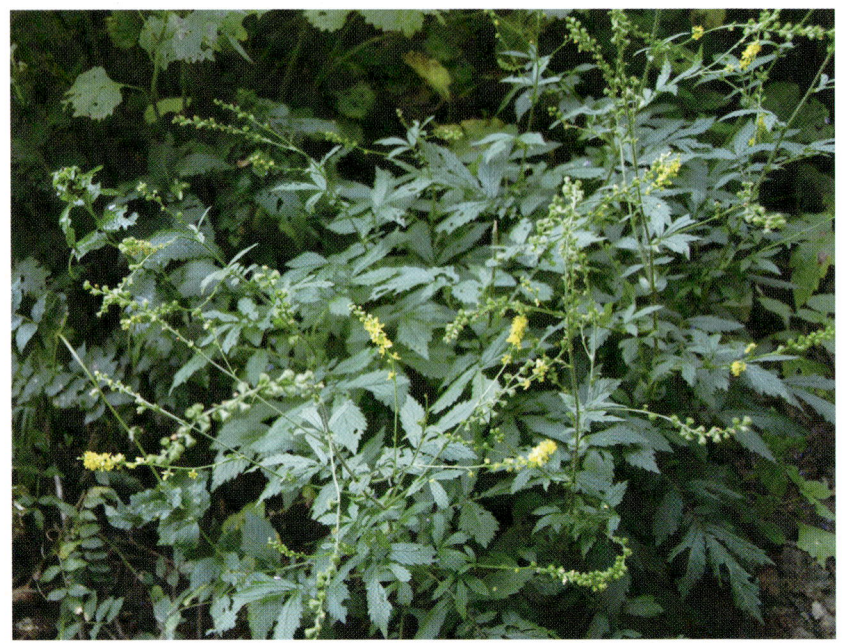

짚신나물 꽃

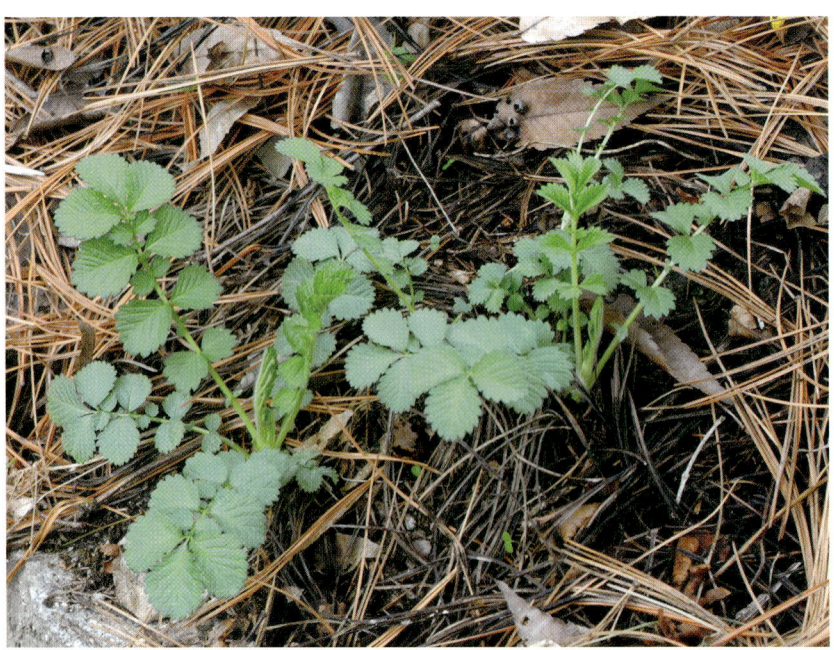

짚신나물 어린 순

🔴 효능 해설

북아메리카의 인디언들이 애용해 왔다. 서양에서는 내장을 풀어 주며, 신장·간장·비장·담낭 등의 치료에 평판이 좋은 약초로 기록하고 있으며, 가정요법으로 근육통·관절염에도 효과적이라고 한다. 또 성악가들은 짚신나물을 삶은 물로 목을 축임으로써 성대를 보호했다고 한다. 목이나 입 안의 통증을 막고, 독감으로 부은 목을 회복시키기 위해 짚신나물을 달인 물로 입 안을 가셔내곤 했다.

정신적 고통 영국의 의사 에드워드 바크는 1930년대에 짚신나물의 약효성을 시험해 본 결과 노란꽃의 즙액이 근심이라든가 내면에 감춰진 끊임 없는 정신적 고통 때문에 시달림을 받는 증세에 탁월한 치료 효과가 있음을 발견했다.

본초학에서는 짚신나물은 혈액응고 작용(지혈)이 탁월하여 옛날부터 각종 출혈 증상에 긴요히 두루 사용한다고 했다. 피오줌이 나온다든지 생리 기간 중의 자궁 출혈을 멈추는 데에 약용했다. 또한 강심(强心)·위궤양·장염·설사·구내염·염증 해소 등 기타 갖가지 병증에 효험이 있는 것으로 알려지고 있다. 또 다른 책에서는 백병을 다스리는 약품으로 꼽고 있으며, 각 병증세에 쓰이는 범위가 넓다.

🟠 식용 방법

광범위한 약효를 발휘하는 짚신나물을 일상적으로 식용했을 때 어떤 도움이 있는가를 알아보기 위해 우선 영양 성분을 분석해 본 결과는 기본적인 영양 물질을 골고루 풍부하게 함유하고 있었다. 필자가 잎·뿌리를 여러 가지 방법으로 식용해 보았는데 몸에 괜찮았다. 미국의 어느 식물학자는 커피 대용으로 날마다 두 잔씩 달여 마시면서 별탈 없이 즐길 수 있었다고 한다.

봄부터 초가을 사이에 생장점이 새순을 따서 소금에 잠시 절였다가 데쳐 무치거나 튀김이나 양념조림으로 하면 맛이 좋다. 양념고추장에 찍어 생식해도 좋은데, 약간 질긴 기운이 있다.

배탈 방지 옛부터 민간에서는 나물로 계속 먹으면 여름 내내 복통·배탈을 앓지 않으며, 구충을 비롯하여 강장제의 특효가 있는 것으로 알려져 있다. 단 고혈압증에는 적합하지 않다는 점을 특히 유의해 둬야 한다. 혈압을 올리는 성질이 있기 때문이다. 짚신나물이 이토록 좋다고 해서 집중적으로 섭취하면 편식의 악영향과 같은 역기능이 일어날 수 있다는 것도 유의하지 않으면 안 된다.

🌱 식물 특징

온몸에 거친 자잘한 털이 나 있는 여러해살이풀로서 덩어리로 이루어진 굵은 뿌리를 가지고 있다. 줄기는 가지를 치면서 1m 가까운 높이로 크게 자란다.

잎은 마디마다 서로 어긋나게 자리하며 깃털꼴로서 5~7장의 잎조각을 가지고 있는데 그 사이 사이에 아주 작은 잎조각이 자리잡고 있다. 잎조각의 생김새는 길쭉한 타원꼴 또는 피침꼴로서 가장자리에는 고르지 않은 톱니를 가지고 있다. 잎겨드랑이에는 새의 날개처럼 생긴 받침잎이 자리한다.

6~7월경에는 가지와 줄기의 끝에서 생겨난 긴 꽃대 위에 많은 꽃이 이삭 모양으로 자잘하게 모여 핀다. 꽃은 다섯 장의 노란 꽃잎으로 이루어져 있으며 지름은 7mm 내외이다.

짚신나물은 전국 각처의 풀밭에서 얼마든지 발견하게 된다. 그러나 길가의 풀숲에서는 잘 자라지 않는다. 깊숙한 산속을 잘 살피다 보면 그 기슭에서 군생하는 것을 만나게 되는데, 낮과 밤의 기온 차이가 큰 깊은 산속 기슭에서 잘 만날 수 있다. 그러나 산의 높은 위쪽으로 올라가면 짚신나물이 잘 나타나지 않는다.

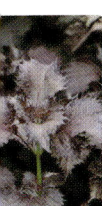

차즈기

암 예방과 치료에 탁월하며, 노화·동맥경화 예방에도 뛰어나다. 몸 속을 보하고, 육류와 생선 독을 해독한다.

🔴 효능 해설

자소엽이라고도 부르는 차즈기는 옛부터 약용·식용으로 널리 쓰여 왔으며, 효험 역시 뛰어난 것으로 알려져 연구 대상이 되고 있다.

카로틴이 풍부한 식물 차즈기는 암을 예방하고 노화를 늦추는 데 가장 필요한 해독제 역할을 하는 베타카로틴이 풍부하게 함유되어 있다는 연구 결과가 있다. 일본에서 35종의 유용 식물을 재배하여 연구 조사한 결과, 차즈기가 카로틴을 가장 많이 함유하고 있다는 것이 밝혀져 있다. 동맥경화를 예방하며, 면역 기능을 강화시키는 등 건강 증진에 필수적인 것으로 높이 평가되고 있다.

본초학에서도 차즈기가 이미 각종 병증세에 효능 효험을 나타낸다는 점을 누누이 설명하고 있다. 그런데 악화되어 버린 병을 뒤늦게 차즈기로 고치겠다는 생각은 착각이다. 몸이 성할 때에 차즈기를 즐겨 식용함으로써 효과를 얻을 수 있다는 것을 염두에 둬야 한다.

차즈기의 짙고 그윽한 향은 식욕을 돋우어 주며, 건위·거담약의 구실을 한다. 여름에 오이나 양배추 김치에 조금 넣으면 감칠 맛이 있다. 생선회나 구운 고기를 먹을 때 쌈으로 먹으면 해독 및 식중독 방지 효과가 있다. 차즈기를 즐기노라면 내장을 보하고 기를 늘리며 감기에 걸리지 않고 혈액 순환을 돕는다.

🟡 식용 방법

소주에 담가 숙성시켜서 조금씩 마시며, 깻잎에 양념장을 곁들여

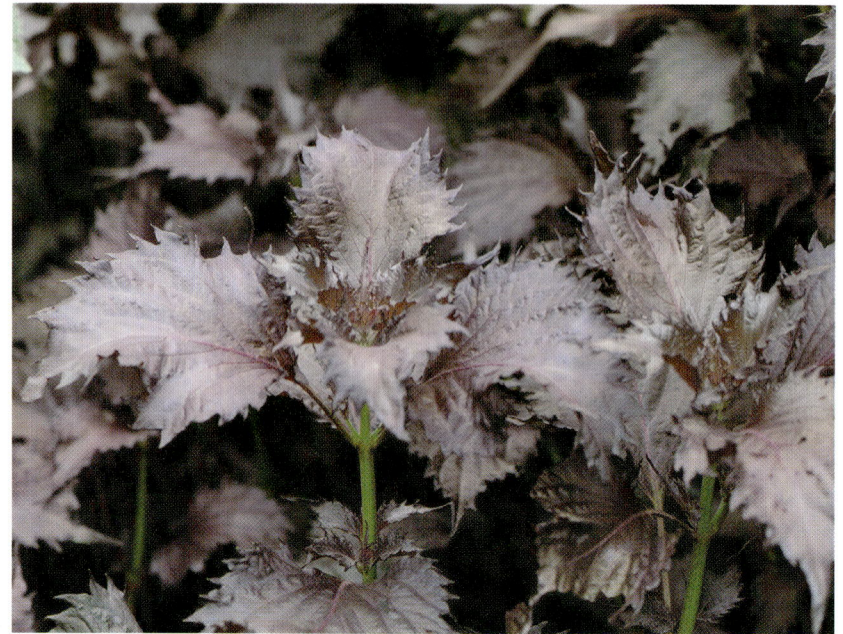

차즈기

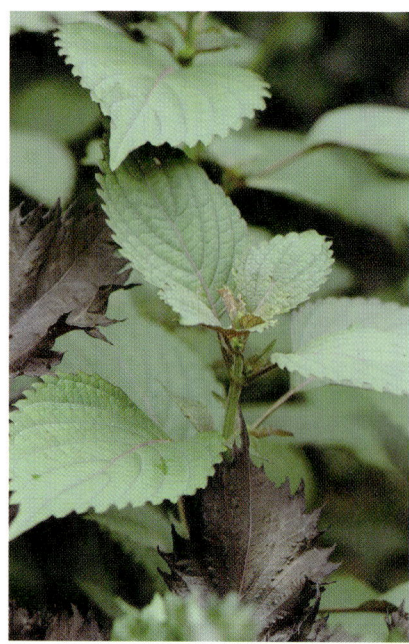

청차즈기

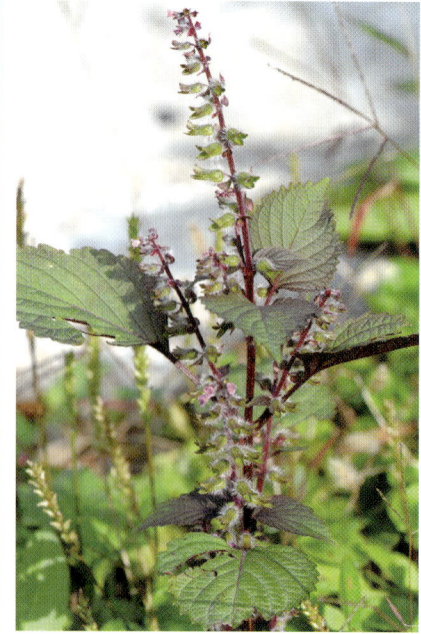

차즈기 꽃

싸 먹는 것처럼 차즈기를 저장 식품으로 한다. 또한 잎을 말렸다가 녹차 우려 마시듯이 음료로 애음해도 좋으며, 날것으로 양념장에 찍어 먹어도 좋다.

가을에 씨앗이 영글면 이를 채취하여 기름을 짜낸다. 기름에는 강한 방부 작용과 함께 방향성이 있어 간장과 된장을 담글 때, 또 제과에 약간씩 넣으면 별미다. 이 씨의 기름을 육류나 생선에 약간씩 첨가하면 해독제가 되어 식중독이 일어나지 않는다.

농가 소득 차즈기는 주로 재배하여 공급되고 있는데, 야생의 것도 가끔 발견된다. 장기적으로 많은 양을 먹으려면 아무래도 재배하여 증식시키는 것이 좋은데, 번식력이 매우 강하고 병충해가 없어 관리가 편하다. 버려진 농토에 씨앗을 뿌려만 두면 해마다 무성하게 자란다. 수시로 잎을 뜯어 내야 하는 번거로움이 있긴 하겠지만 건강식품의 유통이 원활해지면 농가 소득에 도움이 되리라 믿는다.

🎁 식물 특징

중국에서 들어온 한해살이풀로서 몸 전체가 짙은 보라색을 띠며 좋은 냄새를 풍긴다. 들깨와 비슷하지만 줄기와 잎이 가지색을 띤다. 줄기는 모가 져 있고, 곧게 자라올라 가지를 치면서 70~80cm 정도의 높이로 생장한다.

넓은 계란꼴의 잎이 마디마다 두 장씩 마주한다. 잎 밑동은 둥글고 끝은 뾰족하며 가장자리에는 날카로운 생김새의 톱니가 나 있다.

줄기와 가지의 끝 잎겨드랑이에서 자라난 긴 꽃대에 작은 꽃이 이삭 모양으로 모여 핀다. 꽃의 생김새는 짤막한 대롱꼴이고 끝이 입술 모양으로 두 갈래로 갈라졌는데 아랫입술이 보다 넓고 크다. 꽃의 길이는 6mm 안팎이고 빛깔은 연한 보라색이다. 대개 8~9월에 꽃이 피어나 날씨가 서늘해지면 씨앗이 영근다.

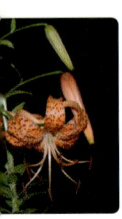

참나리

신체 허약한 노인들에게 좋은 자양 강장제. 참나리 꽃잎으로 약술을 담그면 빛깔과 맛이 독특한 자양 건강주가 된다.

효능 해설

참나리는 시골에서 관상용으로도 즐겨 심는 꽃 식물인데, 땅속에 지름 5cm 내외의 마늘처럼 생긴 알뿌리를 가지고 있으며, 이것이 훌륭한 자양 강장식으로 쓰인다.

병후 신경 쇠약 알뿌리는 일반 탕약처럼 달여 마시지 않고 맛좋은 식품으로 삼아 신체 허약증·여성의 갱년기 장애·병후 신경 쇠약·백합증(百合症)에 널리 쓰인다. 노인의 만성 기관지염과 폐결핵·변비·젖앓이·가래 기침·놀라서 가슴이 두근거리는 데에 효험이 있으며, 식욕이 부진할 때마다 식품으로 즐기면 좋다.

식용 방법

봄과 가을에 알뿌리를 캐서 구워 먹거나 밥에 쪄서 식용한다. 별식으로 하려면 알뿌리를 짓찧어 쌀가루와 섞어 꿀을 넣고 죽을 쑤어 끼니마다 한 공기씩 먹는데 이를 백합죽이라 한다. 또는 양념조림을 하거나 다진 고기와 버무려 먹기도 하고 시루떡에 넣기도 한다.

장기적으로 식용하기 위해서는 가볍게 쪄서 잘라서 말렸다가 꿀물에 한동안 불려서 볶아 먹는 것이 좋으며, 가루로 내어 꿀물에 풀어 먹기도 한다. 알뿌리를 덩어리째 쓰는 것이 아니라 반드시 비늘줄기로 이루어진 조각을 일일이 잘게 뜯어 내서 써야 한다.

중나리의 알뿌리도 탐스러워 식용하기 좋다. 참나리와 같은 종류는 우리나라에 14종이 야생하고 있는데, 개중에는 알뿌리가 작아서 먹

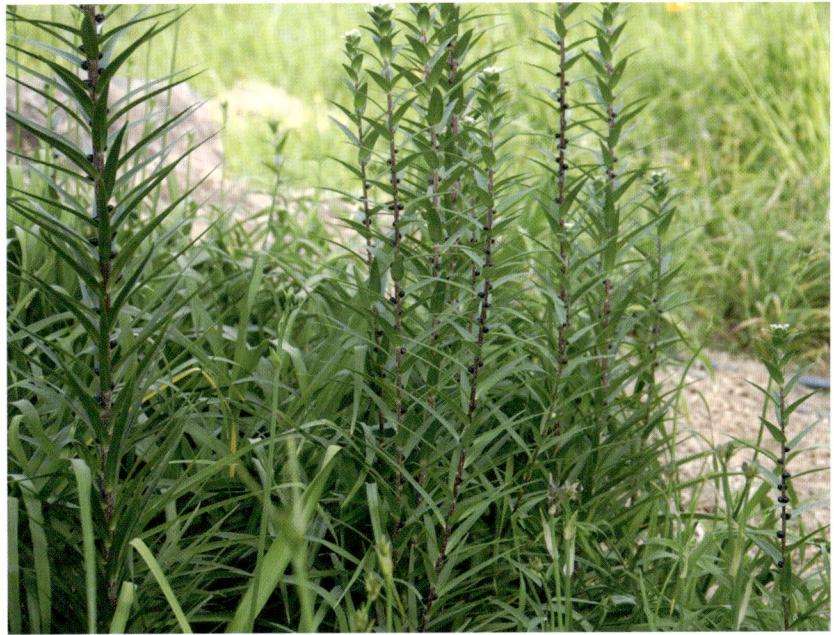

참나리

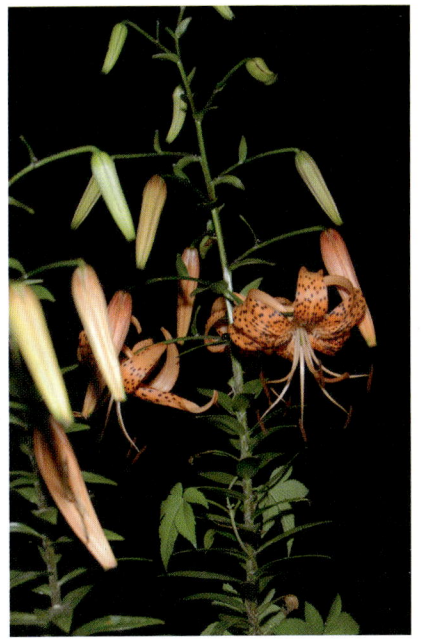

참나리 꽃

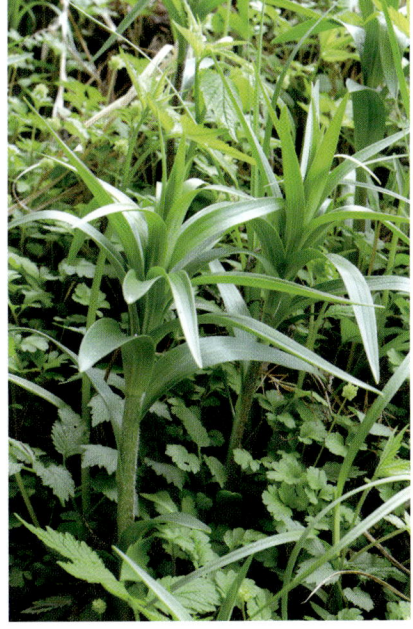

참나리 어린 순

음직스럽지 못한 것들이 있다.

여름철에 산과 들에 나가면 영롱하게 핀 꽃 모양을 보고 누구든지 굴취할 수가 있다. 늦가을에 땅 위의 잎과 줄기가 시들어 버린 무렵에 캐낸 알뿌리는 탁월한 효과가 있다.

참나리 증식 줄기의 잎겨드랑이마다 맺히는 콩알만 한 알눈[珠芽]을 심으면 5년 정도의 기간이 지나야 새로운 개체를 볼 수 있는 데 비해 알뿌리를 쪼개어 심으면 2년 만에 새싹이 돋는다.

꽃망울 식품 개화하기 전 참나리의 길쭉한 꽃망울은 잡채·볶음밥의 좋은 재료가 되며, 말렸다가 고급 요리에 쓰곤 한다. 그런데 꽃망울이 벌어지기 전에 따 내면 꽃을 제대로 즐길 수 없으므로 기품 있게 피어나는 꽃을 맘껏 감상하고 난 뒤에 떨어지려는 꽃잎을 받아 식품으로 이용하는 것이 바람직하다. 이 꽃이 탐스럽게 많이 피면 풍년이 든다고 말이 있는데, 동서고금을 통해 백합류가 풍요를 상징하고 있음을 의미하는 것이다. 막 떨어지려는 꽃잎을 모아서 소주에 담가 숙성시키면 불그레한 빛깔이 매혹적이며 독특한 자양 건강주가 된다. 그 가치를 아는 사람은 고급스런 양주 몇 병과도 바꾸지 않는다.

🌱 식물 특징

여러해살이풀로서 비늘줄기로 이루어진 큰 알뿌리가 있다. 굵고 실한 줄기는 곧게 서서 1.5m 내외의 높이로 자라며 전혀 가지를 치지 않는다. 줄기는 자갈색이며 윗부분에 흰 솜털이 산재한다. 긴 피침꼴의 많은 잎이 좁은 간격으로 줄기를 돌아가면서 어긋나게 자리하는데 길이는 5~15cm 가량이다.

7~8월이면 줄기 끝에 3~10송이의 탐스런 주황색 꽃이 피는데, 지름은 10cm 내외이며 꽃잎 안쪽에 검은 반점이 산재한다. 산지의 양지쪽 풀밭에 난다. 우리나라의 백합류 중에서 가장 대표적이다.

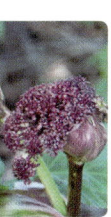

참당귀

건망증 · 불면증 · 정신불안 · 현기증에 효험이 있다. 간장약 · 보혈약으로 부인병에 도움을 준다.

효능 해설

잎과 줄기가 시드는 가을에 뿌리를 캐서 물로 씻은 뒤 햇볕에 말려 약재로 쓴다. 꽃대가 나온 것을 숫당귀라 하는데, 이것은 약으로 쓰지 않는다. 꽃대가 나오지 않은 암당귀의 굵은 뿌리를 약으로 쓰는 것이 원칙이며, 뿌리가 가늘고 많이 나온 것은 경험상 약효가 미약하여 품질이 낮은 것으로 취급한다.

암당귀 채굴 그런데 약초 시장에서 파는 당귀 뿌리가 암당귀의 것인지 숫당귀의 것인지를 쉽게 구별하기가 어렵다. 그러므로 꽃을 피우며 싱싱하게 자라는 것을 살펴보아 꽃대가 나오지 않은 암당귀를 발견하면 그 자리를 표시해 두었다가 가을에 직접 채굴하는 것이 좋다.

당귀의 추출액은 자궁을 수축하는 작용이 있다고 하는가 하면 자궁을 이완시킨다는 서로 반대되는 자료가 알려져 있다. 이것은 아마도 암당귀 · 숫당귀 · 가는 뿌리가 많은 종류, 이렇게 세 가지의 약효 작용이 크고 적게 달리 나타난 때문이 아닌가 추측된다. 아무튼 연구해 볼 과제이다.

부인병의 특효 당귀는 무엇보다도 부인과 계통에 주로 쓰이는 긴요한 약이다. 월경을 항상 고르게 조절해 주는 작용이 있으며, 월경이 끊어져 다시 나오지 않는 무월경 상태 · 월경통 · 월경 불순 · 산후통 · 월경의 갖가지 장애 요소 · 여자의 뱃속에 덩이가 생기는 병(징가) · 자궁 출혈 · 출혈이 많아서 생기는 부인의 빈혈증 등을 고치고 개선하는 데 효력이 있다. 또한 자궁 발육을 촉진하며, 부인들의 음부로 들어오는 세균의 침범을 막아 주는 현저한 항균 작용이 있다.

치료 경험에서 터득한 바는 당귀 뿌리와 자양 강장 효과가 있는 다른 약초들을 배합하여 달임약으로 쓰면 부인병의 여러 증상을 고치는 데 더욱 효과적이며, 산후의 몸을 튼튼하게 한다.

신경 질환 당귀는 지혈·진통 작용이 있으며, 건망증·불면증·정신불안·현기증·신경 쇠약, 이로 인한 두통을 없애는 데에 귀히 쓰인다. 또한 강장 효과가 있어서 혈분이 약해 생기는 원기 쇠약(혈허증)·신체 허약증에 도움을 받는다.

그리고 당귀 뿌리는 보혈의 효능이 크다. 혈액 순환을 개선하고, 혈관 질환으로 인한 내출혈과 혈액의 정체, 혈액 부족 등에 효과를 나타낸다. 이런 다른 병세의 치유 효과는 직접 간접으로 부인병 치료에 도움을 주는 것이다. 하루 복용량은 6~12g 정도이다.

식용 방법

이른봄에 돋아나온 어린 순을 따다가 나물로 무쳐 먹는다. 약간 매운 맛이 있기는 하지만 이 매운 맛은 산나물의 풍미를 돋워 주는 좋은 요소이며, 향긋하고 씹히는 맛이 좋다. 쓴맛이 없으므로 조리하고자 할 때는 가볍게 데쳐서 찬물에 한두 번 헹구기만 한다.

생식·녹즙의 기본 쓰지 않으며 향긋한 매운 맛을 즐기기 위하여 생잎을 그대로 초고추장에 찍어 먹으며 또 녹즙으로 내어 마시도록 한다. 그런데 전혀 생식을 해 보지 않은 낯선 종류는 처음엔 조금씩 먹으면서 차차 양을 늘려야 한다. 그 이유는 자기 몸에 잘 받아들여지는가 또는 거부 반응이 생기지 않는가 하는 점을 알아야 하기 때문이다. 거부 반응이 생기면 그 정도를 헤아려 생식량을 절제해야 하고 몸에서 잘 받아들여 입맛이 당긴다면 다소 양을 늘려서 식용한다. 여하튼 당귀의 어린 잎을 국거리·튀김·볶음·당귀죽·당귀밥 등 여

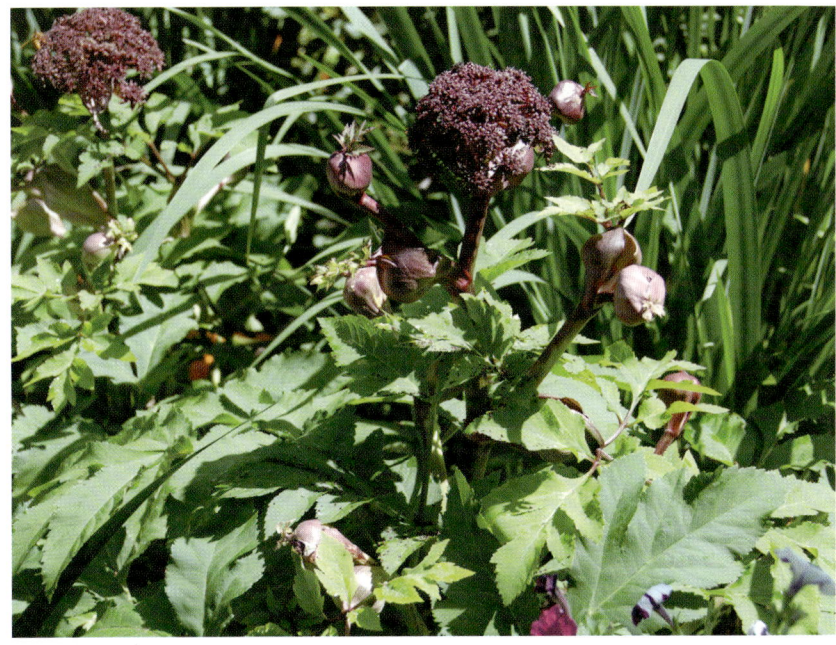
참당귀 꽃

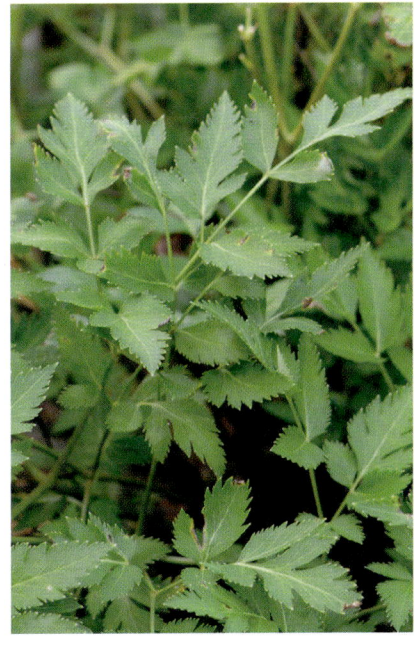
참당귀 잎

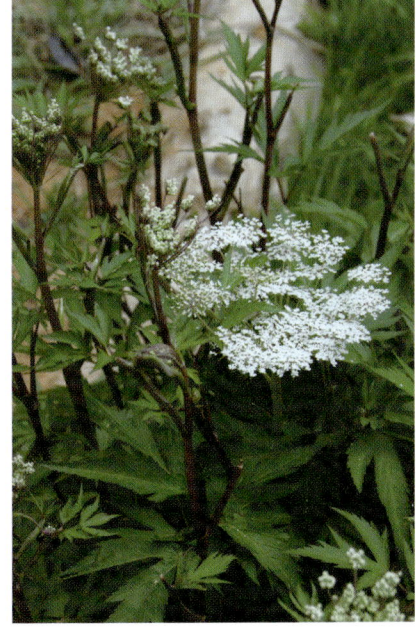
일당귀

러 가지로 조리법을 바꾸어 가며 때때로 식용하도록 한다.

당귀 뿌리를 생째로 토막 내어 소주에 담가 숙성시켜서 취침 전에 조금씩 마시면 특이한 술맛을 즐기는 동시에 약의 효험도 보게 된다. 이 당귀 약술도 처음엔 약간씩, 그러다가 몸에 지장 없이 잘 적응이 되면 반 컵(100cc) 정도까지 마셔도 괜찮다. 불쾌한 부인병에 시달리는 이들은 이 술을 날마다 조금씩 마시는 동안 천천히 떨쳐 버리게 된다.

🌱 식물 특징

비교적 습한 땅에 나는 두해살이 또는 세해살이풀로서 살진 뿌리에는 흰색의 즙을 함유하고 있으며 강한 향기를 풍긴다.

줄기는 굵고 곧으며 2m 안팎의 높이로 자라면서 약간의 가지를 친다.

큰 잎은 마디마다 서로 어긋나게 자리하며 한 번 또는 두 번씩 세 갈래로 갈라진다. 갈라진 잎조각은 다시 3~5 갈래로 중간 정도의 깊이로 갈라진다. 잎 가장자리에는 날카로운 생김새의 톱니가 생겨나 있다. 잎자루의 밑동은 넓게 퍼져 줄기를 완전히 감싼다.

줄기의 가지 끝에 달리는 작은 꽃은 무수히 뭉쳐 우산꼴을 이루면서 피어난다. 다섯 장의 꽃잎을 가지고 있으며 지름이 3mm 안팎이고 빛깔은 보랏빛이다. 꽃은 8~9월 중에 핀다.

전국에 분포하며 산지의 계곡이나 습한 땅에 난다.

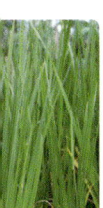

창포

의식 혼미 · 건망증 · 망상적 정신분열증에 효험. 위액 분비를 촉진, 소화 불량을 고치는 위장약이다.

효능 해설

가을에 뿌리줄기를 캐어서 잔뿌리를 다듬은 뒤 잘 씻어 햇볕에 말린다. 실험적으로 눈을 밝게 하고 청각을 예민하게 하며, 뚜렷한 진정 작용이 있음을 알았다.

창포 뿌리는 방향성 건위약으로서 소화액의 분비를 촉진하고 식욕 증진으로 입맛을 돋우며, 방귀가 많은 증상을 수반한 소화 불량을 해소시킨다. 또 위장 속의 이상(異常) 발효를 억제하고 설사를 멈추게 한다. 그러나 소화약으로 지나치게 많이 그리고 오래 복용하면 토하거나 메스꺼움 같은 부작용이 생기는 경우가 있으므로 뿌리줄기를 법제하여 약용해야 한다.

피로한 신경 창포는 신경이 심하게 피로해져서 생기는 여러 증상들을 개선하는 데에 효과를 발휘한다. 즉 건망증 · 몽롱한 의식 · 정신 불안 · 고열로 인한 의식 장애 · 머리의 어지러움 · 호흡의 촉박감 · 귀울림 · 망상적인 정신분열 · 뇌막의 염증성 자극 · 가슴이 두근거리는 것을 진정시키고 고쳐 준다. 보다 더 좋은 효과를 보려면 석창포를 배합하여 꿀을 조금 넣은 달임약으로 복용하는 것이다.

그 밖에 눈의 충혈 · 이뇨 · 기관지염 · 여러 열성 질환 · 간질병 · 인후증 등에도 쓰인다는 한의서의 옛 기록이 있다. 또한 사기(邪氣)를 피한다고도 한다.

하루에 4~10g을 달여 마신다.

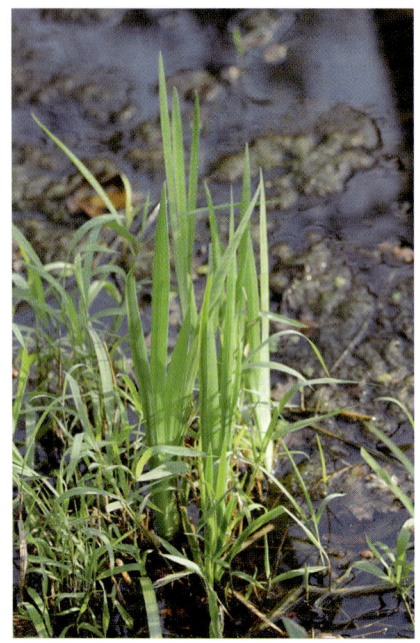 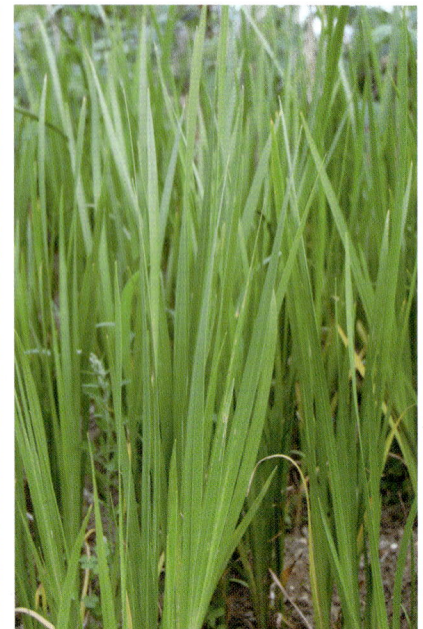

창포   창포

창포의 민속

과거에는 봄이 되면 집집마다 창포술을 빚는 민속이 있었는데 이것은 고려 때부터 시작된 것이라고 한다. 이 민속주는 건위·피로 회복·강장에 뛰어난 효과가 있다고 한다. 또 창포와 백출·산약을 함께 가루로 빻아 쌀가루와 섞어서 꿀을 넣고 떡(창포반)을 만들어 먹었는데, 좋은 영양식이 되었다고 한다.

창포 목욕 창포의 잎과 뿌리와 쑥을 잘게 썰어 망사 주머니에 넣고 팔팔 끓여서 욕탕물에 붓고 목욕을 오래 하면 혈액을 촉진하고 몸속의 나쁜 기운을 씻어 내며 신경통이 사그라지게 한다고 한다.

5월 단오날엔 여인들이 창포물로 머리를 감는 민속은 옛날에는 큰 행사였다. 또한 창포를 꾸준히 먹고 장수했다는 기록이 있다.

🌱 식물 특징

물가에 나는 여러해살이풀로서 식물 전체에서 향긋하고 시원스런 향내를 풍긴다. 굵고 긴 뿌리줄기를 가지고 있으며 빛깔은 적갈색이고 많은 마디가 있다.

길쭉한 칼과 같은 생김새의 잎이 뭉쳐서 자라며 높이가 60~90cm에 이른다. 평행된 잎맥을 가지고 있는데 한가운데에 자리한 잎맥이 두드러지게 눈에 띈다. 잎의 밑동은 서로 감싸는 상태로 겹쳐져 있다.

꽃대는 잎과 비슷한 외모를 가지고 있으며, 그 중간부에 수많은 꽃이 뭉쳐 피어나 원기둥꼴의 꽃차례가 생겨난다. 꽃차례의 길이는 5cm 안팎이고 굵기는 6~15mm 정도 되며, 빛깔은 황록빛이다. 6~7월 중에 꽃이 핀다.

전국에 분포하며 물가에 난다.

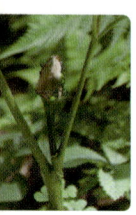

천남성

천남성의 독성은 뛰어난 약효를 발휘한다. 중풍·안면 마비·반신불수·지랄병에 효험. 자궁경부암의 치료에 임상 효과가 있었다.

효능 해설

늦가을에 알뿌리를 캐어다가 씻은 뒤 겉껍질을 벗기고 잘게 쪼개 햇볕에 말린다. 잘게 쪼개는 이유는 햇볕을 골고루 쪼여 독 성분을 보다 많이 소멸시키기 위한 것이다. 천남성과 비슷한 종류가 우리나라에 8종이 자라고 있는데 모두 같은 목적으로 약용한다.

동물 시험에서 관찰해 보면 모르핀 따위를 과량 사용하여 일어나는 경련을 진정시키고, 전초에는 자극성 물질이 있어서 이것이 피부에 닿으면 염증을 일으키지만 동물의 배 안에서는 독 작용이 일어나지 않았다고 한다. 약리 실험에서는 달임약이 끓는 가래를 삭여 주고 경련을 진정시키며 진통 작용을 나타낸다는 것이 밝혀졌다.

경련·마비증 중풍으로 말을 못하고 기동이 어려우며 입과 눈이 비뚤어지고 반신을 제대로 못 쓸 때, 지랄병, 어린이 경풍, 가래가 끓는 심한 기침, 풍증으로 어지러움이 있을 때, 파상풍, 뼈마디의 통증, 뇌졸증에 의한 운동신경 마비, 수족 마비 등에 약용하면 효과를 본다.

자궁경부암 또한 자궁경부암의 치료약으로 쓰는데 임상 효과가 있었다고 한다. 위와 같은 고약스런 질병은 양약으로 치료하려면 아무래도 어려움을 겪게 된다. 이런 경우에 생약에 대한 한의학의 도움이 필요해지는 것이다. 그리고 독성은 질병 퇴치에 효능 효험을 나타내는 사례가 많이 있으며, 뱀독도 약으로 쓰인다는 것이다.

법제하여 약용 천남성 종류는 독성이 강하므로 반드시 법제해서 약용해야 한다. 달일 때에 생강즙이나 백반물을 함께 넣어 완전히 익힌

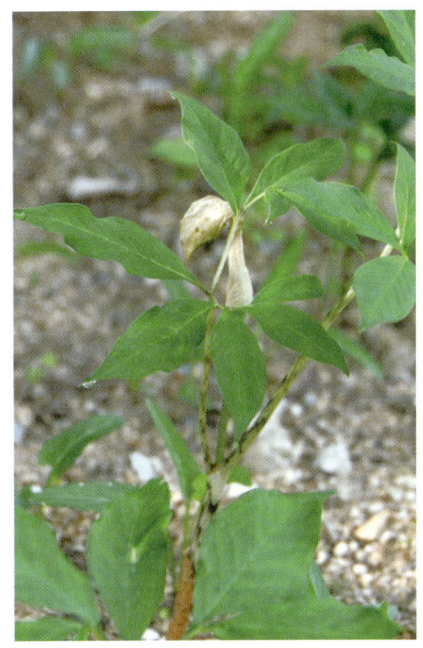
천남성

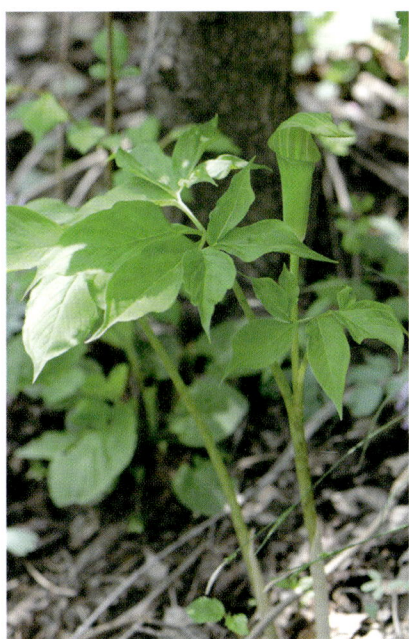
천남성

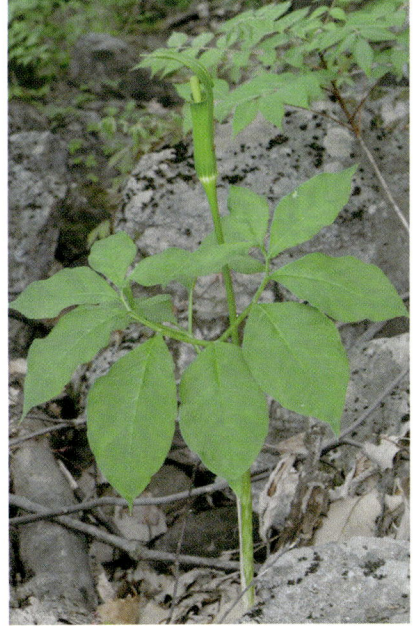
둥근잎천남성

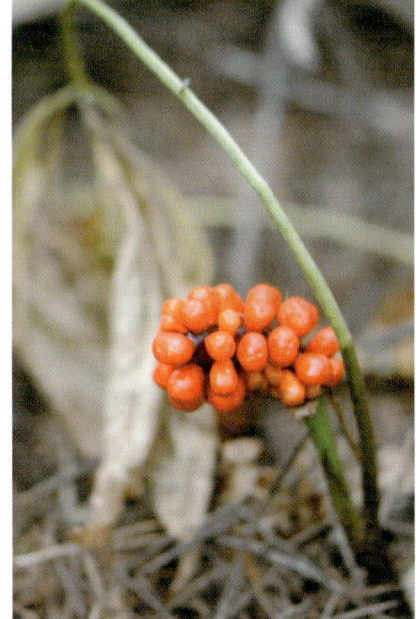
천남성 열매

뒤 말려야 하며, 이 약재를 달임약으로 쓸 때는 1회에 1~1.5g씩 소량을 이용해야 안전성이 있다. 그리고 부스럼·악성 종기·화상·타박상·화농증 따위에는 잎을 짓찧어 붙이고 기름종이를 덮은 다음에 접착 테이프로 고정시킨다. 또는 달임약을 하루 몇 차례씩 환부에 바르는데, 혹시 톡톡 쏘는 듯한 자극이 생기면 씻어 내야 한다.

가을이 지나면 잎이 없어져 어느 것이 천남성인지 구분이 곤란하므로 미리 채취해 보존하는 것이 좋으며, 한편 산에서 옮겨다가 마당에 심어 놓고 필요할 때마다 이용하는 것도 좋은 방법이다.

식물 특징

여러해살이풀로서 땅속에 납작한 알뿌리를 가지고 있다. 굵은 줄기가 50cm 정도의 높이로 자라면서 크고 작은 두 장의 잎을 피운다. 줄기는 푸른빛인데 보랏빛 얼룩 무늬가 들어 있는 것도 있다.

잎은 새 발가락 모양으로 5~11 조각으로 갈라져 있으며 갈라진 잎 조각은 긴 타원꼴 또는 피침꼴로서 양끝이 뾰족하며 가장자리는 밋밋하다.

꽃잎을 가지지 않은 암꽃과 수꽃이 각기 아래 위로 갈라져 막대기꼴로 뭉쳐 있는데, 대롱꼴의 큰 꽃받침으로 둘러싸여 있어서 잘 보이지 않는다. 꽃받침에는 푸르고 흰 줄이 규칙적으로 배열되어 있다. 꽃받침의 길이는 10cm 안팎으로 끝의 일부가 길게 자라나 뚜껑처럼 꽃을 덮고 있다. 5~6월에 꽃이 핀다.

전국에 분포하며 숲 속에 난다.

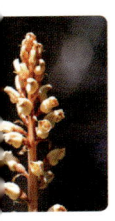

천마

강장약으로, 성 기능 장애·피로를 물리친다. 신경 쇠약·신경 장애·현기증에 약용하며, 경련을 진정시키고 마비를 풀어 준다.

🔖 효능 해설

이른봄이나 늦가을에 덩이줄기를 캐어 잔뿌리를 제거한 뒤 물로 씻은 뒤 겉껍질을 벗긴 것을 증기에 쪄내어 햇볕에 말린다. 건조실에서 빨리 말리는 것이 좋다. 늦여름이면 지상부의 줄기가 시들어 버리므로 자라나는 곳에 표시해 두었다가 가을에 캐는 것이 정확하다.

동물 시험에서, 지랄병 발작을 멈추는 작용, 항쇼크 작용, 경련을 진정시키는 작용, 혈압 강하 작용이 있음이 관찰되었다.

우선 강장약으로서 성 기능 장애와 육체의 피로를 물리친다. 그리고 두통·지랄병·메스꺼움·구토·신경 쇠약·신경장애로 말을 못할 때·팔다리가 오그라드는 통증·팔다리의 경련·근육 마비·현기증·반신불수·어린이의 간질병·중풍 등 모질고 견디기 어려운 질병들을 이기게 하는 힘을 길러 주며, 오래 복용하면 완치되는 약효가 있다. 이것은 강장의 효과가 뒷받침되기 때문으로, 신경을 안정되게 하고 혈액을 보해 주는 것이다. 하루 복용량은 6~9g이다.

두통의 중요 약재 중국의 이름 있는 한의학 서적은 천마의 덩이뿌리가 두통 치료의 중요한 약재라고 지적했다. 그 밖에 신장염·고혈압에도 쓰이며, 머리를 검게 한다는 옛 기록도 있다.

일본에서는 달여서 복용하면 강장약의 효과가 있으며 신경 쇠약에도 좋다고 널리 쓰이고 있다. 중국에서는 진통·진경·관절염·어린이의 뇌막염·강장약으로 쓰인다고 한다.

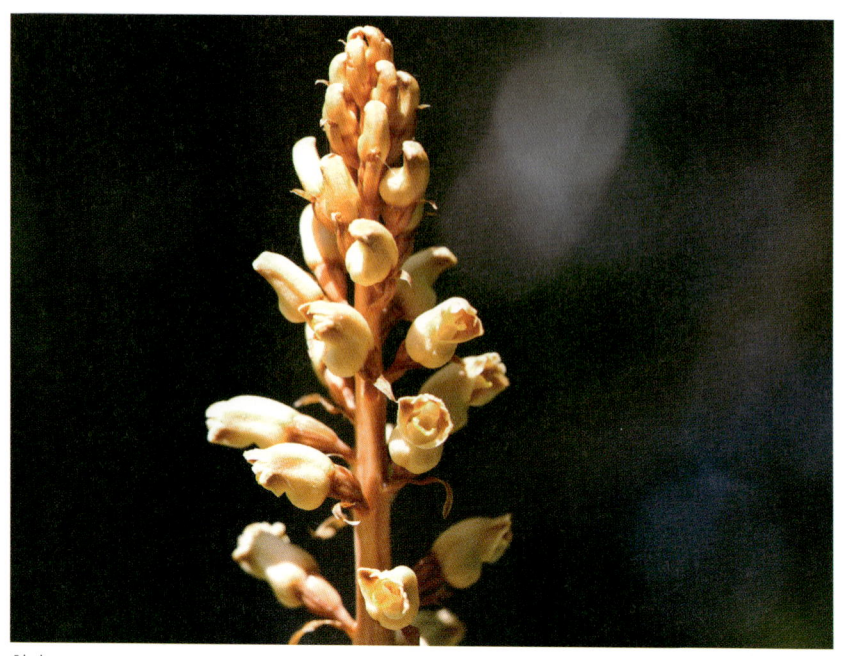

천마　　　　　　　　　　　　　　　ⓒ 산들네이버블로그

🌱 식물 특징

참나무의 썩은 그루터기에 나는 버섯 균사에 붙어 사는 여러해살이 기생식물(寄生植物)이다.

길고 긴 덩이줄기에서 높이 1m쯤 되는 줄기가 자라난다. 줄기의 빛깔은 주황빛이고 잎을 전혀 가지고 있지 않다.

꽃은 줄기 끝에 곧게 선 이삭꼴로 모여 피는데, 세 개의 꽃잎이 서로 달라붙어 불룩한 단지꼴을 이루며 주둥이 부분이 세 개로 갈라져 있다. 꽃의 길이는 2cm 안팎이고 빛깔은 노랗다. 6~7월에 꽃이 핀다.

제주도를 포함한 전국에 분포하며 다소 깊은 산의 숲 속에 난다.

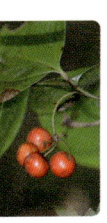

청미래덩굴

식도암 · 위암 · 결장암 · 자궁암에 쓰이며, 부처손 · 까마중과 섞으면 효험이 있다.

효능 해설

이른봄이나 가을에 뿌리줄기를 캐서 깨끗이 씻은 뒤 잔뿌리를 다듬고 적당히 토막 내어 햇볕에 말린다. 토막을 내는 이유는 고루 잘 마르게 하기 위한 것이다.

강한 해독 작용 해독 작용을 한다는 것이 중요하다. 몸속에는 어떤 종류든지 간에 조금씩이나마 독성을 지닌 물질들이 있어서 이것들이 몸을 성가시게 하는 요인이 된다. 그러므로 그것을 다 해독시켜 오장육부를 청결하게 한다는 것은 건강 향상에 도움이 크다. 해독 작용을 하는 식물이라면 어쨌든 모두 도움이 되는 성분을 지니고 있는 것으로 보아야 한다. 청미래덩굴의 뿌리는 특히 수은 중독을 잘 풀어 준다.

뿌리줄기는 매독을 치료하는 좋은 약재로 치고 있는데 해독 작용의 바탕에서 바람직한 약효가 생기는 것이다. 해독 작용이 강할수록 병 치료에서 보다 나은 성과를 가져오며, 해독 작용이 뛰어나다면 약재를 좀 많이 써도 괜찮다. 하루 복용량은 15~30g이다.

뿌리줄기는 풍습성 관절염 · 신장염 · 방광염 · 소화 불량 · 장염 · 소화가 안 될 때 · 임파선염 · 뼈마디 아픔 · 대하증에 치료약이 되며, 습을 없애고 피를 맑게 오줌을 잘 나오게 한다. 좀 많은 약재를 달여 마셔도 괜찮다. 술에 담가 묵혀서 아침저녁으로 빈속에 마시면 좋다. 가루로 곱게 빻아 꿀을 섞어서 알약을 만들어 복용해도 좋다.

그리고 독기 있는 부스럼 · 고약한 종기 · 만성 피부염 · 수은 중독

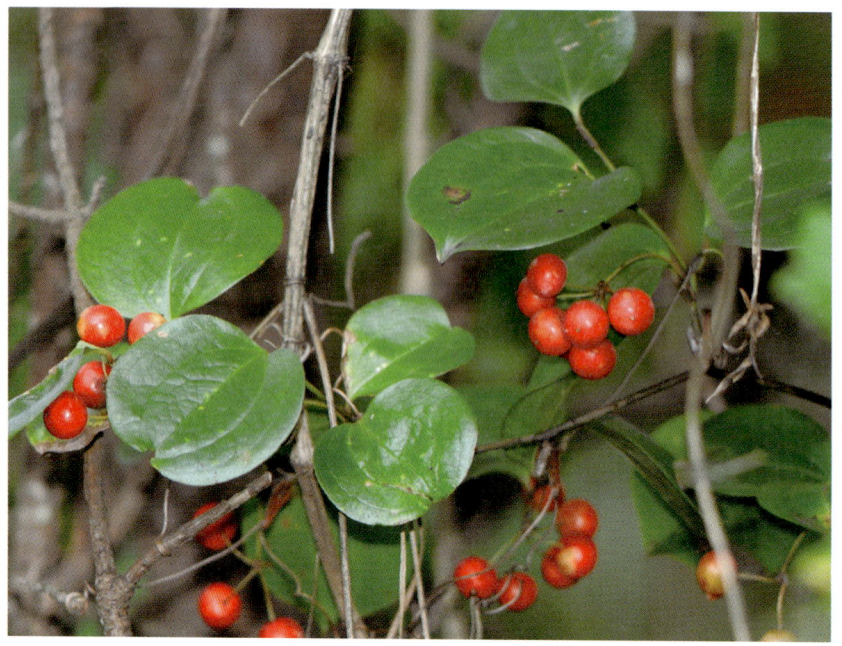
청미래덩굴

성 피부염 등에 달임약으로 자주 썼으며, 생잎을 짓찧어 환부에 붙이고 기름종이를 덮는다.

민간에서는 식도암·위암·결장암·자궁암·코암 치료를 위해 잘게 썬 뿌리줄기에 부처손과 까마중을 섞어 달여서 효과를 보았다고 한다. 60~90g 정도로 다량의 약재를 달임약으로 해서 하루 세 번에 나누어 복용했다고 한다.

식용 방법

봄에 연한 순을 뜯어서 나물 무침이나 솜씨에 따라 여러 가지 조리법으로 식용한다. 언제든지 잎을 따서 덖든지 볶든지 하여 차 대용으로 마신다. 잎을 말려 부스러뜨려서 종이에 말아 담배 대용으로 피우면 좋다고 한다.

뿌리줄기에는 녹말이 많이 들어 있는데, 이 뿌리를 캐어 흰 가루 같은 녹말을 만들어 식량 대용으로 삼았다. 뿌리줄기를 잘게 썰어 물에 담가 쓴기운을 없앤 뒤에 밥이나 떡에 섞어서 먹기도 했다. 옛날 중국에서도 구황식물로 고픈 배를 채웠는데, 오늘날에는 별미로 먹고 있다. 많이 식용하면 변비가 생길 수 있다.

🪴 식물 특징

덩굴로 자라는 낙엽활엽수로서 줄기는 딱딱하고 마디에서 좌우로 굽으면서 3m 정도의 길이로 자란다.

땅속 줄기는 굵고 살져 있으며 꾸불거리면서 옆으로 뻗어 나간다. 줄기와 가지의 마디에는 갈고리처럼 생긴 예리한 가시가 돋쳐 있다.

잎은 마디마다 서로 어긋나게 자리하며 둥근꼴 또는 넓은 타원꼴로서 가죽과 같이 빳빳하고 윤기가 있다. 잎의 양끝은 모두 둥글고 가장자리에는 톱니가 없으며, 약간의 주름이 잡혀 있다. 잎의 길이는 5~8cm 정도이며 5~7줄의 거의 평행 상태로 배열된 잎맥을 가지고 있다. 잎겨드랑이에 생겨나는 받침잎은 끝이 덩굴손으로 변해 있다.

암꽃과 수꽃이 각기 다른 나무에서 피는데, 모두 잎겨드랑이에서 자라 올라온 꽃대 끝에 우산꼴로 모여서 피어난다. 꽃은 여섯 장의 꽃잎으로 구성되어 있으며 지름이 2mm 안팎이고 노란빛을 띤 초록빛이다. 5월 중에 꽃이 핀다.

둥근 열매는 늦가을에 붉게 물든다.

전국에 분포하며 산의 양지쪽 숲 가장자리 같은 데 난다.

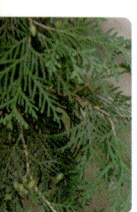

측백나무

강한 지혈 작용이 있어 모든 출혈에 효과가 크다. 자양 강장제로서 허약한 몸, 신경 쇠약으로 인한 불면증, 흰 머리털을 없애는 효력이 있다.

효능 해설

여름과 가을 사이에 잎이 붙은 어린 가지를 짤막하게 자르고, 씨는 성숙기에 이르렀을 때 거두어서 햇볕에 말려 약재로 쓴다.

잎의 달임약을 더 졸여서 다시 알코올로 우린 액을 흰쥐에게 주사했더니 진해·거담 작용이 나타났는데, 입을 통해 먹였더니 그런 작용이 나타나지 않더라는 것이다. 약리 실험에서 잎은 핏줄을 좁히고 피 응고를 빠르게 하는 지혈 작용이 있음을 밝혔다.

임상 치료에서도 잎의 달임약은 혈관 수축과 피의 응고를 빠르게 하여 지혈 작용이 강하게 나타났다는 것이다. 따라서 여러 가지 출혈, 즉 토혈·각혈·혈변·혈뇨·위장 출혈·코피·자궁 출혈·멈추지 않는 산후 출혈·월경 과다 등에 뚜렷한 효과가 나타난다.

쑥을 배합하면 더 확실한 지혈 효과가 있다고 중국의 권위 있는 한의서에 기록되어 있다.

불노장생의 보약 씨는 자양진정제로서, 불면증이나 꿈을 많이 꿀 때, 식은땀이 많이 흐를 때, 신경 쇠약증·허약 체질·심한 변비에 효과가 있다고 한다. 측백나무 씨에 몸의 모든 기능을 살리는 오미자와 강장제인 원지 뿌리, 약효가 좋은 삼씨를 섞어서 달이면 더 효과가 있으며, 이 혼합 약재는 신체 허약과 요통에도 쓰이는데, 옛부터 불노장생하는 보약으로 높이 칭송받았다.

씨와 잎을 거무스름하게 볶아서 가루로 빻아 삼씨 기름에 개어 머리에 고루 바르면 머리카락이 빠지고 일찍 희어지는 증상에 효과가

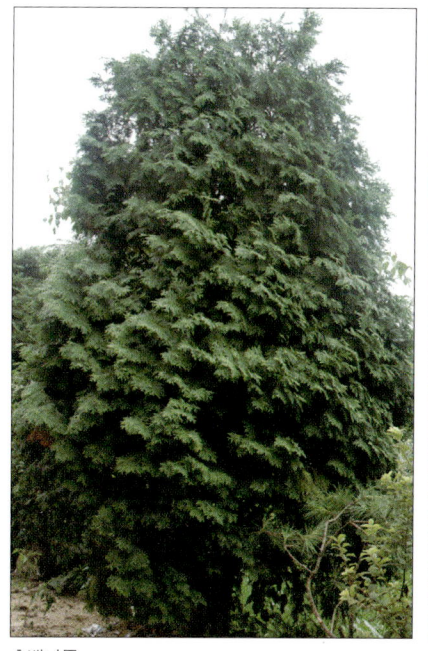
측백나무

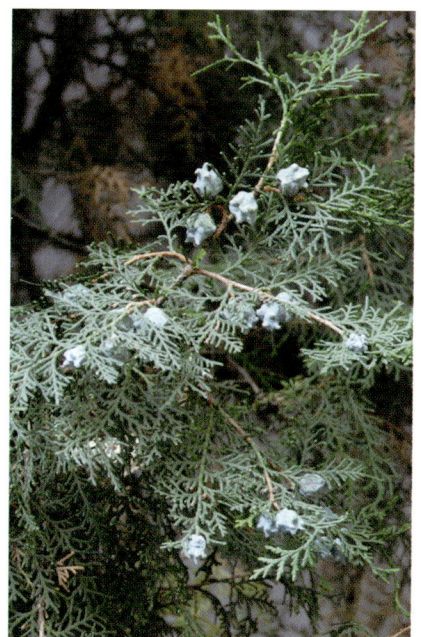
측백나무 열매

있다고 한다.

그 밖에 잎은 기침을 멈추고 가래를 삭이는 데에 중요한 약재로 여기고 있으며, 대장염·고혈압·만성 기관지염·백일해에도 쓰인다는 기록이 있다.

하루에 보통 6~12g의 약재를 달임약으로 복용하며, 약술로 담아 반주 삼아 마시노라면 약효가 나타난다.

민속의 약효

우리나라 민속에 의하면 잎을 늘 먹으니 시장기를 느끼지 않게 되고 겨울엔 춥지 않으며 여름엔 더위를 모른다고 했다. 생잎을 술로 빚어서 마시고, 잎을 볶아서 가루로 빻은 것을 식후에 장복하면 부인병에 좋으며, 토혈·장 출혈에 효과가 있다. 또한 자양 강장제로 귀중히 여겨 복용하면 몸이 날 듯이 가벼워진다.

🪴 식물 특징

키가 크게 자라는 상록성 침엽수이지만 잎은 향나무처럼 부드럽고 관목과 같은 생김새로 자란 것이 많다.

나무껍질은 회갈색이고 세로 방향으로 길게 갈라지며, 가지는 불규칙하게 퍼져 계란꼴의 수관(樹冠)을 이룬다. 굵은 가지는 적갈색을 띠지만 잔가지는 푸른빛으로서 깃털 모양을 지닌 채 평면으로 갈라지면서 손바닥을 세운 듯이 수직 방향으로 자라나간다.

잎은 작은 비늘과 같은 생김새로 넉 줄로 배열되면서 잔가지를 완전히 덮어 버린다.

암꽃과 숫꽃이 각기 따로 지난해에 자란 잔가지의 끝에서 핀다. 꽃의 크기는 모두 2㎜ 안팎이고 꽃잎 없이 비늘에 싸여 있는데, 빛깔은 연한 자갈색이다. 꽃은 4월 중에 핀다.

열매는 딱딱한 섬유질로서 여덟 개의 비늘이 교호로 마주 자리하고 있다. 씨가 익으면 비늘이 보랏빛을 띤 갈색빛으로 변하고 벌어지면서 씨를 떨어뜨린다.

중국이 원산지인 나무라고 하지만 충북 단양군과 경북 영양군에 자생하고 있다. 산록 지대의 양지쪽에서 자라는데 지금은 널리 재배하고 있다.

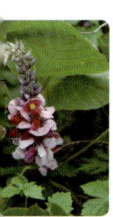

칡

술독을 풀고 가래 기침을 멈추며 위장을 보호하고 고혈압을 가라앉힌다. 자궁암에 칡 잎 즙을 마신다.

효능 해설

덩굴로 힘차게 뻗어 가는 칡은 누구나 알고 있으며, 너무 흔해서 업신여기는 경향이 있다. 잎·꽃·뿌리 모두가 유익한 식용이 되며 약용으로의 가치가 있다.

대개 뿌리의 즙은 위장 보호와 감기 몸살에 쓰이는 전통적 치료제인데, 고혈압으로 인한 두통과 해열, 협심증, 갈증에도 효험이 있다. 봄가을에 뿌리를 캐어 껍질을 벗긴 뒤 적당한 길이로 자르고 굵은 것은 쪼개서 햇볕에 말렸다가 이것을 달여 마시도록 한다. 뿌리에 살이 많고 힘줄이 적어야 맛이 있다. 칡뿌리는 오래 섭취해도 부작용을 별로 일으키지 않으므로 요긴하고 안전한 치료 식품이다. 칡꽃 하루 약용량은 3~6g이다.

칡뿌리 죽 칡뿌리 죽을 쑤어 아침저녁으로 계속 먹노라면 고혈압·동맥경화증·협심증·노인성 당뇨병·해열·갈증에 효과가 있다고 북한의 한의서에서 밝히고 있다. 칡뿌리의 주된 성분은 녹말(전분)인데, 생뿌리를 짓찧어 헝겊에 싸서 주물럭 주물럭 짜면 앙금이 가라앉으며, 이것을 여러 번 우려낸 뒤 희게 된 것을 죽으로 쑤어서 치료 식품으로 먹는 것이다.

자궁암 잎은 고혈압으로 인한 두통·구토·이뇨에 쓴다. 그리고 칡잎을 즙으로 내어 장복함으로써 자궁암·관상 동맥 장애 등에 효험을 보았다는 이야기가 전해지기도 한다.

8월 중에 활짝 피는 꽃을 무시하면 안 된다. 칡꽃을 바짝 말렸다가

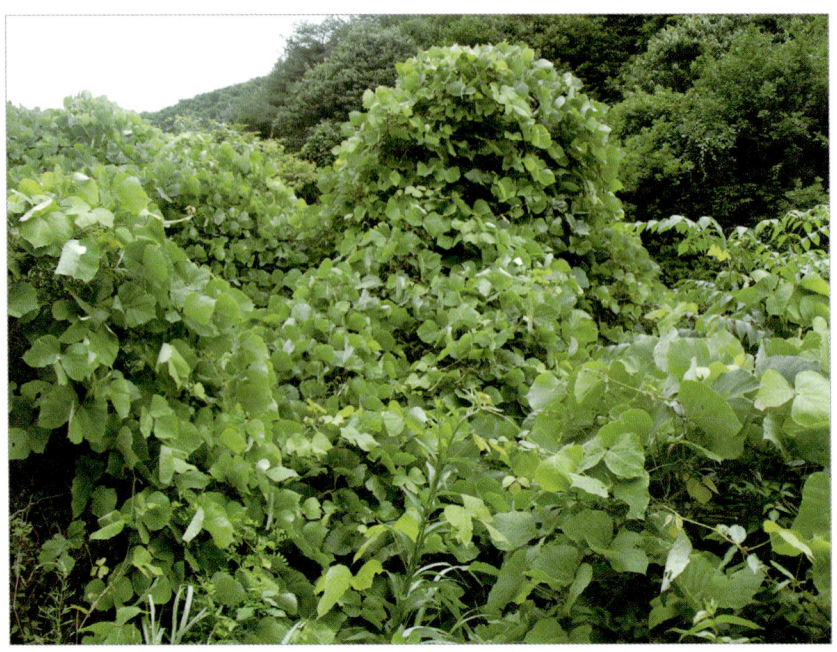

칡 덩굴

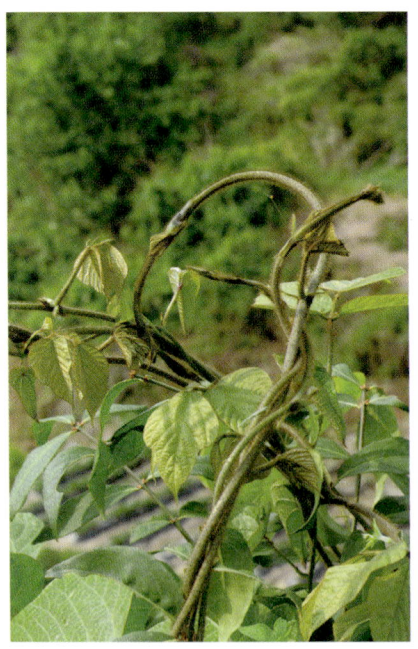

칡의 어린 순

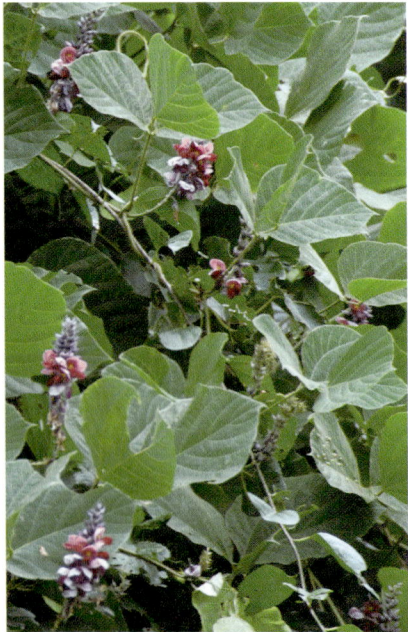

칡 꽃

달여 마시면 술독을 풀고 갈증을 멈추며, 소화 불량에도 이롭고 기침 가래를 삭이는 데 효과가 있다고 한다.

식용 방법

칡잎도 유용하다. 봄의 어린 잎을 따서 나물로 무쳐 먹으며 튀김으로 조리한다. 여름의 빳빳한 잎은 깨끗이 씻어서 바싹 말린 뒤 때때로 큰 용기에 넣어 푹 삶으면 음료수 대용이 된다. 이것은 차(茶) 대용이기도 하다.

식용이 질병 예방 이 칡의 뿌리와 잎, 꽃을 잠시 식용했다고 해서 위와 같은 질환들이 당장 없어진다고 여기면 안 된다. 식물체는 생명의 바탕을 다지는 것이라고 확신하고 갖가지 방법으로 즐겨 식용하노라면 예상 외의 다른 질병을 예방하는 효과도 나타낸다는 점을 유념해야 한다.

칡에 대해서는 연구와 분석이 꽤 밝혀져 있으며, 조상들은 뿌리의 식용을 중히 여겼다. 하지만 잎과 꽃을 활용하는 데에도 관심을 돌려 일단 즐기는 방향을 모색하노라면 자신도 모르는 이로움을 얻게 될 것이다.

칡의 술 억제

칡은 술을 마시고 싶은 욕망을 저하시키는 데 도움을 준다고 하버드 의대의 연구진이 밝힌 바가 있다. 동물 시험에서 칡뿌리에서 추출한 즙을 투여한 결과 알코올 소비량이 크게 감소했다는 것이다. 칡즙을 먹지 않은 동물에 비해 약 절반 정도의 음주량을 보였다고 한다.

음주 억제 한국·중국·일본에서는 오래 전부터 칡뿌리의 즙을 섭취하여 음주욕을 억제하는 데 이용해 왔다. 지금까지도 알코올 욕망에 대한 이렇다 할 신통스런 억제 치료약이 개발되지 않은 상태에서 칡뿌리의 효능이나 기대할 수밖에 없다.

🌱 식물 특징

길게 뻗어 감아 올라가는 덩굴성의 나무로서, 긴 것은 10m를 넘는 것도 있다. 줄기는 길고 많은 잔털이 나 있는데, 끝부분은 겨울에 말라죽어 버린다.

잎은 마디마다 서로 어긋나게 자리하며 긴 잎자루에 3매의 잎조각이 붙어 있다. 잎조각의 생김새는 마름모꼴 또는 계란꼴로서 가장자리에는 톱니가 없고 밋밋한데, 때로는 얕게 셋으로 갈라지기도 한다. 잎자루의 길이와 너비는 5~10cm 정도이고 양면에 잔털이 나 있다.

잎겨드랑이에서 곧게 자라나온 꽃대에 많은 나비꼴의 꽃이 이삭 모양으로 뭉쳐 핀다. 꽃이삭의 길이는 10~25cm 정도나 되며 꽃은 보랏빛을 띤 분홍빛이다.

8월 중 꽃이 지고 난 뒤에 길이가 4~9cm쯤 되는 꼬투리가 여러 개 달리는데, 갈색으로 덮여 있다.

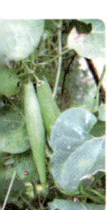

큰조롱

오래 전부터 유명한 보약재로 쓰였고, 남자의 성 기능을 높이는 데 효력 있으며, 정력 증진을 도모하고 당뇨병을 고친다.

🔖 효능 해설

이른봄이나 늦가을에 덩이뿌리를 캐어 물에 씻은 뒤 겉껍질을 긁어 내고 햇볕에 말린다. 이것을 하수오(何首烏)라 하여 유명한 한약재로 알려져 있다.

동물 시험에서 덩이뿌리의 알코올 우림액을 먹였더니 혈당저하 작용이 있다는 것을 알게 되었다.

약리 실험에서는 강장 작용, 조혈 기능 강화 작용, 피로 회복 촉진 작용, 진정 작용을 밝혀 냈다고 한다.

먼 옛날부터 민간에서 보약으로 귀히 여겨 왔는데, 임상 치료 결과 병후쇠약, 신경 쇠약에 효험 있으며 특히 남자의 성 기능을 높이는 데 효과적이라는 것을 확인했다고 한다.

간장·신장 보호 기록에 의하면 간장과 신장을 보하고 정혈(생기 있는 싱싱한 피)을 불려 주며 뼈와 힘줄을 튼튼하게 하는 작용이 있다고 했다. 따라서 신체 허약증·병후쇠약·혈허증·간장과 신장의 허로, 허리와 무릎에 맥이 떨어진 증세·변비·불면증·신경 쇠약·가슴 두근거림·머리카락이 일찍 희어지는 데, 그리고 결핵 환자의 보약으로 쓴다. 이를 간추려 보면 덩이뿌리엔 자양·강장·보혈·정력 증진에 좋은 성분이 풍부하다는 점이다.

하루의 일반적인 약용량은 18g 정도이다.

보통 달임약으로 해서 복용한다. 또는 덩이뿌리를 약간 짓찧어 말려서 가루로 빻은 것을 400g, 이보다 배 이상의 꿀을 섞어 알약으로

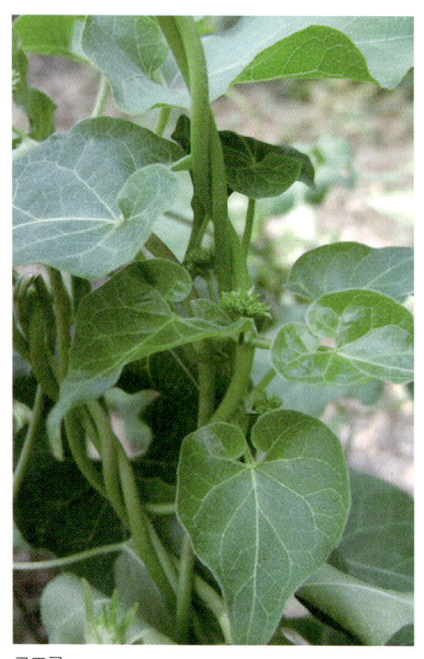
큰조롱

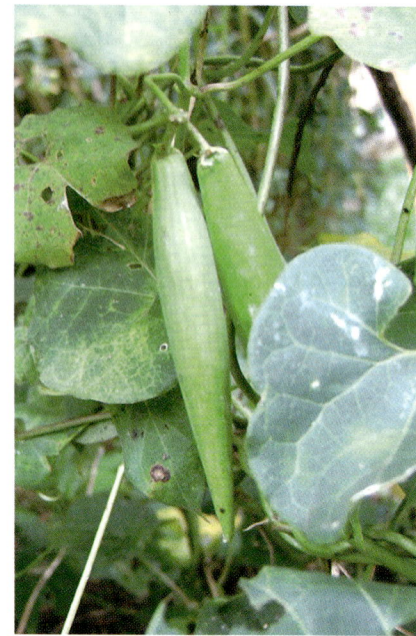
큰조롱 열매

ⓒ 자연과식물

빚은 것을 1g 정도씩 하루 세 번 계속 먹으면 어린이의 영양 실조·병후 쇠약·만성 대장염 등에 쓰인다.

더욱 좋은 보약제 더 유익한 복용 방법은 덩이뿌리의 가루 146g과 숙지황 292g, 당귀 뿌리·새삼씨·구기자나무 열매를 각 73g, 삼지구엽초 24g을 모두 가루로 내어 꿀과 독한 소주에 섞어서 전량이 1,000g이 되게 우려낸 뒤 보약으로 한 번에 4g씩 하루 세 번 먹는다.

큰조롱 죽 간편하고 맛있게 먹기 위하여 큰조롱 죽을 쑤어 먹는다. 덩이뿌리 30~60g에 멥쌀 80g과 대추 서너 알, 꿀이나 설탕을 조금 넣는다. 먼저 큰조롱 뿌리를 은근히 달이고 나서 건더기와 찌꺼기는 건져 짜 버린 뒤 거기에 멥쌀과 대추, 약간의 꿀을 넣어 죽을 쑨다. 이것을 아침과 저녁에 한 순갈씩 퍼서 먹는다.

이 큰조롱 덩이뿌리를 계속 먹는 가운데 대변이 너무 묽어지고 설사가 나면 먹는 양을 줄이거나, 며칠 동안 먹는 것을 중단한다. 설사를 하면서도 계속 먹게 되면 부작용이 뒤따르게 된다. 큰조롱을 먹는 기간에는 파·마늘·무·돼지고기·양고기를 먹지 않아야 한다.

큰조롱 죽 역시 뛰어난 보약이다. 노인의 간장·신장 부실로 기력이 없고, 몸 쇠약과 이에 따르는 어지러움, 귀울림·백발·빈혈·신경 쇠약·노인성 고지혈증·동맥경화·변비를 막는 훌륭한 약이 된다. 특히 고혈압 치료에 큰 효력이 있다. 죽은 한 순갈씩 먹는 중에 설사 기운이 생기면 양을 줄이고, 한 순갈 이상 조금씩 먹는 양을 늘려도 별다른 증상이 일어나지 않으면 늘린 양대로 그냥 먹는다.

식물 특징

박주가리와 비슷한 생김새의 여러해살이 덩굴풀이다.

줄기는 시계 바늘과 같은 방향으로 돌아가면서 다른 물체를 감아 올라간다. 가느다란 줄기는 꽤 질긴 편이며, 길이는 1~3m 정도 뻗어 자란다.

희고 살진 덩이뿌리를 가지고 있으며 줄기를 자르면 흰 액즙이 나온다.

마디마다 두 장의 잎이 마주 자리하며 생김새는 계란꼴로서 끝이 뾰족하고 밑동은 심장꼴로서 깊게 패어 있다.

잎겨드랑이에 잎자루보다 짧은 꽃대가 생겨나 여러 송이의 꽃이 둥글게 뭉쳐 핀다. 꽃은 연한 초록빛이고 지름이 3~4mm이다. 7~8월에 꽃이 핀다.

꽃이 지고 난 뒤에 길이가 8cm쯤 되는 가느다란 열매를 맺는데 익으면 갈라져서 길고 흰 털이 붙어 있는 씨가 나온다.

전국적으로 분포하며 산의 덤불 속에 난다.

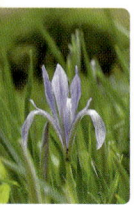

타래붓꽃

씨는 술독을 풀어 주는 해독 작용이 있으며, 잠이 오지 않을 때 수면제 대용으로도 쓴다.

🔖 효능 해설

여름과 가을에 열매가 익으면 꼬투리째 따서 말린 뒤 씨를 털어 내어 약재로 쓴다. 때로는 꽃이 피었을 때 꽃만 따서 약재로 쓰기도 한다.

씨에는 해독 작용이 있으며, 특히 술독을 푸는 데 효과가 있다. 독풀에 의해 몸속의 잡것을 씻어 내는 것이다. 씨의 껍질에는 특이하게 피임 성분이 들어 있다. 또한 피를 멎게 하는 지혈 작용이 있어서 토혈·코피, 자궁 출혈을 비롯한 부인과 질병에 약용한다.

또한 씨는 기관지염·인후염·황달·골수염을 다스리며, 간을 맑게 하므로 간염 치료에 보조적으로 쓰인다. 열매 전체를 따서 그대로 달여 마시면 잠이 안 올 때에 수면제 대용이 된다. 또한 여러 원인에 의해 몸이 붓고 또 배에 물이 고이는 것을 가라앉힌다.

꽃에는 해열·이뇨·지혈 작용이 있다.

악성 종기를 비롯하여 벤 상처와 곪은 데, 부스럼, 잘 낫지 않는 상처, 뱀독에는 잎과 씨를 짓찧어 그 환부에 붙이고 기름종이를 덮어 고정시킨다.

하루에 3~6g을 달임약으로 쓰며 복용량이 많으면 설사를 일으키곤 한다. 꽃과 잎의 뿌리도 다 비슷한 목적으로 약용한다.

민간에서는 뿌리를 폐렴·기관지염·간질병에 약용하며, 해열제 및 설사약으로도 쓴다.

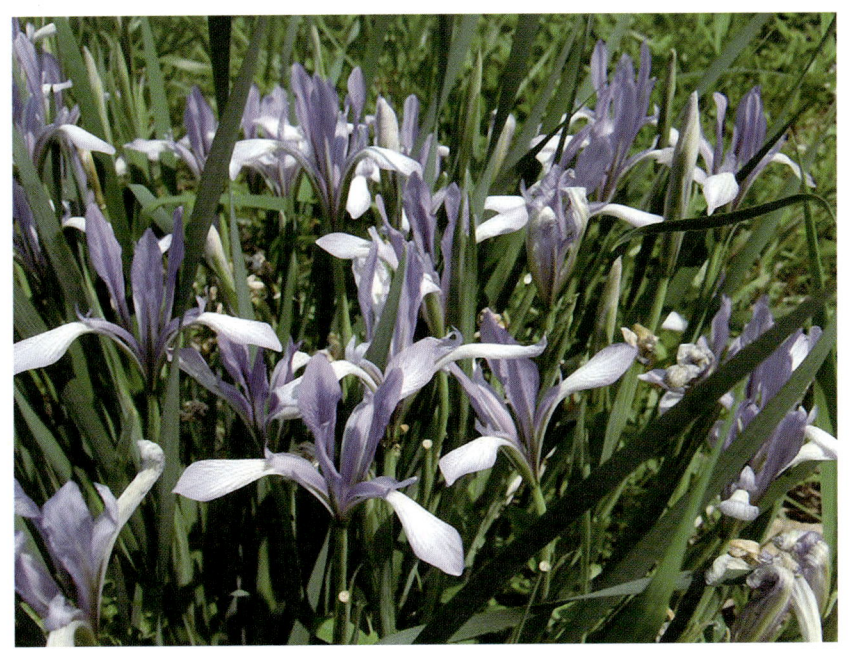

타래붓꽃　　　　　　　　　　　　　　　ⓒ 자연과식물

🌱 식물 특징

여러해살이풀로서 포기로 자라며 높이는 40cm에 이른다.

잎은 길쭉한 줄꼴로서 너비는 5㎜ 안팎이다. 질이 빳빳하고 끝이 날카로우며 2~3회 비틀어지는 특색을 가지고 있다. 잎의 빛깔은 연한 초록빛으로서 흰빛이 감돈다.

꽃은 잎 사이에서 자라나는 꽃대 위에 두세 송이가 차례로 피어나는데 향기를 풍기며, 꽃잎은 매우 가느다랗다. 바깥쪽에 자리한 꽃잎은 넓게 펼쳐져 있으며 한 가운데에 자리한 세 개의 꽃잎은 꼿꼿이 서서 서로 합쳐진다. 꽃의 지름은 4cm 안팎이고 빛깔은 하늘빛이 감도는 연보랏빛이다. 5~6월에 꽃이 핀다.

전국에 널리 분포하며 산지나 들판의 메마른 풀밭에 난다.

토끼풀

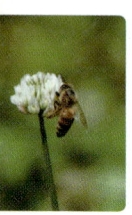

맛있고 영양가 있는 건강식품이다. 꽃과 잎은 여러 질병을 막아 주며, 유방암에 짓찧어 붙이기도 한다.

🔖 효능 해설

흔한 풀이라 업신여기는 토끼풀도 긴요한 약초와 식품으로 쓰인다. 꽃과 잎을 밝은 그늘에 말렸다가 은근히 달여 마시면 폐결핵·천식·감기·황달·이뇨·해열에 효험이 있는 것으로 알려져 있다.

또한 신선한 생잎은 지혈, 염증 해소의 성질이 있어서 외상 출혈·생손앓이·화상에 생잎을 짓찧어 붙이면 응급조치가 된다. 그리고 유방암 등에 짓찧어 붙이기도 한다는 기록이 있다.

서양에서는 잎에 순한 마취 성분이 있으므로 가벼운 치통일 때에 생잎을 자근자근 씹으면 일시적으로 가라앉는다는 민간요법이 알려져 있다. 약용량이 좀 많아도 괜찮다.

😊 식용 방법

토끼풀은 건강식으로서 아주 훌륭한 재료가 된다. 꽃은 튀김으로 해서 먹고 잎은 데쳐서 갖은 양념에 버므려 먹는 것이 일반적인데, 이보다는 마요네즈나 케첩을 섞어서 샐러드로 만들면 맛좋은 별미라고 감탄을 하게 된다. 혹시 입맛에 생소할 경우에는 재배 채소와 반반씩 혼합하면 누구든지 좋아한다. 어떤 고급 음식점에서는 토끼풀을 별미로 식단에 내놓는다는 말을 들었다.

토끼풀은 봄철이 부드럽고 맛있으며, 여름이 지나면서는 질겨져서 조리하기엔 적합하지 않으나 녹즙용으로는 괜찮다. 연한 잎은 생식용(生食用)으로 적합하다.

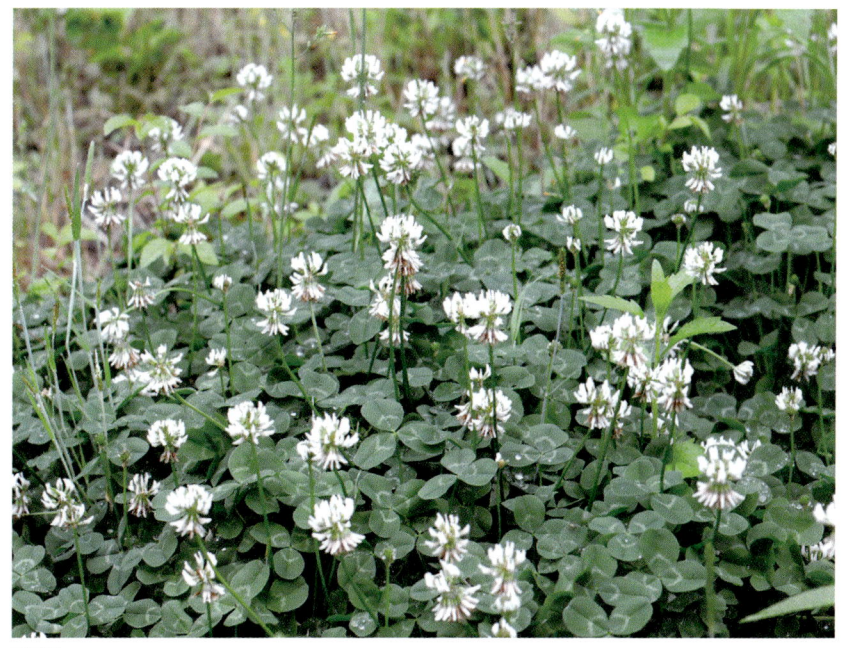
토끼풀

　고기를 먹을 때는 항상 채소를 곁들여야 하는 것이 건강 상식인데, 이 토끼풀에 파나 양파를 잘게 썰어 넣어 겉절이를 해서 고기를 상추에 쌀 때 얹어 먹으면 훨씬 뛰어난 건강식이 된다.

수험생 건강식

　요즘 학부모들은 대학 입시를 앞둔 수험생들의 영양을 돕기 위해 육류 등의 진한 음식을 주로 먹이고 있는데, 열악한 재배 채소 대신에 토끼풀과 같은 식용의 야생식물들을 갖가지로 섭취시킴으로써 보다 활력을 넘치게 하고 지친 피로감을 수월하게 해소시킬 수 있다.
　토끼풀은 흔해빠진 식물인데 흔하다는 것은 번식력이 강하다는 뜻이며, 이 왕성한 번식력은 그만치 넘치는 생명력을 갖고 있다는 뜻이다. 이 자연의 생명을 우리 몸에 받아들여야 참다운 건강식이 된다.

🌱 식물 특징

여러해살이풀이며 밑동에서 가지가 갈라져 땅에 붙어 사방으로 뻗어 나간다.

기다란 잎자루를 가지고 있는 잎은 곧게 일어서며 세 개의 잎조각으로 이루어져 있다. 잎조각의 생김새는 계란꼴이고 끝은 둥글거나 약간 움푹하게 패여 있다. 가장자리에는 잔 톱니가 규칙적으로 배열되어 있다.

잎겨드랑이부터 20~30cm 길이의 꽃대가 자라나 나비와 같은 생김새의 작은 흰꽃이 둥글게 뭉쳐 피는데 6~7월 중에 번성하게 개화한다. 꽃 한 송이의 길이는 9㎜ 내외이고 뭉쳐진 꽃 덩어리의 지름은 1.5cm 정도이다.

항간에서는 일반적으로 클로버(clover)라고도 부른다. 잎조각이 네 개 붙은 것은 행운을 상징한다고 해서 소년 소녀들이 곧잘 찾곤 한다.

토끼풀은 원래 유럽이 원산지인데 한일합방 이후 목초용으로 도입된 것이 지금은 도처에 퍼져 야생하고 있다. 뿌리는 다른 식물에게 질소분을 공급해 주는 이로운 구실을 한다.

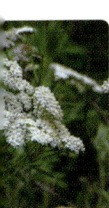

톱풀

식욕 증진, 위장을 튼튼히 하는 건위약이다. 항염증·진통 작용이 있다.

📖 효능 해설

여름과 가을 사이에 꽃이 피어 있을 때 잎과 줄기를 채취하여 밝은 그늘에 말려 약재로 쓴다.

약리 실험에서 지혈 작용과 염증 제거 작용, 항알레르기 작용이 있음을 밝혔졌다. 특히 위액 분비 작용이 있어 여러 원인에 의한 위염과 소화 불량에 효과가 있으며, 이에 따라 위를 튼튼하게 하고 음식 맛을 돋우어 준다. 이러한 건위 작용뿐만 아니라 강장 효과도 있다.

장출혈, 자궁 출혈 등 갖가지 출혈 증상을 해소시키는 데에 효과가 있는 풀이지만, 이 경우에는 양의학에서 얼마든지 응급조치할 수 있으므로 굳이 약초를 이용할 필요가 없다. 월경이 과다하고 멈추지 않아 애를 먹을 때에 약초를 보조적으로 이용하는 것이다.

류머티즘, 여러 가지 복잡한 원인에 의하여 발생하는 통증(산통), 풍습으로 인한 여러 통증과 마비, 장염·관절염 등의 진통, 항염증 작용에 의해 서서히 사그러진다. 그리고 곪는 피부병·타박상·종기·독충이나 뱀에 물렸을 때 우선 잎을 짓찧어 붙이고 또 그 즙을 가끔 바르곤 한다.

하루 6~12g씩 날마다 달임약으로 복용하노라면 불편했던 몸이 천천히 회복된다. 피부에 생기는 피부 질환이나 외부적인 손상에는 어떤 식물이든지 짓찧어 붙이든지 바르면 효과를 나타내는데, 다만 강하게 또는 약하게 적응되는지가 문제일 뿐이다.

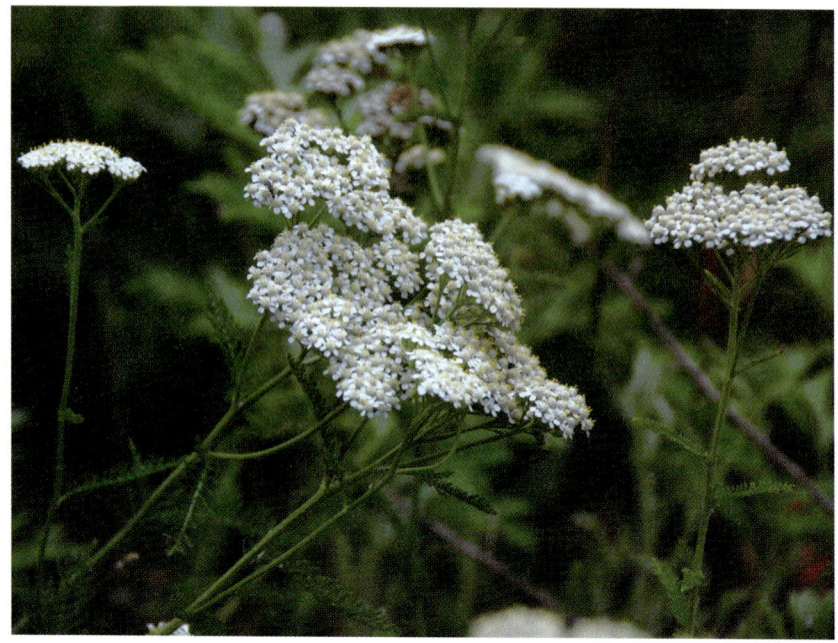

톱풀

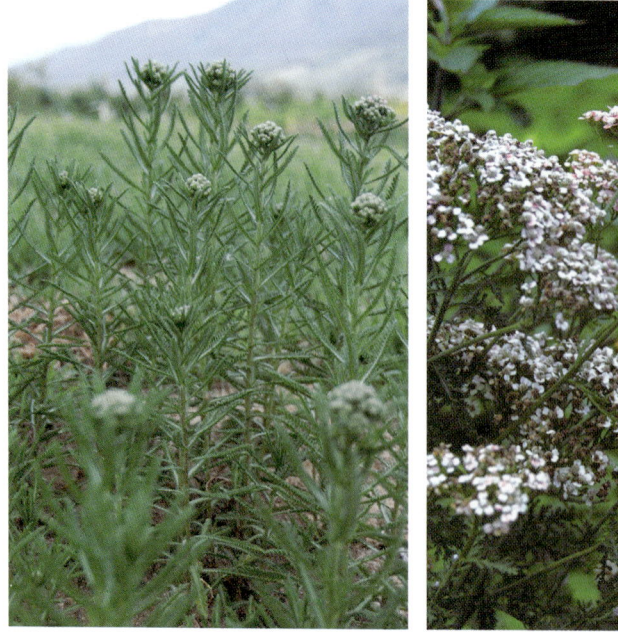

톱풀

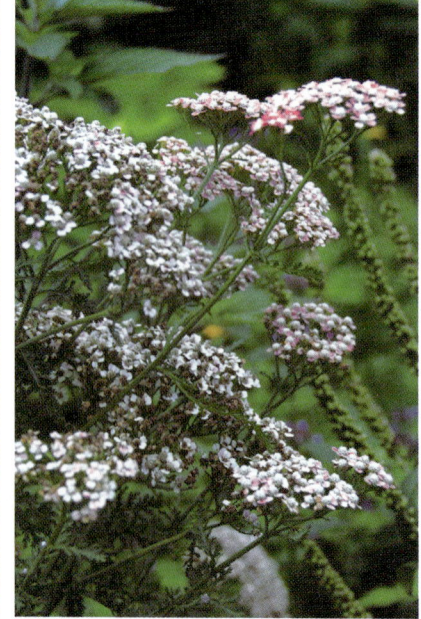

톱풀(원예종)

🥣 식용 방법

어린 순을 뜯어다가 나물로 무쳐 먹거나 튀김이나 볶음으로 해 먹는다. 쓰고 매운 맛이 있으므로 데쳐서 한동안 우려낸 다음에 조리를 한다. 잎은 성숙했어도 손바닥으로 여러 차례 비벼서 말렸다가 차로 마시는데, 다소 쓰고 매운 맛이 차의 특미를 돋우어 주며, 많은 물에 소량의 생잎을 넣어 은근히 끓이면 온 식구들의 음료수로 즐길 만하다.

말린 약재를 10배량이 되는 소주에 담가 차고 어두운 곳에서 3개월 정도 보존해 두었다가 반주로 즐기면 약효도 있게 마련이다.

🪴 식물 특징

높이가 50~80cm로 자라는 여러해살이풀로서 온몸에 부드러운 털이 산재해 있다. 가느다란 줄기는 곧게 일어서서 끝부분의 잎겨드랑이에서 꽃대가 자라날 뿐 가지를 치지 않는다.

잎은 긴 줄꼴로서 마디마다 서로 어긋나게 자리하고 있으며, 잎자루는 없고 깃털 모양으로 길게 갈라진다. 갈라진 모양이 칼날과 같아서 톱풀이라고 한다.

꽃대 끝에 여남은 송이의 꽃이 우산꼴로 모여 핀다. 꽃은 계란꼴의 다섯 장의 꽃잎으로 구성되며 지름이 6~8mm쯤 된다. 꽃받침 가장자리는 약간 자갈색빛을 띤다. 꽃이 지고 난 뒤 생겨나는 씨는 납작하고 털이 달려 있지 않다.

전국에 분포하며 산과 들판의 풀밭에 난다. 7~10월 사이에 꽃이 핀다.

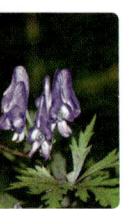

투구꽃

경련 · 마비 · 통증 · 염증에 탁월한 효험이 있다. 반드시 독성을 약화시켜서 약용해야 한다.

효능 해설

봄과 가을에 뿌리를 캐어 물로 씻어 햇볕에 말린다. 독성이 강한 식물이므로 그냥 달여 마시면 매우 위험하다. 독성을 빼기 위해 증기로 찌거나 소금물에 15일 이상 담갔다가 씻어 내고 말려서 약재로 쓴다.

투구꽃의 뿌리는 신경통 · 관절염 · 편두통 · 치통 · 두통 · 류머티즘 · 위와 장의 통증 · 임파선염 · 여러 가지 경련 · 마비 · 통증 · 염증에 탁월한 효험을 나타낸다. 중국에서는 옛부터 한방 처방의 중요한 생약으로 취급했는데, 일반인은 반드시 전문 한의사의 의견을 따라야 한다.

전신 기능의 쇠약 심장 수축력을 강화하고 전신기능의 쇠약을 개선하며, 팔다리가 차갑게 감각이 무디어지는 증상, 쇼크를 받았다든가 갑자기 허탈해졌을 경우에 효력이 있다. 법제한 약제를 1시간 이상 달이면 심장에 대한 독성이 약해지면서 강심 작용은 변하지 않는다.

줄기와 잎은 뿌리보다 알칼로이드의 함량이 낮아서 요즘은 주로 외용약으로 이용하곤 한다. 옛날에는 뿌리의 용액을 활촉과 창에 발라서 짐승을 잡곤 했다. 사약의 원료가 투구꽃 뿌리와 천남성 뿌리의 추출액이다. 신약 연구가들은 이 독성이 긴요한 약이 된다는 점에서 일련의 유사 식물 검색 및 화학 성분 조성과 관련하여 약리 실험 · 임상 관찰을 시도해 왔고, 연구 논문이 발표되곤 했다.

임산부와 노약자는 약용하지 말아야 한다. 꼭 복용하려면 소량이어야 한다. 하루 세 번 복용량은 2~4g(법제한 것)이다.

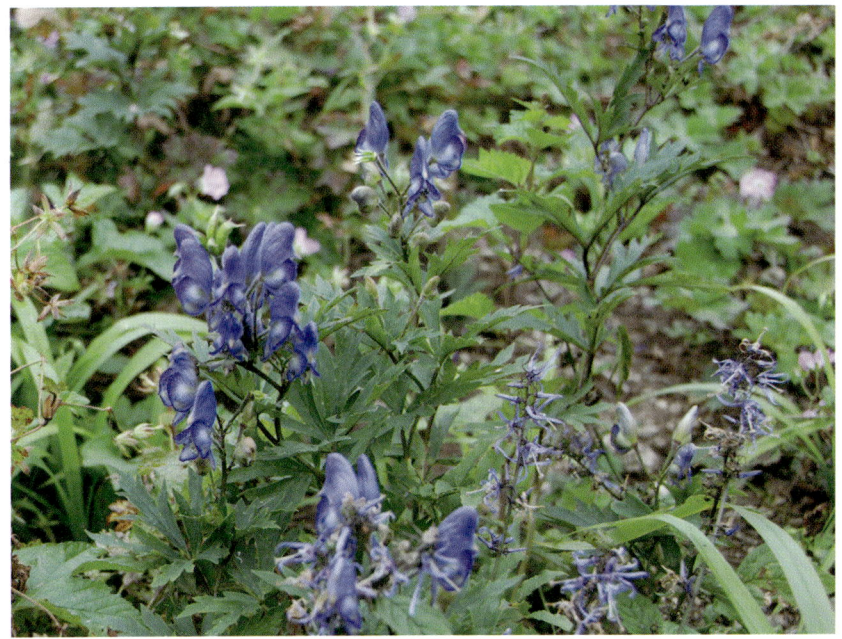
투구꽃

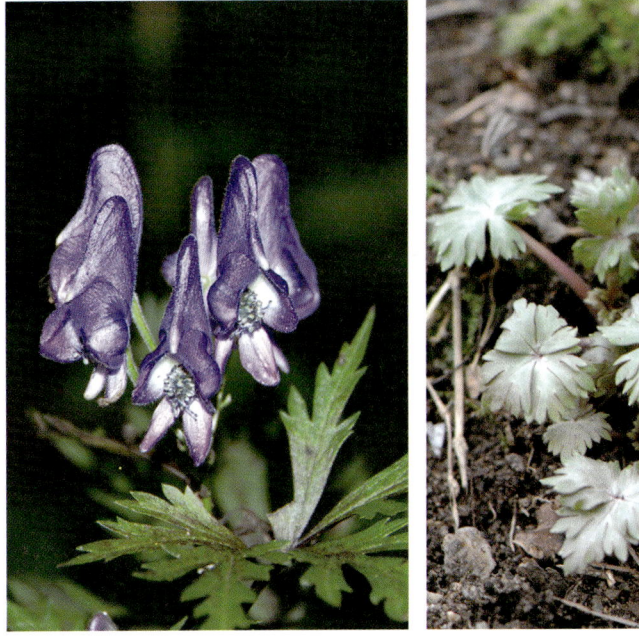

투구꽃   투구꽃 어린 순

독성의 자극

처음에는 신경을 자극하여 흥분시키다가 뒤 마비 증상이 점차 일어나기 시작한다. 피부에 바르면 가려움증이 생기다가 점차 마비 작용이 일어나는 것이다. 이 독성에 중독되면 처음엔 가려움증이 일어나 차차 심해지고 그러다가 찌르는 듯한 아픔이 뒤따르면서 다음에는 매우 심하고 뜨거운 통증으로 발전한다. 그 이후에는 어지러움과 숨 가쁜 증세가 고조된다. 이윽고 토하게 되고 결국에 와서는 운동 마비 경련에 시달리는 가운데 죽음에 임박한다.

독성의 법제 뿌리에서 생성하는 마비와 경련성이 소멸될 때까지 소금물에 오래 담그고 생 석회를 넣어 함께 달여 독성을 약화 감소시킨 뒤 이것을 감초·검은콩(뿌리의 10%)을 함께 섞어 햇볕에 말려서 빻아 가루로 낸다. 이 가루를 한 번에 1g 이내 복용한다. 과거에는 이렇게 법제하여 안전성을 도모했다.

식물 특징

맹독성 물질을 함유하고 있는 여러해살이풀이다. 줄기는 곧게 서거나 다른 물체에 기대어 1.2m 정도의 높이로 자란다.

잎은 마디마다 서로 어긋나게 자리하며 줄기의 밑동 가까이에 자리한 것은 다섯 갈래로 갈라지고 위쪽에 자리한 것은 세 갈래로 깊게 갈라진다. 갈라진 조각은 마름모꼴이고 가장자리에는 거칠고 큰 톱니를 가지고 있다.

9월 중에 줄기 끝에 여러 송이의 꽃이 이삭 모양으로 모여 피며 꽃대에는 털이 나 있다. 다섯 개의 꽃받침이 꽃잎 모양으로 변해 있으며 위쪽에 자리한 꽃받침은 투구꼴이다. 꽃은 꽃받침에 감싸여 있으며 꽃받침의 크기는 3cm 안팎이고 하늘빛을 띤 보랏빛이다.

전국에 분포하며 깊은 산지의 다소 그늘지는 자리에 난다.

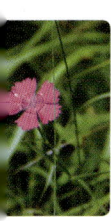

패랭이꽃

식도암 · 직장암에 좋은 효과가 있다고 한다. 월경을 잘 통하게 하고 혈액을 잘 돌게 한다.

효능 해설

여름부터 가을 사이에 꽃 · 잎 · 줄기 · 뿌리를 한꺼번에 채취하여 햇볕에 말린다. 꽃 모양이 예쁜 술패랭이꽃도 같은 목적으로 쓰인다.

실험에서 달임약에 이뇨 · 혈압 강하 작용이 있음을 밝혔다고 한다. 패랭이꽃의 뿌리를 식도암 · 직장암 등의 암 치료에 약용하여 좋은 효과를 보았다는 자료가 소개된 적이 있다. 말리지 않은 생뿌리를 하루에 30~60g, 말린 뿌리는 20~30g을 두 번에 나누어 달임약으로 복용한다고 한다. 일반적인 질환 치료는 하루 6~12g을 사용하는데, 그렇듯 다량을 투여하는 방법은 어떤 암 치료에서든 실시되는 것이다. 그 이유는 끈질긴 암세포의 성장을 보다 적극적으로 강력하게 대응하기 위한 조치이다. 그러나 다량 투여도 인체에 손상이 가지 않을 만치의 한계에 머물러야 한다.

암에는 다량 투여 암세포는 계속 성장해 가는 가운데 몸속의 영양분을 흠씬 빼앗는 성질이 있어서 인체의 정상 유지에 필요한 자양분의 손실이 커짐으로써 몸은 약해지고 체중이 줄어 바싹 말라 가는 것이다. 이것을 극복하기 위해서는 항암약에 질 좋은 자양 강장제의 생약을 듬뿍 첨가해야 한다. 그런데 뿌리를 너무 많이 약용하면 유산 가능성이 있으므로 임산부는 삼가야 하고, 허약한 노인도 쓰지 않아야 한다는 점에 유의해야 한다.

항암약을 너무 많이 쓰면 나쁜 자극이 생기고 적게 쓰면 효력이 약하다는 미묘한 점이 있다. 이러한 요소를 극복하는 데는 자양 강장제

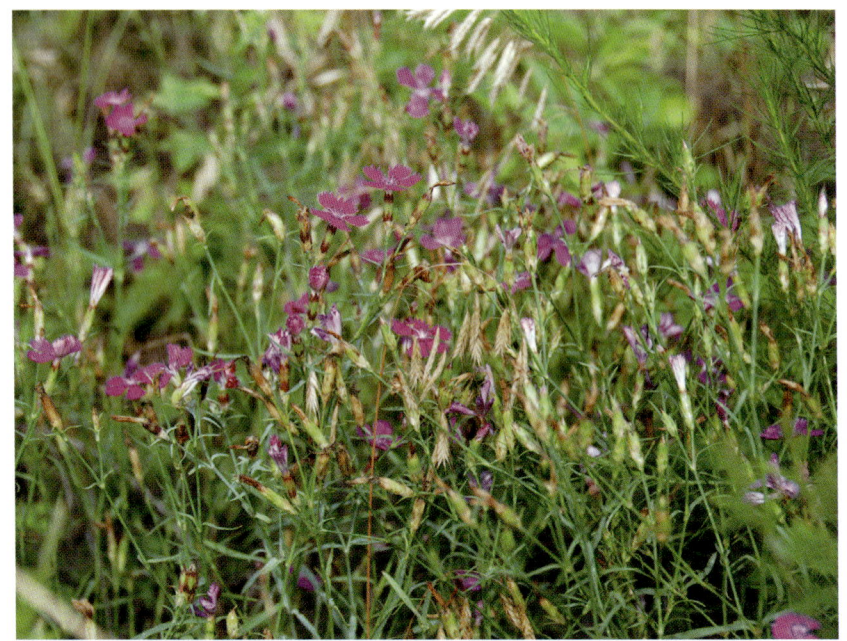

패랭이꽃

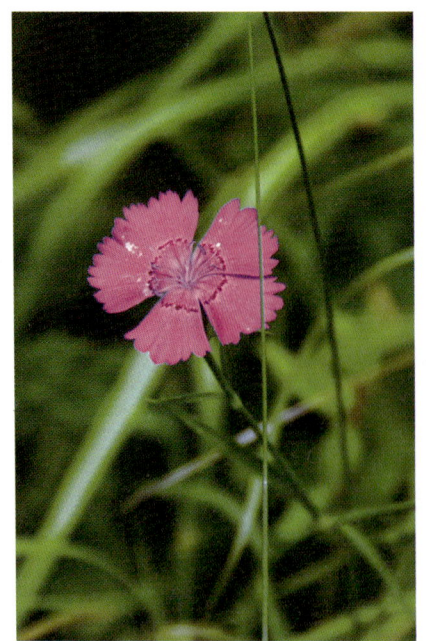

패랭이꽃

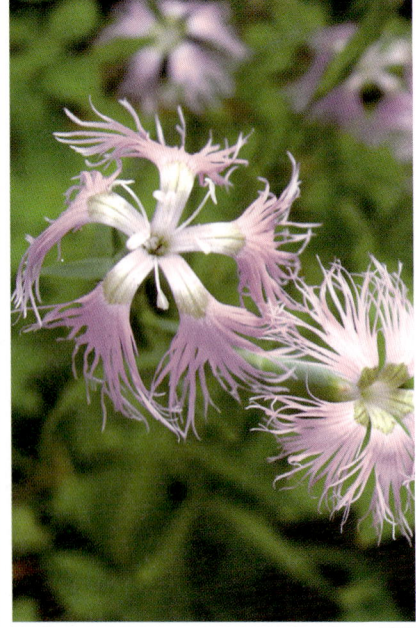

술패랭이꽃

ⓒ 다전

가 한몫을 한다고 믿는다.

　패랭이꽃은 월경이 없을 때, 결막염·급성 요도염·방광염·소변 불리·몸의 부기·복수에도 효과가 있다. 따라서 오줌을 잘 누게 하고 혈액을 잘 돌게 하며, 열을 내리고 월경이 잘 통하게 한다. 하루 약용량은 6~12g 정도이다. 민간에서는 잎과 줄기를 강심약·자궁 출혈·살충·강장약으로 썼으며, 꽃과 씨는 진통·산통·두통·신경증·지랄병에 좋은 약으로 써 왔다고 한다.

🪴 식물 특징

　여러해살이풀로서 온몸에 흰 가루를 뒤집어쓰고 있는 듯한 색조를 보인다. 한곳에서 여러 대의 줄기가 자라는데 높이는 30cm 안팎으로 자라고 위쪽에서 여러 개의 가지를 친다.

　잎은 줄꼴의 모습이고 마디마다 두 장이 마주 자리한다.

　가지 끝에 한 송이 또는 두 송이의 꽃이 피는데 꽃받침은 2cm 안팎의 길이를 가진 원통꼴이고 그 위에 다섯 매의 꽃잎이 수평으로 펼쳐진다. 꽃받침과 꽃잎의 생김새가 옛날 서민들이 쓰고 다니던 패랭이 모자와 흡사하다고 해서 패랭이꽃이라고 부른다. 꽃의 지름은 2.5cm 안팎이고 분홍빛으로 핀다. 꽃 피는 시기는 6~8월 사이이다.

　전국에 분포하며 들판의 양지바른 풀밭이나 냇가 또는 강가의 둑에서 난다.

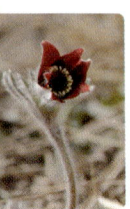

할미꽃

뿌리는 무좀 퇴치 특효약으로 유명하며, 세균과 해충에 의해 생기는 모든 피해를 물리친다.

무좀과 독성

약리 실험에서 여러 가지 종류의 세균과 아메바원충과 같은 것에 살균·살충 작용이 강하다는 것을 밝힌 바 있다. 이러한 작용이 있는 할미꽃은 특히 무좀 등 강한 세균성 피부병의 특효약으로 꼽히고 있다.

잎을 뜯어 씹어보면 혀를 쏘는 것 같은 강한 자극을 느끼게 되는데, 뿌리엔 보다 강한 살균·살충 작용이 있다는 것을 곧 알 수 있다. 뿌리를 찧어서 무좀에 붙이면 톡톡 쏘는 것을 간헐적으로 느끼게 되는데, 아플 정도로 강한 자극이 생기면 뿌리약을 얼른 떼어 버리고 소독약이나 물로 씻어야 한다.

무좀 치료법 뿌리를 삶은 물에 무좀이 생긴 발을 담그고 있다가 아린 듯이 쏘아대는 자극이 생기면 꺼내고, 자극성이 가라앉으면 다시 담그기를 반복하면서 천천히 시간을 두고 치료하려는 느긋함이 있어야 한다. 단기간의 효과를 보려면 어떤 약이든 탈을 일으킨다.

필자가 수년 전 모 신문에 〈생활 속의 약초〉를 연재하던 중 할미꽃이 무좀 치료에 효험 있다는 글을 썼다가 불미스런 일을 당한 적이 있다. 전화를 받자 대뜸 욕부터 퍼붓는데, 걷지를 못해 직장엘 못 나가는 처지가 됐으니 손해 배상하라고 으름장을 놓는 것이었다. 단번에 고쳐 보겠다는 욕심 탓에 고통을 받게 된 것이다.

할미꽃은 전초에 진한 독성이 있으므로 약용하는 경우 쓰는 양에 주의해야 한다. 소량을 쓰다가 괜찮으면 양을 다소 늘리도록 한다.

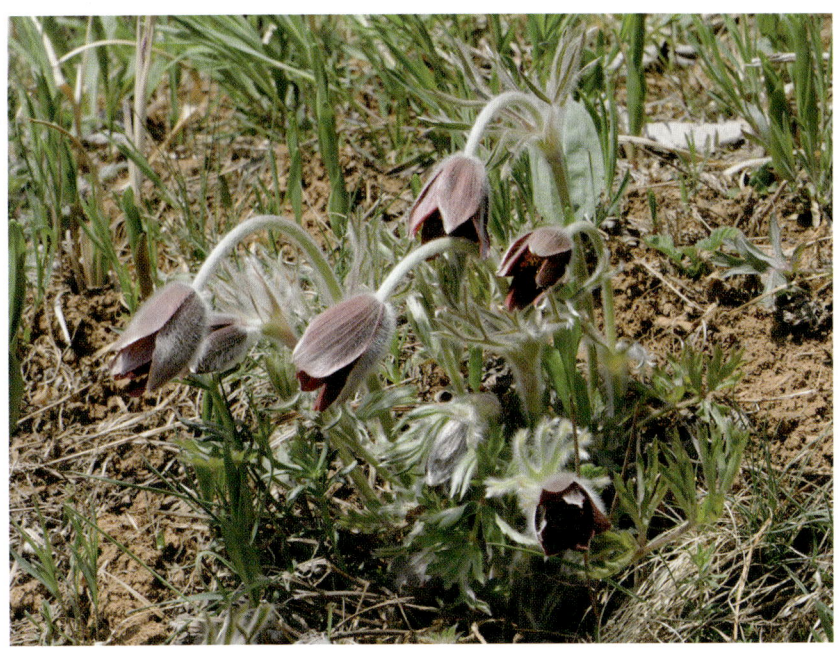

할미꽃

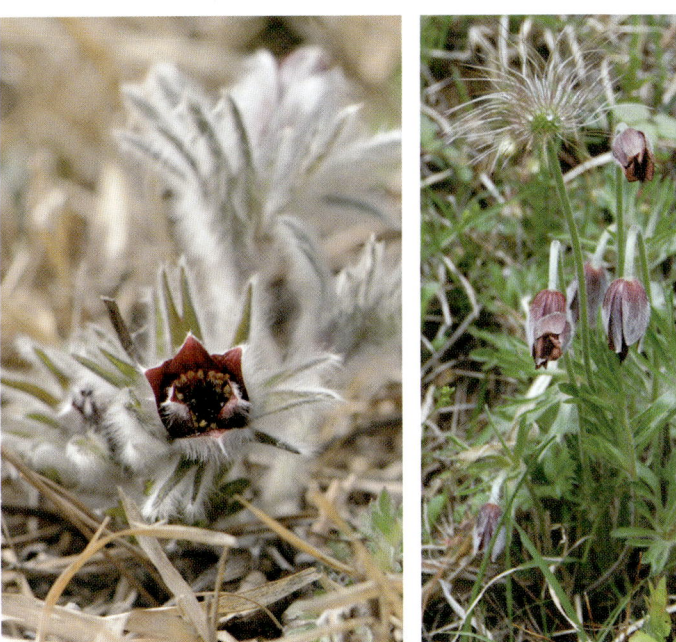

할미꽃   할미꽃

이것이 지나치면 나쁜 자극성이 생기기 시작한다.

잎과 줄기를 달임약으로 쓰면 말초혈관 확장과 수축 작용에 도움을 주는데, 복용량이 많든지 짙은 용액을 사용하면 심장 박동이 멈추는 위험한 일을 당할 수 있다. 특히 소화 기능이 나빠서 쇠약해진 사람은 복용하지 말아야 한다.

독의 이중성 그런데 재미있는 것은 독성을 가진 할미꽃이 어떤 독을 풀어 주는 해독 작용 구실을 하는 이중성을 가지고 있다는 점이다. 자신이 독을 품고 있으면서 반대로 남의 독을 풀어 준다고 하니 내막을 연구해 볼 과제이다.

여러 한의서에서 하루의 달임약을 건조된 것을 10~15g 또는 9~15g, 또 이보다 적은 양을 사용하라는 각각 다른 지시가 있는데, 적은 양을 쓰는 것이 안전하다. 이처럼 생약으로 쓰는 양이 각각 다르게 기술되는 경우가 아주 많다.

꼼짝 못하는 독성 또 재미있는 것은 그렇게 고약스런 독성을 가진 할미꽃이라도 어떤 한 요소에는 꼼짝 못하고 죽어 버리는 것이다. 즉 하천 오염·대기 오염·강한 산성비 등의 환경 오염에는 배겨나지 못한다. 그래서 자생하는 할미꽃을 만나려면 공기 맑고 물 좋은 산간 벽지를 찾아가야 하는 것이다.

🔖 효능 해설

할미꽃은 주로 뿌리를 이용하는데, 이른봄이나 가을에 뿌리를 캐 물에 씻어서 잔뿌리를 다듬은 뒤 굵은 것은 썰어서 햇볕에 말려 약용한다. 하루 9~15g을 달여 약용한다.

앞에서 할미꽃의 살균·살충성과 무좀의 특효임을 설명하였다.

아메바원충 등의 생성을 억제하는 데는 당삼과 백출을 배합해야 훨씬 효과적이다. 이 뿌리는 중국에서 먼 옛날부터 약용해 온 내력이 깊다.

혈변·혈뇨·코피·월경 곤란·발혈·치질 출혈 등 여러 출혈성 질환에 요긴하게 쓴다.

뿌리는 염증약·진통약으로도 곧잘 쓰이는데, 대장염·복통·치통·뼈마디 아픔·관절통·신경통 등에 유용하게 쓰인다.

그 밖에 옛날부터 설사, 뱃속에 가득 차는 열기, 심장과 신장의 질병으로 인한 부종, 세균성 이질, 피가 엉켜 맺히는 어혈, 연주창, 학질, 온몸에 열이 심하게 오르는 증세, 세균성, 전염성의 모든 질환에 약용해 왔다. 달임약이나 가루약으로 치료제를 삼는데, 단 소량으로 써야 한다는 점을 다시 강조해 둔다.

식물 특징

식물체의 온몸에 부드러운 흰 털을 쓰고 있는 여러해살이풀로서 굵고 긴 뿌리를 가지고 있다.

줄기는 없고 여러 장의 잎이 뿌리에서 자라나며 긴 잎자루를 가지고 있다. 잎몸은 깃털 모양으로 깊게 갈라지는데, 갈라진 조각이 다시 얕게 갈라진다. 잎 가장자리에는 크고 작은 결각이 있다. 꽃이 핀 뒤 잎자루는 한층 더 길게 자라나 30cm 안팎의 길이를 가진다.

잎 사이에서 두서너 대의 꽃대가 자라나 각기 한 송이의 꽃을 피우는데 꽃 밑에 서너 장의 가늘게 갈라진 받침잎이 자리한다. 꽃잎은 없고 6장의 꽃받침이 꽃잎처럼 보인다. 꽃의 지름은 3cm쯤 되고 빛깔은 붉은빛을 띤 자주색이다.

꽃이 지고 난 뒤에 희고 긴 털이 달린 둥근 열매를 맺는다. 꽃은 4~5월에 핀다.

제주도를 제외한 전국에 널리 분포하며 산과 들판의 양지바른 풀밭에 난다.

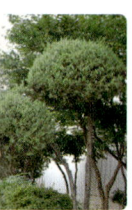

향나무

맑고 상쾌한 향기가 병 치료의 바탕이며, 해독·살균 작용으로 병을 미리 막는다.

효능 해설

아무때든 목질부를 끊어다가 일정한 크기로 잘라 쪼개서 밝은 그늘에서 말리고, 잎과 어린 가지도 언제든지 채취하여 말려서 필요할 때 약재로 쓴다.

약리 실험에서 독성을 풀어 주는 해독 작용, 오줌을 잘 누게 하는 이뇨 작용, 세균성 전염성을 없애는 살균 작용을 나타낸다는 것이 밝혀졌다.

알콜 우림액으로 종기·습진·두드러기·부스럼·상처·기타 여러 가지 피부병을 씻어 치료한다. 또는 신선한 바늘잎을 짓찧어 환부에 붙인다. 그리고 구토와 설사·감기·관절염·소변 장애·세균성 질환에 향나무를 달여 복용한다. 특히 잎의 달임약을 계속 복용하면 뼈마디 아픈 것에 효험이 나타난다.

향기가 약성의 바탕 근래에 좋은 향기가 약성을 나타낸다는 설이 있다. 수풀이 우거진 곳으로 들어가서 오랜 시간 풀 냄새·나무 냄새를 심호흡하면 폐활량이 좋아지고 두통이 사라지며 혈액 순환이 순조로워진다고 하는데, 다 냄새에 기인하는 것이다. 향나무가 풍기는 그윽하고도 짙은 향기 역시 어떤 약성이 작용해 우리 몸의 건강에 좋은 효과를 나타내리라 믿는다. 우선 향나무의 매우 맑고 특유한 향기는 기분을 유쾌하고 즐겁게 한다. 신선한 잎 15~20g이 하루 달임 양이다.

향나무는 뛰어난 향기를 내뿜는 나무라 하여 붙여진 이름이다. 의류와 귀중한 서화를 간직하기 위하여 향나무로 장롱이나 괘짝을 만들어

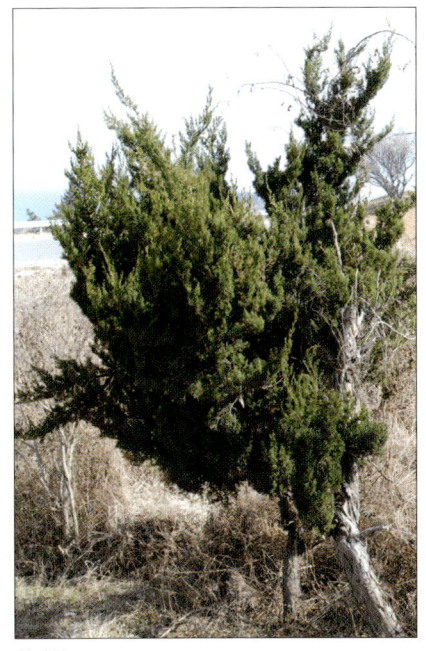 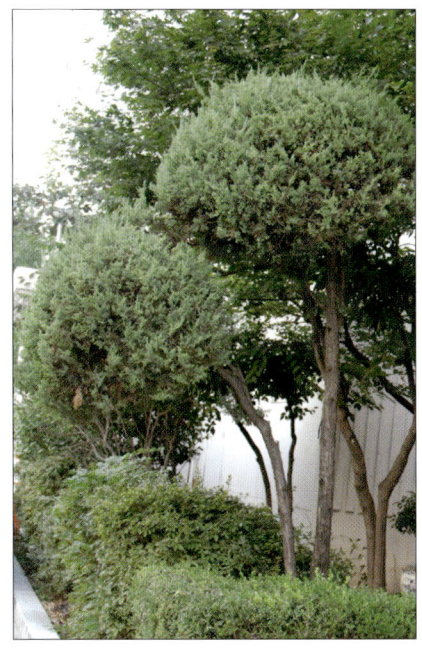

향나무   향나무

사용했는데, 그 향으로 인하여 좀벌레 같은 해충을 피할 수 있다고 한다. 부유한 사람들은 비싼 향나무로 여러 종류의 가구를 만들어 집 안을 장식하는데 나무의 색조 또한 훌륭하다. 사람이 죽으면 장사 지낼 때까지 향나무 가지를 태워 향을 사방으로 피웠는데, 이는 시신이 부패하여 냄새가 나는 것을 제거하기 위한 목적이었다. 이러한 관습이 이어져서 제사 때나 성묘를 가서도 향을 피우는 것이다.

식물 특징

키가 큰 상록침엽수로서 많은 가지를 친다. 잎은 아주 작은 비늘 또는 바늘처럼 생겼으며 잔가지들을 완전히 덮어 버린다. 1~2년생의 가지는 잎이 변한 비늘 또는 바늘에 덮여 푸르며, 3년을 지나면 비늘이 말라붙어 어두운 갈색으로 변한다.

어린 나무의 경우에는 바늘 모양으로 생긴 잎을 가지고 있으나 7~8년생 정도만 되면 바늘처럼 생겼던 잎이 비늘 모양으로 변해 버린다. 따라서 어린 잔가지는 완전히 비늘로 덮여 미끈해지고 부드러워진다.

새로 자라나온 잔가지 끝에 수꽃과 암꽃이 따로 피어나는데, 수꽃은 타원꼴이며 길이가 약 3㎜ 정도 되는 보랏빛을 띤 갈색이다. 4~6개의 꽃밥이 14장의 비늘에 의해 둘러싸여져 있다. 암꽃은 둥글고 지름이 약 1.5㎜로서 황록색의 네 개의 비늘로 이루어져 있다.

꽃이 지고 난 뒤에는 지름이 1cm 안팎인 둥근 열매를 맺으며, 익으면 보랏빛을 띠고 있는 검정빛으로 물든다. 4월 중에 꽃이 핀다.

울릉도와 중부 이남의 지역에 분포하며 정원수로서 많이 식재되어 있다.

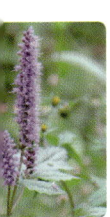

향유

여름에 무덥고 한냉한 데서 기거하거나 차고 불결한 음식으로 인한 복통 · 설사 · 구토 등의 여름병을 다스려 준다. 위암을 다스린다고도 했다.

효능 해설

꽃이 피어나는 무렵에 꽃 · 잎 · 줄기를 채취하여 바람이 잘 통하는 밝은 그늘에서 말려 약재로 쓴다.

여름에 덥다고 너무 한냉한 환경에서 기거하거나 차고 불결한 음식을 먹었을 때 생기는 몸속의 여러 가지 불편을 덜어 주는 약효를 가지고 있다. 즉 여름에 곧잘 생기는 배앓이 · 위의 염증 · 음식을 토하고 설사가 나는 증상 · 여름 감기에 효능이 있다.

실험적으로는 위액 분비 촉진 · 해열 · 지혈 작용이 밝혀져 있다.

잡스런 병 치료 향유는 땀을 주욱 흘려 병 기운을 몰아내는(발한) 약이며, 창자 속에 가득 찬 가스(구풍)를 없애는 약이다. 또한 갑자기 뜨거운 열이 나며 오슬오슬 춥고 떨리는(오한) 것을 중지시키는 약이며, 갑작스런 구토와 설사를 동반하는 심한 급성 위장병(곽란)을 다스리는 약이며, 무덥고 습기가 많아(서습증) 몸이 지끈거리는 나쁜 기운을 눌러 버리는 약이며, 오줌이 나오지 않아 안타까울 때 오줌을 잘 빠지게 하는 약이다. 더위를 먹어 허덕일 때 몸을 식혀 주는 약 등으로 약용하면 효험을 나타낸다. 그리고 여러 원인에 의하여 온몸이 붓는 증세에도 좋은 약이 된다.

하루에 5~10g을 달여 마신다.

옛날에는 잎과 줄기를 생으로 즙을 내어 복용하면 근육 경련을 멈추게 하고 위장을 덥게 하며 피가 잘 돌게 한다고 했다. 또 달임약으로 계속 복용하면 위암을 고친다고도 했다.

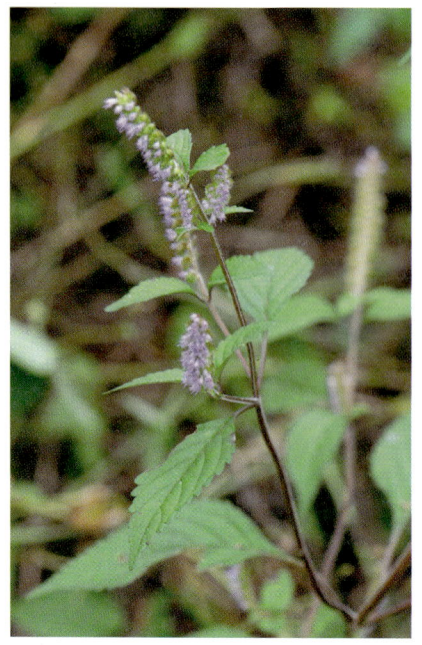 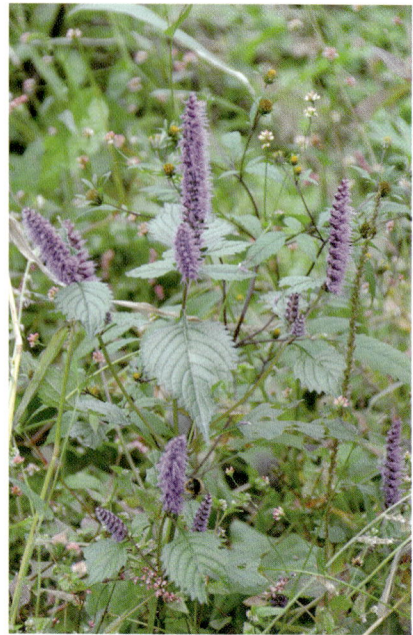

향유　　　　　　　　　　　꽃향유

　민간에서는 콜레라 전염병·설사·위통·빈혈·황달에 쓰여졌다고 한다.
　향유속의 종류가 우리나라에 4종이 자라고 있는데, 다 비슷한 목적으로 약용이 된다.

🍚 식용 방법

　어린 잎을 나물로 무쳐 먹으면 향미가 있어 감칠맛이 있다. 중국에서는 예로부터 집집마다 심어 가꾸며 나물로 뜯어 먹었으며, 나물로 먹다 남은 것은 말렸다가 약으로 썼다. 튀김과 볶음으로도 좋다. 국거리에 넣을 경우에는 조금만 넣도록 한다. 많이 넣으면 특유한 방향이 짙어져서 역겨운 느낌을 가지게 된다.
　꽃과 잎을 생채로 4~5배량의 소주에 담가 2개월이 지나서 조금씩 마셔보면 독특한 향기가 마음을 사로잡으며, 조금씩 마시다가 반 컵 정도까지 마셔도 좋다. 얼큰한 취기와 향이 기분을 썩 좋게 한다. 또한 재료의 10~15배량의 물을 넣고 은근히 우려내어 '약이 되는 음료'로 여기고 물 대신 마시도록 한다.

입 안의 악취 제거 즙을 내어서 양치질하면 청양(淸香)한 기미(氣味)가 있으므로 입 안의 악취를 제거하고 동시에 입맛도 돋운다.

추위가 닥쳐도 꽃이삭이 그대로 붙어 있는 경우가 많으므로 누렇게 말라 버린 꽃이삭을 모아다가 음식에 약간 넣기도 하고 술을 담그며, 끓여서 음료수로 이용한다.

식물 특징

한해살이풀로서 온몸에서 강한 향기를 풍긴다.

줄기에는 네 개의 모가 나 있고 가지를 치면서 넓게 퍼져 60cm 정도의 높이로 자란다.

마디마다 두 장의 잎이 마주 자리하며 긴 잎자루를 가지고 있다. 잎의 생김새는 긴 계란꼴 또는 긴 타원꼴이고 양끝이 뾰족하며 가장자리에는 무딘 톱니가 규칙적으로 배열되어 있다.

잔가지 끝에 작은 꽃이 무수히 뭉쳐서 이삭꼴을 이루는데, 이삭을 구성하는 모든 꽃은 같은 방향으로 향하여 피어나는 습성이 있다. 꽃은 원통꼴이고 끝이 입술 모양으로 두 개로 갈라진다. 아래의 입술은 세 개로 갈라져 있고 잔털이 생겨나 있다. 꽃의 길이는 5mm 안팎이고 연한 자줏빛으로 핀다. 8~9월 사이에 꽃이 피며, 자줏빛으로 피는 꽃향유, 가는잎향유 등이 있다.

전국에 널리 분포하며 산과 들판의 양지바른 풀밭과 길가 등지에 난다.

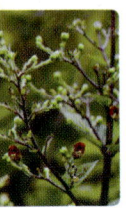

현삼

강장 보약으로 정자 형성 강화, 발기력을 살린다. 혈관 확장·혈액 순환 촉진·심장 발작을 예방한다.

효능 해설

가을에 뿌리를 캐어 잔뿌리를 다듬은 뒤 물로 씻은 것을 햇볕에 그대로 말리는데, 증기에 쪄서 햇볕에 말리는 것도 좋다.

약리 실험에서 혈압 강하 작용, 혈당을 낮추고 세균을 억제하는 작용이 있음을 밝혔다. 이에 근거하여 현삼의 뿌리는 고혈압·당뇨병·폐결핵·세균성 피부병에 효과가 있다는 것이 입증되었다.

인삼 비슷한 효능 뿌리는 인삼과 비슷한 강장보약이 된다고 해서 두루 쓰이고 있는데, 달여서 장기 복용하면 몸에 힘이 생기고, 눈도 밝게 하며, 남자의 정자 형성을 강화하는 동시에 발기력이 부족한 성교의 불능 증세(음위)를 고쳐 준다. 또한 혈관 확장과 혈액 순환을 촉진하며 심장의 신경성 발작을 예방한다.

발반증 고열로 인하여 가슴이 답답하고 목이 마르는 증세, 오후만 되면 미열이 생기는 증세와 발반증에는 해열 작용이 센 생약을 쓴다. 발반이란 열이 몹시 나서 피부가 울긋불긋해지는 증세이므로 동시에 생잎을 짓찧어 환부에 붙이면 더 효과적이다.

코 안이 헌 데에는 생뿌리의 즙을 바르고 부스럼·종기에도 그 즙을 바른다. 그 밖에 편도선염·인후염·기관지염·뇌염·변비 등에도 쓰인다고 하는데, 하루 약용량은 6~12g 정도이다.

민간에서는 생잎을 짓찧어서 찜질용으로 썼고 피부병에 붙였다고 한다. 잎줄기의 달임약은 후두염·잇몸병·결막염에 써 왔다.

뿌리를 약용으로 너무 많이 쓰면 심근(심장의 벽을 이루는 근육)이

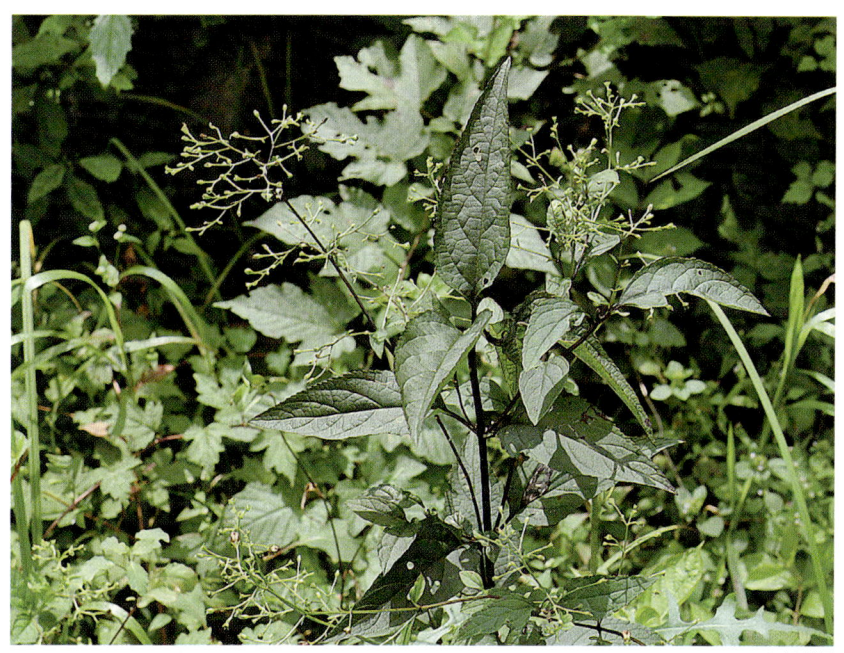

현삼 ⓒ 자연과식물

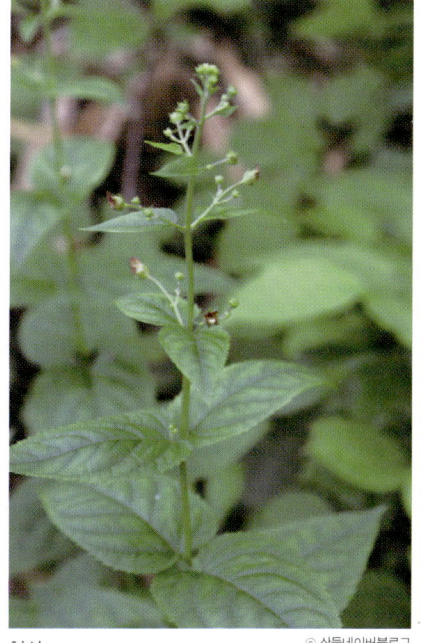

현삼 ⓒ 산들네이버블로그

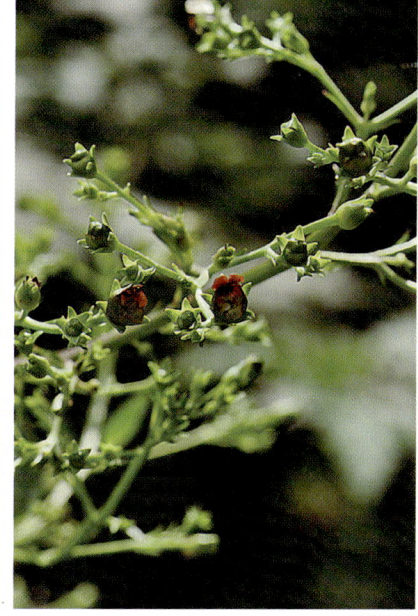

현삼 꽃 ⓒ 자연과식물

마비될 염려가 있으며 구토 설사가 일어난다.

　중국의 한 한의서에 의하면, 약리 실험에서는 현삼이 지니고 있는 다방면의 치료 효과를 완전히 해석하지 못하고 있으며 앞으로의 연구에 기대한다고 했다. 옳은 말이다. 현삼뿐만 아니라 다른 약용 식물 모두가 그렇다. 식물이 지닌 헤아리지 못할 수많은 성분들을 알아내기엔 인간의 지혜는 너무 짧다. 동물 시험·약리 실험·성분 분석 작업을 계속하지만 식물의 약성을 일부분밖에 파악하지 못하고 있는 것이다.

식물 특징

　가끔 심어서 가꾸어지기도 하는 여러해살이풀로서 줄기는 네모져 있고 곧게 서서 1.5m 안팎의 높이로 자란다. 줄기 윗부분에서 약간의 가지를 친다. 잎은 계란꼴로서 마디마다 두 장이 마주 자리한다. 잎 끝은 뾰족하고 밑동은 둥글며 잎자루를 가지고 있다. 잎 가장자리에는 날카로운 톱니가 규칙적으로 배열되어 있다.

　줄기 끝과 끝부분의 잎 겨드랑이에서 기다란 꽃대가 자라나 많은 꽃이 피어나는데, 꽃차례의 생김새는 홀쭉한 원뿌리꼴이다. 꽃은 단지와 같은 외모를 가지고 있으며 끝이 입술과 같은 모양으로 갈라지는데, 아래의 입술은 뒤로 말린다. 꽃의 길이는 6~7㎜ 정도이고 빛깔은 황록색이다. 8~9월에 꽃이 핀다.

　전국에 분포하며 산과 들판의 양지바른 풀밭에 나는데, 약재 생산을 위해 심어 가꾸어지기도 한다.

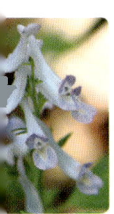

현호색

여러 가지 통증을 확실하게 진정시키고, 아픔을 사로잡는 통증의 특효 상용약이다.

효능 해설

잎이 시들어갈 무렵에 덩이줄기를 캐어 잔뿌리를 다듬고 물에 씻어서 말린 것을 약재로 쓴다. 덩이줄기를 증기에 찌거나 끓는 물에 잠시 넣었다가 말리기도 한다.

현호색 계통으로는 우리나라에 13종이 자생하고 있는데 꽃 색깔과 잎의 모양이 다를 뿐 꽃의 모양새는 거의 모두 꼭 같다. 이것들도 현호색과 비슷한 목적으로 약용한다.

아편의 절반 효과 이 식물은 진통 작용, 즉 여러 종류의 통증을 가라앉히는 데에 뚜렷한 효과를 나타낸다. 몸의 어느 부분에서든지 쑤시고 아픈 증세가 생기면 우선 현호색의 덩이줄기를 약용하도록 권한다. 이 덩이줄기의 진통 효과는 몰핀(아편)의 절반 정도에 이르는 탁월한 효능 효험을 갖고 있다.

통증은 수많은 원인에 의하여 여러가지로 나타난다. 월경통·복통·두통·기혈이 막혀 생기는 명치의 통증·흉통·관절통·타박상의 통증·신경통·허리와 어깨와 무릎이 쑤시는 통증·산후 어혈로 인한 통증 등의 통증에는 현호색의 덩이줄기가 긴요한 상용약이다.

주로 말린 덩이줄기를 잘게 썰어 한 번에 3g 정도를 달여 복용한다. 또는 덩이줄기를 25%의 알콜에 30분 정도 담갔다가 꺼내 약한 불에 덖어서 보드랍게 가루로 빻아 꿀로 빚은 알약이나, 그냥 가루약으로 복용한다. 이렇게 미리 약제하여 보존해 두면 어느 때든지 손쉽게 필요할 때마다 통증약(진통약)으로 이용할 수 있다.

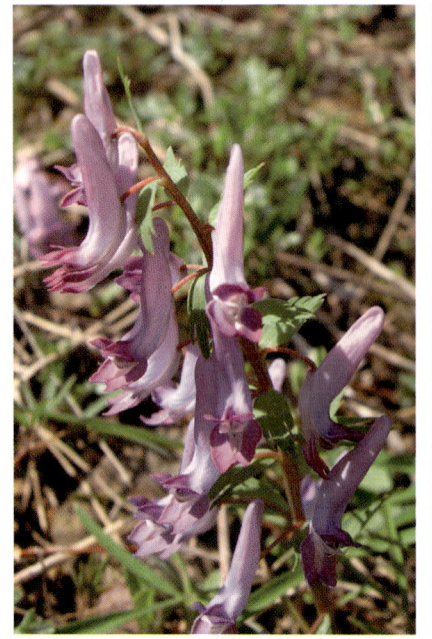
현호색

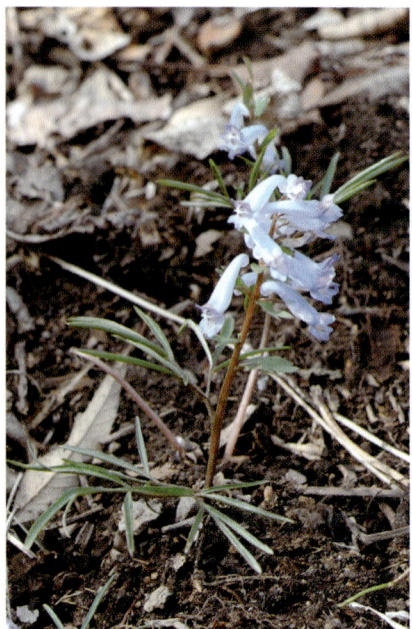
댓잎현호색

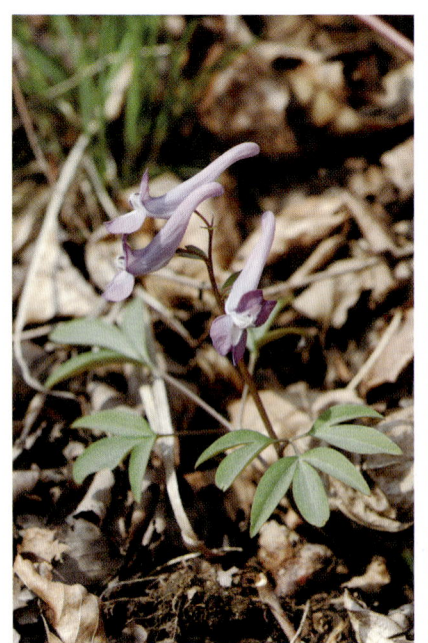
왜현호색

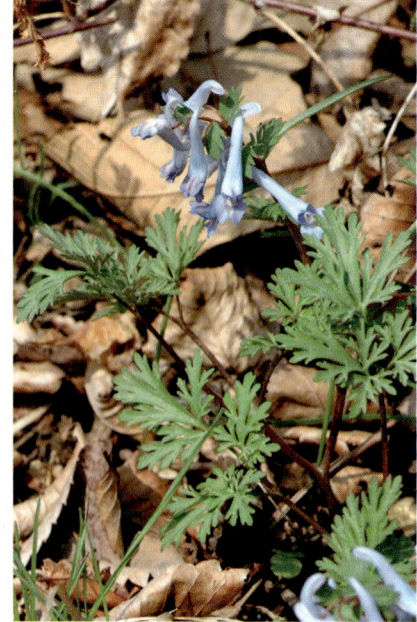
애기현호색

이 약은 성질이 강한 약성은 없으므로 속효성 있는 효험은 나타나지 않지만 계속 복용하노라면 확실한 효과가 나타난다고 한다. 단 임산부와 월경이 잦은 사람은 약용하지 않아야 한다고 한다. 또한 몸이 허약한 사람에게는 보익양혈(補益養血)을 돕는 생약을 첨가하여 함께 달여 마셔야 한다. 그리고 월경이 고르지 않은 경우, 산후 출혈에서 오는 정신의 혼미, 급성 위염, 여러 가지 어혈, 위경련에도 효력이 있다고 한다. 이 뿌리의 달임약은 온몸에 피가 잘 돌게 하며, 구토를 멈추고 혈압을 낮추며, 심한 심장 활동을 억제하는 데에도 한몫을 더한다고 한다.

식물 특징

여러해살이풀로서 지름이 1cm쯤 되는 둥근 덩이줄기를 가지고 있다. 줄기는 밑동에서 두 갈래로 갈라져 20cm 내외의 높이로 자라는데, 질이 연해서 꺾어지기 쉽다.

잎은 서로 어긋나게 자리하는데 깃털 모양으로 두 번 깊게 갈라진다. 갈라진 잎조각의 생김새는 계란꼴로서 가장자리는 얕게 갈라져 있다. 잎 뒷면은 흰 가루를 쓰고 있는 듯이 보인다.

가지 끝에 5~10송이의 꽃이 좁은 간격으로 매달려 핀다. 꽃은 원통꼴인데, 한쪽은 입술 모양으로 두 갈래로 갈라져 꽃잎을 이루고 반대쪽은 닭의 발톱과 같은 생김새의 거(距:며느리 발톱) 모양을 하고 있다. 꽃의 길이는 1.5cm 안팎이고 빛깔은 분홍빛을 띤 연보랏빛이다. 4~5월에 꽃이 핀다.

전국에 분포하며 산과 들의 풀밭에 난다.

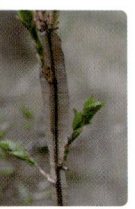

화살나무

심한 자궁암을 완화시킨 사례가 있다. 다양한 부인병의 증상에 쓰인다.

🔖 효능 해설

줄기에 날개 모양으로 붙어 돋아난 코르크질만을 채취하거나, 코르크가 붙어 있는 잔가지 그대로를 꺾어다가 햇볕에 말려 약재로 쓴다.

약리 실험에서 혈압을 낮춰 주는 작용이 있음이 밝혀졌다.

근년에 화살나무의 코르크질이 붙어 있고 잎이 돋아나 있는 어린 가지를 꺾어다가 푹 삶아서 계속 마셨더니 심했던 자궁암이 완화되어 의사를 놀라게 했다는 사례가 보고되었다.

이 화살나무는 여러 가지 부인병에 두루 쓰여 효과를 나타내고 있다. 코르크질이 붙은 잔가지는 산후의 출혈, 희불그레한 액체가 나오는 적백대하증, 산후의 어혈로 인한 복통, 여자의 뱃속에 덩어리가 뭉쳐 생기는 병, 늘 있던 월경이 뚝 끊어진 증세, 월경이 시원치 않아 생기는 통증 등에 약용한다. 하지만 임산부에게는 쓰지 말아야 한다.

그 밖에 멍든 피를 풀어 주고, 혈액 순환을 돕고, 가래 끓는 기침을 가라앉히며, 동맥경화를 완화시키는 동시에 기생충으로 인한 복통과 여러 해충을 없애는 구실을 한다.

하루에 6~9g을 달여 복용한다.

민간에서는 말린 열매를 빻은 가루를 기름에 이겨서 만든 고약을 진드기 피부병에 발랐다고 한다.

옛날 중국에서는 주로 통경약으로 달여 마셨으며, 일본에서는 심통(心痛)을 다스리는 데 써 왔다고 한다.

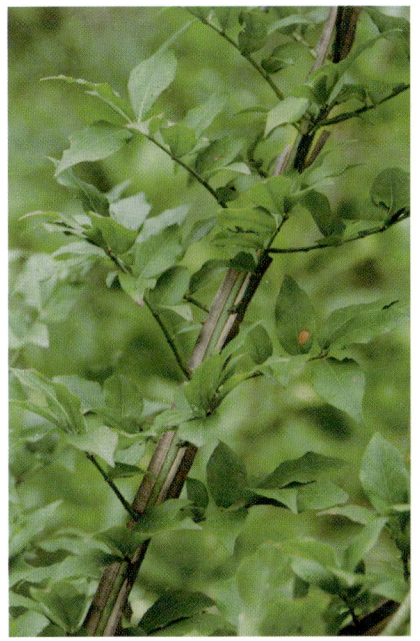
화살나무

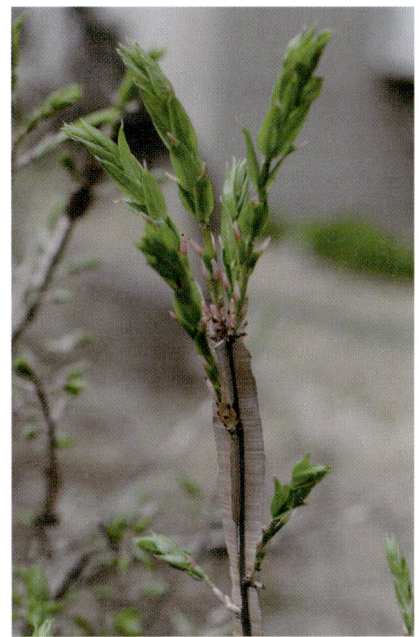
화살나무의 코르크질 날개

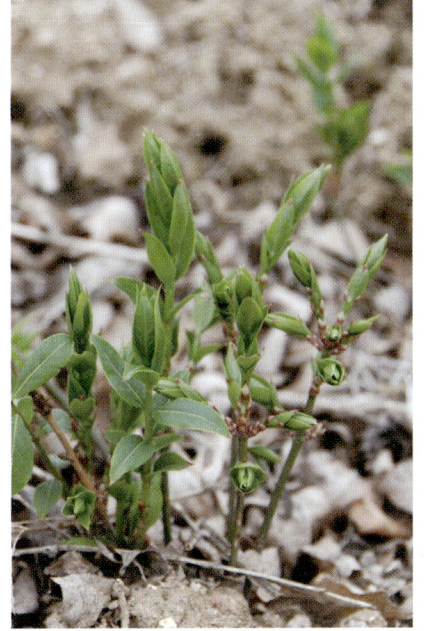
화살나무 어린 순

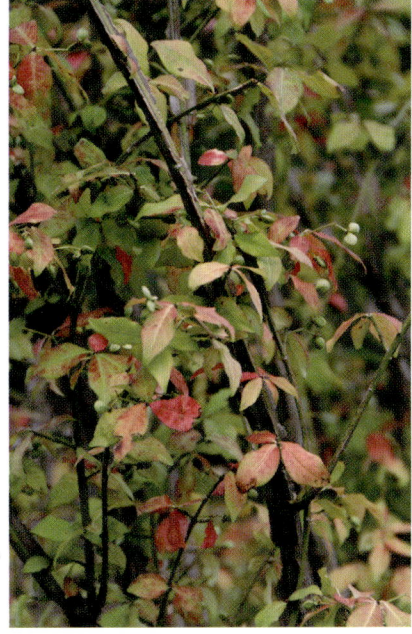
화살나무 단풍

🍽 식용 방법

항간에서는 홑잎나물 또는 훗잎이라고 하여 즐겨 식용하고 있으며, 제철이 되면 채소 시장에서도 종종 볼 수 있다.

어린 잎을 나물로 하거나 잘게 썰어 밥을 지어 먹는다. 잎이 성숙하면 약간의 쓴맛이 있지만, 이것이 소화액의 분비를 촉진한다고 여기며, 생식이나 녹즙으로 이용하기 좋다. 잎이 부드러워 생으로 무쳐 먹어도 좋다. 또 튀김이나 볶아서 먹는다. 어린 잎을 살짝 데쳐 양념과 버무려 김에 둘둘 말아서 김밥처럼 먹는 방법도 있다.

🌱 식물 특징

3m 정도의 높이로 자라는데 키가 작은 낙엽활엽수로서 가지가 사방으로 퍼지며, 잔가지에는 2~4줄로 발달한 코르크질의 날개가 붙어 있다.

잎은 마디마다 두 장이 마주 자리하며 타원꼴 또는 계란꼴로서 양 끝이 뾰족하다. 잎 길이는 3~5cm이고 가장자리에는 작으면서도 날카로운 생김새의 톱니가 규칙적으로 배열되어 있으며, 잎 뒷면은 잿빛을 띤 푸른빛이다.

잔가지 중간 부분의 잎 겨드랑이에서 자라난 짧은 꽃대에 세 송이 정도의 꽃이 피어난다. 꽃은 네 개의 꽃잎으로 구성되어 있으며 지름이 1cm 안팎이고 노란빛을 띤 초록빛이다. 5월에 꽃이 핀다.

열매는 가을이 되면 붉게 물든 뒤 갈라져서 주황빛 씨를 노출시킨다.

전국 각지에 널리 분포하며 산의 양지쪽에 난다. 아름다운 단풍을 즐기기 위해 정원이나 공원 등에 흔히 심어진다.

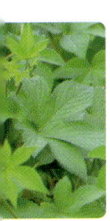

환삼덩굴

버림받았던 잡초가 좋은 약초로 각광을 받는다. 각종 피부 질환에 효과를 나타낸다.

잡초가 약초

환삼덩굴은 아무데서나 마구 자라나 성가실 정도로 덩굴을 뻗곤 하여 천대를 받아 왔다. 쓸데 없는 잡초로만 여겨져 오다가 화학적인 구명과 검증에 의해 그 실체가 조금씩 밝혀지면서 역시 약초로서 인정을 받게 되었다. 무관심 속에서 방치되어 온 숱한 식물들을 하나씩 동물 시험·약리 실험으로 관찰해 보면 모두 약이 된다는 것이 파악될 것이다.

잡초가 다 약초이다. 야생하는 풀들은 생장 환경의 악조건을 극복하고 생명을 유지하기 위한 수단으로 수많은 화합물을 생산 저장하고 있으며, 이것이 거의 우리 몸에 이익을 주고 있다. 야생식물들이 갖고 있는 성분들은 거의 우리가 필요로 하는 영양 물질이다. 이 영양 물질이 우선 약의 구실을 하여 질병을 예방하고 치료의 성과를 올려 준다.

산야초의 성질을 살펴보면 어떤 종류든지 모두가 이뇨·해열·살균·지혈·진정 작용 등을 가지고 있으며, 이 작용이 약효를 발생시킨다. 다만 그 성분 함유량의 많고 적음에 따라서, 또 그 작용이 강하게 또는 약하게 나타남에 따라서 약으로서의 구실에 변칙이 생기는 것이다.

식물은 모두 약 모든 식물은 우리 몸에 약이 되는 성질을 가지고 있으며, 업신여기던 잡초도 결국 약초인데, 우리들은 불행히도 그 것을 잘 모르고 있을 뿐이다.

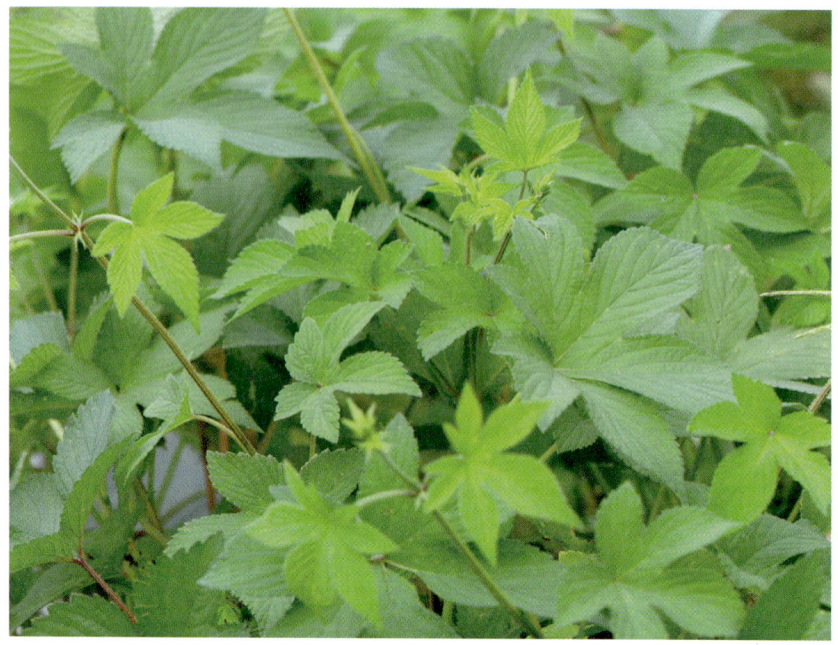
환삼덩굴

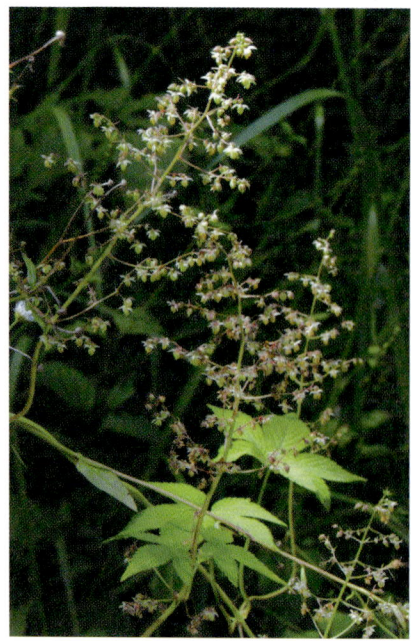
환삼덩굴 꽃(수꽃)

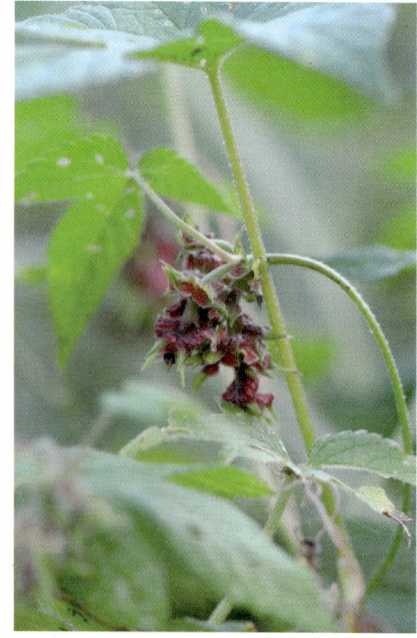
환삼덩굴 꽃(암꽃)

📕 효능 해설

꽃이 피기 시작하는 여름부터 가을 사이에 꽃을 포함한 잎과 줄기를 채취하여 햇볕에 말린 것을 약재로 쓴다.

환삼덩굴이라는 천한 잡초가 약초로 인정받기 시작한 것은 먼 옛날이 아니며, 임상적인 치료 사례가 적은 편이다. 그래서 약용으로서의 가치가 잘 알려지지 않은 실정이다. 약리 실험에서 혈압을 낮추는 작용, 오줌을 잘 나오게 하는 작용이 있음이 밝혀져 있다.

부스럼 · 종기 · 머리버짐 · 헌데 · 벌레 물린 데 · 습진 · 옴과 같은 피부 질환에 생잎을 짓찧어 붙인다. 잎과 줄기에 들국화 · 도꼬마리 씨를 혼합하여 달인 물로 환부를 자주 씻으면 더 효과적이다.

요도의 감염증 · 방광염 · 결석에는 달임약이나 생즙을 복용한다. 소화 불량 · 급성위장염 · 설사증 · 속이 쓰리는 소화 장애에도 약용한다. 그리고 미열 · 식은땀 · 초기의 고혈압 · 가슴에 열이 나는 답답증 · 폐결핵 · 산후어혈 · 학질 등에 하루 15~30g을 달여 마신다.

위와 같은 여러 병 증상은 최초에 민간요법에서 얻어진 자료를 기록한 것이 아닌가 여겨진다.

또한 해열 · 지혈 작용이 있으며 특히 해독 작용이 있는데, 어느 부분의 독을 잘 풀어 주는지에 대해서는 알 수가 없다.

🍚 식용 방법

이 풀은 겉으로 보기엔 험상궂어(?) 보이는 느낌이 들지만 맛있고 부드러운 식용 식물이다.

이른봄에 싹튼 여린 눈과 초여름까지의 싱싱하게 자란 생장점의 어린 잎을 따다가 살짝 데쳐 나물로 먹는다. 약간 쓴맛이 있으므로 데쳐서 찬물에 헹구어 낸 뒤 무쳐 먹는다. 또한 데치지 않고 튀김으로 해서 먹어도 맛있다. 약간의 쓴맛은 산나물다운 특미가 있는 야취를 품고 있으므로 쓴맛을 완전히 제거할 필요가 없다.

한자리에서 많은 개체가 함께 싹트기 때문에 거두어 모으기가 쉬우며, 그래서 농가에서는 꽤 많이 채식하고 있다.

🌱 식물 특징

한해살이 덩굴풀이다. 온몸에 갈고리와 같은 작은 가시가 있으며 여러 개의 모를 가진 줄기는 가지를 치면서 길게 뻗어 다른 풀이나 나무를 감으며 올라간다.

줄기의 길이는 2~3m에 이르며 무성할 때는 가시덤불이 되어 버린다.

잎은 마디마다 두 장이 마주 자리하고 있으며 단풍나무의 잎처럼 5~7갈래로 깊게 갈라진다. 잎 가장자리에는 무딘 톱니가 있고 잎 뒷면은 까칠까칠하다.

잎겨드랑이에서 자라난 꽃대에 암꽃과 숫꽃이 따로 원뿌리꼴로 뭉쳐 핀다. 꽃은 노란빛을 띤 초록빛이고 지름은 4㎜ 안팎이다. 5~7월에 꽃이 핀다.

전국에 분포하며 들판의 풀밭이나 황폐지에 난다.

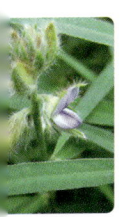

활나물

자궁경부암 · 음부암 · 직장암 · 유방암 · 위암 · 간암 · 백혈병의 보조 치료제로 쓴다.

효능 해설

꽃이 피기 시작하는 여름과 가을 사이에 꽃 · 잎 · 줄기를 채취하여 말려서 약재로 쓴다.

임상 실험에서 활나물은 피부암 · 자궁암 · 백혈병에 효과가 있다는 것이 밝혀졌다.

과거부터 활나물에는 항암 물질이 있어 암 치료에 유효하다는 것이 알려져 왔다. 그런데 항암 작용을 한다는 식물이 숱하게 알려져 있지만 그 식물들은 한결같이 암세포가 번지는 것을 억제하는 것이지 암 치료에 완전한 성과를 올리는 것은 아니다. 암세포의 확대를 억제한다는 것은 우선 야생식물의 풍부한 영양 물질이 몸 전체를 고루 보강하여 든든한 기둥을 버티게 한다는 효과에서 출발하는 것이며, 암과의 싸움에서 승리하는 어떤 특수 물질 한두 가지로 인한 것이 아니다. 물론 암을 이기는 성분이 있긴 하지만 그것만으로 암과의 승부가 결정되는 것이 아니다.

암의 임상 실험 임상 실험의 예를 들어 보면, 자궁경부암 환자 53명을 활나물로 임상 치료한 사례에서는 4명이 뚜렷한 효과를 나타냈다. 유방암 · 위암 · 간암 · 식도암 · 직장암 환자를 각각 15명에서 60명에게 치료를 한 결과 각각 2명씩만 확실한 효과가 있었다. 백혈병 환자 25명에게 활나물 달임약을 다량 복용케 하였더니 2명이 일시적인 완화 증세를 나타났다고 한다.

암의 억제 치료를 위해 말린 꽃과 잎, 줄기를 하루 60~120g을 달여

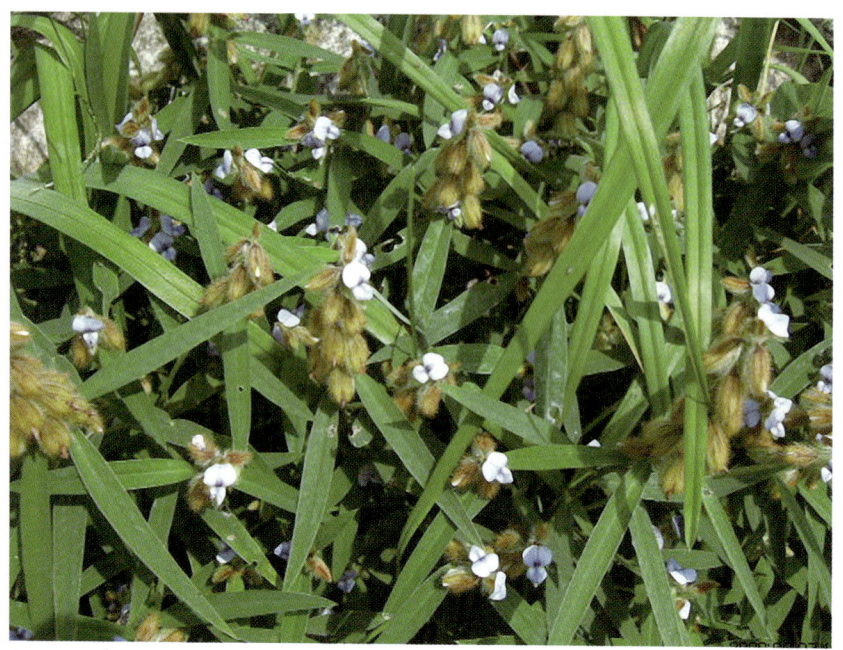

활나물

복용시켰더니 자각 증세가 나타나지 않았다고 한다. 암에는 진하게 다량의 약을 3~4개월 계속 섭취해야 하는 것이다. 그리고 나면 배에 물이 차고 간 기능에 장애가 일어나는 부작용이 생겨나곤 한다. 유방 암에는 활나물의 모든 부분을 합쳐 짓찧어서 젖가슴에 붙인다. 활나물의 모든 부분을 말려 가루로 빻아서 가루 그대로 먹거나 알약을 만들어 복용하기도 한다. 하루 15~30g을 달여 마신다.

부스럼·뾰루지·살갗에 생기는 물집·악성 종양·고약한 종기 등에는 잎과 줄기를 함께 짓찧어 환부에 붙인다.

🌱 식물 특징

한해살이풀로서 온몸이 가늘고 부드러운 털이 덮여 있다.

줄기는 곧게 서서 20~40cm 정도의 높이로 자라며 거의 가지를 치지 않는다.

 잎은 마디마다 서로 어긋나게 자리하며 피침꼴 또는 줄꼴로서 끝이 뾰족하고 잎자루를 가지지 않는다. 잎가장자리는 밋밋하고 털이 규칙적으로 배열되어 있다.

 꽃은 줄기 끝에 이삭 모양으로 뭉쳐 곧게 서서 피어난다. 꽃의 생김새는 나비꼴이고 거의 같은 크기의 잔털로 덮인 꽃받침으로 둘러싸여 있으며, 지름이 1cm쯤 된다. 꽃의 빛깔은 하늘빛을 띤 보랏빛이다. 꽃은 7~9월에 핀다.

 꽃이 지고 난 뒤에 생겨나는 꼬투리는 털이 없고 매끄러우며 꽃받침에 싸여 있다.

 전국에 분포하며 산과 들판의 양지바른 풀밭에 난다.

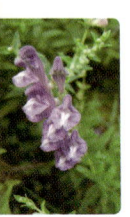

황금

불면증·태동 불안·기관지 천식에 약용하며, 고혈압·심장혈관신경증·신경 기능 장애에 쓴다.

효능 해설

이른봄과 가을에 뿌리를 캐어 잔뿌리를 다듬은 뒤 물로 씻고 겉껍질을 긁어내고 햇볕에 말린다.

약리 실험을 통해 해열·항염증·이뇨·항균 작용이 밝혀졌다고 한다.

뿌리의 알코올 추출액은 심장 혈관 신경증과 신경 계통의 기능 장애 및 불면증을 다스리며, 특히 고혈압을 진정시키는 효과가 있다. 혈압을 내리는 한약 처방에서는 황금 뿌리를 대표적인 약재로 배합하고 있다.

항염증 작용이 뚜렷하며, 결막염·담낭염·염증성 결막염·급성 또는 만성 간염·어깨가 결리는 염증, 기타 염증을 동반하는 질병에 저항하는 힘이 있다.

그 밖에도 폐열로 인하여 열이 나고 잦은 기침을 하는 증세, 가슴이 답답하고 갈증이 나는 증세, 임산부의 모태 속에서 태아가 움직이는 운동이 불안정한 상태, 기관지 천식, 음식이 얹힌 듯한 느낌, 구토와 복통과 설사, 이에 따라 입맛이 떨어질 때에 뿌리를 달여 먹는다. 하루의 약용량은 4~12g 정도이다. 비위(지라와 위)가 약한 증후가 있으면 쓰지 않는다.

민간에서는 급성 관절염·심근염·골절·폐결핵·폐렴·전염성 질병에 뿌리를 달여 마셨다. 하루 달임약으로 4~12g을 사용한다.

종합 결합 효과 황금 뿌리 하나로 위와 같은 여러 가지 질환을 치료

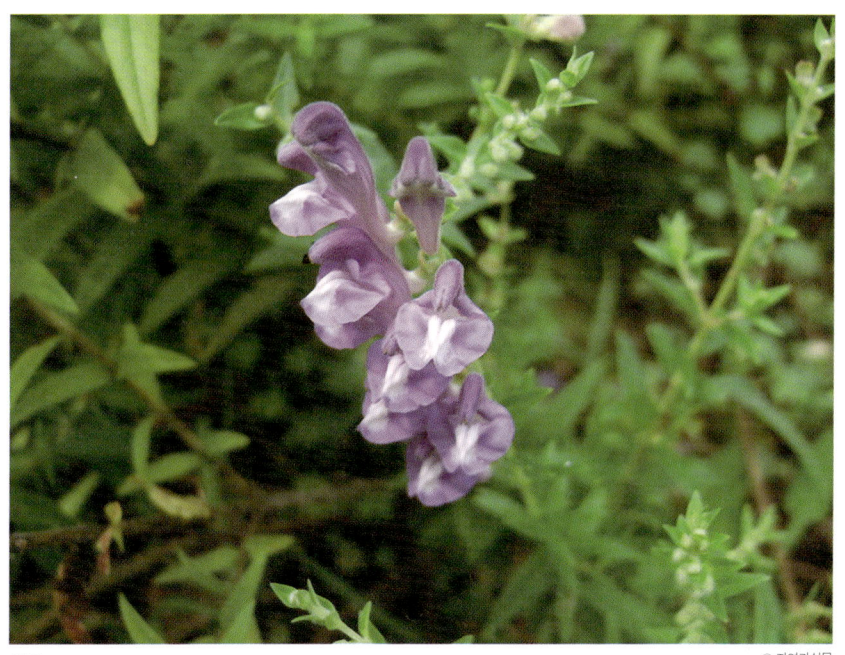
황금

하는 데 대해서 고개를 갸우뚱하게 된다. 이처럼 의아스러워지는 것은 황금뿐만 아니라 생약 전반이 그러하나, 오랜 역사를 타고 내려온 경험의학의 소산으로 보아야 한다. 이에 관한 해명은 간단하다. 식물이 함유하고 있는 많은 미지의 성분들이 모름지기 작용하기 때문이며, 그 미지의 성분들이 결합되고 또 한 덩어리로 종합되어 뜻밖의 새로운 약효가 나타나기 때문이라고 믿는다.

식물 특징

여러해살이풀로서 일반적으로 한 자리에 여러 대의 빳빳한 줄기가 뭉쳐서 많은 가지를 치면서 60cm 정도의 높이로 자란다.

마디마다 두 장의 잎이 마주 자리하고 있으며 잎자루를 가지지 않는다. 잎의 생김새는 피침꼴이고 양 끝이 뾰족하며 가장자리는 밋밋하고 털이 배열되어 있다.

가지 끝에 많은 꽃이 두 줄로 모여 곧게 선 이삭꼴을 이루며, 모든 꽃이 대체로 같은 방향으로 향한다. 꽃의 생김새는 원기둥꼴로서 끝이 입술 모양으로 갈라져 있으며, 윗입술은 구부러져 투구꼴을 이룬다. 꽃의 길이는 2.5cm 안팎이고 색깔은 보랏빛이다. 7~8월에 꽃이 핀다.

뿌리가 노란색을 띠고 있어서 황금이란 이름이 붙여졌다.

경기도와 강원도 이북의 지역에 분포하며 산지의 풀밭에 나는데, 밭에 심어서 가꾸기도 한다.